临床肠道微生态学

主　编　秦环龙

副主编　李　宁　郭晓奎　张　扬　曹　展

编　者（以姓氏笔画为序）

马晟利	王　欣	王昌惠	王婷婷	尹　芳	田宏亮	毕德玺	曲　伸　朱宝利
刘占举	刘学源	刘俊彦	许云飞	李　宁	杨　蓉	吴仲文	邹大进　张　扬
张全斌	张宝华	张雪莹	陈启仪	杭晓敏	周　健	郑鹏远	赵玉武　侯　军
施菊妹	姜　泊	姚旭东	秦　楠	秦环龙	袁杰力	徐亚伟	高仁元　郭晓奎
曹　展	章振林	彭　艾	蒋　绚	韩　婷	程树群	游　捷	楼文晖　蔚　青
臧旺福	魏　泓						

人民卫生出版社

·北　京·

图书在版编目（CIP）数据

临床肠道微生态学/秦环龙主编. —北京：人民
卫生出版社，2021. 10
　　ISBN 978-7-117-31750-4

Ⅰ. ①临…　Ⅱ. ①秦…　Ⅲ. ①肠道微生物-微生物生
态学　Ⅳ. ①R333. 3

中国版本图书馆 CIP 数据核字（2021）第 119107 号

人卫智网　**www. ipmph. com**	医学教育、学术、考试、健康， 购书智慧智能综合服务平台	
人卫官网　**www. pmph. com**	人卫官方资讯发布平台	

临床肠道微生态学
Linchuang Changdao Weishengtaixue

主　　编：秦环龙
出版发行：人民卫生出版社（中继线 010-59780011）
地　　址：北京市朝阳区潘家园南里 19 号
邮　　编：100021
E - mail：pmph @ pmph. com
购书热线：010-59787592　010-59787584　010-65264830
印　　刷：北京汇林印务有限公司
经　　销：新华书店
开　　本：889×1194　1/16　印张：22
字　　数：697 千字
版　　次：2021 年 10 月第 1 版
印　　次：2021 年 11 月第 1 次印刷
标准书号：ISBN 978-7-117-31750-4
定　　价：298. 00 元

打击盗版举报电话：010-59787491　E-mail：WQ @ pmph. com
质量问题联系电话：010-59787234　E-mail：zhiliang @ pmph. com

主编简介

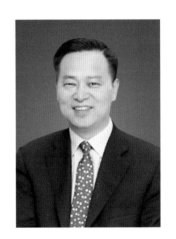

秦环龙　主任医师、教授、博士研究生导师。享受国务院政府特殊津贴。获国家卫生健康突出贡献中青年专家荣誉，入选国家人力资源和社会保障部"百千万人才工程"，上海市领军人才等。上海市第十人民医院/同济大学附属第十人民医院院长，上海市临床营养质控中心主任，上海人体肠道菌群功能开发工程中心主任，中华医学会肠外肠内营养学分会候任主任委员，中国医师协会外科医师分会临床营养医师委员会副主任委员，中国医疗保健国际交流促进会加速康复外科专业委员会主任委员，上海市预防医学会微生态专业委员会主任委员，《中华临床营养杂志》及《肠外与肠内营养》副主编。

　　主要从事胃肠道肿瘤、肠外与肠内营养和肠道微生态的基础与临床研究，承担国家自然科学基金重点、面上项目等 30 余项。发表论文 350 余篇，SCI 收录 120 余篇，被引用 4 000 余次。先后以第一完成人获得上海市科学技术进步奖一等奖 1 项、教育部自然科学奖一等奖 2 项和上海医学科技奖一等奖 1 项、中华医学科技奖二等奖和上海市科学技术进步奖二等奖各 1 项。

李宁 中国人民解放军东部战区总医院原普通外科主任;现任上海市第十人民医院结直肠病专科/肠道微生态诊疗中心主任。

获国家科学技术进步奖一等奖 1 项、军队科学技术奖一等奖 2 项;教育部科学技术奖一等奖 2 项、二等奖 2 项;中华医学科技奖一等奖 1 项;江苏省科学技术进步奖一等奖 1 项、二等奖 2 项。1997 年享受国务院政府特殊津贴;2003 年享受中国人民解放军特殊津贴;2011 年荣立军队一等功;2012 年获中国人民解放军杰出专业技术人才奖,2017 年被评为为首届"国之名医"。

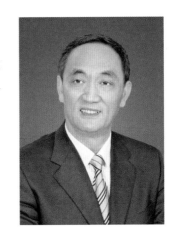

郭晓奎 上海交通大学特聘教授。国家热带病研究中心副主任;上海交通大学医学院-国家热带病研究中心全球健康学院专职副院长;上海-渥太华联合医学院副院长;上海交通大学致远学院生物医学科学方向主任。中华预防医学会微生态学分会副主任委员;中国微生物学会医学微生物学与免疫学专业委员会副主任委员/候任主任委员;上海市微生物学会副理事长兼秘书长。

主要从事人体微生态和病原基因组等研究,发表 SCI 论文 150 余篇;先后获全国教育科学研究优秀教学成果奖特等奖、国家级教学成果奖一等奖、上海市教学成果奖特等奖等教学科研奖励 12 项。被评为全国"十一五"教育科研先进个人,全国优秀教师,国家高等学校教学名师。

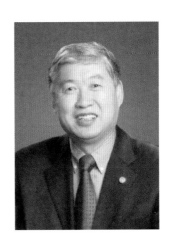

副主编简介

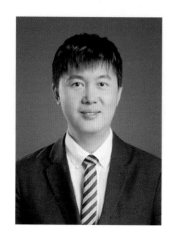

张扬 同济大学硕士研究生导师，副研究员，海军军医大学药学院药剂学博士，现任上海市第十人民医院科研教育处副处长，兼任浙江省台州中心医院科研处处长。上海市医学会肠内肠外营养学专科分会青年委员。曾被评为上海市优秀毕业生，上海市研究生优秀成果（学位论文）获得者，获科研一等奖奖学金；2011年全国教育系统先进工作者，2015年上海市长宁区创新个人，2016年上海市长宁区卫生系统十大杰出青年，上海市科学技术进步奖一等奖，上海市医学科技奖三等奖主要完成人。

主要从事递送核酸药物、化疗药物载体、人体骨骼、肠道微生态的纳米材料学研究。在制备包裹小干扰RNA（siRNA）和质粒的阳离子脂质体、紫杉醇混合胶束及替尼泊苷脂质体、骨缺损修复，以及纳米微生态等方面积累了较为丰富的经验。迄今为止，已经申请国家发明专利6项，在 *Biomaterials*、*International Journal of Pharmaceutics*、*Nanomedicine：Nanotechnology，Biology and Medicine* 等期刊发表论文20篇，总计影响因子超过80分。先后主持国家自然科学基金、上海市科学技术委员会基础研究重大项目子课题及自然科学基金面上项目，上海交通大学医工交叉面上项目，浙江省自然科学基金，浙江省医药卫生优秀青年科技人才专项科研基金等多项科研项目。

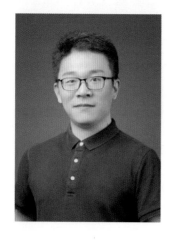

曹展 博士研究生，毕业于华中农业大学农业微生物国家重点实验室。现任同济大学医学院肠道疾病研究所所长科研助理，上海市第十人民医院临床医学科创园区管理办公室主管，上海人体肠道菌群功能开发工程中心办公室主任。

主要从事微生组学领域基础科学研究和转化工作，主攻肠道炎症、肺部感染、结直肠癌、自闭症和帕金森等研究方向，参与帕金森患者肠道和血液菌群特征研究、结直肠癌与肠道菌群结构相关特征研究、肠菌和小肠液全菌谱移植治疗自闭症临床研究、长寿老人及其子代特征性肠道菌群研究，以及新型冠状病毒肺炎益生菌辅助治疗等课题，相关研究成果发表在 *Nutrients*、*Chinese Medicine*、*Brain，Behavior，and Immunity*、*Frontiers in Aging Neuroscience* 等SCI期刊。作为重要完成人参与同济大学科技创新与科普类项目，上海市"科技创新行动计划"软科学重点项目，上海市中央引导地方科技发展资金项目等。

序 言

人体微生态是一个系统的概念,包含了人体不同部位的生物群落,比如皮肤、口腔、呼吸道、消化道、生殖道等。其中,数量最大、功能最复杂、最富有生命力的肠道微生态与人体健康和疾病息息相关。希波克拉底曾说过:"万病之源,始于肠道",可见肠道微生态之于人类健康起着举足轻重的作用。近十年来,肠道微生态学从基础研究到临床应用方兴未艾,建立了"菌-肠-脑轴""菌-肠-皮肤轴""菌-肠-肺轴""菌-肠-肝轴""菌群与疾病:起于肠道,止于肠道"等学说,已经引起国内外学者的广泛关注。与此同时,随着分子生物学和微生态分析检测技术的巨大进步,肠道微生态维系健康、引发疾病和干预疾病发生的神秘面纱被逐渐揭开,推动了对多种慢性病起因和源头的新认识,促进了对肠道微生态临床重要意义认知的提升,实现了变"迷"为宝的新境界。

目前,慢性病约占人类疾病的 15%,60 岁以上人群慢性病比例高达 22%,70 岁以上人群更是达到30%,甚至一个人可以伴发 3 种以上慢性病。党中央、国务院高度重视慢性病防治工作,相继出台了一系列政策文件,丰富慢性病防治的技术手段,努力开创慢性病防治工作新局面。就学术研究而言,肠道菌群失衡除了导致消化道疾病之外,与心脑血管疾病、肥胖、糖尿病、自身免疫性疾病、神经退行性疾病及癌症等慢性病的发生和发展紧密相关。肠道微生态治疗作为近些年兴起的一种崭新的治疗方法,在多种慢性疾病干预中成为临床新策略。微生态干预的目标是重新构建患者的肠道微生态系统,恢复肠道菌群的多样性,使肠道内的紊乱菌群达到平衡,最终达到治愈目的。近几年,肠道微生态与慢性病相关性的研究成果越来越多,从关联到因果、再到调控干预,肠道微生态学已成为整个健康链条中非常重要的一环,为慢性病早期诊断、预防和管理提供了更为科学的解决方案。

肠道微生态在临床应用、干预方面,尤其是对于慢性顽固性便秘、慢性腹泻、放射性肠炎、艰难梭菌感染、自闭症等疾病开展的临床治疗颇多;甚至对于阴道炎的治疗,无论菌株或菌群移植均取得了意想不到的效果。近年来,粪菌移植成为肠道微生态的有效治疗新技术,医疗机构、各大企业和国家健康部门都在积极探索、推进其技术的临床应用、产业规模化、专家共识及标准制定。鉴于此,肠道微生态在临床研究及应用方面亟待系统、全面、前沿、权威的参考编著。秦环龙教授的团队汇聚国内肠道微生态领域的精英、学者,主持编著了《临床肠道微生态学》。他们的团队长期致力于肠道微生态综合研究,在全国率先开展微生态门诊,建立专科化的慢性便秘诊治中心,并制定慢性便秘患者的疾病评价标准和阶梯、分级治疗策略,开创了我国利用肠道微生态治疗肠动力障碍疾病的新局面。在此基础上,开展了针对多种慢性病的系统性、标准化的粪菌移植治疗,其临床改善率和缓解率均远超常规保守治疗。经十余年的努力,团队在肠道微生态临床应用方面积累了丰富的经验,并取得了重要成果。本书从临床角度阐述不同疾病肠道微生态的结构特征、相关机制及临床经验,以帮助读者理解并掌握肠道微生态与临床疾病的关系及其发展规律。本书的适时出版,将会为肠道微生态的临床治疗体系和标准化的建立起到重要推动作用,并为慢性病的防治作出独特的贡献。

鉴于此,特为书作序,并推荐予广大医务工作者、科研人员、研究生参阅。

2021 年 4 月于南京

前　言

　　近十年来,针对肠道微生态的关注及研究达到了前所未有的程度和空前的热情,无论是民众还是科技界工作人员,无论在政府部门、医疗机构还是企业均在不遗余力地推动对肠道微生态的认识,促进临床转化和治疗策略体系建设,对这个新的生命科学领域产生了巨大而深远的影响。从目前的研究成果来看,各种慢性病发生发展过程均有肠道微生态参与,有些甚至发挥了至关重要的作用;对于一些慢性病的发生,如十分常见的慢性顽固性便秘,肠道微生态为其主要致病原因之一;而对于另一些慢性病,肠道微生态异常则成为其发生发展的"帮凶"。在有些慢性病从"量变"到"质变"的过程中,还有特异性致病菌株发挥了既往尚未认识到的作用。肠道微生态调控和菌群移植已经成为当前临床干预慢性病的颠覆性策略,产生了很多新的思维和治疗手段,如新的功能菌株的开发,靶向性工程菌株的研制,大剂量菌群移植的效果评价,粪菌移植技术的标准建立和疗效评价,功能性食物的添加剂等,这些领域的研究进步和成果都在推动临床肠道微生态学的快速发展。诚然,肠道微生态发挥的重要作用既不会被泛化,又不会被质疑,但建立科学、客观、真实的理论基础,积累丰富的实践经验,对把握肠道微生态研究的方向性和分析应用前景显得尤为紧迫和重要。为此,我们组织全国在此领域的著名专家编撰《临床肠道微生态学》,旨在厘清肠道微生态学的概念、致病机理、发展缘由、临床诊断、干预策略,以及临床应用,为读者提供一部较为系统、全面、前沿、权威的,并在临床应用中有一定指导价值的参考书。

　　本书突出基础性、前沿性和实用性,经全部编者讨论议定,全书分为理论、临床应用和技术三篇共四十三章。其中,理论篇共七章,主要阐述肠道微生态不同年龄阶段的变化特征、结构与功能,以及肠道微生物与营养、免疫和代谢等方面的关系;临床应用篇共三十章,该篇结合最新研究报道,全面介绍临床各种疾病的肠道微生态结构特征、相关作用机制及临床应用、干预和治疗等;突出介绍肠道微生态与个性化疾病的逻辑关系、因果关系和辩证关系;技术篇共六章,主要参考肠道微生态最新检测进展、生物信息系统分析技术及相关仪器设备的应用等,借用先进的技术和设备完成生物信息分析和获得关联性的确证性数据。整体设计考虑到基础理论的新进展,更着重于临床实践和编者团队及其单位成熟的诊疗经验,并充分结合了前沿性的探索成果和循证医学数据、专家共识等。

　　本书编者均为我国微生态领域前沿专家和教授,在微生态理论研究和临床应用方面均具有丰富经验。在本书编写过程中,各位编者以严谨负责的治学态度和实事求是的探索精神,参阅大量中外最新文献、结合实际临床应用,经初稿、审稿、成稿,历时一年六个月,方全部完成。在此,向所有编者和支持过本书编写的各位专家、同道表示诚挚的感谢和由衷的敬意。

　　尤其是黎介寿院士欣然为本书作序并提出宝贵意见,为本书的编撰大为增色。

　　应临床工作者和研究生的迫切需求,本书编撰时间仓促且水平有限,不足、遗漏和不当之处,殷切期望得到读者的批评指正,以求再版时改进与完善。

2021 年 4 月于上海

目　录

肠道微生态理论篇

肠道微生态临床应用篇

肠道微生态技术篇

肠道微生态理论篇

第一章

肠道微生态发育与成熟

人类肠道内栖息着数以万亿计的微生物细胞,这些微生物群成员包括病毒、古菌、真细菌和真核生物等,它们相互之间及与人类宿主之间共同构成一个极其复杂的肠道微生态体系,包括共生和寄生在内的复杂营养关系。机体健康情况下,肠内微生物群与宿主肠道和肠外系统处于生理的、和谐的、相互依赖又相互制约的状态,维系着肠道的微生态稳态,成为健康的标志。肠道微生物群在出生时逐步建立、发育和不断演替,随着年龄增长和饮食结构的不断变化,肠道微生物群的结构也发生多态性变化,逐渐趋于稳定。婴儿时期肠道菌群的早期定植可以抵抗病原体入侵、促进免疫系统发育成熟和宿主的新陈代谢,如果这一过程出现延迟或紊乱,如分娩方式、环境因素、饮食结构、孕龄,以及抗生素的应用等因素的影响,则可能为以后某些疾病的发生提供条件。因此,肠道正常微生物群在生命早期的定植和变迁对婴儿远期健康至关重要,各项流行病学研究已经证明,婴幼儿期破坏肠道微生物群的暴露因素与生命后期免疫和代谢性疾病发病率明确相关。

第一节　婴幼儿肠道微生态表现特征

一、婴幼儿肠道微生态的定植

数十年来,人们一直认为生理条件下的人类胎儿环境是"无菌子宫模式",健康新生儿肠道微生物群的定植开始于分娩期和出生后,是通过垂直传播和水平传播获得。肠道微生物群的初始定植发生在分娩时,表现在出生后数小时肠道中出现需氧或兼性厌氧菌如肠球菌、链球菌和肠杆菌等,出生后24小时大肠埃希菌占优势,双歧杆菌于生后第2天出现,增长迅速,于第4~5天时占优势,1周后其数量可达细菌总数的98%。阴道分娩儿最初定植菌群来源于所接触的母体菌群包括母亲粪便、阴道及皮肤细菌,主要为不动杆菌、双歧杆菌、葡萄球菌、普雷沃菌和纤毛菌;而剖宫产儿则为环境中的细菌,如医疗器械、空气及护理人员的手所携带的细菌,主要为柠檬酸杆菌、大肠埃希菌、艰难梭菌、棒杆菌属和丙酸杆菌属。近年来随着分子生物学技术及宏基因组学技术突飞猛进的发展,更多研究发现在胎便及胎儿赖以生存的羊水、胎盘中均分离到微生物DNA,提示肠道微生物群初始程序性定植可能始于胚胎期子宫,来源可能是母体口腔、肠道和泌尿生殖道等。

二、生命早期肠道微生物菌群构建的优先效应

了解微生物群落的发育对于预测和指导它们未来的状态至关重要。生态学理论认为,群落的发育往往受到优先效应的影响,其中物种到达的顺序和时间决定了物种如何相互影响。优先效应可以产生长期的影响,这对人类肠道微生物群与宿主健康的重要性仍未完全明了。

婴幼儿期肠道微生物菌群发育和构建是在不同空间尺度上,通过细菌持续不断地扩散、选择、漂变和分化形成,细菌之间的相互作用决定群落动态分布,群落由局部发育向区域发育再演变到总群落形成(图1-1)。

(一)扩散

新生儿胃肠道存在大量的物理和代谢生态位,微生物是通过扩散定植在这些生态位上。出生后8天

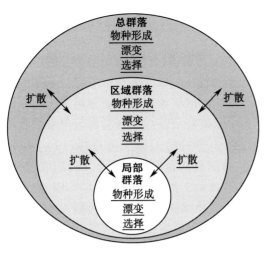

图 1-1　生命早期肠道微生物菌群构建的优先效应

内的新生儿粪便细菌主要来自母体微生物群。阴道分娩新生儿肠道微生物菌群以母亲阴道菌群:乳杆菌属、普雷沃菌属、奇异菌属或 *Sneathia* 菌属占优势,而剖宫产儿则以皮肤菌群:葡萄球菌属、棒杆菌属和丙酸杆菌属占优势。此后的第一年里,母亲和婴儿的肠道微生物菌群在属水平趋于相似,在菌株水平出现差异。

(二) 选择

当肠道微生物群落之间的适应性和生态位出现差异,导致它们以不同的速度繁殖或死亡,选择就发生了。婴儿肠道中两个主要的选择源于免疫系统和饮食。随着婴儿免疫系统的成熟,免疫系统对微生物群施加越来越多的选择,导致基本同质的群落变得越来越具有机体-部位特异性。

(三) 漂变

微生物在婴儿肠道中定植后,其生长速度和丰度不仅可以通过选择等确定性因素来塑造,还可以通过如生态漂变的随机过程来塑造。漂变是种群数量的随机变化,它与物种的特性无关。在肠道内,某些物种丰度低、群体数量小或由于腹泻或抗生素治疗等因素干扰导致数量减少、丰度降低的物种不能抵达生态位,这些物种受漂变的影响大于选择。

(四) 分化

种群数量庞大、生长速度快、突变和重组速度快的微生物,在面对人体内强选择性机制时,能够迅速实现分化和适应性改变。在婴儿肠道内聚集的微生物群体频繁经历着漂变选择机制转换,此机制与免疫系统发育、添加辅食、断奶,以及分类多样性增加导致的竞争加剧等因素相关。由于分化需要持续的选择压力,因此在婴儿肠道聚集的微生物群体分化的程度仍无法确定。

有些因素会同时影响四种过程中的一种以上。例如,母乳影响扩散和选择,因为它既是扩散到肠道的微生物的来源,也是婴儿及其微生物群的主要营养源。母乳含有双歧杆菌属、乳杆菌属、葡萄球菌属和链球菌属,还含有人乳低聚糖(human milk oligosaccharide,HMO)和许多抗菌因子如溶菌酶、乳铁蛋白和分泌型免疫球蛋白 A(secretory immunoglobulin A,SIgA),这些成分对肠道微生物群落进行了额外的选择。

由于很少有研究报告定植的时间和顺序,人们对优先效应如何塑造婴儿时期微生态群落知之甚少,但间接证据表明优先效应是可信的。兼性厌氧菌如肠杆菌科(如大肠埃希菌属)在胎粪或婴儿早期粪便中含量很高,但在生命的最初几个月逐渐向严格的厌氧菌转换,如双歧杆菌属、拟杆菌属和梭菌属。总之,研究表明拟杆菌属、大肠埃希菌属与双歧杆菌属、乳杆菌属等之间存在一定程度地相互排斥,这可能是由婴儿的环境暴露和从母亲身体不同部位扩散所介导产生的结果。

三、影响肠道菌群定植和演替的因素

(一) 分娩方式

分娩方式被认为是早期肠道微生物群组成的一个重要驱动因素。阴道分娩的婴儿可接触到母体阴道和粪便微生物群,可导致乳杆菌属和普雷沃菌属等阴道相关微生物在新生儿肠道定植。相反,剖宫产出生的婴儿不直接暴露于母体微生物,因此更容易被母体皮肤、医院工作人员或医院环境中的环境微生物定植。变形菌门和厚壁菌门是生命最初几天的主要微生物,放线菌门出现在出生后 7~15 天的剖宫产婴儿粪便中。剖宫产出生的婴儿肠道微生物群的多样性较低,双歧杆菌属和拟杆菌属微生物的定植较不常见,而狭义梭菌属(Ⅰ簇)成员和艰难梭菌的定植更为常见。

随着年龄增长,阴道分娩与剖宫产婴儿之间肠道微生物群差异逐渐减小,但异质性可能长期持续。有研究在 7 岁儿童中仍检出了剖宫产与阴道分娩方式之间肠道微生物群的持久性差异,这可能与自然出生的保护作用有关。因此,有观点认为剖宫产存在长期健康影响。事实上,剖宫产婴儿体内一部分细胞因子

水平明显下调,并且与哮喘、过敏症、1 型糖尿病(type 1 diabetes,T1D)和肥胖症等疾病的风险增加有关。

(二) 胎龄

胎龄是影响婴儿肠道微生物群形成的另一个重要因素。早产儿的肠道、免疫、呼吸和神经组织尚不成熟。一些早产儿住院时间长,接受人工呼吸、大量抗生素和其他药物治疗,以及人工喂养等。这些因素均可干扰微生物群获得和促进发育的天然模式,因此导致肠道微生物群的异常或偏离正常组成。几项研究报告了早产儿与足月新生儿之间粪便微生物群的差异,早产儿中双歧杆菌属或拟杆菌属等厌氧菌肠道定植延迟,肠杆菌科、肠球菌属和其他致病菌的水平显著性较高。1 个月后的极低体重儿(very low birth weight infant,VLBW),肠道微生物群中占优势的是葡萄球菌属、肠球菌属和梭菌属等革兰氏阳性菌,而肠杆菌科和韦荣球菌属等革兰氏阴性菌的丰度可在此类情况下出现波动。此外,早产儿和 VLBW 肠道菌群功能也发生变化,与足月婴儿相比,未足月婴儿粪便中短链脂肪酸(short-chain fat acid,SCFA)水平较低。有研究观察到 VLBW 的肠道微生物群的演替模式是从杆菌属到 γ-变形菌纲再到梭菌属,这项研究提示,早产儿肠道微生物群似乎随急剧性种群周期变化而衍化,以未成熟肠道被厌氧微生物(特别是梭菌属)定植作为共同的终点。

偏离正常发育的早产儿微生物群比足月婴儿更不稳定,同时也意味着早产儿微生物群向成人特征微生物群的过渡延迟。这些改变可严重影响患儿健康。早产儿肠道微生物的构成异常可能与坏死性小肠结肠炎(necrotizing enterocolitis,NEC)或败血症的风险增加有关。

(三) 喂养方式

喂养方式是另一种决定早期微生物定植的主要因素,并影响新生儿肠道微生物群组成和胃肠道功能。与人工喂养的婴儿相比母乳喂养的婴儿肠道内双歧杆菌丰度较高。母乳可提供营养素、益生元和抗菌物质,有助于"母乳导向微生物群"的发育。母乳中含有的 SIgA 可促进免疫调节和免疫耐受。乳汁中还含有人乳低聚糖(human milk oligosaccharides,HMO),HMO 在初乳中含量比较高,约含有 22~23g/L,2 个月后浓度稳定下降,成熟母乳中含量为 10~20g/L。HMO 作为"双歧因子"的效应相当特异,支持长双歧杆菌婴儿亚种和少数其他婴儿相关的双歧杆菌生长,肠道其他少部分细菌也能利用 HMO,因此 HMO 不仅具有特异性"双歧因子"效应,通常还具有益生元效应。

肠道上皮细胞的转录组分析表明,婴儿喂养类型也可影响宿主基因表达,母乳喂养可增强免疫和代谢活性相关基因的转录。配方奶粉喂养的婴儿暴露于不同的碳水化合物、细菌和(微量)营养素,导致不同的肠道微生物定植模式。母乳喂养婴儿的粪便与配方粉喂养婴儿的粪便比较,肠道微生物群多样性较低,双歧杆菌和乳杆菌的水平较高,潜在病原体的水平较低,后者的肠道微生物群多样性较高,葡萄球菌属、拟杆菌属、梭菌属、肠球菌属、肠杆菌科和奇异菌属丰度较高,丙酸盐和丁酸盐的水平较高,更早向成人样微生物群发展。由于这些微生物群的差异,母乳喂养婴儿的粪便与配方奶粉喂养婴儿的粪便比较,SCFA 的水平也不同,后一组中丙酸盐和丁酸盐的水平较高。此外,配方奶粉喂养婴儿更早向成人样微生物群发展。

从单纯母乳喂养向固体食物的膳食转变可导致婴儿肠道微生物群的 α 多样性增加,诱导微生物群发育成熟。肠道微生物群多样性增加导致功能变化,产生 SCFA(特别是丁酸盐)水平增加。成人化的微生物群在功能上更为复杂,可代谢来自成人膳食的植物来源碳水化合物,对宿主产生有益作用。

(四) 环境因素

在生命早期肠道发育过程中暴露于不同环境如子宫外环境有助于婴儿胃肠道微生物的早期定植和进化。目前认为早产儿和剖宫产儿易受到环境因素影响,尤其早产儿,胃肠道发育不成熟、暴露于环境中不同微生物、医疗操作和药物应用干扰等因素(尤其抗生素的使用)让住院的早产儿肠道中出现艰难梭菌的大量定植。发展中国家与发达国家、不同医院、不同病房新生儿肠道细菌定植模式也不尽相同。John 等一项研究发现有无姊妹也影响肠道菌群的定植,独生子女肠道双歧杆菌数量低于非独生子。不同国家如英美等发达国家婴儿粪便中双歧杆菌和拟杆菌数量较印度、乌干达儿童高,肠杆菌和链球菌的数量较低。不同医院出生的新生儿肠道菌群定植的差异主要与产科技术、消毒方法、卫生条件、地域等客观条件有关。双歧杆菌菌种的不同,证实了双歧杆菌菌种呈地域性丛集分布。在不同医院出生的婴儿其肠道菌群定植也有差异,这主要是与产科技术、消毒方法、卫生条件等客观条件有关。另外,在农村出生与城市出生,在家庭出生和医院出生的新生儿肠道菌群的组成也不同。农村儿童肠道微生物群以革兰氏阳性菌为主,产纤维素酶和木聚糖酶的丰度和SCFA水平较高,城市儿童则以革兰氏阴性菌为主,各种肠道致病菌丰度较高。农村儿童粪便菌群主要以拟杆菌门中富含纤维素酶和木聚糖酶的菌属为主,而城市儿童则主要以厚壁菌门中产SCFA的菌属为主;农村儿童肠道富含SCFA,城市儿童肠道则富含各种肠道致病菌。Parsifal和Gabriela分别对德国、澳大利亚、瑞士等欧美国家共计16 511名的6~13岁农村儿童和城市儿童的横断面调研证实,农村儿童生活环境的细菌多样性高于城市儿童,队列研究提示,非洲儿童肠道拟杆菌较为富集而厚壁菌门相对较低。不同地理纬度菌群构成特征也具有差异性,瑞典斯德哥尔摩等北欧城市儿童肠道细菌总量较高,双歧杆菌、奇异菌属、产气荚膜杆菌及艰难梭菌的比例较高;西班牙格拉纳达等南欧城市具有较高比例的拟杆菌、肠杆菌和乳杆菌,欧洲儿童微生物组富含厚壁菌门和变形菌,而非洲儿童则主要表现为放线菌和拟杆菌。故不同地理环境、生活方式和饮食习惯同样影响生命早期肠道菌群的形成过程。

(五) 抗生素

生命早期应用抗生素对肠道微生物的发展具有深远影响。使用抗生素的婴儿肠道微生物群的总体多样性降低,含有高丰度变形菌门和低丰度放线菌群,且耐药菌丰度较高。一些流行病学调查显示生命早期应用抗生素可增加远期哮喘、特应性疾病、湿疹和1型糖尿病等过敏性疾病的发生风险。生命初期抗生素的暴露对新生儿肠道微生物的发育影响很大。Tanaka对孕妇产前4天口服广谱抗生素对新生儿粪便微生物群的影响进行了为期两个月的随访分析,发现生后第一周婴儿粪便细菌群落尤其是双歧杆菌减少,肠球菌定植异常;1个月龄时,肠杆菌科细菌过度生长。结果表明抗生素在生命初期的暴露对新生儿肠道微生物的发育影响很大。Beunet等比较不同药代动力学抗生素对足月儿和早产儿菌群的影响,发现生后2周左右没有应用抗生素小儿中约90%有双歧杆菌定植,50%有拟杆菌定植,抗生素可抑制厌氧菌生长,可导致克雷伯菌的过度生长或单一艰难梭菌和产气荚膜杆菌生长。John等也证实了上述观点,他们试验中发现出生一个月内使用抗生素的新生儿肠道双歧杆菌和拟杆菌数量较未应用抗生素婴儿减少,应用抗生素可引起需氧菌如克雷伯菌的过度繁殖,患儿粪便中80%~90%检测不到厌氧菌,5%~10%患儿粪便中仅能检测到梭菌,这可能是导致假膜性小肠结肠炎的来自医院环境艰难梭菌感染的来源。应用抗生素改变了肠道正常菌群的定植,导致菌群失调,在一定程度上影响婴幼儿机体健康,导致其更易患哮喘、过敏性疾病、NEC等。应当提倡医生增加重建肠道微生态意识,保护机体生态环境,严格掌握适应证和不良反应,合理应用抗生素。

(六) 遗传因素

越来越多的证据表明,宿主遗传因素可影响婴儿肠道微生物群的获得和发育。人类双胞胎和宿主基因型在塑造微生物群结构的一项研究指出,10岁以下儿童中,遗传上相同的单卵双生双胞胎与异卵双生双胞胎和无关对照比较,微生物相似性的水平较高。一项大规模队列研究(1 539名受试者;年龄范围18~84岁)确立了宿主基因型与成年期不同细菌分类学的相对丰度之间有明确关联性,位于人类乳糖酶(lactase,LCT)基因位点的单核苷酸多态性(single nucleotide polymorphism,SNP)与双歧杆菌属丰度相关,且宿主遗传学与膳食产品的摄入相关。这突出强调需要进一步研究来探索人类基因型、膳食和微生物群发育之间的相互作用。

总之,出生至生后1 000天是肠道菌群形成并达到平衡的最重要时期,此期间肠道菌群不稳定,脆弱且多样性差,易受包括孕期情况、出生途径、喂养方式、抗生素使用,以及生活环境等多种因素影响。对于多种因素不同程度影响肠道菌群的定植过程的研究结论不尽相同,且与疾病的确切联系未完全明确,但可以确定它们与婴幼儿的生长发育和多种疾病的发生有着很深的联系,这就意味着人们要尊重人体的自然性、严格掌握剖宫产指证、合理应用抗生素,提醒临床医务工作者要从维护微生态平衡角度考虑疾病的发展与治疗。

第二节　早期益生菌干预所致婴儿肠道微生态变化及其对生长发育和远期健康的影响

早期肠道微生物群的形成可提供大量的抗原性刺激,这些刺激为肠道和有关免疫系统地逐步成熟所必需。这种刺激还可影响远端器官的成熟,在全身水平影响宿主。因此,很可能在初期发育过程中即建立了终生健康微生物群的基础,肠道微生物群的形成和发育对宿主的成熟和长期健康至关重要。早期定植模式改变不仅可对婴儿的健康和发育构成即时风险,还可能构成长期风险。

益生菌是经过严格的方法学进行筛选,证实有效、安全、稳定和规模繁殖进行生产的特殊细菌,可有助于疾病的管理或者降低疾病的风险。现已证明益生菌有几方面的影响有利于新生儿,其中包括调节肠道菌群,降解抗原的建立,加强黏膜屏障功能,抑制病原黏附,促进先天免疫和适应性免疫的成熟。临床试验结果表明,特定的益生菌可能降低婴儿患坏死性肠炎和感染性疾病及远期患过敏性疾病的风险。

一、肠道菌群建立和发展

生命早期肠道微生物群高度不稳定,具有高度个体间变异性,影响微生物群形成包括多种因素,胃肠道系统菌群的定植是在出生时逐步而又有系统性地完成的。从母亲传播到婴儿的肠道微生物构成第一细菌源和兼性革兰氏阳性球菌及肠杆菌是首先定植于肠道的菌群。来自母亲的阴道乳杆菌也可短时间定植于婴儿肠道,而后由其他来源的乳酸菌所代替。厌氧菌由生后第二天开始定植,随后双歧杆菌成为母乳喂养婴儿的优势菌群。虽然每个个体肠道存在有特殊和相对稳定的微生物群,但是在拟杆菌、乳杆菌、梭状芽孢杆菌、梭形杆菌、双歧杆菌、真菌、消化球菌、链球菌和韦荣球菌之中都有一种菌群趋于优势菌。研究证实,变形菌门(主要是肠杆菌科)在最初几天到几周的婴儿肠道微生物群中占优势,双歧杆菌是第二个微生物群体,随后双歧杆菌随时间延长而增加,同时伴有肠细菌减少。众所周知包括出生方式等一系列因素都会影响新生儿期的菌群定植。早产儿肠道菌群特点是细菌多样性减少,变形菌门占优势,双歧杆菌属和拟杆菌属的水平降低。此外,在新生儿重症监护病房住院治疗也和肠道菌群的异常发展有一定关系。

二、母乳有益菌刺激肠道菌群和肠道免疫系统的发育

出生时婴儿黏膜表面和皮肤接触到的外来抗原十分广泛,新生儿的未受到刺激和成熟的黏膜及免疫系统必须能够从潜在病原微生物分辨出无害的食物和微生物抗原。新生儿的免疫系统依赖于外部的刺激来发展为成熟的免疫能力。母乳和肠道都有菌群被认为是免疫成熟的最重要刺激源。母乳为婴儿提供的不仅是生长和发育所需的营养,而且是给予婴儿免疫保护和促进黏膜免疫系统的健康发育的一个重要来源。母乳中含有母源抗体和非特异性抗菌分子,如乳铁蛋白和溶菌酶,其可非特异地防止感染,以及各种因子,如脂肪酸、细胞因子和生长因子,其被认为可直接影响肠道免疫系统的成熟。虽然这些相互作用的本质还不清楚,但母乳喂养对预防感染性疾病提供明显的保护作用,这对婴儿健康至关重要。母乳喂养也可通过影响肠道固有菌群对婴儿健康起到作用。Harmsen 和其同事采用分子技术分析了母乳喂养和配方奶粉喂养婴儿的粪便微生物组成。母乳喂养婴儿肠道双歧杆菌为优势菌株,而配方奶喂养的婴儿有更复杂的微生物组成,包括肠杆菌、乳杆菌、拟杆菌、梭菌、双歧杆菌和链球菌。研究表明,母乳中含有肽和寡糖促进双歧杆菌生长。母乳喂养似乎对肠道双歧杆菌的物种组成有重要影响,如短双歧杆菌、婴儿双歧杆菌和长双歧杆菌定植在母乳喂养婴儿肠道,然而此后青春期双歧杆菌变得越来越常见。因此,大量研究工作旨在为婴儿补充含有益生元的配方奶粉有利于婴儿肠道菌群的优化。

三、益生菌对生长发育的影响

早期肠道微生物群定植过程中,微生物群依然不稳定,可因突然的微生物异常演替而受害,可能导致婴儿营养不良和生长障碍。婴儿肠道微生物群与婴幼儿生长发育之间关联紧密,营养不良儿童的肠道微生物群不同于健康儿童。Charbonneau 等将一名 6 月龄发育不良的马拉维婴儿的粪便微生物群中培养出来的菌株接种到无菌小幼鼠体内,并分别给予受体小鼠喂食含有或不含纯化唾液酸牛乳寡糖(sialylated bovine milk oligosaccharides, S-BMO)的马拉维原型饮食。S-BMO 组产生了微生物群依赖性的体重增加,并且骨骼形态、肝脏功能、肌肉和脑代谢均发生改变,表明宿主利用营养物质合成代谢的能力更强。相同方法在悉生仔猪亦产生相同的效应。这些临床前研究表明 S-BMO 与促进生长发育之间存在肠道微生物群依赖的因果关系。这些潜在机制可能解释这一肠道微生物群-生长发育的关系,其中包括生长激素的产

生。利用婴儿营养不良与肠道微生物群之间的潜在关系,可开发微生物群调节策略,帮助恢复婴儿的正常生长和发育。

四、生命早期益生菌干预对远期健康的影响

(一)生命早期微生物群对长期生理效应的影响

人类肠道微生物菌群的定植与免疫系统的发育和成熟密切相关,同时也是肠道和有关代谢同步发育的始动者。为了协调这些生理过程,微生物群与宿主之间必然存在一种连续对话。肠道生态失调可破坏或改变这一对话,进而导致长久的生理效应和健康紊乱。其中,关于生命早期微生物群对免疫障碍的潜在影响,已经展开了广泛的研究。一些最具说服力的结果来自各种动物实验,发现早期暴露于微生物与免疫疾病的发生之间存在非常密切的关系。有研究就肠道微生物群对塑造免疫反应长期影响背后的机制进行了探讨,发现异常的微生物因素可调节 CXC 趋化因子配体 16(CXCL16)的活性,从而调控恒定自然杀伤 T 细胞(invariant natural killer T,iNKT)在结肠和肺中的蓄积,进而产生对免疫系统的长期干扰。将健康鼠肠道菌群移植给新生无菌小鼠可保护他们不受这种累积的影响。因此,有观点认为生命早期微生物群可触发长久作用,早期缺乏微生物刺激可能成为远期炎性肠病(inflammatory bowel disease,IBD)和哮喘等疾病炎症反应的诱发因素。最近提出生命早期这一阶段的重要性,生命早期肠道微生物平衡的破坏可对免疫疾病产生长久后果,突出强调了肠道微生物群与机体的黏膜黏膜表面之间适当对话的有序形成,及其在免疫防御发育中的重要性。生命最早几天可通过宿主-微生物相互作用促进交互感应,或甚至妊娠期间可通过微生物定植促进交互感应,表明疾病风险可在生命早期进行预测,包括出生前阶段。

(二)生命早期微生物群与过敏性疾病

在与特定微生物群形成有关的免疫系统疾病中,已经发现过敏性疾病(主要是特应性湿疹和哮喘)与特殊微生物特性有关。大量流行病学研究表明,婴儿肠道微生物群的早期形成可影响将来发生过敏性疾病的风险,原因是生命周期的第 1 年婴儿微生物群不适当发育和有关免疫平衡的破坏。

在生命周期的第 1 年,反复发生的特应性湿疹是特应性疾病的主要症状。关于肠道微生物群在特应性湿疹发生中的潜在作用,各种涉及婴儿的队列研究均提供了有价值的信息。发生特应性湿疹或哮喘的儿童在生命早期肠道中梭菌丰度增加,双歧杆菌和其他肠道厌氧微生物(如粪杆菌属)的丰度降低,同时粪便代谢产物也发生改变。生命的第 1 个月微生物群多样性降低和大肠埃希菌的定植与未来一年发生特应性湿疹有关。产丁酸盐细菌的较低丰度先于特应性湿疹的发生,随后 3 个月期间湿疹严重程度的减轻直接与产丁酸盐细菌和粪球菌的增加有关,间接指向产丁酸盐细菌在特应性湿疹发生中的保护作用。

肠道微生物群在哮喘的发生发展过程中可能发挥了至关重要的作用。肠道微生物群决定免疫细胞的水平及其向各种组织的募集,同时也介导免疫耐受。围产期抗生素暴露与后来过敏性疾病发生之间存在关联,生命最初 100 天发生肠道微生态失调的婴儿患哮喘的风险较高,且这一风险与特定的细菌组成有关。存在哮喘风险的婴儿肠道中毛螺菌属、韦荣球菌属、粪杆菌属和罗思氏菌属的相对丰度显著性减少,且这些细菌类别丰度的差异与粪便细菌代谢物的不同水平有关。将这些细菌接种到无菌小鼠中,发现它们后代的气道炎症减轻,表明一些微生物可在哮喘的发生发展过程中发挥病因作用。此外,生命最初 1 个月肠道微生物群多样性减少与 7 岁儿童中哮喘的较高患病率有关,3 个月时毛螺菌属水平较低和梭菌属某些种水平较高与 4 岁时的哮喘风险正相关。

益生菌可调节免疫,对过敏性疾病有保护作用。乳杆菌可水解牛奶中的乳酪蛋白,从而抑制淋巴细胞增殖和辅助型 T 细胞(T helper cell,Th)2 产生白细胞介素(interleukin,IL)-4。口服双歧杆菌可降低卵清蛋白(ovalbumin,OVA)致敏小鼠血清中 IgE 和 IL-4 水平,显著增加血清中 γ 干扰素(interferon-γ,IFN-γ)和脾脏中调节性 T 细胞(regulatory T cell,Treg 细胞)及 IL-10 阳性细胞水平,且还能够调整肠道菌群,增强肠道屏障功能和减少细菌移位。副干酪乳杆菌也可抑制 Th1 和 Th2 细胞因子的分泌,同时诱导 T 淋巴细胞(简称"T 细胞")产生转化生长因子 β(transforming growth factor β,TGF-β)和 IL-10。益生菌的联合使用(长双歧杆菌、短双歧杆菌、嗜酸乳杆菌、干酪乳杆菌、保加利亚乳酸菌、植物乳杆菌和嗜热链球菌)可诱导 IL-10 依赖的 Treg 细胞,从而保护小鼠肠道免受炎症反应。酪酸梭菌 CGMCC03131 菌株和婴儿型双歧杆

菌 CGMCC313-2 能明显减轻 β 乳球蛋白（β-lactoglobulin,BLG）诱发食物过敏小鼠症状,增加 SIgA 和 CD4$^+$CD25$^+$Foxp3$^+$（叉头状转录因子 p3 阳性）Treg 细胞数量,恢复 Th1/Th2 和 Th17/Treg 细胞的失衡,改善肠道病理组织学变化。对人类的研究发现,儿童口服乳杆菌可增加血浆 IL-10 水平,增强外周血单个核细胞产生 IFN-γ。给哺乳期母亲补充益生菌可增加乳汁中 TGF-β;在断奶期婴儿配方奶中添加乳杆菌和双歧杆菌可增加肠黏膜特异性 IgA 产生,有助于免疫耐受形成。一项随机双盲安慰对照研究发现,益生菌可降低过敏性疾病的发生风险。预产期前 2~4 周母亲补充益生菌或出生后婴儿补充益生菌 6 个月发现,婴儿出生后两年内过敏性湿疹的发生风险降低,这种保护作用可持续 4 年,但对其他过敏性疾病如食物过敏、哮喘没有保护作用。对于牛奶过敏患儿,使用深度蛋白水解配方奶（extensively hydrolyzed protein formula,EHF）中加入鼠李糖乳杆菌 GG（Lactobacillus rhamnosus GG,LGG）对患儿牛奶过敏的治疗效果优于单纯使用 EHF,随访 3 年后发现联合治疗组患儿出现其他过敏的百分率明显降低,提示益生菌能够改善患儿对食物的耐受情况。

（三）生命早期微生物群与代谢性疾病

肠道微生物群组成和功能与肥胖相关疾病有关。所谓致肥胖性微生物群是通过增加能量获取来调节肥胖行为和肠外代谢的微生物。婴儿期影响肠道微生物群形成的不同因素均可能导致将来肥胖的风险。有观点认为早期肠道微生物模式可能预测儿童超重风险。关于这一点,已经观察到 6~12 个月婴儿双歧杆菌丰度与 7 岁儿童超重呈负相关。

维护正常的肠道屏障功能对代谢健康至关重要。但生命早期破坏微生物平衡的不同因素均可在远期超重、肥胖症发生和儿童肥胖倾向中发挥关键作用。主要的影响因素是:营养、母亲肥胖、分娩方式、肠道通透性、病原体感染和抗生素使用。迄今为止,大量的研究已经集中到生命早期抗生素治疗作为代谢疾病后续发生的一种重要驱动因素。小鼠模型研究分析表明,生命早期采用抗生素改变肠道微生物群将产生长久的代谢后果,包括肥胖倾向、体重增加、胰岛素耐受、2 型糖尿病和肝病,这种影响甚至在停止抗生素使用、肠道微生态结构恢复后仍然持续,说明生命早期抗生素诱导的生态失调与将来宿主代谢的改变之间存在关联性。人类流行病学研究也表明,抗生素暴露与长期代谢影响有关,包括儿童和成人的体重增加和肥胖症,这一抗生素-微生物群-肥胖症三项式已经引起了相当水平的公众关注。

（四）婴儿肠道微生物群的其他长期效应

早期婴儿肠道微生态失调与其他后期可能出现的慢性疾病有关;如 IBD、肠易激综合征（irritable bowel syndrome,IBS）和 T1D,近年来已经引起学术界广泛的关注。

T1D 是一种自身免疫疾病,以产生胰岛素的 β 细胞破坏为特征,肠道微生物群在 T1D 发生发展过程中起到一定作用。啮齿类动物实验表明,早期微生物改变受到低剂量或脉冲性抗生素治疗的影响,可改变肠道微生物群和 T 细胞亚群,增加 T1D 的风险。在 T1D 患者中进行的纵向研究表明,糖尿病儿童肠道微生物群的多样性较少,包括厚壁菌门和拟杆菌门在内的大多数重要肠道菌门的比值出现显著性差异,以及产丁酸盐的普拉梭菌丰度下降,后期发生 T1D 的婴儿与没有发生糖尿病的婴儿比较,粪便微生物组显示出不同的微生物模式。产丁酸盐细菌在非糖尿病儿童中更为丰富,有作者提出这些细菌可在减轻发生 T1D 的风险方面发挥关键作用。在啮齿类的实验表明,早期微生物改变受到低剂量或脉冲性抗生素治疗的影响,可改变肠道微生物群和 T 细胞亚群,可增加 T1D 的风险,可在一种非肥胖糖尿病（non-obese diabetic,NOD）鼠模型中加速 T1D 发展。近期有关人类的研究结果,提示早期肠道微生态失调可生成一种促炎症环境,在后期有利于 T1D 的发生。但是,后期发生 T1D 的婴儿与没有发生糖尿病的婴儿比较,粪便微生物组显示出不同的微生物模式。然而,仅有限数量的分析尝试探索婴儿微生物群与 T1D 发生之间的关系远远不够。因此,有必要和机制性研究一起监测人类队列研究,以确定微生物组与 T1D 之间的因果关系。

早期微生物定植过程对肠道免疫系统的"教育和培训"过程中,肠道内先驱微生物与后续的肠道炎症性疾病（尤其是 IBD 和 IBS）之间可能存在某种联系。研究表明,特殊细菌组别群体的生命早期变化先于将来肠道炎症性疾病的发生。关于生命早期生态失调对儿童和成人中 IBD 和 IBS 发生的长期影响和因果关系尚需进一步研究。

（五）益生菌的安全性

婴儿期口服活菌,人们会对它的安全性提出质疑。含有益生菌的制品在很多国家被广泛应用,但乳杆菌引起的菌血症并没有增加。免疫抑制或缺陷、危重症患者、长时间住院及外科手术患者是引起乳杆菌菌血症的高危因素。更多临床研究证实含有乳杆菌和双歧杆菌制品及含嗜热链球菌的配方奶用于婴儿和儿童是安全、耐受的。近来研究发现干酪乳杆菌用于重症患儿也是安全的,益生菌制品在早产儿中应用也未见严重副反应报道。

总之,在新生儿和婴幼儿使用益生菌的目的包括预防坏死性肠炎、降低和治疗感染性疾病、过敏性疾病和治疗急性腹泻等。不同益生菌株的使用,需要经过严格的临床追踪,治疗某种特定疾病所需要的最佳益生菌菌株搭配和剂量不同,一种菌株或多种益生菌的联合不可能完全满足所有治疗目的。需要透彻理解分子水平的病理生理和益生菌的作用,从基础研究建立益生菌的临床使用适应证。在益生菌使用上要识别最有可能从此益生菌治疗获益的个体,以及对个体遗传倾向的监测,针对何种个体,什么时候开始应用,用多长时间,多少剂量,这些内容需要今后大量的基础和临床的大样本多中心的研究,以期得到循证医学的验证。

第三节　生命早期不同年龄阶段肠道微生态变化特征

婴幼儿肠道微生物群的发育和成熟是一种动态和非随机的过程,关键微生物类群之间的正和负相互作用均可发生,这一过程的演替特征大致经历了以下五个阶段。

一、胎儿期在子宫腔内微生物的暴露

许多研究表明,胎儿肠道微生物群的初始化程序定植可能源于子宫腔内,母体的肠道、口腔、泌尿生殖道等的微生物群通过多种途径传递到胎盘、羊水,最终到达胎儿肠道,对胎儿免疫系统的发展和成熟起着重要的作用。研究表明孕期可通过补充益生菌调节母体免疫和代谢状态,从而降低婴儿远期疾病的发生风险,但胎儿宫内环境是否有菌、其来源和作用,以及益生菌干预的具体作用机制、远期影响等还有待进一步研究。

二、新生儿期肠道微生物群的建立与完善

新生儿期是指自胎儿娩出脐带结扎至28天的时期。新生儿出生后所接触大量主要源于母体和周围环境的微生物。阴道分娩时,新生儿接触了母体阴道和会阴区大量细菌,获得了与母体相同的菌群,母体阴道菌群的种类和数量与新生儿肠道菌群非常接近,主要是链球菌、葡萄球菌、杆菌、厌氧球菌、拟杆菌、丙酸杆菌和真菌。新生儿生后的菌群定植程度与母亲阴道微生物数量密切相关,而且来自母体阴道、会阴区的微生物可进入小儿的消化道,阴道分娩儿胃内菌群结构能反映出母亲宫颈的菌群状况。新生儿出生后同样接触了母亲或医务人员的手、皮肤和周围环境,加之生后自主呼吸、啼哭、吸奶等因素,致使生后数小时,肠道内即有其他细菌的定植。新生儿肠道的有氧环境导致最初定植的是需氧菌,需氧菌定植繁殖后逐渐消耗肠道内氧气,降低氧化还原电位,为厌氧菌的定植提供了良好的环境。新生儿生后第1天即有大肠埃希菌等需氧和兼性厌氧菌的定植,专性厌氧菌如双歧杆菌在生后第4天出现,约1周左右逐渐超过大肠埃希菌成为优势菌,这一过程受到分娩方式、喂养方式和孕龄的影响,例如生后第7天阴道分娩儿是以放线菌门占优势,剖宫产儿是以厚壁菌门占优势,早产儿则以变形菌门占优势。

三、婴儿期肠道微生物群的演替

婴儿期是指从生后28天到满1周岁的时期。关于婴儿期肠微生物群演变的研究报道较多,结论差异也较大。母乳喂养儿生后7天左右肠道内含有大量双歧杆菌、肠球菌和肠杆菌;30天后双歧杆菌为优势菌,并伴有其他微生物的生长;大约在60~130天之间,肠道微生物群经历了一段加速趋同的时期,双歧杆菌丰度快速增多,厚壁菌门丰度降低;130~200天菌群离散度增加,双歧杆菌减少,厚壁菌门增多,并且在

肠道定植过程的呈现动态特性和个性化;至 12 月龄时,最初较高的 β 多样性显著减少,α 多样性则相反,随年龄增长而增加。

四、辅食添加时期肠道微生物群的变化

随着婴幼儿年龄增长,从乳类食物中摄入的各种营养素的比例在逐渐减少,从辅食中摄入的营养素比例在逐渐增多,辅食添加对生长发育的需求非常重要,对肠道正常菌群的演替也很重要。随着食物的多样化,婴幼儿的微生物群也开始变得更加多样化,表现为 α 多样性逐渐增加,以厚壁门菌和拟杆菌门增加为主,因此固体食物的引入,在肠道菌群演替中起着重要作用。母乳喂养儿添加辅食时肠菌群结构发生了变化,表现在肠球菌和拟杆菌数量增加,肠杆菌和双歧杆菌持续存在,这种变化与粪便 pH 密切相关;人工喂养儿添加辅食时这一变化很小,因他们肠道内已存在大量的需氧菌和拟杆菌。豆类食物能提高肠道双歧杆菌、乳酸菌数量;蛋类食物能减少肠杆菌和拟杆菌的数量,提高肠道定植抗力;而乳制品食物中的维生素 A、钙、磷的摄入能增加肠道拟杆菌的数量;水果中含有一定量食物纤维,可以促进肠道有益菌增殖,抑制有害菌产生,水果类食物和摄入的碘能降低肠道产气荚膜梭菌丰度。

五、断乳后儿童肠道微生物群的变迁

断乳后固体食物的多样化可导致婴幼儿肠道微生物群的 α 多样性增加,逐渐趋近于成人样菌群结构。10~18 个月断乳小儿粪便菌群主要含有大量双歧杆菌、肠杆菌和肠球菌,部分小儿粪便中分离到乳杆菌。较大婴儿肠道内富含能够降解更复杂的糖和淀粉的微生物。蛋白摄入增加与毛螺菌科的增加和糖分解细菌的减少有关,双歧杆菌科的成员通常与乳汁和早期婴儿喂养有关,而纤维的摄取与较高水平的普雷沃菌科有关。18 个月时,肠道中产生短链脂肪酸的生物体比例与体重指数的增加呈正相关;36 个月龄(母乳喂养方式),厌氧菌群占绝对优势,3~5 岁以厚壁菌门和拟杆菌门为优势菌群的成人样菌群结构。7~12 岁儿童肠道菌群构成比婴儿肠道菌群稳定,其组成主要受饮食习惯和地域影响,已具备合成维生素 B_{12} 和叶酸功能。但肠道菌群仍处在未成熟状态,远未达到成人状态,主要功能仍在发育中,比健康成年人更多样化,拥有更丰富的厚壁菌门和放线菌门。总之,婴幼儿断乳后期,其肠道双歧杆菌数量有所下降,而肠道 pH 随之有所升高,拟杆菌、消化球菌、真杆菌、梭菌、乳杆菌、链球菌等数量有所增加。至此,肠道菌群结构逐渐趋于稳定,这种状态维持整个儿童期和青壮年期。

第四节 老年肠道微生态表现特征

一、衰老肠道的微生态特征

当人进入衰老期,嗅觉和味觉与正常成年人相比都有一定的退化,肠动力也会下降,再加上牙齿的脱落和肌肉的萎缩,都会导致老年人消化能力的降低以致出现营养不均衡的情况,进一步加剧了老年人生理功能的下降,随后肠道微生态的构成逐渐发生改变。人体肠道菌群在门水平主要由厚壁菌门、拟杆菌门、放线菌门、变形菌门、梭形杆菌门和疣微菌门构成,但其结构与相对丰度会随年龄增长而改变。衰老之后的肠道菌群变化趋势为拟杆菌门的含量随着年龄的增长逐渐增多,厚壁菌门含量降低,产丁酸盐的细菌如 *Faecalibacterium* 粪杆菌属和罗氏菌属、产乙酸和乳酸的孪生球菌属和产丙酸的丙酸杆菌属也在老年组中降低。部分研究发现老年人肠道菌群的多样性较成年人下降,构成发生显著改变,其中厚壁菌门、双歧杆菌、梭菌、普拉梭菌、乳酸菌等丰度减少,产毒素的革兰氏阴性杆菌等有害菌比例增加,同时伴随产丁酸盐菌数量减少。也有研究显示,老年人肠道菌群多样性程度比成年人高,未知菌种所占比例也比较高。两种相反的结论究其原因可能是人体的群落结构构成极为复杂,受多种因素影响。目前研究报道指出,基因型、饮食、年龄、生活方式、抗生素的使用和疾病的发生发展等通过不同的形式影响人体肠道菌群的定植和发展,同时每个研究的研究对象和研究方法各不相同,导致衰老之后肠道菌群的变化不相同。

二、肠道微生态与老年性疾病

老年疾病是指与衰老有关的疾病,主要包括老年人高发的疾病和老年人特有的疾病,前者如冠心病、高血压病、慢性阻塞性肺疾病、脑血管病、2 型糖尿病(type 2 diabetes,T2D)和高脂血症等,后者如帕金森病(Parkinson's disease,PD)、老年性痴呆、老年白内障、前列腺增生症和老年骨质疏松症等。老年疾病是内因与外因相互作用的结果。一方面各种器官、组织、细胞的结构与功能随着年龄的增长逐年老化,因而老年人适应力减退,抵抗力下降,发病率增加;另一方面饮食结构不合理、情志失调及外界环境因素也发挥着重要的影响。近年来研究发现,肠道菌群与老年相关疾病之间有着较密切的联系。

PD 患者肠道厚壁菌门减少,肠道菌群可能通过多巴胺能神经元及多巴胺神经递质、神经炎症、免疫、内分泌等机制影响 PD 的发生与发展。老年 T2D 患者肠道菌群中双歧杆菌显著减少,肠球菌和大肠埃希菌显著增多,这些肠道菌群组成差异或可作为 T2D 高危患者病程发展的早期诊断标志物。肠道微生物如产丁酸菌可能通过基因表达和激素调节不同途径改善线粒体活性代谢,预防代谢性内毒素血症和激活肠道糖异生。未来的研究应集中在细菌产物(如丁酸)是否与肠道细菌具有相同的效果,最终对肥胖和糖尿病进行更成功的干预。

肠道微生物产生的代谢物氧化三甲胺(trimethylamine-N-oxide,TMAO)能够增强血小板活性,增加血栓风险。人群分析表明血浆中 TMAO 的水平足以预测三年内的血栓风险(包括心力衰竭、卒中)。研究人员利用饮食来源的胆碱、TMAO,无菌小鼠通过微生物移植等实验证明肠道微生物、TMAO 在调节血小板应答敏感性及血栓形成风险方面发挥一定作用,同时还发现微生物种群与血浆中的 TMAO 和血栓风险存在相关性,因此特定饮食成分、肠道微生物、血小板功能,以及血栓风险这些因素之间存在密切关联,这对于未来通过饮食预防血栓形成及血栓疾病的临床治疗具有重要意义。

骨骼是一个动态活性组织,它通过持续的重塑来维持其矿化平衡及自身结构的完整,其中成骨细胞和破骨细胞在骨重塑的过程中起着关键的作用。正常情况下,破骨与成骨过程同时发生,它们的平衡是维持正常骨量的关键;骨重塑过程的失衡则会导致骨质疏松的发生。研究发现,无菌小鼠与正常小鼠相比,其骨量明显增加,破骨细胞数量明显减少,骨髓产生的 CD4$^+$T 细胞与破骨细胞前体细胞明显减少,而在 3 周龄时重建无菌小鼠的菌群,骨量和破骨细胞数目及骨髓产生 CD4$^+$T 细胞与破骨细胞前体细胞都恢复正常。同时,无菌小鼠骨骼中的一些炎症细胞因子的表达也明显减少。这些事实可以说明,共生微生物可能通过改变骨骼中的免疫状态影响破骨细胞的生成,参与调节骨代谢。

三、长寿老人肠道微生态特征

百岁老人是健康老龄化的理想模型,与多数 55~90 岁的老人相比,他们一生的慢性病发病率较低。对极端长寿个体的肠道菌群进行研究,可为肠道菌群如何在极长寿命中成功适应进化提供洞见,并为如何通过肠道菌群塑造调节实现老年人健康提供科学依据。

(一)长寿老人的特征性肠道标志物

目前已经有多项针对 95 岁以上长寿老人的肠道菌群研究,除了菌群多样性增加外,长寿老人的肠道内存在多个特征性的微生物标志物。通过 16S 测序,Biagi 等发现年轻人和 70 岁老人的肠道菌群高度相似,而与百岁老人显著不同。具体而言,百岁老人肠道的变形菌门增加,柔嫩梭菌、黏液真杆菌等具有抗炎活性的菌降低。此外,105~109 岁的超级人瑞肠道菌群中比成年人、56~75 岁老年人有更高丰度的几种有益菌,比如阿克曼菌(Akkermansia)、双歧杆菌和克里斯滕森菌科(Christensenellaceae)。这些菌群特征除双歧杆菌外,均在四川队列中得到验证。

但是,由于 16S 测序对微生物组分析的精度不足,因此宏基因组方法可以提供更多长寿老人肠道菌群的特征。新近的一个来自意大利的研究用宏基因组方法比较了青中年(22~48 岁)、老年(65~75 岁)与长寿老人(99~104 岁)三个年龄组的肠道菌群组成,结果表明在这三个年龄段的个体中肠道微生物均主要来自四个细菌科(即双杆菌科、拟杆菌科、毛螺菌科和瘤胃菌科),其相对丰度随年龄而降低。在种水平上,受试者肠道菌群主要含 13 种细菌,分别为青春双歧杆菌(Bifidobacterium adolescentis)、长双歧杆菌

（*Bifidobacterium longum*）、单形拟杆菌（*Bacteroides uniformis*）、普拉梭菌（*Faecalibacterium prausnitzii*）、布氏瘤胃球菌（*Ruminococcus bromii*）、伪小球菌（*Subdoligranulum*）、哈氏厌氧棒状菌（*Anaerostipes hadrus*）、卵布劳特氏菌（*Blautia obeum*）、扭链瘤胃球菌（*Ruminococcus torques*）、灵巧粪球菌（*Coprococcus catus*）、陪伴粪球菌（*Coprococcus comes*）、多尔氏菌（*Dorea*）与罗氏菌（*Roseburia*）。与较为年轻的两个年龄组相比，长寿个体中单形拟杆菌（*B. uniformis*）、直肠真杆菌（*Eubacterium rectale*）、陪伴粪球菌（*C. comes*）与普拉梭菌（*F. prausnitzii*）对肠道菌群的贡献度下降，而大肠埃希菌（*E. coli*）、嗜黏蛋白阿克曼菌（*Akkermansia muciniphila*）和迟缓埃格特菌（*Eggerthella lenta*）的贡献度上升。上述结果总体与两个基于16S测序的报道相一致。

除物种组成特征之外，百岁老人肠道菌群也存在一些功能基因方面的特点。比如，长寿老人的肠道中异种生物成分降解（xenobiotic degradation）相关基因增加，以及存在与碳水化合物、氨基酸与脂代谢有关的代谢通路的重构。此外，肠道菌群的色氨酸和苯丙氨酸代谢与衰老具有很强的相关性。总之，上述研究表明长寿老人存在诸多特征性的肠道菌群标志物。

（二）江苏启东队列研究

上述报道均为小队列研究，其中长寿老人数目不足30个，因此其结果需要通过大样本研究进行进一步验证。此外，鉴于肠道菌群受到饮食、生活方式与环境等诸多因素影响，因此通过比较长寿老人家庭内的代际差异（如与其子女）能够有效地控制这些干扰因子，从而有助于更准确地揭示长寿老人的菌群特征。

最近，同济大学上海市第十人民医院秦环龙教授领导的研究小组对长寿之乡江苏省启东市的116位94~105岁长寿老人及其232位50~79岁子女进行了肠道菌群宏基因组与全外显子组分析。通过比较这两个年龄段的有关结果，研究人员揭示了一系列与长寿有关的肠道菌群特征及其关联基因位点。与之前报道的相一致，长寿老人的菌群多样性较高。与其子女相比，长寿老人中丰度显著增加的细菌有40个，包括大肠埃希菌（*Escherichia coli*）、昂氏另枝菌（*Alistipes onderdonkii*）、粪拟杆菌（*Bacteroides caccae*）、沙氏另枝菌（*Alistipes shahii*）、内脏臭气杆菌（*Odoribacter splanchnicus*）、鱼腥味锥形杆菌（*Pyramidobacter piscolens*）、梵氏另枝菌（*Alistipes finegoldii*）、戈氏副拟杆菌（*Parabacteroides goldsteinii*）、伪小球菌（*Subdoligranulum_sp_4_3_54A2FAA*）与另枝菌株（*Alistipes_sp_AP11*）等。长寿老人中丰度显著下降的细菌有21个，包括普拉梭菌（*F. prausnitzii*）、直肠真杆菌（*Eubacterium rectale*）、粪居拟杆菌（*Bacteroides coprocola*）、食葡糖罗斯拜瑞氏菌（*Roseburia inulinivorans*）、肠道罗斯拜瑞氏菌（*Roseburia intestinalis*）、长双歧杆菌（*Bifidobacterium longum*）与陪伴粪球菌（*C. comes*）等。其中，与之前报道一致的特征包括在长寿老人中上升的大肠埃希菌与下降的普拉梭菌、长双歧杆菌与陪伴粪球菌，但基于大样本的启东队列研究产生了更多的长寿标志物种（图1-2）。

在肠道菌群的功能基因方面，长寿老人也表现出诸多特征。在KEGG（《京都基因与基因组百科全书》，*Kyoto Encyclopedia of Genes and Genomes*）通路层面，长寿老人中增加的微生物通路包括硫辛酸代谢（lipoic acid metabolism）、脂多糖生物合成（lipopolysaccharide biosynthesis）、谷胱甘肽代谢（glutathione metabolism）、脂肪酸代谢（fatty acid metabolism）、色氨酸代谢（trytophan metabolism）、阳离子抗菌肽的抗性（cationic antimicrobial peptide resistance）、烟酸酯和烟酰胺代谢（nicotinate and nicotinamide metabolism）、抗坏血酸和藻酸盐的代谢（ascorbate and aldarate metabolism），以及泛醌和其他萜类醌的生物合成（ubiquinone and other terpenoid-quinone biosynthesis）。值得注意的是，除脂多糖生物合成与阳离子抗菌肽的抗性外，上述在长寿老人中富集的微生物通路均与健康衰老有关。在长寿老人中下降的微生物通路包括链霉素的生物合成（streptomycin biosynthesis）与聚酮糖原的生物合成（polyketide sugar unit biosynthesis）。通过Fishtaco分析，研究人员分析了功能标志物的关键贡献菌，结果表明在长寿老人中富集功能的主要贡献菌主要包括大肠埃希菌、共生梭菌（*Clostridium symbiosum*）与活泼瘤胃球菌（*Ruminococcus gnavus*）。

总之，江苏启东长寿队列的研究已经得到了诸多与长寿有关的肠道菌群标志物，需要借助传统生物学实验方法（比如动物模型、遗体学方法等）对有关结果进行进一步的研究来发现它们对人体健康的长期影响，从而找到实现人体健康衰老的有效干预手段或制剂。

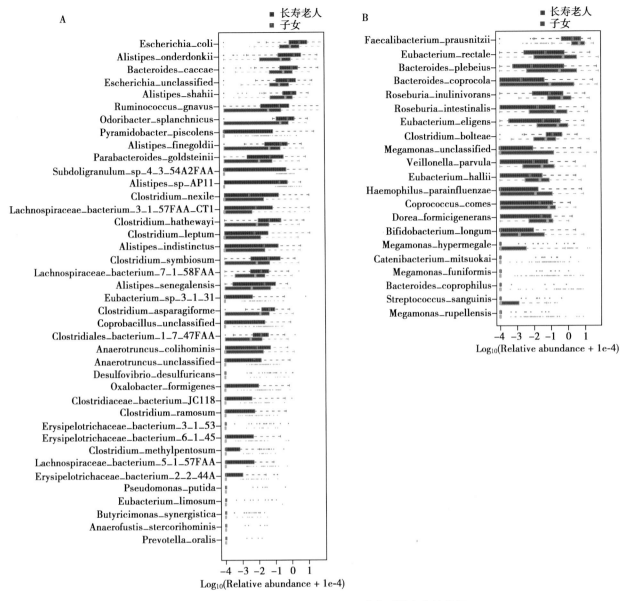

图 1-2　江苏启东长寿老人与其子女肠道菌群微生物的差异
A. 在长寿老人中富集的物种；B. 在长寿老人子女中富集的物种

（袁杰力　武庆斌　许　谦）

参 考 文 献

［1］ Chen YF, Yang FL, Lu HF, et al. Characterization of fecal microbial communities in patients with liver cirrhosis. Hepatology, 2011, 54(2):562-572.

［2］ Hartstra AV, Bouter KE, Bäckhed F, et al. Insights into the role of the microbiome in obesity and type 2 diabetes. Diabetes Care, 2015, 38(1):159-165.

［3］ Jess T. Microbiota, antibiotics, and obesity. N Engl J Med, 2014, 371:2526-2528.

［4］ Koleva PT, Bridgman SL, Kozyrskyj AL. The infant gut microbiome: evidence for obesity risk and dietary intervention. Nutrients, 2015, 7:2237-2260.

［5］ Rondanelli M, Giacosa A, Faliva MA, et al. Review on microbiota and effectiveness of probiotics use in older. World J clin Cases, 2015, 3(2):156-162.

［6］ Arumugam M, Raes J, Pelletier E, et al. Enterotypes of the human gut microbiome. Nature, 2011, 473:174-180.

［7］ Bäckhed F,Roswall J,Peng Y,et al. Dynamics and Stabilization of the Human Gut Microbiome during the First Year of Life. Cell Host Microbe,2015,17(5):690-703.

［8］ Charbonneau MR,O'Donnell D,Blanton LV,et al. Sialylated milk oligosaccharides promote microbiota-dependent growth in models of infant undernutrition. Cell,2016,164(5):859-871.

［9］ Chu DM,Ma J,Prince AL,et al. Maturation of the infant microbiome community structure and function across multiple body sites and in relation to mode of delivery. Nat Med,2017,23(3):314-326.

［10］ Kostic AD,Gevers D,Siljander H,et al. The dynamics of the human infant gut microbiome in development and in progression toward type 1 diabetes. Cell Host Microbe,2015,17(2):260-273.

［11］ Milani C,Duranti S,Bottacini F,et al. The first microbial colonizers of the human gut:composition,activities,and health implications of the infant gut microbiota. Microbiol Mol Biol Rev,2017,81(4):e00036-17.

［12］ Nuriel-Ohayon M,Neuman H,Koren O. Microbial changes during pregnancy,birth,and infancy. Front Microbiol,2016,7:1031.

［13］ Olszak T,An D,Zeissig S,et al. Microbial exposure during early life has persistent effects on natural killer T cell function. Science,2012,336:489-493.

［14］ Praveen P,Jordan F,Priami C,et al. The role of breastfeeding in infant immune system:a systems perspective on the intestinal microbiome. Microbiome,2015,3:41.

［15］ Sprockett D,Fukami T,Relman DA. Role of priority effects in the early-life assembly of the gut microbiota. Nat Rev Gastroenterol Hepatol,2018,15(4):197-205.

［16］ Turpin W,Espin-Garcia O,Xu W,et al. Association of hostgenome with intestinal microbial composition in a large healthy cohort. Nat Genet,2016,48(11):1413-1417.

［17］ Ventura M,Milani C,Lugli GA,van Sinderen D. Health benefits conferred by the human gut microbiota during infancy. Microb Biotechnol,2019,12(2):243-248.

［18］ Wang Z,Roberts AB,Buffa JA,et al. Non-lethal inhibition of gut microbial trimethylamine production for the treatment of Atherosclerosis. Cell,2015,163(7):1585-1595.

［19］ Zhao L,Xu W,Ibrahim SA,et al. Effects of age and region on fecal microflora inelderly subjects living Bama,Guangxi,China. Current Microbiology,2011,62(1):64-70.

［20］ Rampelli S,Soverini M,D'Amico F,et al. Shotgun Metagenomics of Gut Microbiota in Humans with up to Extreme Longevity and the Increasing Role of Xenobiotic Degradation. mSystems,2020,5(2):e00124-20.

［21］ Wu L,Zeng T,Zinellu A,et al. A Cross-Sectional Study of Compositional and Functional Profiles of Gut Microbiota in Sardinian Centenarians. mSystems,2019,4(4):e00325-19.

［22］ Kong F,Hua Y,Zeng B,et al. Gut microbiota signatures of longevity. Curr Biol,2016,26(18):R832-R833.

［23］ Biagi E,Franceschi C,Rampelli S,et al. Gut Microbiota and Extreme Longevity. Curr Biol,2016,26(11):1480-1485.

［24］ Claesson MJ,Jeffery IB,Conde S,et al. Gut microbiota composition correlates with diet and health in the elderly. Nature,2012,488:178-184.

第二章

肠道微生物群基本结构与功能

第一节　肠道微生物菌群结构及多样性

人体肠道微生物群目前已知由细菌、古菌、真菌和病毒组成。正常成年人的肠道细菌由厚壁菌门（Firmicutes）和拟杆菌门（Bacteroidetes）主导，相对丰度分别约为65%和25%，此外还存在放线菌门（Actinobacteria）、变形菌门（Proteobacteria）、梭杆菌门（Fusobacteria）和疣微菌门（Verrucomicrobia）等其他成员。肠道中还存在少量的古菌，最常见的为甲烷短杆菌属（*Methanobrevibacter*）。随着卫生条件的提高，肠道内的多细胞真核生物，比如蠕虫已经逐渐消失。但是它们在肠道微生物组的进化过程中曾是重要的组成部分。

噬菌体（phage）等病毒也是机体肠道微生态系统的重要组成部分，可以调控人体的免疫系统、影响某些基因的转录状态，甚至能够赋予细胞抵御其他病毒感染的能力。病毒组是微生物组中病毒基因组的总称。被关注最多的肠道病毒组是DNA病毒——分为双链DNA病毒和单链DNA病毒，且多为噬菌体，前者包括尾噬菌体目（Caudovirales），主要为短尾噬菌体科（Podoviridae）、长尾噬菌体科（Siphoviridae）和肌尾噬菌体科（Myoviridae）；后者包括微小噬菌体科（Microviridae）和丝状噬菌体科（Inoviridae）。这些肠道噬菌体大多以前噬菌体形式存在。

每个人肠道的菌群类型和数量因人而异，然而这种差异并不是绝对的。德国海德堡欧洲分子生物学实验室（European Molecular Biology Laboratory，EMBL）的Arumugam M等人提出"肠型"的概念。他们发现以肠道内的细菌种类和数量划分，人类拥有3种肠型，分别是拟杆菌（肠）型（*Bacteroides*）、普氏菌（肠）型（*Prevotella*）和瘤胃球菌（肠）型（*Ruminococcus*）。

肠道不同部位的微生物群分布也有所差异。小肠中多存在需氧肠球菌群，包括乳杆菌、链球菌，以及变形菌纲成员；大肠中则是厌氧菌占优势。空肠和回肠的大多数微生物是需氧菌和兼性厌氧菌，比如肠球菌、大肠埃希菌、克雷伯氏菌、乳杆菌、葡萄球菌和链球菌等。盲肠微生物群比空肠和回肠微生物群更复杂，主要由兼性需氧菌组成，包括乳杆菌、肠球菌和大肠埃希菌。在直肠-乙状结肠中检测到与盲肠微生物群完全不同的更为复杂的微生物群落，主要是属于拟杆菌属等严格厌氧菌。结肠微生态是自然界中个体生长密度最大的微生态系统之一。据Whitman WB等人的估计，结肠中所含的微生物约占人体全部微生物的70%。相对于小肠来说，大肠内微生物群的多样性程度更高，且细菌种类的波动较小。

一般来说，大多数人类肠道微生物群落中，严格厌氧菌数量会超过兼性厌氧菌和需氧菌总数量的2~3倍。严格厌氧菌相对比例的减少和兼性厌氧菌（包括大肠埃希菌、沙门菌、变形杆菌、克雷伯氏菌和志贺菌等病原体）相对比例的增加是肠道微生态失调的共同特征。

由于健康人结肠镜检的样品难以获得，而粪便则容易得到，所以目前大多数关于肠道微生物群的数据都来源于粪便样品。虽然存在于粪便和肠道黏膜的微生物群是有一定差异，但粪便微生物群在较大程度上能反应肠道内微生物群的组成（表2-1）。

表 2-1　通过分子生物学手段在人类粪便样品中检测到的主要的微生物

域	门	目	科/属
真核生物	子囊菌门（Ascomycota）	酵母菌目（Saccharomycetales）	念珠菌（Candida）
古菌	广古菌门（Euryarchaeota）	产甲烷杆菌目（Methanobacteriales）	甲烷短杆菌属（Methanobrevibacter）
			史氏甲烷短杆菌（Methanobrevibacter smithii）
			Methanosphaera stadtmanae
细菌	厚壁菌门（Firmicutes）	梭菌目（Clostridiales）	丁酸弧菌属（Anaerostipes）
			梭菌属（Clostridium）
			真菌属（Eubacterium）
			瘤胃球菌属（Ruminococcus）
			罗氏菌属（Roseburia）
			多尔氏菌属（Dorea）
			Blautia
			粪杆菌属（Faecalibacterium）
			毛螺菌科（Lachnospiraceae）
		乳杆菌目（Lactobacillales）	链球菌属（Streptococcus）
			乳球菌属（Lactococcus）
			乳杆菌属（Lactobacillus）
	拟杆菌门（Bacteroidetes）	拟杆菌目（Bacteroidales）	拟杆菌属（Bacteroides）
			副拟杆菌属（Parabacteroides）
			普雷沃菌属（Prevotella）
			卟啉单胞菌属（Porphyromonas）
			另枝菌属（Alistipes）
	变形菌门（Proteobacteria）	肠杆菌目（Enterobacteriales）	埃希氏杆菌属（Escherichia）
	梭杆菌门（Fusobacteria）	梭杆菌目（Fusobacteriales）	梭形杆菌属（Fusobacterium）
	疣微菌门（Verrucomicrobia）	疣微菌目（Verrucomicrobiales）	艾克曼菌属（Akkermansia）
	放线菌门（Actinobacteria）	双歧杆菌目（Bifidobacteriales）	双歧杆菌属（Bifidobacterium）
		红蝽菌目（Coriobacteriales）	柯林斯菌属（Collinsella）

第二节　肠道微生物群与宿主的相互作用

　　随着时间的推移，个体自身的肠道微生物群成分波动比发育中特定阶段的个体间差异要小。但在个体整个生命周期中发生的发育变化会影响微生物群的组成和功能，反之微生物群也在宿主发育过程中发挥各项功能。幼儿开始与成人饮食相同后，其肠道微生物群也逐渐接近成人。成人肠道中细菌多样性增加，微生态结构更为稳定。影响肠道微生物群的稳定性和多样性的因素很多，包括：宿主健康状况、年龄、性别、遗传、分娩方式、饮食和抗生素使用等。但肠道微生物群可以形成抵御外部刺激的潜在防御屏障，并且在饮食，生活方式和周围环境的变化方面具有高度适应性。

　　肠道中存在人体内最多样化的微生物群落，这些微生物群对人体健康维持有十分重要的意义，肠道微生物多样性的减少会导致微生态环境稳定性的降低。肠道微生物群通过定植抗性等多种方式维持自身结构和多样性,包括抗菌产物的分泌、营养竞争、肠道屏障完整性的支持和免疫激活等(图2-1)。

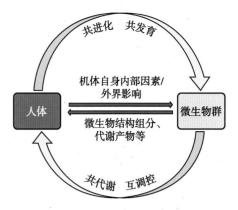

图2-1　肠道微生物群与宿主共进化、共发育、共代谢、互调控

一、肠道微生物群与人体共进化

微生物在生物进化的历史上具有非常重要的地位,在自然环境中,经过长期的进化过程,微生物占据了地球生态系统的每个角落。在生命有机体内,比如肠道等体内环境中,微生物群也一样通过与宿主之间的相互作用,经过漫长的进化过程,演变成今天的数量和构成。微生物群的这种进化过程与宿主是相互的,二者相互影响、共同进化。

肠道微生物自形成开始,受到定植条件、机体生理因素、食物、药物应用等的影响,这些因素决定它们的定植部位与数量。比如,抗生素的应用会改变肠道微生物群结构,突变和选择过程使耐药菌大量繁殖,而耐药基因可以在细菌菌株之间相互传递。除耐药基因外,还有毒力因子和黏附素等都可以通过可移动元件在细菌之间相互传递。为适应在宿主体内定植,微生物自身也会发生基因的变异,向更适于黏附定植的方向进化。宿主的遗传背景也决定了肠道微生物群的定植,随着人类生活方式的改变,肠道微生物也进化为更适宜现代生活方式的代谢模式。因此人类的进化也决定了肠道微生物群的进化。

研究发现,美国等工业化国家人口与偏远的非工业化地区人口之间的微生物群存在差异。首先,与偏远的非工业化地区人群微生物组相比,美国等工业化国家人群微生物组的种类减少了15%~30%,这也与"消失的微生物"理论一致——伴随工业化的技术发展、文化变化及抗生素的滥用导致一些人体微生物群成员的丢失。其次,美国等工业化国家人群微生物组缺乏某些在偏远的非工业化地区人群微生物组中始终存在的物种,比如一些可以分解纤维的密螺旋体属(Treponema)成员。最后,两种人群的微生物组在不同门成员的相对丰度也有所差异,美国等工业化国家人群微生物组通常含更多的拟杆菌门,而偏远的非工业化地区人群微生物组一般含有更多的厚壁菌门和变形菌门成员。

一项对居住在东非坦桑尼亚中北部仍保持着原始穴居生活的哈扎人进行的研究结果也与上述结论一致。对该族群的肠道微生物群进行分析显示,与现代人的肠道微生物群相比,哈扎人肠道中的菌群多样性高,分解纤维的微生物数量明显增加,这一菌群结构恰恰适应了他们以植物性食物为主的饮食方式。此外,哈扎人的肠道微生物群组成也显示出性别特异性,反映了不同性别的劳作方式和饮食方式的不同。在妇女的肠道中定植着更多的密螺旋体,也与她们日常会比男性摄入更多的块茎类和植物类食物有关。微生物群分析结果还显示哈扎人体内缺乏双歧杆菌,反而通常所认为的机会致病菌如变形菌门和螺旋体的数量却相对较多。这一发现颠覆了我们以往对于"健康"菌群的认识,而哈扎人相较于坦桑尼亚北部其他部落,感染性疾病、代谢性疾病和营养缺乏的患病比率都较低。可见微生物群会随宿主的饮食、生活方式不断进化。

对于这些差异的解释大多指向文化和环境因素,特别是饮食,在不同文化和大陆之间有很大差异。一般来说,东方人饮食中含有较多的纤维,以及较少的糖和脂肪,可以促进肠道微生物群的丰富。此外,卫生条件和医学水平方面的差异也可能发挥了一些作用,包括较多的致病源接触,生命早期抗生素的过度使用等。肠道微生物组也可能随着人群一起在全球范围内迁移,例如幽门螺杆菌(Helicobacter pylori,Hp)菌株的现代分布与已知的人类迁移分布一致。

系统地比较人类和非人灵长类肠道微生物组,可以深入了解在整个进化过程中影响我们肠道微生物组的因素。与非洲猿(人类和灵长类动物最近的共同祖先)相比,人类肠道微生物群多样性较低,拟杆菌属成员的相对丰度增加,甲烷短杆菌属和纤维杆菌属的相对丰度降低。这些特征多与其他哺乳食肉动物相关,表明人类饮食方式改变的同时伴随着相关的肠道微生物群变化。比较灵长类动物和人类的微生物组还可以揭示人类微生物组的变化速度。与大猩猩相比,人体肠道微生物组成进化速度加快。人类进化历史上一些事件的发生可能参与肠道微生物群的进化,包括熟食出现、农业发展及人口规模和密度增加等。

对人为控制饮食的圈养灵长类动物的相关研究为理解人类饮食转变提供了有用的参考。与野生动物相比，圈养灵长类动物消耗的食物多样性较低，纤维含量也较低，这对应了人类进化过程中饮食方式逐渐向低纤维转变。研究发现为猴类提供低纤维饮食会导致其肠道微生物组的"人性化"，多样性丧失，然而即使如此，其肠道微生物组仍与东方人群微生物组更相似。

值得注意的是，宿主的进化也受到微生物群的影响。支持这一观点的理由是，现在发现许多生物细胞内部能分离出病毒，并且这些病毒对宿主并不都引起疾病，有些甚至对宿主的健康和生长发育有帮助，有研究发现可从人类的成纤维细胞中分离出 C 型 RNA 病毒。病毒进入人体细胞内，病毒核酸整合入体细胞的染色体中，如同细菌细胞内的前噬菌体，可以自行脱离，也可以通过化学诱变剂诱导出来，因此人类基因组的变化可能受到病毒基因组的影响。病毒也是人体微生物群的正常组成部分，如果把细胞看作宏生物，则病毒就是小的微生物，它们之间的共生关系在细胞形成之初就已经开始了。

二、肠道微生物组与人体共发育

微生物与人体共发育是目前最为广泛承认的共生关系。在人体内定植的微生物不断与宿主细胞相互作用，影响机体的发育，包括免疫系统、内分泌系统和神经系统等各个系统的发育都离不开微生物群；而人体不断发育的同时，也改变了微生物群的定植，因此肠道微生物与宿主是一个共发育的过程。一项针对人类婴儿的研究发现，出生方式、抗生素使用和饮食会影响肠道微生物定植的速度，但不影响其最终成熟后的群落结构组成。这些证据表明新生儿肠道的微生物定植最初受到不同方面的影响，但随后的发育成熟过程是由宿主和肠道微生物组之间复杂的相互作用引导的。个体的肠道微生物组一旦建立，其组成和功能便会趋向成熟化发育。

在不接触任何微生物的情况下出生和饲养的无菌动物显示出多种系统缺陷，包括未成熟的免疫系统和未完全发育的胃肠道。就胃肠道而言，肠道微生物群有助于小肠和大肠上皮细胞的生长、调节和分化；参与调节胃肠动力并促进肠神经系统(enteric nervous system，ENS)的正常发育；维持黏膜屏障完整性；刺激血管生成并介导出生后的肠道成熟。肠道微生物群落加强了肠道屏障，抑制潜在致病菌的生长，减少额外的营养物质并产生抗菌肽。

(一) 肠道微生物群与免疫系统共发育

"卫生学说"由 Strachan 于 1989 年提出，他认为发达国家儿童哮喘和其他过敏性疾病的发病率增高，是由于人体内的微生物环境影响了免疫系统的发育。在生命早期接触细菌、病毒及它们的产物(如内毒素)，可以不断地促进免疫系统的成熟，而如果接触到微生物的机会少，就会导致免疫系统发育不成熟而产生紊乱。在发达国家，由于消毒剂的广泛应用，婴儿接触到微生物的数量大大减少，这一现状是过敏性疾病高发的重要原因。新生儿肠道中微生物群的快速定植在肠道免疫系统的发育过程中起着至关重要的作用。

1. 肠道微生物群对肠上皮黏液层发育的影响　肠道黏膜免疫系统由淋巴结、固有层和上皮细胞组成，构成了完整的肠道保护屏障。肠上皮细胞表面覆盖着一层黏液层，由肠道杯状细胞分泌黏液构成，有促进肠上皮细胞营养吸收并保护其免受病原侵袭的作用。肠道微生物群主要在黏液层外层中存在。与正常培养的小鼠相比，无菌(germ-free，GF)小鼠的杯状细胞数目较少，黏液层较薄，抵抗病原感染的能力差。而如果用细菌结构组分脂多糖(lipopolysaccharide，LPS)或肽聚糖从出生起不断刺激无菌小鼠，小鼠的黏液层也足以发育完善。提示肠道微生物群对肠上皮黏液层发育可能起到促进的作用，进而达到对病原菌定植感染的防御作用。

2. 肠道微生物群对肠相关淋巴组织发育成熟的影响　肠相关淋巴组织(gut-associated lymphoid tissue，GALT)由派尔集合淋巴结、肠系膜淋巴结、孤立淋巴滤泡、上皮间淋巴细胞和散在分布在黏膜固有层的免疫细胞和免疫分子构成。在相关研究中，无菌鼠体内 GALT 发育不良，生发中心少，淋巴细胞数量低。而当在无菌鼠体内定植普通小鼠或人的微生物群后，3 周内淋巴系统的发育即可恢复正常，说明微生物群可能是促进出生后肠道黏膜免疫系统发育成熟的主要因素。

3. 肠道微生物群调节分泌型免疫球蛋白 A 分泌细胞的发育 分泌型免疫球蛋白 A（SIgA）是肠道黏膜免疫系统产生的重要保护性抗体之一，肠道微生物群对促进 SIgA-的产生具有重要作用。有研究显示，分泌 SIgA 的 B 淋巴细胞（简称"B 细胞"）依赖于肠道微生物群的鞭毛成分通过固有层树突状细胞的 Toll 样受体（Toll-like receptor，TLR）5 刺激成熟。与普通小鼠相比，无菌小鼠肠道中分泌 SIgA 的细胞数量显著减少，无法在血清中测出。在新生儿体内，能分泌 SIgA 的 B 细胞很少，出生 5 天时在外周血几乎检测不到；随着微生物群初次演替的完成，达到峰顶状态，菌群种类和数量都有增加，外周血中分泌 SIgA 的细胞数量也逐渐增加，婴儿 2 岁左右时，外周血中的 SIgA 浆细胞数量已达到正常。研究显示婴儿肠道中双歧杆菌的数量和种类与黏膜 SIgA 水平相关，双歧杆菌可以促进黏膜 SIgA 分泌系统的成熟。

4. 肠道微生物群对调节肠道免疫耐受功能形成的影响 肠道微生物群的正常定植在蛋白口服耐受过程中起到重要作用，即口服摄入可溶性蛋白抗原后机体不产生对该抗原的全身和黏膜免疫应答。普通小鼠能产生这种免疫抑制，而无菌小鼠却不能。

此外，研究发现宿主免疫系统已进化出多种方式来维持其与自身微生物群的良性互作，保持对无害抗原的持续耐受。甚至有科学家提出适应性免疫系统的进化是为了实现与自身微生物群的长期共赢共生。其中，调节性 T 细胞（regulatory T cell，Treg 细胞）对微生物群稳态维持发挥着极其重要的作用。实验证明，结肠中存在一定比例的特异性针对自身微生物群抗原的 Treg 细胞，从而维持免疫耐受。

（二）肠道微生物群与神经内分泌系统共发育

肠道微生物群对中枢神经系统、肠神经系统及下丘脑-垂体-肾上腺（hypothalamic-pituitary-adrenal，HPA）轴的发育均有影响。

1. 肠道微生物群与中枢神经系统发育之间的关系 中枢神经系统是人体的"司令部"，可调节肠道的消化、吸收等功能。同时，肠壁内的神经丛也可感受肠道疼痛、pH 和肠内容物温度等的变化，并将这些信号通过迷走神经和舌咽神经传递至大脑皮层，影响中枢神经系统递质的合成与释放。近年来，人们发现肠道微生物群对中枢神经系统的发育有很重要的影响。当胎儿出生后，环境中的微生物在胎儿肠道内定植并影响大脑的发育过程。肠道微生物群可调节脑源性神经营养因子（brain-derived neurotrophic factor，BD-NF）、突触素和突触后密集区蛋白（postsynaptic density protein 95，PSD-95）等多种影响大脑发育及大脑可塑性的营养因子或蛋白质。

2. 肠道微生物群与肠神经系统发育之间的关系 肠神经系统被誉为人体的"第二脑"，主要负责控制胃肠道动力和局部血流等生理功能。肠神经系统的功能受黏膜屏障和中枢神经系统等多个因素的影响。肠道微生物群在肠神经系统的发育及成熟过程中发挥着重要作用。肠神经系统形成于胎儿时期，但此时还未发育成熟，出生后随着肠道微生物群的建立，肠神经系统才逐渐发育成熟。在无菌小鼠、无特定病原体（specific pathogen free，SPF）小鼠和特定菌群定植-改良后的 Schaedler 菌群（altered Schaedler flora，ASF）小鼠中的研究显示，与 SPF 小鼠及 ASF 小鼠相比，无菌小鼠空肠及回肠肌间神经丛的网络密度明显减小，其肌间神经节中神经元的数量明显减少而氮能神经元的比例却显著升高，但 3 种小鼠十二指肠肌间神经丛的形态结构、网络密度及肌间神经节中神经元的数量均没有显著的差异。这些研究结果提示，肠道微生物群对宿主肠神经系统的发育起到至关重要的作用。

3. 微生物群与 HPA 轴发育之间的关系 HPA 轴是脑-肠轴的重要组成部分，参与机体的应激反应，在大脑与肠道的相互联系中发挥着重要作用。研究表明肠道微生物群可影响 HPA 轴的功能，尤其是在机体应激反应中发挥重要作用。应激反应的特征是 HPA 轴被激活，血浆皮质酮分泌增多。肠道微生物群可影响内分泌细胞激素如促肾上腺皮质激素释放因子和脑肠肽的分泌。有研究显示，无菌小鼠血浆皮质酮的基线水平提高，乳杆菌可降低母婴分离应激引起的新生小鼠血浆皮质酮的水平。以上实验结果说明，肠道微生物群可影响内分泌细胞激素皮质酮的水平，调节 HPA 轴的反应强度。

三、肠道微生物组与人体共代谢

人类与其微生物群经过长期的共同进化，已经形成了十分密切的共生关系。人体的整体代谢是由其自身基因组调节的各种代谢途径及微生物基因组调节的代谢过程共同组成，这种宿主与微生物群之间的共代谢过程最终调节着宿主的整体代谢。最近已经证明肠道宏基因组具有比人类基因组高约 150 倍的编码能力,许多人类缺少的生化途径是由肠道微生物群基因组提供的。

据估计,一般杂食性人类的饮食可能含有大约 8 000 种非消化性化合物,如膳食纤维、胆碱和多酚。这些化合物大多不被人体自身的消化酶消化,而是被肠道微生物分解代谢,产生的主要代谢物包括短链脂肪酸(short-chain fatty acid,SCFA)、支链脂肪酸(branched-chain fatty acid,BCFA)、支链氨基酸(branched-chain amino acid,BCAA)、生物胺(biogenic amine,BA)和气体(例如 CO_2 和 CH_4)。肠道微生物代谢产物为肠细胞提供能量并调节下游细胞信号通路。肠道微生物组还会参与化学物质和污染物的代谢,如重金属、砷和多环芳烃等。

(一)肠道微生物群的代谢酶活性

肠道微生物组中的成员可产生不同的酶类物质,代谢产生不同的活性物质。如 β-糖苷酶能够分解食物中的糖苷类物质,释放出苷基;β-葡萄糖醛酸酶能够水解与葡萄糖结合的亲水化合物,使该化合物被吸收,进入肝脏代谢,分泌入胆汁,完成肠肝循环;硝基还原酶能够将硝酸盐转化为毒性强的亚硝酸盐,对机体产生不利作用,具有重要临床意义;偶氮还原酶可将偶氮化合物代谢产生胺类物质,然而过量的胺类物质可能对机体有毒性反应;氨基脱羧酶也是肠道菌具有的酶类物质,能够将食物中的氨基酸脱羧产生胺类物质;肠道菌的脱氨基酶可以将氨基酸脱氨基生成有毒性作用的氨,并被肠道吸收,对神经精神系统有不利影响。膳食纤维可以在结肠内由肠道微生物群消化,随后微生物群发酵产生 SCFA,如乙酸盐、丙酸盐和丁酸盐等。SCFA 不仅为结肠黏膜提供了主要的能量供应,而且还可以维护肠道上皮细胞的完整性和杯状细胞的分泌功能;对黏膜免疫细胞有维护作用,还可以减少促炎因子的生成,有利于黏膜炎症的修复,对宿主具有重要意义。小肠上皮有肠内分泌细胞,它可以被微生物的代谢产物如 SCFA 通过与其上的 G 蛋白偶联受体结合激活,从而分泌多种代谢相关肽,与食物的摄入、脂质存储和能量平衡相关。

(二)肠道微生物群与胆汁酸的代谢

肝脏分泌的胆汁酸(或胆盐)是甾酸,分泌到胆汁中,其主要功能是膳食脂肪的代谢和脂溶性维生素及胆固醇的吸收。5%~10% 的胆汁酸的生物转化是通过肠道微生物完成的,在体外胆汁酸与纯培养的肠道微生物混合孵育后可出现多种生物转化。胆汁酸的转化主要依靠厌氧菌属,其中最重要的是 7-α-脱羟基作用,通过胆汁盐水解酶解离,形成次级胆汁酸,一小部分胆汁酸通过粪便排出体外,剩余部分反过来又通过回肠上皮胆汁酸转运体被重吸收。肠道微生物群可能通过在肠腔中的胆汁酸代谢影响信号通路参与能量和脂类代谢,导致脂质过氧化,肝脏产生脂肪酸和甘油三酯存储。胆盐水解酶是参与胆汁酸代谢的主要酶类,已知拟杆菌属(*Bacteroides*)、双歧杆菌属(*Bifidobacterium*)、梭菌属(*Clostridium*)、乳杆菌(*Lactobacillus*)和李斯特菌(*Listeria*)具有这种水解酶编码基因,调节胆盐水解酶活性可能是一种控制肥胖和代谢综合征的有效方法。

(三)肠道微生物群与维生素和人体必需元素的合成代谢

人体正常生命活动所必需的维生素绝大多数依靠从食物中获取,自身不能合成。人体肠道内微生物群通过代谢可以合成多种维生素,对自身的新陈代谢非常重要,同时也能帮助宿主维持正常生理机能:如维生素 B_2、维生素 B_{12} 和维生素 K。常见的参与维生素合成的肠道微生物群成员有乳杆菌、双歧杆菌、大肠埃希菌等。此外叶酸等维生素的合成过程需要肠道菌的参与,肠道中的乳杆菌具有叶酸转运蛋白的作用,能够合成和转运叶酸和维生素 B_2。

许多常量元素和微量元素需要通过肠道微生物在肠道中产酸,提供酸性环境,或其产生的酶将其转化为可吸收状态,才能够被人体吸收利用。此外,肠道微生物群还能够富集食物中的微量元素,提供给机体维持生命和代谢活动。有研究显示,Zn^{2+} 和 Se^{2+} 需要肠道菌中的乳杆菌和双歧杆菌富集提供给机体。值得一提的是,肠道微生物自身繁殖生长也需要常量元素和微量元素,因此肠道微生物群和宿主还存在竞争性抑制吸收的关系。

(四)肠道微生物群与碳水化合物代谢

人类不具备降解不易消化的碳水化合物(如复合多糖)的能力,例如抗性淀粉、不可消化的多糖、低聚糖和植物纤维等,而饮食来源的碳水化合物大多为上述物质。这些人类自身无法消化的物质进入结肠可由结肠微生物群代谢加工。结肠微生物群通过产生不同的水解酶来降解这些具有复杂大分子结构的底物,帮助机体消化吸收。

（五）肠道微生物群与多酚代谢

多酚存在多种类别,主要有类黄酮、酚酸、芪、环烯醚萜和木脂素。大多数多酚通过结肠微生物群代谢吸收。拟杆菌属、肠球菌属、真杆菌属和毛螺旋菌科成员主要参与多酚初级降解。初始水解后,所得单体和糖苷配基通过脱羧和环裂解进一步代谢,形成更简单的形式,如羟苯基丙酸和羟苯基乙酸。多酚降解的所有反应均由菌群逐步介导。

（六）肠道微生物群与芳香族氨基酸代谢

肠道微生物群还在芳香族氨基酸代谢过程中发挥作用,并且通过转氨作用、脱羧作用、脱氨作用和脱氢作用参与不同酚类和吲哚代谢物的产生。在人体内,芳香族氨基酸由梭菌属、拟杆菌属、双歧杆菌属、乳杆菌属和消化链球菌属等细菌成员发酵,产生大量的吲哚并转化为可通过尿液排泄的吲哚氧基硫酸盐。人体肠道中有超过85种细菌可参与吲哚的产生,主要通过色氨酸酶可逆地将色氨酸转化为吲哚、氨和丙酮酸。吲哚用于增强宿主细胞屏障,增加对病原体定植的抵抗力并调控炎症状态。

（七）肠道微生物群与胆碱代谢

人体主要通过红肉和鸡蛋摄取胆碱,体内也可合成。胆碱的缺乏对肠道微生物有直接影响,甚至可导致小鼠和人类的肝脏脂肪变性。研究证实胆碱缺乏个体的粪便微生物群与正常个体有明显差异,变形菌纲成员减少,芽孢菌增多。肠道微生物群产生的酶及宿主酶可参与胆碱降解。肠道微生物群将胆碱转化为三甲胺,然后通过氨基转移酶将其转化为三甲基-N-氧化物。三甲基-N-氧化物的存在及其代谢与心血管疾病有关。

（八）肠道微生物群与药物代谢

人体肠道微生物群的代谢活性与药物发挥疗效之间存在着密切的联系。药物会先经肠道微生物的代谢继而发挥其作用,因此,肠道微生物群的差异性会影响人体对药物的吸收利用,体现在对药物的生物转化方面,直接影响药物的生物利用度,进而影响药物对疾病的治疗。人体的肠道微生物群对于药物的生物转化是复杂而又多样的,包括脱甲基、脱羟基、水解反应和氧化还原反应等。肠道微生物群还与药物的毒性反应密切相关。肠道微生物群的代谢与人体内的一般代谢有较大差异,其代谢反应主要为还原和水解,极少数有合成反应,倾向于产生脂溶性物质。同样,进入肠道的药物亦可影响肠道微生物群的种类、数量和比例,进一步影响肠道屏障功能,介导药物的治疗作用或毒性反应。肠道微生物群对药物的代谢作用主要分为两类:一类是增效减毒——将原型药物代谢为有活性且无毒性成分;另一类是减效增毒——将原型药物代谢为无活性且有毒性成分。

（九）肠道微生物群的合成产物对机体的影响

随着微生物组技术的发展,肠道微生物组的合成产物对机体产生的深远影响越来越引起研究者的关注。最近的一项研究表明,对肠道核心微生物组进行分析,从生物信息学角度找到了生物合成基因簇(biosynthetic gene clusters,BCG),并对该基因簇小分子产物的结构和活性进行了分析。而这种BCG的产物具有潜在抗微生物的生物活性。

肠道微生物群中如大肠埃希菌(*Escherichia coli*),能够发酵产生酒精,即成为内源性酒精的来源,且能上调乙醇代谢相关酶的表达。乙醇在体内经乙醇脱氢酶代谢为乙醛,乙醛对肝脏的氧化损伤作用远高于乙醇。因此推测肠道大肠埃希菌增多,产生内源性酒精增多,酒精及其代谢产物乙醛共同对肝脏造成损伤,导致肝脏疾病。

四、肠道微生物组与人体的相互调控

肠道微生物群参与营养物质的消化和吸收,维持肠上皮屏障的完整性,促进并维护免疫系统的正常发育和活动等,并通过这些功能调节机体的肠道功能、运动和内分泌等多种生理活动;反过来,人体生理活动的改变也会影响微生物组的结构和功能,二者互相调控、保持平衡,共同维持宿主健康。微生物通过肠与其他器官的关联对整个机体的状态进行调控。与肠道的这种关联涉及包括脑在内的多种器官,目前研究已提出肠-脑轴、肠-心轴、肠-肾轴、肠-肝轴、肠-肺轴、肠-骨骼轴、肠-皮肤轴和肠-甲状腺轴等概念。

(一)肠道微生物群对宿主的调控

1. 肠道微生物群调控机体形态结构形成　肠道微生物组对机体器官和结构的形成具有至关重要的意义。比如研究发现黑腹果蝇(*Drosophila melanogaster*)肠道中的一种细菌果实醋杆菌(*Acetobacter pomorum*)影响宿主的多项生理功能,包括发育速率、体型大小、翅膀尺寸、代谢和干细胞活性等。

在人或其他哺乳动物中,有研究显示肠道微生物群对肠道的发育有很重要的作用。在新生儿体内,肠道的结构和功能都不成熟完善,其结构和功能的成熟依赖因素之一就是肠道微生物群。值得注意的是,在人和小鼠离乳后,肠道微生物群会发生变化,这一变化就会伴随着肠道的成熟。肠道微生物群还调控肠道的通透性,一些肠道来源的乳杆菌被证实能够固化细胞间的紧密连接,从而降低肠道通透性。模式识别受体(pattern recognition receptor,PRR)信号途径被认为在这个过程中起到一定作用,因为细菌来源的磷壁酸能够激活 TLR2 信号途径,这一途径能够促进细胞紧密连接的功能并减低凋亡率,因此有助于增强肠上皮的完整性并加速损伤后修复。

最近有研究提示,人体微生物群对于血管系统的重构也有调控作用。在无菌小鼠中定植肠道微生物群会引起小肠微绒毛的结构改变,防止微生物穿过黏液层浸润。这种结构的改变增加了肠上皮对氧气的需求并使肠内皮细胞开始生长,最后生成血管。

2. 肠道微生物群对组织和器官稳态的调控　组织稳态的维持需要在细胞死亡和新生间达到平衡,也离不开微生物的参与。在果蝇、小鼠中,肠道微生物刺激 Toll 样受体,激活下游通路,对于肠道组织损伤后修复具有重要意义。肠道微生物群对组织稳态的维持也具有直接的作用,在无菌小鼠中,小肠上皮细胞的更新减少,增殖减慢,小肠上皮细胞从隐窝到表面的移动减少,细胞凋亡也减少。肠上皮细胞能够与肠道微生物群相互作用,受到肠道微生物群的调控才能够正常发育分化。

炎症在肿瘤的发生发展中起到关键作用,微生物可以调控炎症,因此也有可能影响到肿瘤的发生。事实上,从来源于结肠癌或结肠腺瘤患者的活检标本中,的确检测到了更多的细菌。与肥胖和炎性肠病患者肠道细菌多样性减低不同,结肠癌患者肠道当中的微生物多样性是升高的。另有研究发现与普通小鼠相比,无菌小鼠发生肿瘤的概率较低。肠道微生物产物次级胆酸也有促进肿瘤发生的作用。已经有一些细菌被证实和肿瘤的发生相关,如脆弱拟杆菌(*Bacteroides fragilis*)、食子酸链球菌(*Streptococcus gallolyticus*)和具核梭形杆菌(*Fusobacterium nucleatum*)。选择性地对肠道微生物进行处理,有可能为防止肿瘤的发生提供新思路。

肠道微生物群还可通过诱导免疫调节反应来影响宿主免疫系统,维持宿主内环境稳态。其中机制与肠道菌群对 Treg 细胞的影响有关,无菌状态下外周 Treg 细胞数量显著减少。正常饲养的小鼠体内分离的梭菌属菌集合可以有效地诱导小鼠结肠黏膜中 Foxp3$^+$Treg 细胞的积累,改善结肠炎并减少免疫球蛋白的诱导,脆弱拟杆菌也有类似作用。

3. 肠道微生物群对机体代谢的调控　肠道微生物群在肥胖的发展中起着至关重要的作用,因为微生物可以从不可消化的膳食物质中获取能量。肠道微生物群的代谢产物 SCFA 还对宿主代谢和食欲有促进作用。无菌小鼠脂肪堆积能力差,并且需要摄入更高热量的食物才能够和普通小鼠体重一致,即使喂饲高脂高糖的饮食也很难引起食物性肥胖。与普通小鼠相比,无菌小鼠小肠血管生成素样蛋白 4(angiopoietin-induced adipose factor,ANGPTL4)的表达显著升高,ANGPTL4 又被称为空腹诱导脂肪因子(fasting-induced adipose factor),该因子能够促进脂肪酸氧化。因此肠道微生物群可能通过直接参与并调节代谢,影响脂肪的代谢和吸收。

4. 微生物群对大脑和行为的调控　人体肠道微生物群与大脑之间存在双向作用,也被称为"菌-肠-脑轴"(microbiota-gut-brain axis,MGBA)。肠道微生物和大脑之间的通信途径包括免疫系统、神经内分泌系统和迷走神经等;相关介质包括细胞因子、SCFA 和色氨酸等。神经信号沿中枢神经系统和肠道之间的迷走神经或脊柱神经传导。在生理条件下,MGBA 是调节消化功能和代谢稳态的信号通路的主要参与者。中枢神经系统调节的肠动力等生理功能也可对肠道微生物生态产生影响。

这种双向互作对大脑内的关键生理过程有着深远的影响,例如神经炎症的产生、应激轴的激活、神经传递和神经发生及复杂行为的调节等。与无特定病原体对照相比,无菌动物的社会相互作用减少证明了MGBA的重要意义。将标准微生物群移植到无菌小鼠中可以改善社交缺陷,进一步证明了肠道微生物群对大脑和行为的重要调控作用。

（1）微生物群通过免疫系统影响宿主行为:肠道微生物群可以通过免疫途径影响脑功能,主要包括以下3种方式:一是肠道微生物诱导产生的细胞因子进入循环系统,通过血脑屏障上的转运系统进入脑,直接对脑产生影响;二是脑室周围器和脉络丛中的巨噬细胞上有TLR表达,能对循环系统中肠道微生物群的病原体相关分子模式(pathogen associated molecular pattern,PAMP)产生应答并释放细胞因子,脑室周围器在血脑屏障的外面,释放的细胞因子以自由扩散的方式进入大脑,对脑活动产生影响;三是血管周的巨噬细胞和脑小血管的上皮细胞上表达的IL-1受体能直接和循环系统中肠道微生物群产生的IL-1结合,产生前列腺素E_2,调节脑的活动和功能。动物研究的结果支持肠道微生物群通过免疫途径调控脑的活动;与普通小鼠相比,无菌小鼠表现出过度的应激反应;而当无菌小鼠肠道内定植普通小鼠来源的微生物群后,免疫系统发育良好且应激反应恢复正常。

（2）微生物群通过神经内分泌系统影响宿主行为:肠道共有20多种肠内分泌细胞,它们构成了人体最大的内分泌器官。肠内分泌细胞受到刺激后通过内分泌和旁分泌的方式影响中枢神经系统活动。内分泌传递是指肠内分泌细胞释放的神经内分泌物质进入循环系统并最终作用于下丘脑及其相关脑区;旁分泌传递则是神经内分泌物通过作用于迷走神经影响中枢神经系统的活动。内分泌传递的一个重要组成部分是HPA轴。当受到应激时,HPA轴释放皮质醇,皮质醇能够调控肠道免疫细胞的活动和细胞因子的释放、影响肠道的渗透性和屏障功能及改变肠道微生物群的结构。相应的,肠道微生物群也能够调节HPA轴的活动,对脑的活动产生影响。与普通小鼠相比,无菌小鼠表现出HPA轴对束缚应激的过度反应,释放过多的促肾上腺皮质激素和皮质酮,而给无菌小鼠定植普通小鼠来源的肠道微生物群后,HPA轴活动恢复正常。

肠道还有一类特殊的肠内分泌细胞——肠嗜铬细胞,分泌神经递质5-羟色胺(5-HT)。肠道微生物群调节肠嗜铬细胞释放5-HT,并以旁分泌的方式调节大脑的情绪活动。此外,肠道微生物群还通过影响色氨酸的代谢调控中枢的活动。肠道微生物群也可通过影响促炎细胞因子和皮质醇的产生参与调控色氨酸的代谢活动。

肠道微生物群还能独立地进行神经递质合成,包括多巴胺、去甲肾上腺素、神经调节剂γ-氨基丁酸和SCFA。肠道微生物群产物SCFA在大脑和行为的调控中发挥着许多作用,它们控制中枢神经系统中小胶质细胞的成熟,并通过组蛋白去乙酰化介导表观遗传调节。这些神经递质起到调节血流、影响肠道运动和营养吸收的作用,还支持胃肠道先天免疫系统的功能。例如,大脑中的多巴胺合成是由产生儿茶酚胺的酶介导的,这些酶由肠道微生物群通过MGBA控制。此外,越来越多的研究结果支持肠肽在脑-肠信号传导过程中的重要意义。肠肽可以结合免疫细胞和迷走神经末梢上的同源受体,从而实现间接的脑-肠通信。肠肽浓度不仅受肠道微生物群信号调节,而且还根据肠道微生物群的组成而发生变化。

（3）微生物群通过迷走神经影响宿主行为:肠道微生物群通过相应迷走神经的传递能够影响中枢神经系统和宿主行为。解剖学证据表明,肠肌间神经丛的感觉神经元一方面接触肠道微生物群,另一方面和肠道的运动神经元形成突触,参与调控肠道的运动和分泌等活动。不仅如此,肠道神经系统还与由肠到脑的迷走神经形成突触连接,构成了肠道微生物群-肠道神经系统-迷走神经-脑这一信息传递途径。研究者们发现无菌小鼠与普通小鼠相比,肠道感觉神经元的活动降低,而无菌小鼠定植普通小鼠来源的微生物群后,感觉神经元的活动恢复正常。此外,相关研究发现益生菌改善大脑行为的作用也是由迷走神经介导的。迷走神经切断后,长双歧杆菌改善结肠炎小鼠焦虑行为的有益作用也随之消失。

（二）宿主对肠道微生物群的调控

1. 宿主神经内分泌系统对微生物群的调控 脑-肠轴功能的变化会改变肠道微生物群的构成。肠道菌群的波动可能导致情绪和行为的改变,而心理压力可能导致肠道菌群正常状态的紊乱。有研究证实,母婴分离应激可导致后代猕猴肠道乳杆菌的数量减少。最近一个研究对两组大鼠的菌群结构进行分析,发现母婴分离应激会改变子代大鼠肠道微生物群的结构,伴随着子代大鼠体内皮质酮及炎症因子肿瘤坏死因子-α(tumor necrosis factor-alpha,TNF-α)及 IFN-γ 水平升高。研究发现手术创伤应激刺激下神经内分泌系统产生的多种激素均可诱发铜绿假单胞菌的毒力进而导致菌群失调,它们还可刺激致病性及非致病性大肠埃希菌的生长。此外,应激刺激还可改变肠道动力、肠黏膜通透性及某些激素和神经介质的释放,这些因素均可直接或间接引起肠道微生物群结构的变化。以上研究结果表明外界刺激(如应激)可引起脑-肠轴功能的变化,进而影响肠道微生物群的结构,且这种作用不是单一的,脑-肠轴的各组分之间存在密切联系,外界刺激作用于其中一个组分时,其他环节的功能也会发生变化,共同影响肠道微生物群的构成。

2. **宿主免疫系统对肠道微生物群的调控**　宿主已进化出多种机制来调节肠道微生物群组成,即有利于有益微生物成员的生长,又可以对抗外来致病源。例如,位于肠黏膜固有层中的特定类型的先天淋巴样细胞 3(innate lymphoid cell,ILC3)可以释放细胞因子激活上皮细胞以产生和分泌抗菌肽,又可以产生参与调节和影响微生物群组成的黏蛋白。

此外,Treg 细胞也通过多种方式维持其与自身微生物群的良性互作。IgA 作为主要存在于黏膜免疫系统中的一种抗体,可以参与建立并维持宿主与其微生物群之间的稳态。目前已知 Treg 细胞可能通过辅助产生分泌型 IgA 的 B 细胞来影响自身微生物群组成。研究人员将 Treg 细胞转移到 T 细胞缺陷型小鼠中,发现 Treg 细胞可促进滤泡辅助性 T 细胞(follicular helper T cell,Tfh 细胞)的分化,从而辅助 B 细胞产生 IgA,最终促进稳定的自身微生物群形成。

第三节　肠道微生物功能研究方法

肠道微生物群与人体存在着共进化、共发育、共代谢、互调控的相互作用,对人体健康有着极其重要的影响。随着肠道微生物群领域研究的整体深入,研究人员希望可以掌握肠道微生物群在不同生理状态下的整体状态,包括群落成员互作、群落整体变化趋势和代谢情况等。基因组学、转录组学和蛋白质组学等越来越多地被应用于肠道微生物群的研究中,开启了所谓的"组学"时代。

一、宏基因组学分析

宏基因组学(metagenomics),亦称元基因组学,最早由 Handelsman 于 1988 年提出,是从环境样本中直接提取基因组 DNA 并进行功能基因筛选或测序分析的一种研究方法,规避了对研究对象的培养。宏基因组学分析方法是比较和探索复杂环境微生物群落的生态学和代谢谱的有力工具,并且可以通过由分离提取的核酸构建的文库鉴定新的生物分子。二代测序技术的出现,例如焦磷酸测序或 illumina 测序等推动了测序行业的发展,可以快速且有效地对来自宏基因组文库的目的克隆的插入序列进行测序,也可以直接对生态系统的宏基因组 DNA 含量进行鸟枪法测序。宏基因组学和人类微生物组学已经走在生物学的最前沿。美国国立卫生研究院(National Institutes of Health,NIH)于 2007 年启动了"人类微生物组计划"(Human Microbiome Project,HMP),欧盟于 2008 年启动了"人类肠道宏基因组计划"(M etagenomics of the Human Intestinal Tract,MetaHIT),中国也作为重要成员参与其中。

肠道微生物组含有的基因数多于人类自身基因的 100 倍,被称为人体的"第二基因组"。宏基因组学揭示了肠道微生物群的多样性和复杂性,以及其对人体健康状态的重要影响。目前大量的研究结果支持人体的健康或疾病状态与肠道微生物群有着密切关联,可见深入开展人体肠道微生物组研究对于理解肠道微生物群与人体相关疾病之间的因果关系和可能机制至关重要。宏基因组学分析揭示了肠道微生物群的"生态失调",包括群落结构改变、群落成员的增加或缺失等现象,与多种疾病有关。

值得注意的是,宏基因组学分析包括一种称为功能宏基因组学的研究方法,可对影响代谢和人类健康的微生物组的功能组分进行分析。2010 年,Tasse 等将功能宏基因组学应用于人体肠道微生物组,发现了 73 个能够降解碳水化合物的细菌酶,实现了对人体肠道微生物组的碳水化合物水解酶信息的首次全面解析。目前功能宏基因组学已被应用于肠道微生物组中一些分解代谢酶的筛选,以及反映宿主和微生物共同进化相关的人类肠道微生物群(移动宏基因组)移动质粒编码元件的筛选等。

为了进一步研究肠道微生物群特定环境微生物群落的功能动态,元转录组学和元蛋白质组学被开发。对于特定环境中存在的微生物群落的基因组 DNA,转录组和蛋白质组的组合分析是阐明微生物群落的组成,功能和相互作用的一种更为全面的方式,相信相关组学的整合也会发掘出更多有价值的信息。

二、代谢组学分析

对于一个个体的肠道微生物群来说,它的生态功能部分体现在对宿主代谢功能的影响上。了解宿主代谢的变化也有助于了解肠道微生物群的作用。个体整体的代谢水平是由机体自身基因和肠道微生物组指导的代谢活动的整合。肠道微生物组可以参与并调节宿主代谢反应,胆碱、胆汁酸、酚类和短链脂肪酸等产物的产生是宿主健康的基础。

代谢组(metabonome/metabolome)是对同一时间点或某一段时间内复杂生命系统或特定生物样品中所有低分子质量<1 000 的代谢物的定量描述。代谢组学(metabolomics)被定义为:定量测量复杂(多细胞)系统对病理生理干预或遗传修饰的多参数时间相关代谢反应,对生物体或特定生物样品的所有代谢物进行的全面鉴定和定量分析。代谢组学旨在定量分析生化反应中的底物分子或产物分子(代谢物),其主要捕获生命系统中内源性和外源性的小分子的相关信息。随着相关技术的发展,目前研究肠道微生物群的常用样本范围扩大,包括血液,尿液和粪便水等生物体液和组织样本中微生物群和宿主细胞产生的代谢物。

宏基因组学和宏转录组学等更多关注肠道微生物组的代谢潜力。代谢组学较其他研究手段,除了揭示不同生理状态下肠道微生物群的整体代谢情况,还可以回归关注宿主本身的代谢水平变化,反映肠道微生物群对其宿主代谢的影响。

代谢组学分析实时提供个体的整体代谢水平谱,可以阐明在特定疾病状态中肠道微生态发生的复杂改变,反映疾病状态与肠道微生物群的关联,已被用于许多疾病的研究,包括消化道疾病如炎性肠病、结直肠癌、肠易激综合征,以及非消化道疾病如非酒精性脂肪性肝病等。代谢组学分析还广泛用于疾病相关生物标志物的筛选和鉴定。

代谢组学在与肠道微生物群和脑相关的神经活性小分子代谢物的发现和定量方面也有很好的前景,相关的小分子代谢物包括 5-HT、色氨酸分解代谢物、胆汁酸、SCFA、多不饱和脂肪酸、氨基酸神经递质和儿茶酚胺等。很多证据表明,小分子代谢物可能在调节微生物对神经传递和疾病发展的影响方面发挥关键作用。基于质谱的代谢组学适用于在肠道微生物群和脑之间的双向通信过程中获得代谢信号,在揭示肠道微生物群与宿主脑之间的关联方面的潜力。

代谢组学在研究复杂肠道微生物系统的功能和代谢方面具有巨大的潜力。将宏基因组和代谢组学信息整合,将能够更好地理解肠道微生物组与宿主代谢之间的相互作用。通过这些相互作用进行建模,对肠道微生态系统进行基于组学的综合理解有望提供针对某些疾病的新型治疗方法。

(郭晓奎)

参 考 文 献

[1] 郭晓奎. 人体微生物组. 北京:人民卫生出版社,2017.

[2] Atarashi K,Tanoue T,Shima T,et al. Induction of colonic regulatory T cells by indigenous Clostridium species. Science,2011,331(6015):337-341.

[3] Barko PC,McMichael MA,Swanson KS,et al. The Gastrointestinal Microbiome:A Review. J Vet Intern Med,2018,32(1):9-25.

[4] Belkaid Y,Harrison OJ. Homeostatic Immunity and the Microbiota. Immunity,2017,46(4):562-576.

[5] Buffington SA,Di Prisco GV,Auchtung TA,et al. Microbial Reconstitution Reverses Maternal Diet-Induced Social and Synaptic Deficits in Offspring. Cell,2016,165(7):1762-1775.

[6] Dinan TG,Cryan JF. The impact of gut microbiota on brain and behaviour:implications for psychiatry. Curr Opin Clin Nutr Metab Care,2015,18(6):552-558.

［7］ Ducarmon QR,Zwittink RD,Hornung BVH,et al. Gut Microbiota and Colonization Resistance against Bacterial Enteric Infection. Microbiol Mol Biol Rev,2019,83(3):e00007-19.

［8］ Kau AL,Ahern PP,Griffin NW,et al. Human nutrition,the gut microbiome and the immune system. Nature,2011,474(7351):327-336.

［9］ Lamichhane S,Sen P,Dickens AM,et al. Gut metabolome meets microbiome:A methodological perspective to understand the relationship between host and microbe. Methods,2018,149:3-12.

［10］ Lathrop SK,Bloom SM,Rao SM,et al. Peripheral education of the immune system by colonic commensal microbiota. Nature,2011,478(7368):250-254.

［11］ Lepage P,Leclerc MC,Joossens M,et al. A metagenomic insight into our gut's microbiome. Gut,2013,62(1):146-158.

［12］ Lozupone CA,Stombaugh JI,Gordon JI,et al. Diversity,stability and resilience of the human gut microbiota. Nature,2012,489(7415):220-230.

［13］ Quigley EMM. Microbiota-Brain-Gut Axis and Neurodegenerative Diseases. Curr Neurol Neurosci Rep,2017,17(12):94.

［14］ Sefik E,Geva-Zatorsky N,Oh S,et al. Mucosal Immunology. Individual intestinal symbionts induce a distinct population of RORγ$^+$ regulatory T cells. Science,2015,349(6251):993-997.

［15］ Tibbs TN,Lopez LR,Arthur JC. The influence of the microbiota on immune development,chronic inflammation,and cancer in the context of aging. Microb Cell,2019,6(8):324-334.

［16］ Turnbaugh PJ,Gordon JI. An invitation to the marriage of metagenomics and metabolomics. Cell,2008,134(5):708-713.

［17］ Yadav M,Verma MK,Chauhan NS. A review of metabolic potential of human gut microbiome in human nutrition. Arch Microbiol,2018,200(2):203-217.

［18］ Yang BH,Hagemann S,Mamareli P,et al. Foxp3(+) T cells expressing RORγt represent a stable regulatory T-cell effector lineage with enhanced suppressive capacity during intestinal inflammation. Mucosal Immunol,2016,9(2):444-457.

［19］ Zhi C,Huang J,Wang J,et al. Connection between gut microbiome and the development of obesity. Eur J Clin Microbiol Infect Dis,2019,38(11):1987-1998.

第三章

肠道微生物与营养

第一节 饮食营养对肠道菌群的影响及代谢改变

饮食是影响肠道菌群组成和改变肠道菌群表达的主要因素,不同膳食习惯及营养物质的摄入导致肠道菌群组结构存在较大差异。肠道菌群对于饮食的改变非常敏感,短期饮食改变所导致的肠道菌群变化是可逆的,然而,长期饮食改变导致的肠道菌群变化比较稳定难以恢复,甚至是不可逆的。饮食中营养素的种类、数量及平衡状态会影响宿主肠道微生物的组成和数量;反过来,肠道菌群的比例、数量、稳定状态及其代谢产物也会影响宿主的健康。

一般来说,粪便作为肠道菌群和宿主共同代谢的产物,可以用来反映肠道菌群的状态,还能比较宿主肠道菌群组成变化与宿主代谢特征变化的关系。对 11 名志愿者进行了不同的饮食干预,并采集干预时期的粪便进行肠道微生物组研究,发现人体肠道中优势菌群与长期饮食结构中糖类、脂肪和蛋白质成分的比例有关。蛋白质通过细菌发酵、甲烷化、脱羧反应和硫还原改变呼吸链中的电子受体,从而改变细菌生长的微环境,进而改变肠道菌群结构。动物性食物为主的饮食可以增加耐胆汁酸微生物的数量,而降低厚壁菌门(代谢植物多糖为主的微生物)的水平。素食者与肉食者体内肠道菌群的结构存在明显差异,素食者的肠道菌群以产气荚膜梭菌(*Clostridium perfringens*)和多枝梭菌(*Clostridium ramosum*)为主,而长期摄入过多肉类的人群,肠道菌群则主要是普拉梭菌(*Feacalibacterium prausnitzii*)。

肠道菌群发酵糖类的主要产物是短链脂肪酸(short-chain fatty acid,SCFA),长期以碳水化合物为主要膳食成分的人群肠道微生物代谢产物中 SCFA 含量相对较高。SCFA 能够降低肠道的 pH,具有促进双歧杆菌、乳杆菌等有益菌增殖,抑制肠杆菌、沙门菌等有害菌在肠道内的定植和繁殖。此外,一些不被人体消化酶消化的糖类,如葡聚糖、半乳糖、菊粉、阿拉伯糖基木聚糖、抗性淀粉、半纤维素、果胶,以及它们的寡聚糖,均可以被肠道细菌酵解,并可特异性地刺激对宿主健康有益的细菌如双歧杆菌的生长和代谢。在一项为期 10 周的饮食干预试验中,受试者肠道菌群的结构在饮食干预前后明显不同,随着食物中抗性淀粉含量的增加,布氏瘤胃球菌、颤杆菌属和直肠真杆菌等的数量均增加。膳食纤维对维持正常的肠道菌群多样性方面起着同等重要的作用。在结肠部位充分发酵后,促进了某些利用纤维作为能量来源的菌群地生长和繁殖,因此使结肠总菌量增加。膳食中膳食纤维所占的比例可显著影响肠道菌群的结构。

目前,饮食中脂肪对肠道菌群结构影响的研究主要集中在高脂饮食方面。高脂饮食可导致肠道菌群的结构发生改变,益生菌(乳杆菌属、双歧杆菌)及常规共生菌(拟杆菌)丰度减少,同时梭菌属丰度增加,这可能因为高脂饮食能影响乳杆菌属与双歧杆菌地新陈代谢和生长繁殖。富含高饱和脂肪酸的膳食能够促进原本较低丰度的亚硫酸盐还原菌(*Sulfite-reducing bacteria*)和沃氏嗜胆菌(*Bilophila wadsworthia*)的繁殖,提示膳食中脂肪酸的组成也可能影响肠道菌群的结构。

第二节 饮食结构不当引起肠道菌群失调影响宿主健康

人类许多疾病尤其是代谢性疾病、胃肠道疾病、心血管疾病和精神疾病等的发生都伴随肠道菌群失调,两者间互为因果关系。肠道菌群失调是指定居于肠道的正常菌群在种类及数量上发生改变,超过正常范围,表现为肠道菌群中占绝对优势的革兰氏阳性(G^+)杆菌(绝大多数为厌氧菌)减少,而革兰氏阴性(G^-)杆菌增多,杆/球菌比例减少。严重者,肠道原本存在的菌群几乎消失,取而代之的为葡萄球菌、梭菌及真菌等。饮食结构不当,包括进食高能量、高糖、高脂、含大量饱和脂肪酸和反式脂肪酸的加工类食物,缺少膳食纤维、包含化学合成物或药物,以及缺少活性微生物的食品,使人体现有的定植菌群多样性显著降低,而且比例发生改变。

(一) 菌群失调与肥胖

肥胖是困扰人类健康的重大公共卫生问题。国际上认为不合理的饮食破坏肠道菌群结构,引起全身性的、低度的慢性炎症而导致脂肪过度堆积。不良饮食习惯如长期食用大量的高能量、高脂肪食物使肠道中的厚壁菌门细菌大量增殖,双歧杆菌数量显著下降,造成肠道菌群失衡,引起一系列病理学改变,包括肠-脑轴(gut-brain axis)信号传递异常、内脏植物性神经系统启动、肠道屏障损伤及炎性反应等,最终有利于肥胖发生。因此,重建合理的饮食结构有可能改善机体肥胖。

已有初步证据表明肥胖或精瘦的表型与部分菌群特异性的种、属之间存在联系。比如肥胖表型与乳杆菌属(*Lactobacillus*)、葡萄球菌属(*Staphylococcus*)和粪杆菌属(*Faecalibacterium*)等十余个菌属相关,而精瘦表型与拟杆菌门(*Bacteroidetes*)、甲烷短杆菌属(*Methanobrevibacter*)和双歧杆菌属(*Bifidobacterium*)等几个菌属相关。值得注意的是,在乳杆菌属(*Lactobacillus*)中,肥胖和精瘦与不同种的乳酸菌有关,例如,与肥胖相关的是罗伊氏乳杆菌(*Lactobacillus reuteri*)。肥胖患者肠道内罗伊氏乳杆菌(*Lactobacillus reuteri*)显著增加,而动物双歧杆菌(*Bifidobacterium animalis*)和史氏甲烷短杆菌(*Methanobrevibacter smithii*)显著减少,该菌群失调可以直接调控机体的脂肪合成与存储相关基因——禁食诱导脂肪细胞因子(fasting-induced adipocyte factor,FIAF)的表达,从而扭曲能量代谢,使其向过度合成和存储脂肪的方向发展,最终导致肥胖的形成。

肠道微生态失调时,如果出现革兰氏阴性杆菌的数量明显增多,革兰氏阴性菌的细胞壁组分脂多糖(lipopolysaccharide,LPS)能够与免疫细胞表面的 Toll 样受体 4(Toll-like receptor 4,TLR4)结合,触发促炎因子地释放,引起炎症反应,增加肠黏膜通透性。同时,肠道菌群失调也会影响营养物质的消化,肠道 SCFA 的量明显升高,也会增加脂肪的合成。两种因素共同作用,从而导致机体整体的代谢紊乱,也是导致肥胖的原因之一。

(二) 菌群失调与糖尿病

肠道菌群失调是 2 型糖尿病发生的诱因之一,有害菌增多会导致宿主出现慢性系统性炎症表现,而慢性炎症是胰岛素抵抗的一个重要发病机制,炎症过程产生的炎症因子影响胰岛素的信号通路,引起胰岛素抵抗。

通过对 345 名中国受试者的肠道微生物宏基因组关联分析发现,2 型糖尿病患者具有中等程度的肠道微生态紊乱,产丁酸细菌种类缺失而各种机会致病菌增加。2 型糖尿病患者肠道中的厚壁菌门、梭菌门和 β-变形菌门的比例较正常人明显升高,双歧杆菌和乳杆菌的数量减少,并与血糖浓度显著相关。

肠道菌群失调与以上代谢性疾病发生发展之间的关系越来越引起人们的重视,肠道细菌未来可能成为肥胖和胰岛素抵抗等机体代谢失调的治疗靶点。通过合理应用微生态制剂或功能性食品,重建正常肠道菌群,有望达到降低体重、改善胰岛素抵抗、增加机体葡萄糖代谢和减轻肠道炎症的目的。

第三节 合理饮食调节肠道菌群平衡、改善机体代谢

我国慢性重大疾病患病率逐年升高,据统计我国消化道疾病、心血管疾病、肥胖、糖尿病为主的代谢性疾病未来十年将达到 2 亿人群,正威胁国人的健康。对重大疾病发生的微生态研究很可能有利于降低疾病的发病率,提高人口健康水平。长期的饮食习惯对人类肠道菌群有很大影响,要想引起肠道菌群组成的重大持续改变需要长期的干预。

(一) 膳食纤维

肠道菌群具有高效地水解利用体内多糖的能力,膳食纤维在肠道经菌群发酵消化后,生成大量的

SCFA,如乙酸盐、丙酸盐和丁酸盐等,是其主要的碳源和能量来源。高膳食纤维为主的非洲农村儿童与以西式饮食为主的意大利儿童相比,由于摄取的植物多糖量很高,他们粪便微生物群中厚壁菌门丰度偏低而拟杆菌门丰度偏高,其中普雷沃菌和木聚糖菌分别是已知的降解纤维素和木聚糖的菌群,它们的富集与粪便中 SCFA 的增多有关,说明生活在非洲农村地区的儿童因饮食结构的筛选形成了合适的肠道菌群结构,可以从富含纤维的饮食中最大限度地获取能量,保护宿主免受炎症和非传染性慢性疾病的侵扰。

谷物中含有丰富的膳食纤维、抗性淀粉及低聚糖等,流行病学调查表明全谷物等摄入可以预防癌症、心血管疾病、糖尿病和肥胖等疾病。体外研究发现燕麦片和小麦片均能增加双歧杆菌的数量。已有临床研究采用全谷物联合益生元的方法对肥胖受试者进行长达 23 周的饮食干预,最终改善了受试者的血压、肝功能、血脂、糖代谢和炎症指标等各项生化指标,同时肠道菌群结构和功能逐渐趋于平衡,表现为机会致病菌或 LPS 产生菌水平的降低,进而减少 LPS 入血引起组织器官的炎症。

（二）脂肪

高脂饮食是导致肥胖、糖尿病等代谢性疾病的重要因素。当肥胖人群将高脂饮食转变为低脂、低碳水化合物饮食时,随着体重的减少,肠道菌群的结构也发生变化,拟杆菌门数量增加,厚壁菌门数量减少,且两者比例逐渐接近健康人群。

另有研究对"高膳食纤维、低脂"为代表的地中海饮食模式和"高碳水化合物、高脂"为代表的西方膳食模式进行对比,发现采用地中海饮食模式的埃及人肠道中 SCFA 含量高,多糖降解细菌丰富,而采用西方膳食模式的美国人,其肠道菌群却以氨基酸和蛋白水解细菌为主,这也进一步证实了饮食模式对肠道中功能性细菌的调控作用及在疾病预防和治疗中的作用。

（三）蔬菜水果及其有效成分

蔬菜和水果富含人体必需的多种维生素和矿物质,是平衡膳食的重要组成成分。食用水果或用水果中的某些成分能改善由高脂饮食引起的菌群失调,进而改善宿主的脂代谢状况。例如,苹果中的果胶可以改善由高脂饮食诱导产生的与肠屏障功能有关的碱性磷酸酶和紧密连接蛋白 1 表达的下降,并减少内毒素产生和回肠 TLR4 的表达;蓝莓和桑椹中的花青素可通过增加肠道中双歧杆菌的数量,改善由高脂饮食导致的肥胖和血脂异常;越橘可以降低高脂饮食带来的炎症和高内毒素水平并改变肠道菌群的结构,与健康和抗炎效应相关的阿克曼菌(*Akkermansia*)和粪杆菌属(*Faecalibacterium*)丰度升高,同时与能量、脂质、氨基酸和核酸代谢相关基因富集,与细菌活力有关的基因水平降低。

水果中的多酚类成分能够改善由高脂饮食引起的肠屏障功能受损。来源于野樱莓、蓝靛果和越橘中多酚提取物能够显著提高粪便中黏液和免疫球蛋白 A(immunoglobulin A,IgA)的水平,改善肠道菌群的紊乱,提示这些多酚能够改善由高脂饮食引起的肠屏障功能受损。因此,多酚是除了膳食纤维外另一种能有效改善肠道菌群结构和功能的有益成分。

（四）益生菌

益生菌对高脂饮食诱导的肥胖模型代谢表型的改善作用是菌株特异性的。多菌株混合物能通过减少脂肪组织巨噬细胞浸润改善脂肪积累、胰岛素抵抗和血脂异常,改善肠道菌群结构,降低小肠菌群摄取脂肪酸的趋势,促进 SCFA 受体 G 蛋白偶联受体(G-protein coupled receptor,GPR)43 的表达。

宿主既有的肠道菌群结构和饮食成分对益生菌发挥功效也有影响。如绿色食物胡萝卜、大豆、玉米、西红柿、野芝麻等均含有丰富的双歧因子,可促进肠道内双歧杆菌的大量生长,从而维持或恢复肠道的微生态平衡。宿主肠道内的正常微生物群对益生菌在肠道中发挥作用具有多方面的影响。通常宿主肠道的正常菌群形成生物屏障,对外来菌有较强的定植抗力,外来的益生菌很难在宿主的肠黏膜定植。如此时宿主肠道处于菌群失调状态,那么益生菌就容易发挥其作用,其效果就更加明显。

（五）特殊状态下的饮食模式

去谷蛋白饮食(gluten-free diet)是常发生腹泻等消化道症状患者的一种理想饮食方式,它能有效治疗乳糜泻。去谷蛋白饮食不仅可以改变肠道菌群的结构,还能改变肠道微生物的代谢途径,受试者接受 4 周去谷蛋白饮食后,肠道韦荣球菌科、布氏瘤胃球菌、罗氏菌属的丰度减少,食物谷菌科、红棒菌科的丰度增加。布氏瘤胃球菌在抗性淀粉的消化过程中起到重要作用,增加抗性淀粉的摄入可使其丰度明显增加,而布氏瘤胃球菌分解代谢膳食纤维的终产物则是 SCFA 和氢气,这也是部分肠应激综合征患者和多数乳糜泻患者进食去谷蛋白饮食获益的原因。

低可发酵寡聚糖、二糖、单糖和多元醇(fermentable oligosaccharides,disaccharides,monosaccharides and polyols,FODMAP)饮食可减少酶缺乏导致的肠腔内渗透压升高、肠黏膜机械性刺激增加、肠道菌群失调等改变,也可有效减少功能性胃肠病的肠道症状。

(六) 食物多样性与肠道菌群

膳食种类的多样性,对维持和滋养肠道菌群的多样性也很重要。荷兰格罗宁根大学的基于多组学技术的深度分子表型的生命线深度计划(life lines-deep project)和比利时鲁汶大学的弗兰德肠道菌群计划(Flemish Gut Flora Project,FGFP)均发现膳食多样性、肠道菌群的多样性与机体健康之间存在着良好的相关性,膳食种类越丰富,肠道菌群多样性越高机体就越健康。

综上所述,维持肠道菌群多样性、提高有益菌丰度的饮食结构对人体健康极为重要。食物多样化、谷物为主、丰富的水果与蔬菜、低糖、低脂的均衡膳食不仅能提供机体每天所需的各种营养素,而且有利于维持健康正常的肠道菌群。长期饮食结构干预或服用微生态制剂,可能通过调整肠道菌群的组成、数量和比例起到疾病预防和治疗的作用。

第四节　肠内营养对肠屏障的保护作用

肠屏障是由一组实质性因素组成的功能,具有选择性调控肠腔内物质流向的作用。目前得到公认的观点是,正常的肠上皮能有效防止定植于肠腔内的细菌及其毒性产物进入其他器官和组织,而当肠屏障功能削弱或丧失时,肠腔内物质将失控地溢出至肠腔外组织中,引起一系列病理生理改变,如全身性感染、多器官功能不全和细菌易位等。

肠内营养(enteral nutrition,EN)治疗是指经消化道采用口服或管饲的途径,为患者提供代谢所需营养物质及其他各种营养素的营养治疗方法。与全肠外营养相比,EN 更符合人体生理需求,能够提供安全、平衡、全面的各种营养素。同时,能够预防肠外营养或长期禁食所引起的胆汁淤积性肝功能不全、肠道黏膜萎缩等胃肠道并发症、各种代谢性并发症和导管相关并发症,保护肠道屏障功能和免疫功能,维持消化系统正常生理功能,有利于蛋白质合成和代谢调节。

肠内营养维护肠黏膜屏障的可能作用机制包括:①维持肠黏膜细胞的正常结构、细胞间连接和绒毛高度,保持肠黏膜的机械屏障;②维持肠道固有菌比值的正常生长,保持肠黏膜的生物屏障;③有助于肠道细胞正常分泌 SIgA,保持肠黏膜的免疫屏障;④刺激胃酸及胃蛋白酶分泌,保持黏膜的化学屏障;⑤刺激消化液和胃肠道激素的分泌,促进胆囊收缩、胃肠蠕动,增加内脏血液,使代谢更符合生理过程,减少了肝、胆并发症的发生。

在创伤、手术、饥饿、长期全肠外营养时,肠黏膜屏障功能减弱,肠黏膜的通透性增大,导致细菌易位、内毒素血症,直至败血症,最终的结果便是肠衰竭直至多器官衰竭而危及生命。因此,目前在危重病和外科围手术期患者的营养支持中,均强调早期进行肠内营养治疗,并尽早让患者恢复正常进食。1999 年 Alexander 即提出,危重症患者早期给予 EN 能改善预后,减少并发症的发生率。"只要胃肠道功能允许,就应尽量采用肠内营养"已成为临床营养支持的基本法则。

以上的结论均建立在大量的随机对照临床研究之上,也是当前有关共识、指南中提出应激患者宜早期给予肠内营养治疗的依据。20 世纪 90 年代以后,美国、欧洲肠外肠内营养学会指南、美国肠外营养指南、重症患者治疗指南、极度严重感染患者指南、重症急性胰腺炎治疗指南、烧伤治疗指南、加速康复外科程序(enhanced recovery after surgery,ERAS)等均推荐肠内营养作为临床营养支持策略中首先应当考虑的途径。

第五节　肠内营养新靶点——肠道微生态

正常情况下,肠道内有益菌和致病菌达到互相制约、依赖的动态平衡,维持人体的健康状态。当肠道菌群失去平衡、致病菌占优势时,就会引发各种疾病。益生菌在肠道内的大量繁衍,可调节紊乱的肠道菌群结构并提高机体的免疫能力,进而帮助恢复健康水平。口服益生菌可直接改变肠道内固有菌群的结构,治愈或缓解多种胃肠道相关的疾病。随着研究的不断深入,肠内营养维护肠黏膜的屏障功能和肠道免疫的作用得到了重视。

(一) 肠内营养修复肠道微生态

炎性肠病(inflammatory bowel disease,IBD)主要包括溃疡性结肠炎(ulcerative colitis,UC)与克罗恩病,多由肠黏膜免疫功能异常、肠屏障受损等因素所致。近年的研究表明,IBD 患者存在肠道菌群失调的现象,主要表现为菌群数量和多样性的降低。部分临床研究显示肠内营养治疗可使 IBD 患者肠道普拉梭菌丰度显著减少,改善克罗恩病患者肠道菌群结构,对包括小儿在内的克罗恩病患者显示出较好的疗效。显示了肠内营养通过改变肠道微生态成为 IBD 有效治疗手段的潜力。

(二) 肠内营养与感染性疾病

肠道微生态与感染性疾病也有着密切的关联,肠道内感染如艰难梭菌感染(Clostridium difficile infection,CDI)CDI 是 IBD 常见的并发症,且常导致疾病的不良预后。近期研究表明,活动期 IBD 合并 CDI 患者肠道菌群与 CDI 未感染的患者相比,菌群失调更明显。这为肠道微生态治疗活动期 IBD 及 IBD 合并 CDI 的患者提供理论依据。

远隔脏器感染(如急性胰腺炎)与肠内细菌过度生长和肠动力障碍有关。急性胰腺炎患者肠道菌群失调,主要表现为肠杆菌科和肠球菌等潜在致病菌数量明显增加,而双歧杆菌数量显著下降。在重度急性胰腺炎并发多器官功能障碍综合征和继发感染者中多见肠道菌群改变,且血浆白细胞介素-6(IL-6)、内毒素水平与肠杆菌科和肠球菌数量呈正相关,血浆 IL-6 水平与双歧杆菌呈负相关。研究发现,肠内营养治疗不仅可改善急性胰腺炎的高代谢状态,还可降低胰腺坏死后感染的发生率,从而减少手术干预率、住院时间和死亡率。因此,全面了解肠道微生态在肠道内感染或远隔脏器感染中的作用,将有助于感染性疾病的针对性治疗。

肠内营养治疗已经突破过去单纯提供热量,维持机体氮平衡等常规范畴,并且开始了由结构支持转向功能支持的重大转型。在机体营养状态得以改善的同时,肠道微生态得以改善,细菌易位及感染发生率降低,这也将是多种疾病预防和治疗的新靶点。

第六节　生态免疫营养

随着肠内营养应用与研究的日渐增多,普通肠内营养配方在提升机体免疫和维持肠道正常菌群方面作用有限,为适应临床需要,在肠内营养内添加特殊的营养素和/或微生态制剂成为新的发展趋势。免疫营养(immunonutrition)、生态营养(econutrition)和生态免疫营养(ecoimmunonutrition)在防治感染、保护肠黏膜屏障中的作用已深受关注。

(一) 免疫营养

免疫营养是指在普通肠内营养的基础上补充具有一定药理学作用的特殊营养素,如谷氨酰胺、精氨酸、ω-3 多不饱和脂肪酸(ω-3 PUFA)、牛磺酸、核苷和核苷酸等。通过特定方式刺激免疫细胞,增强免疫应答功能,维持正常、适度的免疫反应,调节细胞因子的产生和释放,减轻有害或过度炎症反应,同时能保护肠屏障功能完整性而减少细菌易位,也称之为免疫增强型肠内营养。

(二) 生态营养

随着对肠道微生态结构与功能研究等不断加深,肠道菌群对机体健康的重要性逐渐被认识。1996 年 Bengmark 等人首先提出肠内生态营养的概念,即在肠内营养制剂等基础上添加微生物制剂,调节肠道菌群平衡,利用肠内有益菌群拮抗致病菌等过度生长,同时提高肠道菌群的酵解作用,起到维护肠道微生态、改善机体营养状态和抵抗力、减少感染等并发症的目的。

(三) 生态免疫营养

生态营养虽能改善肠道微生态,但对提升全身免疫功能的能力有限。免疫营养在改善免疫功能方面虽有独特之处,但对改善肠道菌群紊乱却显得逊色。瑞典医生 Bengmark 在总结了相关研究后,于 1998 年提出了在免疫营养支持治疗的基础上,增加益生菌、益生元和合生元等微生态制剂来增强营养支持治疗的效果,减少有关并发症及降低危重患者感染率,改善患者预后,这种方法被称为生态免疫营养。

国内外均有研究表明,生态免疫营养具有保护肠黏膜屏障、增强机体免疫功能和辅助治疗肿瘤等特殊功效。在结直肠肿瘤患者中,由于肠黏膜缺血缺氧、肿瘤生长、术前肠道准备等原因,肠道微生态平衡被破坏、肠黏膜屏障受损,容易出现腹泻、感染和免疫功能低下等症状。围手术期给予肠内生态免疫营养干预能够明显提高胃肠道肿瘤患者的免疫能力,改善术后免疫球蛋白(IgA、IgG、IgM)及 T 淋巴细胞亚群($CD4^+$、$CD8^+$、$CD4^+/CD8^+$)指标,且改善程度优于传统常规肠外营养支持的对照组,同时术后不良反应发生率显著降低,临床应用效果良好。目前应用生态免疫营养辅助治疗结直肠癌的研究已逐步开展。生态免疫营养可能通过对自然杀伤细胞(natural killer cell,NK 细胞)、巨噬细胞等的调节来抑制肿瘤,并且能改善微生态环境和增强免疫来抵御围手术期放化疗对机体的毒副作用,减少腹泻等不良反应的发生。

术后感染是胃肠道手术十分常见的并发症,腹部肿瘤患者术后感染发生率达 33%,其中 41.6% 的患者是由菌群易位所致。益生菌等肠道微生物不仅可以促进肠道黏液素等分泌和肠蠕动,而且还能刺激宿主的免疫应答,诱导机体免疫功能。多项临床研究证据表明,添加微生态制剂的肠内营养具有增强免疫功能、降低肠道菌群易位发生的作用,能降低术后感染发生率,缩短患者住院时间,加速术后的康复,改善患者预后。另外,生态免疫营养能通过菌膜屏障产生亲脂分子,抑制致病菌和机会致病菌对肠上皮的黏附、定植,从而对感染性腹泻起到一定治疗作用。生态免疫营养所提倡的生态制剂,就是利用具有药理作用的营养素和有益菌对致病菌产生拮抗作用,达到防止肠道细菌易位、降低肠源性感染发生率、减少滥用抗生素而带来的经济负担和细菌耐药菌株不断出现的目的。生态免疫营养学为胃肠道疾病的治疗开辟了新的领域。

(韩 婷)

参 考 文 献

[1] 胡艳杰. 微生态免疫营养制剂在结直肠癌病人围手术期的临床应用. 肠外与肠内营养,2014,21(1):60-62.

[2] 黄志华,郑跃杰,武庆斌. 实用儿童微生态学. 北京:人民卫生出版社,2014.

[3] 黎介寿. 肠内营养与肠屏障功能. 肠外与肠内营养,2016,023(005):257-259.

[4] 李兰娟. 医学微生态学. 北京:人民卫生出版社,2014.

[5] 秦环龙,孔ற
文. 肠道微生态干预慢性病发展的新认识. 外科理论与实践,2018,023(001):14-19.

[6] 秦环龙,尹明明. 肠内营养及微生态免疫营养在围手术期的应用. 外科理论与实践,2016,21(01):26-30.

[7] 王茂清,李颖,孙长颢. 肠道菌群与膳食及营养相关疾病的关系. 中华预防医学杂志,2018(2):195-200.

[8] 王子恺,杨云生,孙刚,等. 膳食因素对肠道菌群的影响. 中华消化杂志,2017,37(2):137-140.

[9] 魏慧,段丽萍. 膳食对肠道菌群结构、代谢和功能影响的研究进展. 中华消化杂志,2017,37(9):642-644.

[10] 张烽,张晨虹. 膳食营养与肠道微生物组. 生命科学,2017,(07):81-92.

[11] Oliphant K,Allen-Vercoe E. Macronutrient metabolism by the human gut microbiome:major fermentation by-products and their impact on host health. Microbiome,2019,7(1):91.

[12] Ross AB,Pere-Trepat E,Montoliu I,et al. A whole-grain-rich diet reduces urinary excretion of markers of protein catabolism and gut microbiota metabolism in healthy men after one week. J Nutr,2013,143(6):766-773.

[13] Makki K,Deehan EC,Walter J,et al. The impact of dietary fibre on ut microbiota in host health and disease. Cell Host & Microbe,2018,23(6):705-715.

第四章

肠道微生物与免疫调节

　　肠道是微生物群定植和免疫细胞产生免疫反应的共同环境,二者之间相互影响。肠道是最大的免疫器官,人类95%以上的感染性疾病直接或间接与消化道有关。由于肠道黏膜面积约有一个网球场大,它的结构和功能构成了强大的黏膜免疫系统。肠道黏膜免疫系统包括肠道相关淋巴组织、淋巴细胞及分子。淋巴细胞主要集中在3个区域,包括上皮细胞层、固有层和集合淋巴结。内含有弥散淋巴组织、孤立淋巴小结、集合淋巴小结,以及淋巴细胞、巨噬细胞和浆细胞等,它们参与构成机体免疫防御的第一道防线,当消化管的黏膜受到抗原的作用后,其黏膜内的淋巴组织随即产生免疫应答并向消化管内分泌免疫球蛋白,以抵御消化管内细菌、病毒及其他有害抗原物质的侵入,从而构成了肠黏膜免疫系统。肠黏膜免疫与肠道细菌之间存在相互作用和共享信号通路。免疫信号在限制微生物群以维持肠道健康内环境平衡中起着重要作用。相应地,黏膜免疫也对微生物群的改变和微生物代谢产物的刺激作出反应。

　　肠道微生物通过影响免疫系统来调节宿主的健康,它们对免疫系统的发展和正常运作至关重要。健康状态下肠道微生物与宿主免疫之间存在一个相对的稳态,一旦该稳态被打破可引起一系列生理病理变化从而导致疾病的发生,如IBD、代谢综合征、糖尿病、过敏和癌症等。改善菌群紊乱已成为疾病防治的有效途径之一。只有某些特定肠道微生物群的丰度达到一定程度时,这些微生物才能产生足够的胞外代谢产物,从而有益于宿主健康。研究显示炎性肠病(inflammatory bowel disease,IBD)和代谢综合征等许多疾病的发生和发展,都是由于机体免疫失衡引起的。作为肠道微环境中的重要组成部分,肠道微生物对免疫系统的发育和正常运行至关重要,同时对于疾病的预防和控制也有重要的影响。因此,通过营养干预、益生菌补充和粪菌移植等方式调节肠道菌群的组成和功能,有可能改变宿主的免疫反应,进而间接影响一些相关疾病的发展及免疫治疗的效果。

第一节　肠道细菌与天然免疫系统的相互作用

　　组织屏障(皮肤和黏膜系统、血脑屏障和胎盘屏障等)、固有免疫细胞(吞噬细胞、杀伤细胞和树突状细胞等)、固有免疫分子(补体、细胞因子和酶类物质等)构成先天免疫系统,这是抵御病原体感染的第一道防线。在肠道内,中性粒细胞和巨噬细胞通过模式识别受体(pattern recognition receptor,PRR)控制肠道微生物,并识别和响应微生物结构的变化。PRR识别微生物相关分子模式(microbe-associated molecular pattern,MAMP),主要包括肽聚糖、鞭毛蛋白、脂多糖(lipopolysaccharide,LPS)和微生物的核酸结构。一些来自食物发酵的细菌代谢物也可被PRR识别,如丁酸盐。PRR通过保守的分子结构识别微生物,这些结构包括Toll样受体(Toll-like receptor,TLR)、核苷酸结合寡聚化结构域样受体(nucleotide-binding oligomerization domain-like receptor,NLR)、视黄酸诱导基因1样受体(retinoic-acid-inducible gene I-like receptor,RLR)和C型凝集素受体(C-type lectin receptor,CLR)等。它们和下游的胞内分子共同构成了一个持续监测肠道微生物存在的系统。PPR被认为是天然免疫系统中不可缺少的组成部分,同时它们也可参与获得性免疫反应。

(一) TLR与肠道微生物群的相互作用

　　肠上皮细胞通过表达识别共生细菌的MAMP调节肠道微生物和宿主之间的相互作用。在MAMP识别后,TLR形成一个同源二聚体或异源二聚体,用以招募同样含有TLR结构域的衔接蛋白,然后激活下游的相关转录因子,这些因子包括核因子κB(nuclear factor κB,NF-κB)、蛋白1激活剂、干扰素调节因子3(interferon regulatory factor-3,IRF-3)和IRF-7等。TLR在肠上皮细胞的表达情况如图4-1所示。TLR介导的信号传导可导致天然免疫细胞活化,产生两方面效应,其一,表达和分泌多种称之为促炎症细胞因子,如肿瘤坏死因子(tumor necrosis factor,TNF)、IL-12、IL-6,诱导炎症发生,促进抗原提呈,促进辅助性T细胞(helper T cell,Th cell)分化为Th1或Th2细胞;其二,可诱导共刺激分子表达,启动特异性免疫应答产生。

迄今为止,已经确定的TLR有13个,其中了解比较清楚的有TLR2、TLR4、TLR5和TLR9。人的TLR家族基因定位分别定位于4号染色体(TLR1、TLR2、TLR3、TLR6及TLR10)、9号染色体(TLR4)、1号染色体(TLR5)、3号染色体(TLR9)和X染色体(TLR7、TLR8)。根据TLR细胞分布特征,可将其分为普遍存在型(TLR1)、限制存在型(TLR2、TLR4、TLR5)及特异存在型(TLR3)3类。根据染色体的位置、基因结构和氨基酸序列,人的TLR受体可以分为5个亚科,即TLR2、TLR3、TLR4、TLR5和TLR9。TLR2亚科有TLR1、TLR2、TLR6和TLR10;TLR9亚科有TLR7、TLR8和TLR9;另外TLR3、TLR4和TLR5各自形成一个亚科。人体肠道微生物群的构成受不同TLR及其结合蛋白的状态的影响。TLR信号缺陷和对干扰肠道微生物群的异常免疫反应是导致IBD患者炎症和组织损伤持续存在的主要因素。抗生素的干预可上调小鼠回肠TLR4、TLR5、TLR9和结肠TLR3、TLR4、TLR6、TLR7和TLR8的表达水平,而回肠TLR2、TLR3、TLR6和结肠TLR2和TLR9的表达水平在抗生素处理后降低。在葡聚糖硫酸钠(dextran sulfate sodium,DSS)诱导的结肠炎小鼠模型中,TLR2和TLR4的表达上调,而TLR5的表达水平下降,其他TLR的表达保持不变。因此,在疾病条件下TLR模式的显著变化可能从一定程度上表明TLR成员的分化功能。

TLR1的主要配体为细菌中的脂蛋白和三酰脂质肽。有报道显示TLR1对微生物群的先天识别可促进上皮内环境稳定并防止慢性炎症,在小肠感染过程中发挥着关键的作用。如果TLR1对微生物群的识别缺失,会导致隐窝内稳态的破坏,特别是黏液层的缺失、结肠中的帕内特细胞(Paneth细胞)数量增加、细菌易位、炎症增加并恶化。由此证明TLR1对微生物群的感知可能是调节结肠上皮功能的关键信号,从而通过预防细菌黏附来限制炎症发展。

TLR2的配体包括脂蛋白、脂多肽、脂磷壁酸(lipoteichoic acid,LTA)、脂阿拉伯甘露聚糖(lipoarabino-mannan,LAM)及酵母多糖等。TLR2在肠道神经元和平滑肌细胞中表达,并感知细菌、支原体、真菌和病毒的各种成分,在宿主抵御感染中发挥关键作用,同时也可调节肠道黏膜血清素的生成。一些益生菌或肠道共生菌可通过TLR2信号抑制病原菌及病毒感染。例如,嗜酸乳杆菌(Lactobacillus acidophilus)通过TLR2途径促进小鼠骨髓树突状细胞表达抗病毒基因,如黏病毒抗性蛋白1和β干扰素(interferon-β,IFN-β)。另一项研究发现德氏乳杆菌亚种(L. delbrueckii TUA4408L),可通过调节TLR2减轻猪肠黏膜上皮细胞(intestinal epithelial cell,IEC)对肠毒性大肠埃希菌987p的炎症反应。婴儿双歧杆菌(Bifidobacterium infantis)可通过树突状细胞(dendritic cell,DC)所表达的TLR2/TLR6途径上调抗炎细胞因子IL-10的分泌。脆弱芽孢杆菌的多糖A可以激活TLR2并促进IL-10的分泌。但是,在炎性疾病中TLR2信号可诱导NF-κB的活化,促进Th17细胞反应,进而增强炎症反应。因此,TLR2信号可以同时诱导炎症反应和抑炎反应。

TLR3特异识别病毒复制的中间产物双链RNA,从而激活NF-κB和IFN-β前体。Doyle S E等证实,抗TLR3单克隆抗体能抑制成纤维细胞IFN-β的产生。Christopher A等证实TLR3还具有调控鼻病毒对人支气管细胞感染的能力,这也说明了TLR3在宿主抵抗活病毒中发挥重要的作用。TLR3对肠道病毒的识别可上调下游IFN-β的产生进而改善肠道炎症。在肿瘤动物模型中,TLR3可调节自然杀伤(natural killer,NK)细胞对细胞因子的反应并控制肺癌细胞的迁移,因此TLR3的激动剂是一种很有前景的癌症疫苗佐剂。

TLR4可以识别革兰氏阴性菌的脂多糖(lipopolysaccharide,LPS),还可识别宿主坏死细胞释放的热休克蛋白(heat-shock protein,HSP),体内类肝素硫酸盐和透明质酸盐降解的多糖部分及局部的内源性酶的级联活化反应也可激活TLR4。TLR4被称为"位于营养、肠道微生物群和代谢炎症的十字路口"。因为肠道微生物群的变化可导致肠屏障的完整性降低,导致LPS和脂肪酸过量进入体内,这可作用于TLR4,激活全身炎症。而脂肪酸也能触发内质网应激,通过与活性TLR4的相互作用进一步刺激内质网应激。因此,目前的数据支持代谢性炎症的三个主要触发因素均与 TLR4 密切相关。此外,在肿瘤中,肠道微生物群还可通过刺激 TLR4 介导的 M2 型巨噬细胞极化,促进结直肠癌的肿瘤转移。TLR4 介导肠道炎症和/或大脑炎症中起着重要作用,这可能是导致帕金森病(parkinson's disease,PD)神经变性的关键因素之一。

TLR5 可以识别鞭毛蛋白,鞭毛蛋白是目前发现的 TLR5 的唯一配体。具有鞭毛蛋白的 L 型细菌、铜绿假单胞菌、枯草芽孢杆菌和鼠伤寒沙门菌等可被 TLR5 识别。有研究表明 TLR5 敲除小鼠表现出明显的鞭毛蛋白特异性免疫球蛋白损失,这些小鼠肠道中存在逃避免疫球蛋白包裹的变形杆菌,这些杆菌可穿透小肠绒毛,破坏结肠黏膜屏障。在体外,鞭毛蛋白特异性免疫球蛋白可以抑制细菌运动并下调鞭毛蛋白基因的表达。TLR5 感应肠道微生物群的变化对于季节性流感疫苗接种的抗体反应是非常重要的,因为 TLR5 介导的鞭毛蛋白传感可直接促进浆细胞分化,刺激淋巴结巨噬细胞产生浆细胞生长因子。并且 TLR5 介导的对微生物群的感知也影响了对灭活脊髓灰质炎疫苗的抗体反应,揭示了肠道微生物群在促进免疫接种中的作用。此外,肠道细菌鞭毛蛋白对肠黏膜 TLR5 的激活可损伤肠屏障功能,这导致 IBD 肠道炎症恶化和持续的潜在机制。

TLR7、TLR8 和 TLR9 高度同源,与其他 TLR 不同,它们在细胞内涵体中起作用,吞噬和包膜溶解后结合它们的配体,可识别微生物的核酸。TLR9 识别细菌的 CpG-DNA,激活 B 细胞和抗原提呈细胞(antigen-presenting cell,APC)的免疫刺激特性。TLR7 位于 X 染色体,在自身免疫发展中起重要作用。大多数自身免疫性疾病具有强烈的性别差异,如系统性红斑狼疮(systemic lupus erythematosus,SLE)主要影响女性。因此,性别特异性因素,如性激素、第二个 X 染色体的存在或缺失,以及性别特异性肠道微生物群,可能是导致这种差异的原因之一。利用 TLR7 依赖性系统性红斑狼疮(systemic lupus erythematosus,SLE)小鼠模型,分析饮食对肠道微生物群的影响,发现肠道 TLR7 依赖性罗伊氏乳杆菌的富集可以恶化小鼠的自身免疫表现。TLR7 还介导抗病毒效应,TLR7 与病毒感染细胞中的富含鸟嘌呤(G)和尿嘧啶(U)的单链 RNA 结合,当被病毒感染时分泌 I 型干扰素(IFN-I)释放增加。IFN-I 能直接干扰病毒复制或间接增强 NK 细胞、B 细胞和 T 细胞的杀伤能力,从而发挥抗病毒效应。当来源于外界的一些单链 RNA 被 TLR7 识别后,经过一系列级联反应,转录因子 NF-κB、IRF 被激活引起 IFN、IL-1、IL-6、IL-12、TNF 等多种炎性细胞因子分泌,从而发挥多种抗病毒效应机制。R837 和 R848 是 TLR7 特异性的配体,这些配体可通过 TLR7 活化多种免疫细胞,从而发挥抗病毒作用。当呼吸道合胞病毒(respiratory syncytial virus,RSV)刺激 BALB/c 小鼠后,NF-κB 被活化,TLR7 的表达上调,与此同时细胞因子亦被释放。RSV 感染 RAW264.7 细胞可通过诱导 TLR3 及 TLR7 的活化,诱导激活 IFN-I 的产生,从而产生抗病毒免疫反应。丙型肝炎病毒(hepatitis C virus,HCV)的感染可抑制 TLR7 的表达,TLR7 的表达在慢性乙型肝炎患者的单核细胞来源的树突状细胞中亦较低。TLR7 在变态反应性及免疫缺陷疾病中的功能是 TLR7 可识别病毒 RNA,但在偶然的情况下也能被自身的 RNA 活化,引起自身免疫性疾病。TLR7 在 SLE 的发病的过程中可能存在一定的作用,在狼疮肾小鼠模型中 TLR7 的含量与此病的风险直接相关。SLE 患者活动期 TLR7 mRNA 表达的水平升高,两者成正相关。另有研究表明血清 TLR7 在胶原诱导的关节炎(collagen induced arthritis,CIA)模型组异常低表达。TLR7 还可能具有负调控作用可抑制类风湿关节炎(rheumatoid arthritis,RA)、滑膜炎发生,延缓关节病理性破坏,可有助于临床诊断,有可能成为 RA 治疗的潜在靶点。雾化吸入咪喹莫特可上调 TLR7 mRNA 的表达,使 IL-12 表达水平升高而 IL-13 表达水平下降,达到防治哮喘的目的。TLR7 可能参与慢性粒细胞白血病(chronic myelocytic leukemia,CML)的发病机制,TLR7 在 CML 患者浆细胞样树突状细胞(plasmacytoid dendritic cell,pDC)中表达明显降低,这可能是 pDC 功能缺陷的主要原因。研究表明 TLR7 的激动剂能增强 T 细胞免疫和固有免疫诱导来抗肿瘤。咪喹莫特可通过局部用药来治疗早期皮肤恶性肿瘤。肿瘤细胞表面还表达多种 TLR 并与肿瘤细胞的生长转移有关。另外,TLR7 可能通过上调 NF-κB 的表达,从而促进食管癌(鳞癌)的形成。TLR7 不仅能快速识别病原体,在某种程度上还能区分是胞内的还是胞外来源病原体,胞外的病原体可被位于细胞表面的 TLR 所识别从而产生一些促炎性因子如 IL-12。TLR 能够识别多种非特异性、保守的微生物组分及相应的内源性配体,不仅在天然免疫中发挥着重要作用,同时在很大程度上参与特异性免疫的启动和调控,从而影响免疫应答的强度、类型、免疫记忆的形成与维持等。此外,TLR7 可以介导细胞凋亡,有研究显示在中枢神经系统中 TLR7 介导神经细胞的凋亡。

TLR9 的表达对于巨噬细胞有效清除胞内菌的感染是必不可少的,研究发现 TLR9 的缺失明显削弱了巨噬细胞的活化和杀菌能力。小鼠感染鼠伤寒沙门菌的实验中,TLR9 的缺失并不会促进肠道损伤和感染播散,但会促使肠道损伤更为严重,并促进鼠伤寒沙门菌穿过肠黏膜屏障向肠系膜淋巴结、肝脏和脾脏扩散。

(二) NLR 与肠道微生物群的相互作用

NLR 位于细胞质中,具有 2 个亚家族:含半胱天冬酶激活与募集结构域(caspase activation and recruitment domain,CARD)NLR(NLRC)和含热蛋白(pyrin)结构域 NLR(NLRP)。NLRC 亚家族的成员有核苷酸结合寡聚化结构域受体(NOD)1、NOD2、NLRC4、NLRX1、NLRC3 和 NLRC5。NLRP 亚家族由 14 个具有 pyrin 结构域的蛋白质组成。NOD 样受体对于识别细菌以调控健康的肠道微环境至关重要。多项研究表明,缺乏 NOD1、NOD2 或 NLPR6 的小鼠的细菌组成发生改变。

1. **NOD1 和 NOD2** 在 NLR 中,NOD1 和 NOD2 是最先被鉴定出的,在病原体识别中发挥重要作用。相反,肠道菌群组成的改变和易位可以调节 NOD1 和 NOD2 的信号传导。在黏膜免疫系统中,NOD1 和 NOD2 与配体结合,激活 NF-κB 通路。据报道,NOD1 识别革兰氏阴性菌的 d-谷氨酰内消旋-二氨基,NOD2 识别胞壁酰二肽(肽聚糖的代谢物)。非侵入性幽门螺杆菌感染依赖于 NOD2 信号传导。NOD1 对于防止非侵袭性艰难梭菌和沙门菌致病岛(Salmonella pathogenicity island,SPI)1 缺陷型沙门菌突变体感染是必不可少的。NOD 对共生菌有调控作用,在缺乏 NOD2 的情况下,普通拟杆菌(Bacteroides vulgatus)增加、炎症反应加剧、杯状细胞功能障碍和炎性基因异常表达。NOD1 缺陷小鼠的拟杆菌、梭菌、肠杆菌科和节段丝状菌异常扩增。霍乱毒素的佐剂依赖于整合素 αX 阳性(CD11c$^+$)细胞的 NOD2 识别共生细菌,并通过环磷酸腺苷/蛋白激酶 A(cAMP/PKA)增强 NOD2 活性。

2. **NLRC4** NLRC4 是 NLRC 亚家族的另一成员,在上皮隐窝中表达并在肠道健康中发挥重要作用。NLRC4 早期识别柠檬酸杆菌对于调节其定植和减轻肠道损伤是必需的。沙门菌感染后,IEC 的神经元凋亡抑制蛋白与细菌配体如鞭毛蛋白结合,激活 NLRC4 形成炎症小体,进一步激活下游的半胱氨酸蛋白酶(caspase)-1 或 caspase-8。据报道,caspase-1 的激活导致 IEC 死亡、IL-8 和花生酸释放。另外,由 NLRC4 的下游信号致敏的 caspase-8 也具有消除 IEC 的能力。有趣的是,在这个过程中,caspase-8 对沙门菌感染的保护和致病作用可同时发生。

3. **NLRP3、NLRP6 和 NLRP12** NLRP3、NLRP6 和 NLRP12 是先天免疫的调节剂。NLRP12 是编码先天免疫负调节剂的基因,溃疡性结肠炎患者与 NLRP12 的低表达有关。NLRP12 在小鼠体内的缺乏可增加结肠的炎症水平,降低微生物的密度,螺旋藻科等保护性菌株丰度降低,与结肠炎有关的菌株丰度升高。NLRP3 是炎症小体的组成部分,肠道 NLRP3 过度活跃更可能维持动态平衡并对结肠炎和结直肠癌具有较强的抵抗力。IBD 患者肠道炎症组织中 miR-223 的表达增加,抑制 NLRP3 在结肠和髓质细胞中的表达。而炎症单核细胞中的 miR-223 则可直接介导 NLRP3 的表达,从而减轻炎症细胞的活性并抑制结肠炎。NLRP3 与肠道微生物群的相互作用也是至关重要的,NLRP3 过度活跃可以增强固有层的单核吞噬细胞 IL-1β 的分泌,并促进菌群的重建,进而上调 Treg 细胞和抗炎反应。

由于许多 PRR 在免疫应答中发挥复杂且矛盾的作用,因此有必要探索大多数 PRR 在不同微环境下的基本识别机制,以及他们之间如何相互作用将共生菌从有害细菌中区分开来,以维持肠道动态平衡。总之,大多数 PRR 缺陷导致细菌群体组成异常。健康的先天免疫系统有助于肠道菌组成的优化,先天免疫系统的失调可能导致肠道菌群紊乱进一步导致疾病。

第二节 肠道细菌与获得性免疫系统的相互作用

获得性免疫又称特异性免疫或适应性免疫,包括细胞免疫和体液免疫。通常,获得性免疫在病原体感染后几天开始,并产生与先天免疫系统配合的细胞因子和特异性抗体,以防止病原体增殖扩散。T 细胞和 B 细胞是参与获得性免疫应答的两种主要免疫细胞。在获得性免疫应答期间,记忆 T 细胞和记忆 B 细胞被进一步诱导产生。在肠道中,病原体和共生菌都是诱导适应性免疫应答的有效刺激物,同时获得性免疫系统也是抵抗病原体入侵和调节共生菌群的有力武器。适应性免疫系统的损害可能导致肠道菌群异常和失衡。

（一）细胞免疫

细胞免疫是以 T 淋巴细胞为核心的免疫应答。当 T 细胞与某些病原体接触后,在巨噬细胞参与下,T 细胞进行分化、增殖为免疫活性 T 细胞,其中主要是辅助性 T 细胞和细胞毒性 T 细胞(cytotoxic T lympho-cyte,CTL)。其中 CTL 有杀伤力,使内含外来抗原或病原体的靶细胞破裂而死亡。Th 细胞分泌白细胞介素等细胞因子使各种有吞噬能力的白细胞集中于靶细胞周围,将外来抗原或病原体彻底消灭。肠固有层淋巴细胞主要是 CD4$^+$T 细胞。近年来的很多研究显示这些 Th 细胞的功能特性并不固定,但其在健康和疾病中的重要地位已被确立。Th 细胞的可塑性对于保持肠道耐受性和炎症的平衡,及调节肠道微生物群的生物多样性起关键作用。

乳酸菌对固有层 CD4$^+$T 细胞有刺激作用,能产生干扰素,增强单核吞噬细胞的吞噬作用,杀死肠道病毒及其他细菌。肠上皮淋巴细胞主要是 CD8$^+$T 细胞,自然杀伤活性强,对病毒感染有免疫监视的作用,乳酸菌能使肠上皮淋巴细胞毒活性增强,并能诱生多种淋巴因子,其中 IL-10 能增强单核巨噬细胞的吞噬功能。双歧杆菌可以刺激小鼠树突状细胞产生大量 IL-10,瑞士乳杆菌(*Lactobacillus helveticus*)可以降低小鼠血清中的 IL-6 而提高 IL-10 水平。

此外,T 细胞的缺乏也会引起菌群的改变。据报道,散乱蛋白 1(dishevelled1,Dvl-1)是 Wnt/β-catenin 途径的重要蛋白质,它控制 T 细胞祖细胞的增殖并调节 T 细胞发育和 Treg 细胞活化。在 Dvl-1 敲除小鼠中,通过促进螺杆菌(*Helicobacter*)等机会性病原体生长和抑制共生菌生来改变肠道细菌组成。

（二）体液免疫

体液免疫是由特异性抗体起主要作用的免疫应答反应。机体免疫系统可以合成和分泌五类免疫球蛋白(immunoglobulins,Ig),分别是 IgA、IgG、IgM、IgE 和 IgD,这些抗体可以识别并特异性结合抗原,介导免疫细胞活性,增强吞噬细胞的吞噬功能,其中 IgA 的特异性免疫功能尤为重要。一些动物实验说明益生菌能通过改善肠黏膜屏障功能,促进 IgA 抗体的产生,增强免疫系统的功能。鼠李糖乳杆菌可活化抗细胞凋亡蛋白激酶,通过诱导产生 TNF-α 来抑制小鼠结肠上皮细胞凋亡,在小鼠脾细胞中则增加 IL-6 的分泌,上调黏膜表面的 IgA 抗体水平。双歧杆菌的可溶性物质或整个细胞能激活 Th2 细胞,产生大量的 IL-5,活化集合淋巴细胞生发中心 B 细胞,使其转化为浆细胞产生 SIgA,由于双歧杆菌含有肠道寄生菌共同抗原,因此 SIgA 能与大肠埃希菌为代表的肠内细菌反应,阻断它们对肠道黏膜上皮细胞的吸附和穿透。

第三节　肠道微生物调节免疫系统对疾病的意义

（一）肠道微生物对全身免疫系统的调节

肠道微生物群对机体免疫的影响超出了肠道本身并影响了全身免疫系统,主要表现在两个方面。一是促进宿主免疫系统的发育:包括刺激杯状细胞分泌黏蛋白保障黏膜层完整,以及通过 DC 识别细菌和其代谢产物诱导肠道黏膜相关淋巴组织发育。二是调节机体免疫系统:DC 通过 TLR 识别肠道细菌,激活信号通路,产生不同的细胞因子,进而调节 T 细胞向不同亚群分化,实现细菌耐受与免疫的平衡。

除了细菌的直接调节作用外,细菌的代谢产物也可以从肠腔进入肠黏膜固有层中,影响宿主免疫相关基因的表达。这些产物包括短链脂肪酸、胆汁酸、维生素、多胺、脂质和组胺等。上述产物涉及的肠道细菌各不相同,所产生的免疫调节作用也各不相同。

肠道微生物群一旦出现失调,可能导致多种疾病的发生。目前已经发现,高血压、糖尿病、便秘、腹泻、结肠炎、过敏性疾病、风湿性疾病、尿路感染、皮肤老化、痤疮、骨质疏松、慢性胃炎、肝硬化,以及恶性肿瘤均与肠道微生物群失调有关。肠道微生物群失调不仅参与了消化道肿瘤(如胃癌、结直肠癌、胆囊癌等)的发生,也影响胃肠外癌症(如淋巴瘤、肝细胞癌、乳腺癌、胰腺癌、前列腺癌、肉瘤、卵巢癌等)的发生和生长。

（二）肠道菌群对肿瘤免疫的调节

在肿瘤恶化过程中，肿瘤细胞通过累积突变产生肿瘤相关抗原或新抗原来增加其免疫原性。在完整的免疫监视条件下，宿主免疫可以识别和清除这些免疫原性物质。一部分癌细胞通过失去免疫原性抗原、抗原提呈机制失调、激活免疫检查点信号通路、招募癌前免疫细胞，以及转化生长因子β（TGF-β）信号介导地对 CD8$^+$T 细胞的排斥作用等多种途径逃避免疫监视，进而造成肿瘤免疫反应受损，肿瘤细胞不断增殖。

抗癌免疫是由一个叫作癌症免疫周期的模型来描述的。抗肿瘤免疫反应由肿瘤源性抗原启动。APC 捕获和提呈后，初始 T 细胞在外周淋巴器官中被启动和激活。然后，启动的 T 细胞迁移并浸润肿瘤床。在肿瘤抗原识别后，活化的 T 细胞杀死肿瘤细胞。肿瘤的发生和发展多源于肿瘤免疫周期中的一个或多个步骤受到了损害。因此抗癌免疫疗法的目的主要是发挥 T 细胞作用，恢复抗癌免疫反应。

基于肿瘤免疫周期，免疫治疗可以补偿一个或多个被破坏的抗癌免疫过程。然而，作为一种级联反应，免疫治疗的实际效果受到其上游或下游因素的限制，如全身细胞因子库、抗原提呈细胞的交叉提呈及肿瘤免疫微环境中的抑制成分。肠道微生物群可调节多种免疫反应，尤其是 DC 的反应。作为抗原提呈和 T 细胞活化的核心，DC 的功能是免疫监视和免疫清除的决定因素。一些细菌如双歧杆菌可以通过促进 DC 成熟、上调细胞因子分泌、刺激 DC-IL-12-Th1-skewing 免疫应答，并促进肿瘤特异性 T 细胞的活化来增强 DC 的功能。肠道派尔集合淋巴结（peyer's patches，PP）中的 DC 不仅可以诱导肠黏膜局部免疫应答，而且可以通过外周循环调节全身免疫应答。由局部产生的细胞因子和活性 DC 进入循环，可提供良好的免疫调节，并与抗癌药物协同作用。除了这种非特异性免疫增强，部分细菌抗原负载的 DC 可能产生分子模拟，并消除与肠道微生物群共享相似抗原库的肿瘤细胞。

在最近的研究中，已经证明特定种类的细菌会影响肿瘤患者对四种不同免疫疗法的免疫反应和可能的机制。

近年来，免疫治疗引领了肿瘤治疗的新方向。由于疗效确切、副作用低，多个免疫检查点抑制剂（immune check-point inhibitor，ICI）和嵌合抗原受体 T 细胞（chimeric antigen receptor T cell，CAR-T）疗法已经获批用于临床。越来越多的研究表明，肠道微生物群参与了化疗、放疗和免疫治疗等抗癌的过程，并可以影响免疫治疗的疗效。因此，在接受免疫 ICI 治疗前后应尽量避免使用抗生素，对部分患者进行粪便移植有望提高免疫治疗效果，调整肠道微生物群也是免疫治疗的重要内容。

（袁杰力　李　明）

参 考 文 献

［1］ Alexander JL，Wilson ID，Teare J，et al. Gut microbiota modulation of chemotherapy efficacy and toxicity. Nat Rev Gastroenterol Hepatol. 2017，14（6）：356-365.

［2］ Birchenough G，Hansson GC. Bacteria Tell Us How to Protect Our Intestine. Cell Host Microbe. 2017，22（1）：3-4.

［3］ Gopalakrishnan V，Helmink BA，Spencer CN，et al. The Influence of the Gut Microbiome on Cancer，Immunity，and Cancer Immunotherapy. Cancer Cell. 2018，33（4）：570-580.

［4］ Gutzeit C，Magri G，Cerutti A. Intestinal IgA production and its role in host-microbe interaction. Immunol Rev. 2014，260（1）：76-85.

［5］ Hernández-Chirlaque C，Aranda CJ，Ocón B，et al. Germ-free and Antibiotic-treated Mice are Highly Susceptible to Epithelial Injury in DSS Colitis. J Crohns Colitis. 2016，10（11）：1324-1335.

［6］ Jiang X，Wang J，Deng X，et al. Role of the tumor microenvironment in PD-L1/PD-1-mediated tumor immune escape. Mol Cancer. 2019，18（1）：10.

［7］ Johansson ME，Jakobsson HE，Holmén-Larsson J，et al. Normalization of Host Intestinal Mucus Layers Requires Long-Term Microbial Colonization. Cell Host Microbe. 2015，18（5）：582-592.

［8］ Kim JM，Chen DS. Immune escape to PD-L1/PD-1 blockade：seven steps to success（or failure）. Ann Oncol. 2016，27（8）：1492-1504.

[9] Levy M,Kolodziejczyk AA,Thaiss CA,et al. Dysbiosis and the immune system. Nat Rev Immunol. 2017,17(4):219-232.

[10] Li X,Shao C,Han W. Lessons learned from the blockade of immune checkpoints in cancer immunotherapy. J Hematol Oncol. 2018,11(1):31.

[11] Macpherson AJ,de Agüero MG,Ganal-Vonarburg SC. How nutrition and the maternal microbiota shape the neonatal immune system. Nat Rev Immunol. 2017,17(8):508-517.

[12] Pickard JM,Zeng MY,Caruso R,et al. Gut microbiota:Role in pathogen colonization,immune responses,and inflammatory disease. Immunol Rev. 2017,279(1):70-89.

[13] Reboldi A,Cyster JG. Peyer's patches:organizing B-cell responses at the intestinal frontier. Immunol Rev. 2016,271(1):230-245.

[14] Rooks MG,Garrett WS. Gut microbiota,metabolites and host immunity. Nat Rev Immunol. 2016,16(6):341-352.

[15] Round JL,Mazmanian SK. Inducible Foxp3+ regulatory T-cell development by a commensal bacterium of the intestinal microbiota. Proc Natl Acad Sci U S A. 2010,107(27):12204-12209.

[16] Roy S,Trinchieri G. Microbiota:a key orchestrator ofcancer therapy. Nat Rev Cancer. 2017,17(5):271-285.

[17] Schreiber RD,Old LJ,Smyth MJ. Cancer immunoediting:integrating immunity's roles in cancer suppression and promotion. Science. 2011,331(6024):1565-1570.

[18] Yang Y. Cancer immunotherapy:harnessing the immune system to battle cancer. J Clin Invest. 2015,125(9):3335-3337.

[19] Yi M,Qin S,Chu Q,et al. The role of gut microbiota in immune checkpoint inhibitor therapy. Hepatobiliary Surg Nutr. 2018,7(6):481-483.

[20] Abreu MT. Toll-like receptor signalling in the intestinal epithelium:how bacterial recognition shapes intestinal function. Nat Rev Immunol 2010,10(2):131-144.

第五章

肠道微生物与药物代谢

在生物系统中,外源物质与内源性分子之间的相互作用始终是研究者关注的焦点。药物作为外来分子,进入机体后会刺激自身的防御系统做出反应。部分药物以原形的形式排出体外,而绝大多数的药物都需要经过结构修饰才能被机体排泄。这种结构修饰的过程就被称之为"药物代谢"(drug metabolism),也可称为"生物转化"(biotransformation)。药物经过生物转化有两种结果:一种是失活,即转化为无药理活性的物质;另一种是活化,即转化为具有药理活性的物质,或者转化为毒性产物,抑或代谢后仍然保持原本的药理作用。

第一节 肠道微生物参与药物代谢的方式

人们通常认为肝脏是药物代谢的主要器官。但近年来研究发现,口服药物通过消化道时,可以被肠道黏膜及肠道微生物所富含的酶代谢,从而降低了口服药物的生物利用度。肠道微生物群作为人体药物代谢的"隐形器官",对药物等外源化合物的分解代谢至关重要,这种影响与药物的药效及毒理作用密切相关。近年来宏基因组学的发展,推动了肠道微生物群在药物代谢领域的研究,甚至出现了新的术语"药物微生物组学(pharmacomicrobiomics)",专门用于描述微生物对药代动力学和药效学的影响。深入了解肠道微生物对于药物代谢的影响有助于我们更合理地利用药物。

现代药物代谢的研究是由 R. T. Williams 开创的,他从服用冰片的狗的尿液中分离、结晶出冰片葡醛酸苷,1931 年他在《自然》上发表了葡醛酸的结构,随后发表了一系列关于萜类、酚类和磺胺类代谢的相关研究。Williams 在 1947 年出版了药物代谢领域里程碑式的专著 *Detoxication Mechanism*,系统总结了药物代谢的途径和过程,明确提出药物代谢的两个阶段:第一个阶段(Phase Ⅰ,一相代谢)包括氧化、还原、水解反应;第二个阶段(Phase Ⅱ,二相代谢)为结合反应,在此相反应中主要是与内源性物质的共价结合,最常见的是葡萄糖结合或糖苷化反应。药物通常可进行多种一相及二相反应并产生多种可能具有不同药理作用的代谢产物。肠道不仅仅是口服药物吸收的主要部位,也是药物一相及二相代谢的重要场所。

(一) 肠道微生物介导的代谢反应

肠道微生物介导的代谢反应以水解、还原反应为主。

1. 肠道微生物参与的水解反应 包括酯类、酰胺类、苷类药物。

(1) 酯类药物水解:酯类药物水解以后生成酸和醇。肠道菌群可促进酯类药物的水解反应,如盐酸普鲁卡因水解后生成对氨基苯甲酸与二乙氨基乙醇,失去麻醉作用。

(2) 酰胺类药物水解:酰胺类药物水解以后生成酸和胺,如氯霉素、青霉素类、头孢菌素类、巴比妥类等药物。以青霉素为例,肠道菌群可产生 β-内酰胺酶和酰胺酶,前者使青霉素 β-内酰胺环开环失活,后者使青霉素侧链上的酰胺链水解失活。β-内酰胺酶主要由革兰氏阴性杆菌及部分革兰氏阳性细菌产生,酰胺酶主要由部分需氧菌产生。

(3) 苷类药物水解:多见于中草药的代谢。如洋地黄毒苷的前体毛花一级苷 A 存在于植物毛花洋地黄中,当动物误食后,肠道菌群可将毛花一级苷 A 水解为乙酰基洋地黄毒苷,再去乙酰基得洋地黄毒苷,从而导致中毒。

2. **肠道微生物参与的还原反应**　含有硝基、偶氮基团的药物。

（1）硝基还原：口服硝基化合物可被肠道菌群还原为胺类化合物，如氯霉素中的硝基还原为芳香胺类化合物。

（2）偶氮还原：偶氮化合物可被肠道菌群还原为氨化合物，如百浪多息分解形成磺胺，肠道内的还原反应主要由厌氧菌完成。

（二）肠道微生物参与或干扰药物代谢的方式

肠道微生物主要通过以下几种方式参与或干扰药物代谢：

1. **分泌药物代谢酶修饰药物的分子结构**　如治疗炎性肠病的柳氮磺胺吡啶，口服后仅小部分在胃和近端小肠吸收，大部分药物进入远端小肠和结肠，其发挥作用需依赖肠道微生物产生的偶氮还原酶，将其分解为磺胺吡啶和美沙拉秦，磺胺吡啶有微弱抗菌作用，美沙拉秦为其活性成分，发挥抗炎作用。

2. **生成的代谢产物以竞争方式干扰药物代谢**　如肠道微生物群的代谢产物对甲苯酚，可与对乙酰氨基酚竞争性结合磺基转移酶，从而影响对乙酰氨基酚的硫酸结合反应。在人体内，绝大多数对乙酰氨基酚通过与硫酸或葡萄糖醛酸结合而失活，剩下的少量乙酰氨基酚则经过肝脏代谢为毒性产物 N-乙酰对苯醌亚胺。当对甲苯酚竞争性抑制对乙酰氨基酚的硫酸结合反应时，可造成毒性产物积聚，增加药物毒副作用。

3. **调节肝脏或肠道中药物代谢酶的基因表达**　肠道微生物群落可以影响宿主药物代谢酶和转运体基因的表达。肠道微生物群落对宿主基因表达的影响可以是局部的，也可以是全身的。与无特定病原体（specific pathogen free，SPF）级小鼠相比，无菌小鼠体内的细胞色素 P-450（cytochrome P-450，CYP450）酶表达增加。在无菌小鼠和定植小鼠之间，过氧化物酶体增殖物激活受体-α 靶基因 CYP4a14、芳烃受体靶基因 CYP1a2、组成型雄甾烷受体靶基因 CYP2b10 和孕烷 X 受体靶基因 CYP3a11 的 mRNA 表达均有差异。

第二节　宿主及肠道微生物分泌的药物代谢酶

酶参与药物代谢的假设早在 1900 年就被提出，直到 1945 年才由 Handler 和 Perlzweig 第一次系统讨论了药物代谢酶。这一概念在 Williams 的 *Detoxication Mechanism* 中也有阐释：解毒机制的大多数反应都是由酶或酶系统介导的，这些酶进行氧化、还原、水解、合成等反应。在一相和二相药物代谢中最为大家所熟知的药物代谢酶分别是细胞色素 P-450 和尿苷二磷酸葡醛酸转移酶。

体内常见的药物代谢酶及其存在部位主要包括以下几种：

1. **混合功能氧化酶系**　又称多功能氧化酶，包括细胞色素 P-450，还原型烟酰胺腺嘌呤二核苷酸磷酸（还原型辅酶Ⅱ，NADPH）细胞色素 P-450 还原酶、还原型烟酰胺腺嘌呤二核苷酸（还原型辅酶Ⅰ，NADH）细胞色素 B-5 还原酶、芳烃羟化酶、环氧化物水化酶及磷脂等。主要存在于肝脏、肺脏细胞的微粒体中，催化药物进行氧化、还原反应。

2. **葡萄糖醛酸转移酶**　主要存在于肝内质网，催化葡萄糖醛酸从 UDP-葡萄糖醛酸（UDP-glucuronic acid，UDPGA）转移到其他分子上，可与药物发生结合反应形成葡萄糖醛酸苷。

3. **醇脱氢酶**　又称酒精去氢酵素，主要存在于肝细胞液中，可催化醇氧化反应，如乙醇在体内的氧化代谢。

4. **单胺氧化酶**　主要存在于肝、肾等组织的线粒体，其含量依次为肝、心、肾、脑、肺、骨骼肌，血小板和胎盘中也含有单胺氧化酶，能使各种内源性胺类如儿茶酚胺和外源性胺类如 5-羟色胺氧化灭活。

5. **羧基酯酶和酰胺酶**　主要存在于肝、血浆及其他组织中。主要催化脂类和酰胺的水解。

6. **各种功能基的转移酶**　主要存在于肝细胞的细胞质、内质网、线粒体，以及许多器官组织的细胞质中。常见磺酰基转移酶、谷胱甘肽 S-转移酶、甲基转移酶、乙基转移酶。

肠道菌群的代谢潜能与肝脏相当，肠道微生物群编码大量的酶类参与人体药物代谢，这些酶对药物转化有着不可忽视的影响。传统观点认为药物主要代谢器官是肝脏，但越来越多的证据表明药效个体差异和副作用与肠道微生物密切相关。经过肠腔的食物和药物残渣都是肠道微生物代谢酶的潜在底物。

肠道细菌参与药物代谢,其中细菌的药物代谢酶起到核心作用。例如治疗炎性肠病的柳氮磺吡啶需在肠道菌群作用下还原成美沙拉秦和磺胺吡啶,进而发挥抗炎作用,这个过程是依赖于肠道细菌的偶氮还原酶实现的。大肠细菌中的迟缓埃格特菌(*Eggerthella lenta*)可以将地高辛转化为无活性形式的二氢地高辛,这种效应是通过改变菌株所携带的强心糖苷还原酶实现的。再如肠道微生物所产生的β-葡萄糖醛酸苷酶可将灭活的伊立替康重新转化为活性成分。这三个例子代表了肠道微生物直接代谢药物的三种形式,这些化合物修饰可以导致它们的活化(磺胺嘧啶)、失活(地高辛)或中毒(伊立替康)。肠道菌群还可产生β-内酰胺酶和酰胺酶,β-内酰胺酶主要由革兰氏阴性杆菌及部分革兰氏阳性细菌产生,酰胺酶主要由部分需氧菌产生,这些酶在抗生素的代谢中发挥重要作用。

人体肠道微生物种类复杂、产酶丰富、代谢活动旺盛。药物代谢酶及其底物的研究目前仍处于积累阶段,Walsh 等学者总结了可经微生物酶代谢的常用药物(表 5-1),其中涵盖了抗生素(甲硝唑)、抗血小板药物(阿司匹林)、解热镇痛药(双氯芬酸)及镇静药物(苯二氮䓬)等。

表 5-1　微生物代谢酶参与的药物代谢

细菌来源的药物代谢酶	酶功能	作用底物	参考文献
β-葡萄糖醛酸苷酶	从肝脏 2 期代谢物中去除葡萄糖醛酸部分	伊立替康(SN-38 葡萄糖醛酸苷),非甾体消炎类药物吲哚美辛和双氯芬酸	Yamamoto 等(2008)、Saitta 等(2014)
偶氮还原酶	偶氮键或醌键的还原	含偶氮的药物,例如奥沙拉嗪(美沙拉秦前体);硝基呋喃抗生素,例如,呋喃西林和呋喃妥因;含酯的前药	Ryan(2017)
羧酸酯酶	含有相应游离酸的药物的水解酯、硫酯、酰胺或氨基甲酸酯,水解酯与羧酸	阿司匹林;含酯前药	Imai(2010)、Laizure 等(2013)、Kim 等(2016)
硝基还原酶	去除硝基	甲硝哒唑、苯二氮䓬类	Koch 等(1979)、Elmer(1984)、Takeno(1990)
N-乙酰转移酶	将乙酰基转移至伯芳基胺、肼和 N-羟基化代谢物的氮或氧原子	美沙拉秦	Van Hogezan 等(1992)、Deloménie 等(2001)
β 裂解酶	在肝产生的半胱氨酸-S-缀合的代谢物中裂解 C-S 键	半胱氨酸结合的代谢物,硫和硒代半胱氨酸衍生物的生物活化	米科夫(1994)
硫酸酯酶	利用甲酰甘氨酸水解硫酸酯	硫酸酯肝代谢物	Ulmer 等(2014)、Koppel 等(2017)

引自 Walsh J. Drug-gut microbiota interactions:implications for neuropharmacology. 2018, Br J Pharmacol

肠道微生物群与人体经过长期共同进化取得了和谐的关系,肠道微生物通过分泌药物代谢酶、生成代谢产物及调节肝脏或肠道中药物代谢酶的基因表达参与或干扰药物代谢,深入了解肠道微生物对药物代谢的影响有助于我们更好地维护这种和谐共存。

第三节　肠道微生物对药物活性及毒性的影响

肠道微生物可通过其分泌的药物代谢酶、生成的代谢产物及修饰宿主肝脏或肠道组织中的药物代谢酶的基因表达而参与或干扰药物的代谢。因此肠道微生态可能影响某些药物的活性,抑或增加一些药物的毒性。其作用机制主要分为以下几类:

（一）肠道微生物对药物代谢的影响

肠道微生物通过分泌药物代谢酶对药物代谢产生影响。

1. **偶氮还原酶**　偶氮还原酶广泛存在于人体肠道微生物群落的菌属中，可参与多种药物的代谢过程。含有偶氮键的前体药物经口服给药后，需经肠道微生物群落生物活化，即通过偶氮还原酶还原偶氮键后才可转化为具有生物活性的化合物，进而产生治疗作用。

柳氮磺吡啶、巴柳氮钠和奥沙拉秦是治疗溃疡性结肠炎的药物，均为含有偶氮键的美沙拉秦类药物。这类药物的效力依赖于偶氮还原酶破坏偶氮键，将药物分解，释放出有效成分美沙拉秦，从而产生抗炎活性。

2. **β-葡萄糖醛酸苷酶**　β-葡萄糖醛酸苷酶是由人肠道微生物群落产生的一种通用酶家族，可影响很多药物、食物和内源性代谢的生物活性和毒性。

伊立替康是一种结直肠癌化疗药物，该药物的疗效和不良反应可以被肠道菌群改变。伊立替康进入人体后经肝脏二次代谢转化为 SN-38 葡萄糖醛酸苷（SN-38 glucuronide，SN-38G）。失活的 SN-38G 通过胆汁分泌进入肠道，再被肠道微生物群落产生的 β-葡萄糖醛酸苷酶重新转化为 SN-38，SN-38 对肠上皮细胞有毒性，引起黏膜下炎性反应，进而导致严重腹泻。而通过给予抗生素抑制肠道微生物群落对 SN-38G 的代谢，可显著降低伊立替康的肠道毒副反应。另外还可以通过加用 β-葡萄糖醛酸苷酶抑制剂，减少 SN-38G 的代谢，从而降低伊立替康诱导的腹泻发生率和保护肠道组织。伊立替康的肠道毒性受肠道微生物群落影响是肠道微生态对药物代谢影响的一个经典例子。

非甾体类抗炎药物是一类解热镇痛药物，如双氯酚酸、吲哚美辛、酮洛芬，这类药物的葡萄糖醛酸化产物可被肠道菌群产生的 β-葡萄糖醛酸苷酶水解成为具有毒性的苷元，肠道苷元的蓄积不仅引发肠道不良反应，且因苷元的肠肝循环，也增加了药物的肝脏毒性。用抗生素抑制 β-葡萄糖醛酸苷酶可减少吲哚美辛的重吸收，加快了药物清除，缩短了半衰期，可增加药物的耐受性。

3. **强心苷还原酶**　地高辛是一种强心苷类药物，临床上主要用来治疗充血性心力衰竭和心房颤动，其治疗血药浓度范围窄，生物利用度的微小变化即可能导致出现毒性反应。迟缓埃格特菌是一种肠道厌氧菌，含有细胞色素编码操纵子，也被称为"强心苷还原酶（cardiac glycoside reductase，CGR）"操纵子，CGR 操纵子阳性的迟缓埃格特菌菌株可灭活地高辛。对于携带 CGR 操纵子阳性迟缓埃格特菌的患者，接受抗生素治疗期间可能会暂时阻断无活性代谢物二氢地高辛的生成，从而使血液中地高辛的暴露量增加，从而出现毒性反应，而在无抗生素干预时，则存在地高辛疗效不佳的问题。另外，还发现精氨酸可以阻断迟缓埃格特菌菌株对地高辛的灭活，增加其疗效。

4. **硝基还原酶**　硝西泮属于苯二氮䓬类药物，具有抗焦虑、催眠、抗惊厥等作用。肠道微生物可产生硝基还原酶，可将之代谢为 7-氨基硝西泮，它是一种致畸物质，增加了毒性作用。而抗生素治疗可以降低硝西泮诱导的大鼠致畸性，在氯硝西泮、米索硝唑的代谢中均发现了类似的作用。

甲硝唑是一种抗原虫及细菌的药物，发挥作用主要靠细菌产生的硝基还原酶将其还原成 N-(2-羟乙基)-草酸和乙酰胺，小鼠盲肠中的产气梭菌可增加甲硝唑的还原作用，促进了甲硝唑的代谢，从而增加毒性。

5. **磷酸吡哆醛酪氨酸脱羧酶及钼依赖性脱氢酶**　脱羟基和脱羧反应代谢通路是肠道菌群的一种生物转化能力。一个经典的例子是左旋多巴的脱羟基化和脱羧反应代谢通路。肠道微生物可能参与药物的代谢，但在患者中负责该活性的生物体、基因和酶及它们对宿主靶向药物的抑制的易感性是未知的。如由粪肠球菌的磷酸吡哆醛依赖性酪氨酸脱羧酶将左旋多巴转化为多巴胺，然后由迟缓埃格特菌的钼依赖性脱羟酶将多巴胺转化为间酪胺。而一种化合物 (S)-α-氟甲基酪氨酸可以抑制帕金森病患者体内菌群的这些酶的活性，并且将该化合物用于小鼠后，能够提高机体对左旋多巴的生物利用度。

（二）肠道微生物的代谢物对药物代谢过程的影响

肠道微生物的代谢物可以干扰药物代谢过程。

对甲苯酚是肠道微生物群落的一种代谢物，是胞质磺基转移酶的竞争性底物，而磺基转移酶参与了对乙酰氨基酚的硫酸结合反应。

对乙酰氨基酚是一种解热镇痛药物,在人体内,约95%的对乙酰氨基酚与硫酸或葡萄糖醛酸结合而失活,剩下的经CYP450酶作用转化为对肝脏有毒性的代谢物N-乙酰对苯醌亚胺,代谢物经尿液排泄。高水平的对甲苯酚可与对乙酰氨基酚竞争性地结合胞质中的磺基转移酶,从而影响对乙酰氨基酚的硫酸结合反应,使乙酰氨基酚的代谢减慢,造成药物对肝脏毒性的增加。

(三)肠道微生物对药物代谢酶基因表达的影响

肠道微生物影响宿主肝脏和肠道组织中药物代谢酶的基因表达。

肠道微生物对宿主基因表达的影响可以是对肠道组织局部的影响、也可以是对肝脏的代谢基因的影响。在肝脏中表达差异最大的是编码CYP450酶的一组基因,戊巴比妥经静脉给药后由肝脏的CYP450酶代谢,无菌小鼠体内的CYP450酶表达较SPF级小鼠增加,因此可以更有效的代谢戊巴比妥。

第四节 肠道微生物代谢酶及作用底物数据库构建

人体肠道菌群种类多样,数量庞大,功能基因超过300万,其中包括丰富的代谢酶,有32万之多,远大于人体肝药酶种类。这些代谢酶具有生物酶的一般特性:高效、专一和多样性,它们广泛的参与人体药物代谢,对药效具有不可忽视的影响。至今有30多种临床常用药均是肠道菌群的作用底物。充分认识肠道菌群对药物的代谢情况,可以帮助医生更好地定制患者的治疗方案,或者为新药研发提供参考。

从个案的研究到高通量的筛选,微生物代谢酶及其底物不断涌现,归纳整理这些研究成果形成了专门的数据库。构建药物代谢酶数据库有三种思路:第一是整理现已经发现的微生物代谢酶和其底物的数据;第二是根据现有数据创建药物分析代谢预测模型,预测尚未发现的微生物和药物的相互作用关系;第三是通过高通量的方法主动寻找新的药物酶及其底物。下面根据这三种思路介绍三种在线资源。

最早的收录微生物代谢酶及其底物的数据库是药物微生物组学数据库,该数据库2012年由Ramy K. Aziz等建立。网址为http://www.pharmacomicrobiomics.org。该数据库基于1969年以来的菌群与药物相互作用的研究,记录了非抗生素药物与微生物相互作用关系。包含101种肠道菌群代谢酶的作用底物,其中有87种药物。该数据可以提供一些简单的查询功能,输入药物名称可以查到可能参与其代谢的菌群,输入某个菌种可以给出其能够修饰的药物。例如输入*Nitrazepam*,可以检索到这一信息:柔嫩梭菌(*Clostridium leptum*)能够通过硝基还原酶转化硝西泮,产生具有致畸作用的物质。查询柔嫩梭菌(*Clostridium leptum*)可以找到该细菌能够修饰的药物如三氟甲基喹啉、甲硝唑、硝西泮等。

DrugBug数据库是微生物代谢酶及底物的在线预测工具,由印度学者Vineet K. Sharma等创建。通过上传药物分子sdf/mol格式文件或者PubChem CID,系统自动鉴定其同源物,并且据此识别影响该药物的微生物及代谢酶。DrugBug基于大约491个肠道细菌编码的所有代谢酶(共324 697种)及其底物的分子(1 609种)特性构建。所有底物的分子信息被转换成指纹图谱,用于制备随机森林(random forest,RF)分类模型,它采用机器学习和化学信息学方法进行预测,具有75%的灵敏度和98%的特异性。

Drugbug通实非实验学方法的预测参与特定药代谢的微生物与其代谢酶。第一步就是去构建一个代谢酶的数据库,该库中包含了来自491个人肠道微生物的基因组,324 697个有酶学分类编号(enzyme commission,EC)的代谢酶。第二步是针对这些属于不同EC类别代谢酶的底物分子,构建了一个包含1 609个分子的底物数据库。这些底物分子作为机器学习数据集。基于机器学习可找出药物代谢相关微生物及其代谢酶。研究者可以按药物分子结构查询潜在的微生物及其代谢酶。

国内也有一个药物与微生物关系数据库,由深圳大学和中国矿业大学的研究者建立,简称微生物-药物关联数据库(MDAD),是最近开发的用于预测微生物药物靶标的数据库。MDAD数据库基本与pharmacomicrobiomics数据库类似,仅提供某些药物或微生物的查询功能。MDAD收集了5 055个条目,包括1 388种药物和824种不同的菌株相互作用关系,这些数据来自993项高质量的研究。研究者可以查询到靶药物是否受某种肠道菌株的影响,但是药物种类有限,有可能不包含其关心的药物。

借助高通量研究方法筛选细菌药物代谢酶和其潜在底物,探究菌群与药物相互作用,可比较全面的认识肠道菌群与药物关系。2019年5月*Science*杂志发布Zimmermann等研究成果,可以作为药物微生物组学研究的典范。该项研究报道了76种/株人肠道细菌对271种口服药物的体外代谢情况,其中2/3的药物可被至少1株菌代谢,每种菌株代谢活性与细菌类别和药物结构有关。研究者利用质谱技术鉴定细菌来源的酶以药物为底物产出的代谢物,确认了30个细菌酶可将20种药物转化为59种代谢物。将高通量遗传学和质谱技术相结合,可以系统地鉴定微生物药物代谢酶及其代谢产物。这些数据将是未来微生态代谢酶及作用底物数据库主要数据来源。

在最新技术进步的支持下,医学逐步迈向精确化,预计未来在药物治疗方案和药品说明书中将添加药物微生物学检测。药物研发也必然要考虑肠道菌群的影响。因此,微生物代谢酶及其底物数据库将更加受到青睐,同时期待未来更精确和完善的数据库出现。

（蒋　绚）

参 考 文 献

［1］ Sharma AK,Jaiswal SK,Chaudhary N,et al. A novel approach for the prediction of species-specific biotransformation of xenobiotic/drug molecules by the human gut microbiota. Sci Rep,2017,7(1):9751.

［2］ Wallace BD,Wang H,Lane KT,et al. Alleviating cancer drug toxicity by inhibiting a bacterial enzyme. Science. 2010,330(6005):831-835.

［3］ Zimmermann M,Zimmermann-Kogadeeva M,Wegmann R,et al. Mapping human microbiome drug metabolism by gut bacteria and their genes. Nature,2019,570(7762):462-467.

［4］ Alexander J,Wilson I,Teare J,et al. Gut microbiota modulation of chemotherapy efficacy and toxicity. Nat Rev Gastroenterol Hepatol,2017,14(6):356-365.

［5］ Saha JR,Butler VP,Neu HC,et al. Digoxin-inactivating bacteria:identification in human gut flora. Science. 1983,220(4594):325-327.

［6］ Haiser HJ,Gootenberg DB,Chatman K,et al. Predicting and manipulating cardiac drug inactivation by the human gut bacterium Eggerthella lenta. Science. 2013,341(6143):295-298.

［7］ Clayton TA,Baker D,Lindon JC,et al. Pharmacometabonomic identification of a significant host-microbiome metabolic interaction affecting human drug metabolism. Proc Natl Acad Sci U S A,2009,106(34):14728-14733.

［8］ Maini RV,Bess EN,Bisanz JE,et al. Discovery and inhibition of an interspecies gut bacterial pathway for Levodopa metabolism. Science. 2019,364(6445):eaau6323.

［9］ Hooper LV,Wong MH,Thelin A,et al. Molecular analysis of commensal host-microbial relationships in the intestine. Science,2001,291(5505):881-884.

［10］ Lundin A,Bok CM,Aronsson L,et al. Gut flora,Toll-like receptors and nuclear receptors:a tripartite communication that tunes innate immunity in large intestine. Cell Microbiol. 2008,10(5):1093-1103.

［11］ Hooper LV,Wong MH,Thelin A,et al. Molecular analysis of commensal host-microbial relationships in the intestine. Science. 2001,291(5505):881-884.

［12］ Sandler M,Goodwin BL,Ruthven CR. Therapeutic implications in Parkinsonism of m-tyramine formation from L-dopa in man. Nature. 1971,229(5284):414-415.

［13］ Walsh J,Griffin BT,Clarke G,et al. Drug-gut microbiota interactions:implications for neuropharmacology. Br J Pharmacol,2018,175(24):4415-4429.

［14］ Wallace BD,Wang H,Lane KT,et al. Alleviating cancer drug toxicity by inhibiting a bacterial enzyme. Science,2010,330(6005):831-835.

第六章

肠道微生态研究与动物模型

第一节 肠道微生态研究常用模型及研究进展

实验动物,是指经人工饲育,对其携带微生物实行控制,遗传背景明确或者来源清楚的用于科学研究、教学、生产、鉴定及其他科学实验的动物。人类疾病动物模型,是指在医学研究中建立的具有人类疾病模拟表现的实验对象和相关材料。人类各种疾病的发生、发展是十分复杂的,但以人作为实验对象来研究具有许多局限性,且许多实验也受到伦理限制,不可能也不允许在人体上进行实验。利用动物来复制疾病模型加以研究,可克服上述不足,且具有以下优势:避免了临床实验的局限性;有利于对发病率低、潜伏期或病程长的疾病的研究;可增加方法学的可比性;取材方便、简化,同时获得大量的实验材料,有助于全面认识疾病的本质。在肠道菌群研究领域,模型动物应用和实验结果的动物实验验证非常重要,许多疾病的研究都是通过动物模型开展。目前常用的动物模型有小鼠、大鼠、猪,以及灵长类动物模型。

实验动物必须具备以下三个特点:①从遗传控制角度,实验动物必须是来源清楚、人工培育、遗传背景明确的动物;②从微生物控制角度,所有实验动物携带的微生物、寄生虫都是在人工严格控制之下的;③从应用角度,培育实验动物的最终目的都是用于科学实验。实验动物模型的选择和评估要遵循相似性、适用性、可重复性、可靠性、可控性和易行性等原则。

人类疾病动物模型种类很多,可按不同情况进行分类。按照其遗传特点可分为近交系、突变系、杂交一代(F1)和封闭群(远交系);按产生原因可分为自发性和诱发性动物模型;按系统范围分类可分为消化、呼吸、心血管、神经、血液、内分泌、骨骼等;也可按学科分类如内、外、妇、儿、皮肤、五官等;按模型对象分类可分为整体动物、离体器官和组织、细胞株。本文简要介绍与人体肠道菌群和疾病相关的动物模型及其研究应用。

(一) 消化系统疾病动物模型

1. 炎性肠病(inflammatory bowel disease,IBD)动物模型 目前常用的 IBD 动物模型有自发性 IBD 模型、外源刺激诱导的 IBD 模型、通过基因敲除的 IBD 模型、通过细胞移植诱导的 IBD 模型、中医 IBD 动物模型、肝螺杆菌型动物模型、蠕虫 IBD 动物模型等。不同模型的致病机理不同,各自有不同的特征和研究方向。但目前没有一种动物模型完全模拟人类发病。

2. 肠易激综合征(irritable bowel syndrome,IBS)动物模型 现有的 IBS 动物模型主要分为以中枢为靶点的刺激(社会、心理因素)制成的 IBS 动物模型和以外周为靶点的刺激(肠道炎症、感染)制成的 IBS 动物模型。但目前没有公认性和重复性较好的 IBS 动物模型,且 IBS 动物模型主要集中在斯泼累格-多雷(Sprague-Dawley,SD)大鼠且没有明显的生物学标志。随着对 IBS 发病机制的研究越来越深入,IBS 动物模型会有新的造模突破口和研究方向。

(二) 代谢系统疾病动物模型

1. 糖尿病动物模型 当前应用广泛的糖尿病小鼠模型主要有自发性糖尿病小鼠模型、实验性糖尿病小鼠模型和基因工程糖尿病小鼠模型。自发性糖尿病小鼠模型是指未经任何有意识的人为处置,在自然条件下发生糖尿病的小鼠模型。有 ob/ob 小鼠、NSY(Nagoya Shibata Yasuda)小鼠和 M16 小鼠等品系。其优点是应用价值较高,但其价格昂贵,饲养条件严格,因而没有广泛应用。实验性糖尿病小鼠模型是采用化学药物人为的破坏胰腺细胞,模拟环境因素对糖尿病的影响。其优点是成本低,操作简便,因而应用最为广泛。基因工程糖尿病小鼠模型是指人为地对动物的基因组进行修饰或改造如基因敲除,适合研究某一基因对糖尿病发病的影响。

大型糖尿病实验动物针对的动物品系主要有犬、猴、猪、兔等。其中猫和犬的糖尿病模型通常涉及胰腺摘除,常用于糖尿病药物实验。小型猪从生理学角度、解剖学特征及代谢等方面都跟人很接近,是糖尿病模型的理想实验动物。国内的小型猪糖尿病模型有中国广西巴马小型猪、中国农大小型猪、中国贵州小型猪、中国西藏小型猪。

2. 肥胖动物模型　目前最常用的肥胖动物模型包括遗传性肥胖动物模型和食物、谷氨酸钠(monosodium glutamate,MSG)及金硫葡萄糖(gold thioglucose,GTG)所诱导的肥胖动物模型。MSG 诱导的肥胖动物模型是在新生小鼠或大鼠皮下注射 MSG 使其肥胖。GTG 诱导的肥胖动物模型是在成年小鼠腹腔内注射 GTG 使其肥胖。

(三) 精神疾病动物模型

1. 阿尔茨海默病(Alzheimer's disease,AD)动物模型　阿尔茨海默病动物模型分为转基因动物模型与非转基因动物模型。AD 转基因动物模型是将基因组导入外源性基因,从而在染色体基因组中稳定整合、表达,并遗传给后代,进而引起相关的病理改变或临床表现。常见的突变基因有前类淀粉蛋白质(amyloid precursor protein,APP)、早老素-1(presenilin-1,PS-1)、PS-2,以及 tau 蛋白编码基因。非 AD 转基因动物模型包括胆碱能神经损伤的 AD 动物模型、诱导的 AD 动物模型、D-半乳糖(D-gal)模型和快速老化小鼠模型等。

2. 帕金森病(Parkinson's disease,PD)动物模型　帕金森病是一种常见的神经系统退变性疾病,建立合适的 PD 动物模型是研究的重要内容和工具,可以有力地推动 PD 研究的发展。目前已建立多种 PD 动物模型,主要是神经毒剂损伤模型和转基因模型,前者包括 1-甲基-4-苯基-1,2,3,6-四氢吡啶(1-methyl-4-phenyl-1,2,3,6-tetrahydropyridine,MPTP)小鼠模型,6-羟基多巴胺大鼠模型,以及利血平、鱼藤酮、百草枯致大鼠和小鼠模型,后者主要是鼠和果蝇的转基因模型等。

(四) 肿瘤动物模型

研究肿瘤使用的动物模型有自发性肿瘤动物模型、诱发性肿瘤动物模型、移植性肿瘤动物模型和转基因肿瘤动物模型。实验动物模型与其模拟的人类肿瘤在分子、组织学及生物学特性方面有许多共同性,可以用于肿瘤发病机制研究、肿瘤治疗药物的筛选及肿瘤的基因治疗。

1. 结直肠癌(colorectal cancer,CRC)动物模型　结直肠癌是消化道恶性肿瘤之一。诱发性 CRC 模型常用的诱导剂是二甲肼(1,2-dimethylhydrazine,DMH)和氧化偶氮甲烷(azoxymethane,AOM)。移植肿瘤 CRC 模型主要研究肿瘤防治及转移机制。目前在抗肿瘤药的实验中,常用的是将诱导法和移植肿瘤法相结合进行造模。

2. 黑色素瘤动物模型　黑色素瘤的研究中以移植性肿瘤动物模型最为常见,具体分为外科标本移植模型及细胞株移植模型,常用动物有小鼠、大鼠、兔、猪和恒河猴,其中应用最广泛的是小鼠,包括 BALB/c、C57BL、DBA/2 和裸小鼠等。

第二节　动物肠道微生态系统的特殊性

肠道微生态系统是人体和动物各已知微生态系统中最为复杂的系统之一,它具有如下特点:第一,具有特定的时间(动物生命的一生)和空间,包括动物机体本身和其所处的环境、营养和药物等相互作用,系统虽小却又复杂多变;第二,具有开放性,肠道与外界直接沟通,并与机体的其他器官系统相通,因此肠道中的内容物随时都可与外界环境或其他器官系统进行物质、能量或信息的交流;第三,处于动态平衡之中,动物的生长、发育、繁殖、衰老及日常活动、所处环境变化,肠道微生态系统也随之不断变化,并且每一阶段的活动都有一定的规律可循,所以又是相对稳定的、处于动态平衡之中。

在不同个体间,肠道微生物在组成分类与数量比例等方面存在异质性,这种差异的大小受饮食、药物、卫生习惯、生活方式等外部环境因素不同程度的影响。此外,它还可以与宿主基因进行相互作用,从而形成相互依赖、相互制约、协调发展的复杂调控网络。因此,肠道微生物群具有构成组分复杂与动态变化的生物学特征,而且在不同的肠道部位也存在异质性。正是这种内外因素协同作用的机制体现了肠道微生物群结构与功能的特殊性,导致了不同个体在疾病易感与治疗等方面可能存在较大差别。

一、不同动物的肠道微生态特征

(一) 不同等级实验动物的肠道微生态特征

实验动物包括小鼠、大鼠、豚鼠、田鼠、沙土鼠、兔、狗、猫、猪、鸡、鸭、鸽、羊、猴、蛙、蛇等多种动物。系经过选择,把某些有特殊生物特性与基因的上述动物,经过长期培育,在隔离系统控制环境的饲养条件下,按一定的标准规程进行生产,要求其遗传背景清楚,模型性状显著与相对稳定,并具有纯度高、敏感性强等特点,还要求不携带病原微生物,或虽有某些已知微生物,但不影响有关实验的动物。现在世界上培育成功并能大量生产的实验动物,按微生物控制的程度,将实验动物分为四个等级即常规动物、清洁动物、无特殊病原体动物和悉生动物。这四个微生物等级的具体标准详见表6-1、表6-2和表6-3。

表6-1 实验动物微生物检定等级标准

动物等级	病原菌	动物种别							检验方法	
		小鼠	大鼠	豚鼠	地鼠	兔	狗	猴	分离培养	免疫诊断
常规动物	单核细胞性李斯特菌 *Listeria monocytogenes*	○	○	○	○	○			△	
	沙门菌 *Salmonella spp.*	○	○	○	○	○			△	
	假结核耶尔森菌 *Yersinia pseudotuberculosis*	○	○	○	○	○			△	△
	犬种布鲁氏菌 *Brucella canis*						○		△	△
	志贺菌 *Shigella spp.*							○	△	
	结核分枝杆菌 *Mycobacterium tuberculosis*							○	△	△
	皮肤真菌 *Dermatophyte*	○	○	○	○	○	○	○		
清洁动物（包括以上病原菌）	多杀巴斯德菌 *Pasteurella multocida*	○	○	○	○	○			△	
	支气管败血鲍特菌 *Bordetella bronchiseptica*	○	○	○	○	○			△	
	念珠状链杆菌 *Streptobacillu moniliformis*	○	○	○					△	
	小肠结肠炎耶尔森菌 *Yersinia enterocolitica*	○	○	○	○	○	○		△	
	肺炎支原体 *Mycoplasma pulmonis*	○	○						△	
	溶神经支原体 *Mycoplasma neurolyticum*	○							△	
	关节支原体 *Mycoplasma arthritidis*		○						△	
	鼠棒状杆菌 *Corynebacterium murium*	○							△	△
	泰泽氏菌 *Bacillus piliformis*	○	○	○	○	○	○			△
无特殊病原体动物（包括以上病原菌）	嗜肺巴斯德菌 *Pasteurella pneumotropica*	○	○	○	○	○				
	肺炎克雷伯菌 *Klebsiella pneumoniae*	○	○	○	○	○				
	金黄色葡萄球菌 *Staphylococcus aureus*	○	○	○	○	○				
	肺炎链球菌 *Streptococcus pneumoniae*	○	○	○	○	○				
	化脓性链球菌 *Streptococcus pyogenes*	○	○	○	○	○				
	铜绿假单胞菌 *Pseudomonas aeruginosa*	○	○	○	○	○				

空位示该种微生物不需排除或无此检测方法;○示该动物种别存在该种微生物;△示该种检验方法可以用于该种微生物

表6-2 啮齿类实验动物的病毒等级标准

动物等级	病毒种别	动物种别			
		小鼠	大鼠	豚鼠	地鼠
常规动物	淋巴细胞性脉络丛脑膜炎病毒 LCM	○	○	○	○
	流行性出血热病毒 *Epizootic hemorrhagic fever virus*	○	○		
	鼠痘病毒 *Ectromelia virus*	○			
清洁动物（包括以上病毒）	小鼠肝炎病毒 Mouse hepatitis virus	○			
	猴病毒5 Simian virus 5			○	○

续表

动物等级	病毒种别	动物种别			
		小鼠	大鼠	豚鼠	地鼠
无特殊病原体动物（包括以上病毒）	仙台病毒 Sendai virus	○	○	○	○
	小鼠肺炎病毒 Pneumonia virus of mice	○	○	○	○
	呼肠孤病毒 3 型 Reovirus 3	○	○	○	○
	小鼠脑髓炎病毒 Mouse Encephalomyocardiris virus	○	○	○	○
	小鼠腺病毒 Mouse Adenovirus	○	○		
	K 病毒 K virus	○			
	小鼠微小病毒 Minure virus of mice	○			
	多瘤病毒 Polyoma virus	○			
	小鼠脑心肌炎病毒 Mouse encephalomyocarditis virus	○	○		
	Toolan 氏病毒 Toolan's virus		○		
	大鼠 Kilham 氏病毒 Kilham's rat virus		○		
	大鼠冠状病毒 Rat corona virus		○		
	大鼠涎泪腺炎病毒 Sialodacryoadenis virus		○		
悉生动物（包括以上病毒）	新生小鼠流行性腹泻病毒 EDiM	○			
	胸腺病毒 Thymic virus	○			
	乳酸脱氢酶病毒 Lactic dehydrogenasc virus	○			
	小鼠巨细胞病毒 Mouse cytomegalo virus	○			
	大鼠巨细胞病毒 Rat cytomegalo virus		○		
	豚鼠巨细胞病毒 Guineapig cytomegalo virus			○	
	豚鼠疱疹病毒 Guineapig herpes virus			○	

空位示该种微生物不需排除或无此检测方法；○示该动物种别存在该种微生物

表 6-3　实验兔、猫、狗、猴的病毒等级标准

动物等级	病毒种别	动物种别			
		兔	猫	狗	猴
常规动物	狂犬病毒 Rabies virus		○	○	
	B 病毒 B virus				○
清洁动物（包括以上病毒）	猫泛白细胞减少症病毒 Feline panleukopenia virus		○		
	犬细小病毒 Canine parvovirus			○	
	猴泡沫病毒 Simian spuma virus				○
	猴病毒 40 Simian virus 40(SV40)				○
无特殊病原体动物（包括以上病毒）	狗病毒性肝炎病毒 Canine viral hepalitis virus	○		○	
	兔痘病毒 Rabbir pox virus	○			
	兔轮状病毒 Rabbi rora virus	○			
	兔疱疹病毒 Rabbit herpes virus				
	兔冠状病毒 Rabbir corona virus				
	猫轮状病毒 Feline rota virus		○		
	猫冠状病毒 Feline corona virus		○		
	猫嵌杯样病毒 Feline calici virus		○		
	狗轮状病毒 Canine rora virus			○	
	狗疱疹病毒 Canine herpes virus		○		
	狗瘟热病毒 Canine distemper virus			○	
	猴痘病毒 Simian Pox virus			○	○
	猴轮状病毒 Simian rota virus				○
	猴腺病毒 Simian adeno virus				○

空位示该种微生物不需排除或无此检测方法；○示该动物种别存在该种微生物

以上四个等级的动物,所含微生物的种类、数量或有无各不相同,其特征概括如下:

1. **常规动物(conventional animal,CV)** 在开放条件下饲养,易遭外部微生物的感染。不携带所规定的人畜共患病病原体和动物烈性传染病病原体,要求没有单核细胞增多性李氏杆菌、沙门菌、假结核耶尔森菌、犬布氏杆菌、志贺菌、结核分枝杆菌和皮肤真菌共7种病原菌。啮齿类实验动物要求没有淋巴细胞性脉络丛脑膜炎病毒、流行性出血热病毒和小鼠鼠痘病毒。猫、狗要求无狂犬病病毒,猴要求无EB病毒。

2. **清洁动物(clean animal)** 也叫普通化的(conventionalized)或非无菌的(EX-germ free)动物。这种动物饲养在屏障系统内,以防环境中的微生物感染。这类动物除普通动物要求排除的病原外,应不携带对动物危害大和对科学研究干扰大的病原体,要求没有出血败血性巴氏杆菌等人畜共患病和主要传染病病原体。啮齿类实验动物要求没有鼠肝炎病毒和猴病毒。猫、狗、猴要求没有猫泛白细胞减少症病毒,犬细小病毒、猴泡沫病毒及猴病毒。

3. **无特定病原体(specific pathogen free animal,SPF)动物** SPF动物是指除清洁动物应排除的病原体外,不存在某些特定的具有病原性或潜在病原微生物的动物,要求饲养在屏障系统内。例如为了排除某些菌如假单胞菌属、变形杆菌属、克雷伯菌属的干扰,可通过无菌动物与这些菌以外的正常微生物群相联系制成SPF。这类动物除与清洁动物要求没有的微生物相同外,实验动物要求没有嗜肺巴氏杆菌、肺炎克雷伯菌、金黄色葡萄球菌、肺炎链球菌、乙型溶血性链球菌及铜绿假单胞菌等6种病原菌。啮齿类实验动物要求没有仙台病毒、小鼠肺炎病毒、呼肠孤病毒Ⅲ型、小鼠细小病毒等13种病毒。兔、猫、狗、猴要求没有传染性犬肝炎病毒、兔出血症病毒、猫冠状病毒和猴腺病毒等14种病毒。

4. **悉生动物(gnotobiotic animal,GN)** 其概念来源于无菌动物(germ free animal,GF),是使特定的微生物定居于无菌动物的动物,可以说是一种动物与微生物的复合体,也饲养于隔离器中,饲养方法与无菌动物相同;包括无菌动物及单联、双联和多联动物。无菌动物与一种已知微生物相联系叫单联悉生动物(monoxenic animal),与两种已知微生物相联系叫双联悉生动物(dixenic animal),相应地,与三种微生物相联系叫三联悉生动物(trixenic animal),与多种叫多联悉生动物(polyxenic animal),由于这种动物是有菌的,所以隔离器内也有这种微生物的存在。

(二)代表性动物模型的肠道微生态特征

1. **小鼠** 小鼠作为模式动物,被广泛应用于制作各种人类疾病模型。小鼠的肠道微生态在门水平上与人的肠道微生态相似性大于猪、驴等。在小鼠肠道内,不同肠段的微生物种类和分布特点不同。小鼠大肠内菌门和菌属的相似度大于小肠,这是因为大肠是封闭的且各段功能类似。小鼠小肠内的优势菌属为链球菌、大肠埃希菌、梭菌等,大肠内的优势菌属为螺杆菌、真细菌等。

2. **斑马鱼** 斑马鱼作为新型的模式动物,具有易于饲养、产卵量大、便于研究等优点。斑马鱼肠道的组织和功能与哺乳动物相似。斑马鱼的肠道微生物可合成并向宿主提供大量的生物素以满足机体需求。

3. **猪** 猪在解剖学和生理学方面与人相似,是研究医学的重要模式动物。猪小肠内细菌数目较少,优势菌群是乳杆菌和双歧杆菌。大肠是猪微生物活动的主要场所,优势菌群是厚壁菌门中的梭菌Ⅳ群、ⅩⅣ群和拟杆菌门细菌。

4. **鸡** 鸡肠道菌群的组成不是一成不变的,而是随着年龄的增长而改变。高日龄的鸡比低日龄的鸡肠道菌群组成要复杂。刚孵化的小鸡肠道内是无菌的,小肠微生物菌群大概在2周内建立,盲肠微生物菌群在40天左右建立并趋于稳定。回肠在14日龄前肠道菌群结构和盲肠相似,随后发育为明显不同的菌群结构。

5. **猴** 目前研究最透彻的猴是恒河猴,恒河猴肠道的主要优势菌群是以梭形杆菌为主的厚壁菌门细菌,另外也有放线菌门、拟杆菌门和螺旋体门细菌。短尾猴肠道菌群的优势门类是厚壁菌门和拟杆菌门,这些菌群有利于短尾猴消化来源于植物中的食物。

二、动物模型在人类疾病研究中的局限性

由本书前述章节可知,人体肠道菌群在出生后就开始定植,在婴儿时期逐渐建立,在成年时期达到稳

定状态,老年时期逐渐退化。成人肠道微生物数量达到 $10^{12} \sim 10^{14}$ 个,主要包括细菌群、真菌群、古菌群、病毒群、原虫等,其中数量最多的是细菌群。细菌群主要由厌氧菌、兼性厌氧菌和需氧菌组成,其中专性厌氧菌占99%以上。人体内的肠道菌群并不是均匀分布的,其种类和数量在不同肠段是不同的。以厌氧菌为主的优势菌群,一般生存在清除速率较低、营养丰富的肠段,如结肠,所以菌群密集度和多样性高;而兼性或需氧菌群一般生活在清除速率高的肠段,如小肠近端。结肠细菌浓度高达 $10^{11} \sim 10^{12}$ CFU/ml,其中厌氧菌是需氧菌的 $10^3 \sim 10^4$ 倍,主要菌种为粪杆菌属、双歧杆菌属和真杆菌属。大肠中细菌浓度远高于小肠,其主要原因是大肠蠕动缓慢且内环境有利于细菌的大量繁殖。且在同一肠段内,不同空间的细菌分布也不尽相同。

虽然通过动物模型研究已经明确肠道菌群对动物疾病、健康状况的影响,但要确定人体肠道菌群对人类疾病、健康状况的作用仍然存在困难。实验动物的肠道菌群组成及代谢活性与人体肠道菌群存在显著差异,不同肠道部位优势菌群的种属分类与数量比例在人和动物之间及不同动物之间存在较大差异。不同动物不仅具有各自的生理代谢特点,而且保留了各自专属的肠道微生态特征,这是宿主与微生物紧密联系、共同进化的结果。因此,利用不同动物造模研究人类疾病的过程必然会受动物种属的肠道微生态的影响,这将导致模型制作的失败或者利用该模型研究人体疾病所获结论与实际情况大相径庭。

为解决这个问题,了解微生物菌群与其宿主之间的相互作用关系,首先必须消除环境中微生物和消化道中其他菌群成分的干扰,这就需要应用无菌动物和源于无菌动物的悉生动物模型。将人体肠道菌群移植到无菌动物体内,即人源化菌群动物(human-floral-associated animal,HFA),可以为研究人体肠道菌群生态系统及代谢提供一个更好的模型。

此外,为了精准研究人类疾病与肠道微生物及宿主基因表达的相互作用,我们需要制作一个独特的动物模型,方便将人类疾病与人体肠道微生物都融合在该模型上,从而充分模拟或再现患者"内外双因素"(即基因组与宏基因组)共同作用的结果。除了动物属性肠道微生态的影响,动物的免疫系统与人类相比也存在较大差异,因此,目前人类利用基因工程技术已经制造了重度免疫缺陷小鼠等模型。对该类动物模型进行无菌化处理,从而为人类"疾病-肠道微生态-免疫系统"三者之间互作关系的研究提供更为理想的动物模型。

第三节 无菌动物模型特征

无菌动物是指体内外无可检出一切生命体的动物,即利用现有检测技术在动物体内外的任何部位均检测不出任何活的微生物和寄生虫的动物,是一种特殊的模型动物。无菌动物一般通过全子宫切除术、子宫切开剖宫产、胚胎移植或无菌孵化等技术获得,持续利用无菌饲养技术维持于无菌隔离器。无菌隔离器的特殊屏障环境,一切进入无菌隔离器内的空气、饲料、垫料和饮水必须经过严格的灭菌处理,可使动物避免受到环境中微生物的污染,保持其无菌状态。用已知微生物接种无菌动物,就可使其成为悉生动物。

从微生物学的观点看,通常实验动物的体内和体外带有寄生虫,体内还常带有细菌和病毒,而且还都难于排除某些潜在的传染病。此外,普通实验动物的血清中含有抗体。所以用普通动物进行医学科学研究,将会存在各种各样的干扰,实验结果往往不确切。使用无菌动物可以克服普通实验动物所存在的缺点,使实验结果更加正确可靠。然而,由于目前对病毒、支原体、衣原体及某些寄生虫仍存在检测技术问题,所以实际工作中的无菌动物,一般只是指不携带任何细菌的动物。随着科学技术的发展,现在认为是无菌的动物或许将来可以检出微生物和寄生虫而不是无菌动物,因而这个"无"是相对而言的。到目前为止,尚未确立无菌动物的微生物检定法,因此,研究者的检定方法各式各样,其中病毒和立克氏体的检查尚有相当多的问题。例如,在无菌动物中供实验室使用最多的无菌小鼠,用电子显微镜检查证明,胸腺细胞中仍有存在鼠白血病病毒的例子,因而,现在的所谓无菌动物,指动物体内外未能检出细菌、真菌、原虫、内外寄生虫的动物较妥当。

无菌隔离罩系统内饲养的无菌动物,可以成功地活下来,有的还可传代。无菌大鼠、小鼠及豚鼠在罩内已可传许多代。可以认为,无菌动物生活得不如普通动物那样好。这是因为饲料环境和物理环境,无论如何也无法达到与普通动物一样。大多数描述无菌动物的观察来源于大鼠,其次来源于小鼠、猪、狗、鸟类或其他动物。只要饲料配备适当,无菌动物发育正常,外观和普通动物相同,但是其机能、结构和普通动物有很大的不同,特别是那些与微生物接触密切的解剖部位,其差别就更明显。

一、形态学特征

(一) 小肠特征

无菌动物消化系统主要变化在肠道,与微生物的缺失有密切联系。许多无菌鼠的小肠肠壁变薄。组织学检查证明,这种差别主要是因为结缔组织的减少,特别是基底层的变薄尤为明显。由于缺乏细菌攻击,肠内的网状内皮系统的组分也明显减少。肠黏膜绒毛结构有明显的改变,无菌的小鼠、大鼠的绒毛变细、变尖,如同手指样。细菌的存在可加速上皮细胞的脱落与再生,而无菌鼠变缓慢。上皮细胞本身的结构也有改变,多呈杯状,刷状缘模糊不清,微绒毛变短。与无菌鼠比较,普通鼠实际上存在着一个"轻度炎症"状态,尽管这是正常的表现。

细菌的存在,对小肠的消化与吸收有一定影响,例如无菌鼠小鼠的上皮细胞转换率减慢,这说明有较多的成熟细胞一直存在,它们含有大量的酶,这种酶主要是双糖酶。成年的普通大鼠所有的双糖酶活力均较低。在进行以悉生动物为手段的营养实验时,必须考虑由无菌动物取得肠壁形态学及功能学上变化的信息。

(二) 盲肠特征

无菌的啮齿类和家兔的盲肠都存在不同程度的膨大。对无菌小鼠进行解剖,能观察到最明显特点是盲肠比普通小鼠大 5~6 倍,观察其肠道肌层,也会发现它的肠道肌层很薄、肠黏膜绒毛有增多现象。无菌大鼠盲肠湿重(不含内容物)是普通大鼠的 5~10 倍,其盲肠增大可能是由于肠道缺乏必需的微生物群降解大分子酸性蛋白,使肠腔内胶体渗透压升高,盲肠沉积水分,水分生成大于吸收所致。当向无菌大鼠定植菌群后,可逆转盲肠膨大的现象。因此,这种组织学上的改变,肯定与微生物的存在有关。

无菌大鼠肠道微绒毛比正常大鼠细长规则,隐窝细胞更浅,盲肠肌壁较薄,肌层不发达,平滑肌张力减弱,肠蠕动减缓,易患肠套叠、肠粘连。但肝脏大小和结构无明显变化,主要呈现肝细胞体积较大,胞质丰富。无菌大鼠肠道的食糜通过率变缓慢,如果将其盲肠切掉,通过率便回快,可接近普通鼠的通过速度。无菌鸡的盲肠不膨大,其食物通过时间与普通鸡相同。无菌豚鼠与同龄普通豚鼠相比,盲肠均呈异常增大,淋巴结小,淋巴结髓质小,淋巴滤泡无或少见,肠壁肌层薄,肠绒毛细长等特点。

(三) 消化道物理特征

无菌动物消化道的物理特征与微生物的缺失有联系。肠内容物 pH 为碱性,Eh(溶液的氧化还原电位指标)多为阳性。这种情况是不同矿物质吸收类型的反映。无菌家兔与无菌豚鼠不能像其普通动物那样有效地利用饲料中的离子。无菌大鼠的钙代谢发生紊乱,尿中出现钙,这种情况与尿中的低磷与高枸橼酸盐有联系。无菌动物盲肠内容物的钠、氯、碳的浓度都低,但回肠末端的内容物与普通动物无差别。艰难梭菌(*Clostridium difficile*)能使这种离子增加,同时伴有盲肠的缩小。其他一些细菌如拟杆菌、肠球菌等也有同样作用。如果用阴离子交换树脂使盲肠内的氯离子增加,也可使盲肠缩小。但是,氯离子不是唯一因素,还有其他因素参与盲肠膨大机制,因为鸡的盲肠内容物即使氯离子低也不膨大。

许多专性厌氧或兼性厌氧菌都具有使无菌动物盲肠缩小的作用。不论单独地或组合地联系,一般都显示出一定影响。但近年来的实践证明,专性厌氧菌的作用更明显,这与普通动物盲肠微生物群中专性厌氧菌占绝对优势有关。

二、生理学特征

无菌动物由于体内外无其他微生物共同作用导致消化系统形态学发生较大的变化;由于无外来抗原的刺激,无菌动物的免疫系统处于不发达状态,特异性及非特异性免疫水平低下;由于无其他生命体作用,影响无菌动物的新陈代谢,致使无菌动物在生理生化多方面显示与普通动物不同。

（一）免疫功能

无菌动物与普通动物在免疫学方面明显不同,无菌动物由于缺乏微生物的刺激,其淋巴结与脾脏的发育都不如普通动物,因此,各种免疫反应也不同,但吞噬功能两种动物区别不大。血液中免疫球蛋白是机体受到抗原刺激后由浆细胞合成,它能与外来的特异性抗原起免疫反应保护机体,无菌豚鼠的免疫系统处于休眠状态,没有接受任何菌群的刺激,所以总蛋白(total protein,TP)、球蛋白(globulin,GLB)、白蛋白(albumin,ALB)均低于饲养在普通环境的豚鼠。无菌小鼠肠道组织中的淋巴小结生发中心与浆细胞减少,肠内产生 IgA 的浆细胞只有普通鼠的十分之一。无菌鼠血清丙种球蛋白水平下降,但各组分与普通鼠一样。如果注射灭活的大肠埃希菌,两种动物的浆细胞与含丙种球蛋白的细胞都可在淋巴结内出现,循环抗体在普通动物 7 天、无菌动物 14 天出现,说明,无菌动物的免疫反应较慢。由子宫全切培育的无菌猪,可以阻断免疫球蛋白这一母体被动免疫的来源,无菌鼠暴露于微生物,最先出现 α 球蛋白与 β 球蛋白,而 γ 球蛋白逐渐产生。无菌鼠普通化 1 周后血清 IgM 水平超过对照普通鼠,而 IgG 11 天才超过对照普通鼠。无菌鼠在被病毒攻击后,也可产生干扰素。因为体内无微生物和寄生虫,血中无抗体,血清杀菌力低,无菌鼠的抗原来源于自然的或半合成的饲料。如果幼龄无菌小鼠喂纯化学的、水溶性的和过滤的饲料,即通过电泳试验也不能查出免疫球蛋白。

（二）生长速率

无菌条件对不同种属影响不同。无菌大鼠和无菌小鼠均与普通鼠差不多;无菌豚鼠生长速率比普豚鼠慢。因肠道微生物的缺乏,不能帮助消化纤维素以提供机体所需要的营养。

（三）繁殖性能

无菌条件对鼠的繁殖性能影响不大。无菌小鼠性成熟日龄较普通小鼠晚,其交配繁殖日龄适当推迟,一般雄鼠 90 日龄、雌鼠 80 日龄适宜进行交配。无菌小鼠因盲肠大,肠壁薄,肠蠕动弱,有时患有肠套叠、肠扭曲或孕鼠难产死亡。无菌小鼠的产仔数较正常小鼠少,成活率较高。无菌豚鼠比普通豚鼠繁殖力低,可能因盲肠较大影响之故,无菌豚鼠在切除盲肠后,其生殖率增加。

（四）营养与代谢

肠道菌群可以合成维生素 K 及 B 族维生素。如果在饲料中去掉了维生素 K,无菌动物很快出现出血综合征,而普通动物不出现。如果将无菌动物转为普通动物,则维生素 K 缺乏症随即消失。在脂质代谢方面,无菌大鼠与普通大鼠相比较,能更好地吸收脂肪酸,粪便的脂肪酸形态,两种动物有明显的不同,无菌大鼠的粪便只含有宿主组织正常存在的脂肪酸,而普通大鼠脂肪酸形态复杂得多,它包括细菌来源的侧链脂肪酸。最明显的差别是无菌大鼠含高水平的亚麻油酸和低水平的硬脂酸,而普通大鼠正相反。

在氮的代谢方面,肠道微生物具有把内源性蛋白质降解为氨的作用,普通动物能利用尿素作为营养来源,而无菌动物则无此作用,细菌含有尿素酶,可以将尿素分解,然后合成氨基酸而被宿主利用。普通大鼠较无菌大鼠更能忍受饥饿,与微生物的存在是有关的。氮平衡试验表明,无菌小鼠获得的氮,少于普通动物,许多动物实验证明,血及肠内氨的水平,普通动物高于无菌动物。这些氨大部分来源于细菌的尿素酶的降解,无菌动物血内的氨则来源于作为小肠呼吸基质的谷氨酸的分解代谢。

无菌鼠肠道上皮细胞更新率比普通鼠低,肠壁的物质交换也较慢,肠管对水的吸收率低,代谢周期比普通鼠长。无菌条件下的各种鼠通过胆汁排泄代谢产物的速率均减慢;如切除无菌鼠的盲肠,则无菌鼠与普通鼠的差异缩小。此外,豚鼠的肠道长,因此对营养物质的消化、吸收和利用影响较大。

（五）其他特征

无菌鼠的寿命比普通鼠长 1/3,且雄性鼠寿命明显高于雌性。无菌鼠对射线照射的耐受性较强,且受损细胞的再生能力强,创面无炎性反应,愈合快、瘢痕小。

第四节　悉生动物模型在疾病研究中的应用

正常微生物群是一个复杂的生态系统,包括多种复杂的微生物群落,这些群落又是一定数量的种群组成。要想阐明这些疾病与菌群之间的关系,必须能够把这些微生物的存在与不存在,以及不同微生物单独或联合的作用分别进行研究。这就要求有一个实验模型来完成这项任务,悉生动物就是一个适宜的模型。悉生动物携带明确的微生物、排除了未知生命体对实验对象的影响,具有独特的生物学特性;利用无菌动物建立的悉生动物模型在疾病领域研究,日益受到人们的重视。

一、悉生动物模型的建立

(一)悉生动物的概念

悉生动物(gnotobiotic animal,GN),也称作已知菌动物(gnotophoric animal,GNP),是指动物体内外所携带的生命体,如病毒、细菌、真菌、原虫和寄生虫是已知的,与无菌动物相同的方法取得饲养(剖宫取胎,在隔离器内饲养)、但明确体内所给予的已知微生物的动物,即含有已知的单菌(monoxenie)、双菌(dixenie)、三菌(trixenie)或多菌(polyxenie)的动物。GNP 动物来源于 GF 动物,GF 动物接种一种或一种以上微生物(包括已知细菌、病毒或寄生虫),即成为 GN 动物。由于悉生动物和无菌动物一样是放在无菌隔离器内饲养的,因此选用此种动物作实验准确性是很高的,可排除动物体内带有的各种不明确的微生物对实验结果的干扰,常用于研究微生物和宿主动物之间的关系,并可按研究目的来选择某种微生物。

(二)悉生动物的制备

通过给无菌动物接种外源菌(群),接种菌的主要种属在无菌动物肠道定植后可以得到悉生动物。目前最常见的悉生动物模型来自啮齿类动物大/小鼠。本文通过人源化菌群动物如 HFA 小鼠为例介绍悉生动物的制备方法。

早期研究发现人的粪便菌群可以在无菌大鼠和小鼠体内定植。Hirayama 等在无菌小鼠体内接种六个成年健康志愿者的粪便悬液,表明人类菌群的主要种属如拟杆菌属、真杆菌属、梭菌属等都可以在 HFA 小鼠体内定植,并能长期存在。同时 HFA 小鼠体内的 β-糖苷酶、β-葡糖苷酸酶的活性与人体内相似,与普通小鼠体内差异明显;HFA 小鼠粪便腐败产物和短链脂肪酸(short-chain fatty acid,SCFA)水平低于人,与普通小鼠相似,但是 SCFA 的种类和组成成分与人更相似。在 HFA 小鼠肠道建立的人肠道菌群的细菌组成及代谢活性可传递给 HFA 小鼠的后代。通过与 HFA 小鼠混笼饲养,无菌小鼠肠道也可以复制出 HFA 小鼠的肠道菌群。说明人肠道菌群在 HFA 小鼠体内定植后可以长期稳定存在,对病原菌的抵抗能力、细菌代谢产物和酶的活性都与人供体的相类似,这使 HFA 鼠模型得到了广泛的应用。值得注意的是,即使 HFA 小鼠肠道菌群组成与人粪便细菌组成相似,HFA 小鼠肠道细菌代谢也只能反映出人肠道细菌的部分代谢活性。

(三)悉生动物模型的特点

悉生动物具有实验条件恒定、较少受外界因素(包括微生物)的干扰等优点,其实验结果重现性好。利用悉生动物可以获得更多的与人相关的肠道菌群精确作用的信息,可以用来研究人肠道菌群、宿主、饮食等因素与疾病或治疗方法的关系。作为啮齿类动物,鼠的肠道在解剖结构、生理活动和代谢等方面与人差别很大,肠内容物 pH、肠道的蠕动和排泄与人的显著不同。而且鼠的肠道微生物组成也与人的大不相同,人肠道菌群中的双歧杆菌属、乳杆菌属和梭菌属的部分细菌在无菌鼠的肠道中无法定植。猪作为建立 HFA 模型的实验动物可一定程度上补充上述鼠模型的不足,猪与人同属于杂食类动物,且消化道生理和解剖学特征高度相似;猪的发育与人类早期发育有类似之处,主要淋巴细胞群和人的类似,且在器官移植、肠道组织的重复采样和淋巴免疫系统研究等方面具有优势,已经成为 HFA 模型动物研究的一个重要发展趋势,有助于人类比较医学和临床医学的研究。

随着悉生动物技术和无氧培养技术的突破与普及,国外在消化道微生态学方面的研究发展迅速,研究论文大量涌现。在国内关于微生态学的研究也有很大发展,尤其是微生态制剂的研究与产业化进程大大加快。然而,由于技术与经费方面的原因,利用无菌动物和悉生动物技术所进行的研究报道仍较少,国内也仅有个别单位具有无菌动物繁育与应用的技术平台,从而影响了消化道微生态学研究工作的质量。这一现状应引起重视,以推动无菌动物和悉生动物模型更多地应用于肠道微生态学的研究。

二、悉生动物研究应用的一般模式

目前,利用无菌动物和悉生动物开展菌或菌群与各种疾病关系的研究迅速展开,其研究基本模式有四种模式(差异比较、菌群移植、遗传工程小鼠结合、发育差异),各种研究模式并非孤立、矛盾,可交叉综合应用于研究,为综合研究及明确菌群在疾病发生发展中作用提供了不可替代的技术途径及研究模式。

悉生动物应用模式化推动疾病研究模式化,产生无菌动物规模化需求。曾本华和魏泓总结以往研究基础,形成无菌动物及悉生动物应用研究的四种通用模式:无菌动物与正常菌群动物比较、无菌动物菌群移植、无菌动物与遗传工程技术结合、无菌动物不同发育阶段比较(图6-1)。通过无菌动物与正常菌群动物比较,间接证明有无菌群存在对机体的影响,也可以比较无菌动物与正常菌群动物对疾病诱导,间接证明有无菌群存在对疾病敏感性的影响;通过无菌动物菌群移植,获得悉生动物,用于研究益生菌或有害菌功能及作用机制,或重现表型性状,直接验证菌群病因作用;通过无菌动物与遗传工程技术的结合,研究宿主基因与微生态的相互作用及机制;通过无菌动物不同发育阶段比较研究,阐述菌群对某种生理功能发育或疾病表型的影响。

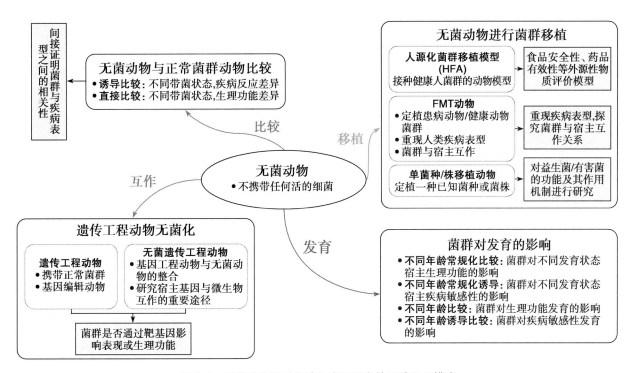

图 6-1　无菌动物及悉生动物应用研究的四种通用模式

三、悉生动物在疾病研究中的应用

随着肠道菌群与人类疾病及健康的关系研究的深入,已证实肠道菌群不仅构成黏膜屏障、参与食物消化、刺激免疫系统及胃肠功能发育,而且作为内化的环境因素参与肥胖、糖尿病、IBD、肿瘤等多种疾病的发生。利用无菌动物构建的悉生动物模型及 HFA 动物模型已在肠道菌群对宿主生理功能的影响、代谢性疾病发生、药物代谢等研究领域广泛应用。

(一) 用于胃肠道疾病研究

由于消化道正常菌群的屏障作用,以及众多菌群的干扰,使很多致病菌的发病机制、传播途径甚至引发症状等研究受到了限制,悉生动物的出现很好地解决了这一难题。利用悉生动物建立致病菌研究模型,特别是胃肠道疾病模型,如 IBD 和胃炎、胃溃疡等可以使致病菌对宿主作用及作用结果的研究从复杂的多因素分解成为确定的单因素,促进了微生物与宿主间分子机制的研究,为阐明疾病病因寻找治疗方法,研制治疗药物或疫苗提供更好的途径。

IBD 中最具代表的就是克罗恩病(Crohn's disease)和溃疡性结肠炎。IL-2 和 IL-10 敲除小鼠非常适合作为炎性肠病的动物模型。敲除 IL-2 和 IL-10 的小鼠自发性产生类似人的溃疡性结肠炎,SPF 条件下仅有局部结肠产生炎症,而无菌条件下无自发性炎症,说明肠道定植菌在 IL-2 和 IL-10 敲除小鼠自发性结肠炎发生和免疫激活方面是不可缺少的。肠道菌群的种类较菌群本身对疾病病因具有重要性,肠杆科细菌特别是大肠埃希菌在 IBD 发病组中数量较对照组多。IBD 发病机制涉及宿主基因、宿主免疫、菌群及环境因素的复杂互作,分析 IBD 风险相关 SNP 及其与菌群、通路的关联,有助于揭示宿主-菌群互作对 IBD 的影响;宿主免疫系统对多种共生菌群抗原具有耐受性,理解菌群-免疫的互作机制及免疫耐受的建立/维持机制十分关键;菌群代谢产物作用于多种宿主受体(5 羟色胺受体、芳烃受体、法尼醇 X 受体等)以调节不同生理过程;基于菌群的 IBD 治疗方法(益生菌/元、粪菌移植、菌群代谢产物、靶向菌群等)正在研发中。

对于新兴出现的一些肠道致病菌的致病性研究,悉生动物模型是最合适的工具。经口感染肠出血性大肠埃希菌(enterohemor-rhagic E. coli,EHEC)可能导致严重肠炎,多达 10% 的病例有肠外并发症,即溶血性尿毒症。Florian Gunze 建立了悉生仔猪经口感染 EHEC 动物模型,此模型表现出和人类 EHEC 疾病非常类似的肠内、外病症,非常适合于人类 EHEC 诱导疾病病原学的研究,以及免疫和免疫反应试验等EHEC 其他方面研究。胃溃疡、淋巴癌和胃腺癌的发病与幽门螺杆菌密切相关,但对其发病机制了解甚少。悉生仔猪幽门螺杆菌胃炎及胃溃疡模型是公认的用于人类急性细菌性胃炎研究的动物模型,仔猪模型有很多和人类疾病相似的方面,如感染持续期、专一性的胃内细菌定植、感染后淋巴浆细胞性胃炎,以及感染后特定位点溃疡的发生。利用此模型成功研究了幽门螺杆菌引发胃炎的机制,证明细菌引发的免疫反应是从胃黏膜开始,并发展至全身黏膜的。此外,利用模拟人正常胃酸分泌和消除胃酸分泌细胞的转基因无菌小鼠,证明了胃酸的减少是幽门螺杆菌传播的危险因子。

(二) 用于代谢性疾病研究

肠道菌群除直接、间接参与宿主能量代谢外,肠道黏膜屏障异常或肠道菌群失调产生的内毒素血症(endotoxemia)对代谢性疾病、长期低水平的慢性炎症反应的发生具有极其重要的作用。近几年来,大量的研究报道显示肥胖、2 型糖尿病等慢性代谢性疾病实际是一种长期低度慢性炎症反应。如炎性因子 TNF-α水平上升,能够促进胰岛素受体底物 1 对胰岛素的敏感性,进而引发胰岛素抵抗。尽管这种发病机理已经被广泛接受,但引起这种炎症反应的源头却尚未研究清楚。多项研究提示肠道菌群产生的内毒素血症可能是引发炎症反应、导致肥胖和 2 型糖尿病等代谢性疾病发生的重要原因。用抗生素处理抑制肠道菌群或益生元/益生菌处理可降低该类炎症反应。这个理论的提出,为通过改变肠道菌群防治慢性代谢性疾病开辟了一条新的研究途径。

肠道菌群在宿主肠道修饰、能量及脂肪代谢方面至关重要。肠道菌群能有效影响空肠葡萄糖及能量代谢。确定转录标记有助于揭示代谢性疾病(如胰岛素抵抗、2 型糖尿病)的遗传基础,确定分子标记有利于更好地理解肠道菌群、代谢失调与疾病发生发展,为代谢综合征保健干预提供策略。进一步将无菌动物技术与遗传工程技术结合,有利于阐明菌群与宿主基因的相互作用,深入研究疾病的发生机理。上海交通大学赵立平团队最早提出饮食结构是决定肠道菌群结构的最重要因素,远超过基因的作用。在该团队的实验中,使用野生型小鼠和载脂蛋白 E(ApoE)基因敲除鼠,分别饲喂高脂饮食和对照饮食,最终确定饮食是代谢综合征发生的关键因素。在此基础上,该团队结合临床和无菌小鼠模型,阐明富含膳食纤维的饮食可以调节 2 型糖尿病患者的肠道菌群,增加特定的肠道有益菌株,分泌更多的 SCFA。利用无菌动物及悉生动物模型,有助于揭示特定菌株的作用机制,为靶向肠道微生物的精准治疗提供有效手段。

(三) 用于精神类疾病研究

肠道与脑之间一直以来被认为通过"脑-肠轴"相互影响,这种影响可能是由于神经、内分泌、免疫等多种途径,而肠道微生物则是近年来研究发现的影响脑功能的重要因素之一。许多研究表明,肠道微生物可以调节宿主情感相关、焦虑、社交行为、学习和记忆、认知功能等相关行为,肠道微生物的改变与多种精神疾病相关,包括抑郁症、自闭症、帕金森病等。基于无菌鼠模型,研究者证明肠道微生物对于"脑-肠轴"的发展形成有着重要作用,并获得了肠道微生物对情绪行为、学习和记忆、社会交互等行为的影响结果。并且无菌小鼠具有焦虑及抑郁相关行为变化。以肠道菌群与抑郁症研究为例,根据基于菌群源性代谢物在抑郁症患者体内异常的线索,进一步研究发现患者抑郁症患者菌群中放线菌门(Actinobacteria)丰度升高,拟杆菌门(Bacteroidetes)丰度降低,提示菌群紊乱与抑郁症的疾病表型存在相关性。为进一步证实菌群紊乱与抑郁症发生的因果关系,研究者将抑郁症患者粪便移植无菌小鼠,发现小鼠重现与患者相似的抑郁样行为,同时抑郁症患菌群在无菌小鼠体内定植后与健康志愿者菌群在无菌小鼠体内定植后结构差异显著。提示通过菌群移植,可以在无菌小鼠体内重现抑郁症的疾病表型。接受抑郁症患者菌群移植的小鼠与接受健康人菌群移植小鼠比较,表现为碳水化合物、氨基酸代谢紊乱,为抑郁症表型在无菌小鼠体内重现提供了分子证据链。上述悉生小鼠模型的研究,使我国在肠道菌群与抑郁、肠癌重大疾病发生发展的研究中,形成开拓性成果,产生广泛学术影响。

(四) 用于肿瘤研究

在致癌的诸多因素中,微生物引起癌变所占比重大而受到广泛关注。无菌近交系大/小鼠已被广泛应用于微生物致癌机理、癌症预防和治疗药物等的研究中。菌群存在状态下感染幽门螺杆菌,胃炎及胃上皮内瘤样病变症状较单独幽门螺杆菌感染严重,提示菌群在幽门螺杆菌致癌中发挥重要作用。香港中文大学于君团队等在饮食、肠道菌群和结肠癌的发生发展及干预的相关及因果关系方面开展了一系列研究,揭示了特定细菌如厌氧消化链球菌可加速结肠癌的进程,肠道真菌、病毒组对于结直肠癌的诊断和预后预测等均具有重要意义。研究者通过比较接种素食和肉食者粪便得到的 HFA 小鼠,显示食物相关的不同类型的肠道菌群对食物源性致癌物的遗传毒性具有很强的影响,在 HFA 大鼠体内也发现某些食物成分对致癌物遗传毒性的抵抗作用。利用 HFA 动物模型还研究了异常隐窝的形成、结肠癌发生的癌前指示物,以及化合物诱导的结肠癌。

(魏　泓)

参 考 文 献

[1] Sommer F, Bäckhed F. The gut microbiota-masters of host development and physiology. Nat Rev Microbiol. 2013, 11 (4): 227-38.

[2] Marsland BJ, Gollwitzer ES. Host-microorganism interactions in lung diseases. Nat Rev Immunol. 2014, 14 (12): 827-35.

[3] Falk PG, Hooper LV, Midtvedt T, et al. Creating and maintaining the gastrointestinal ecosystem: what we know and need to know from gnotobiology. Microbiology and molecular biology reviews: MMBR, 1998, 62 (4): 1157-1170.

[4] 王荫槐, 王钜. 悉生动物学. 辽宁大学出版社. 2007.

[5] Hirayama K, Itoh K, Takahashi E, et al. Comparison of composition of faecal microbiota and metabolism of faecal bacteria among "human-flora-associated" mice inoculated with faeces from six different human volunteers. Microbial Ecol Health Dis, 1995, 8: 199-211.

[6] 曾本华, 魏泓. 无菌动物在人类健康和疾病研究中应用. 实验动物与比较医学, 2012, 32 (3): 250-253.

[7] 曾本华, 魏泓. 建立我国规模化无菌动物高效研究应用体系. 中国实验动物学报, 2017, 25 (6): 648-653.

[8] Plichta DR, Graham DB, Subramanian S, et al. Therapeutic Opportunities in Inflammatory Bowel Disease: Mechanistic Dissection of Host-Microbiome Relationships. Cell, 2019, 07. 045.

[9] Zhao L, Zhang F, Ding X, et al. Gut bacteria selectively promoted by dietary fibers alleviate type 2 diabetes. Science, 2018, 359 (6380): 1151-1156.

[10] Mayer EA, Padua D, Tillisch K. Altered brain-gut axis in autism: Comorbidity or causative mechanisms. Bioessays, 2014, 36 (10): 933-939.

[11] Wong, SH, Zhao L, Zhang X, et al. Gavage of Fecal Samples From Patients With Colorectal Cancer Promotes Intestinal Carcinogenesis in Germ-Free and Conventional Mice. Gastroenterology, 2017, 153 (6): 1621-1633.

第七章

肠道微生物代谢产物及其功能

肠道微生物不仅可以抑制相关病原菌的生长,而且可以通过自身合成或者通过调控饮食及环境来源的分子生物转化等过程来生成具有各种不同功能的代谢产物,还参与调节相关营养成分和毒素的代谢,对维护人类健康具有非常重要的作用。肠道微生物代谢产物不仅介导肠道微生物与其宿主之间的相互作用,而且能介导不同肠道微生物之间的相互作用,因此肠道微生物的代谢产物在维护宿主的正常生理状态及促发相关病理变化过程中具有重要作用。目前肠道微生物的代谢产物研究主要集中于其介导生物转化生成的代谢产物,主要集中在三大类,分别是短链脂肪酸(short-chain fatty acid,SCFA)、胆汁酸和色氨酸。

第一节 短链脂肪酸

肠道微生物可生物转化饮食中的纤维和其他一些植物营养成分生成 SCFA。短链脂肪酸常指碳链不多于 6 个碳原子的脂肪酸(图 7-1),常见的短链脂肪酸有乙酸,丙酸和丁酸。90%以上的短链脂肪酸经其质子化产物扩散和离子交换被肠道吸收,只有 5%~10% 的短链脂肪酸随粪便排出体外。

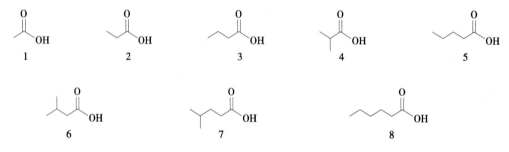

图 7-1 几种短链脂肪酸的化学结构
1. 乙酸;2. 丙酸;3. 丁酸;4. 异丁酸;5. 戊酸;6. 异戊酸;7. 4-甲基戊酸;8. 己酸

乙酸是肠道中含量最多的短链脂肪酸,在粪便中占总短链脂肪酸一半以上。肠道微生物通过调控两个主要的代谢途径生成乙酸。其一是肠道微生物发酵未消化的糖类(如纤维、多糖等)生成乙酸,这是肠道乙酸生成的主要途径;其二是由肠道细菌合成氢和二氧化碳或甲酸,肠道中约 1/3 的乙酸经该通路生成。双歧杆菌(*Bifidobacteria*)、巴氏甲烷八叠球菌(*Methanosarcina barkeri*)、多形拟杆菌(*Bacteroides thetaiotaomicron*)和多种醋杆菌科的细菌能发酵转化纤维等植物成分生成乙酸。

肠道微生物调节丙酸生成通常有三个途径,分别是琥珀酸途径、丙烯酸途径和丙二醇途径。植物乳杆菌(*Lactobacillus plantarum*)、多形拟杆菌(*Bacteroides thetaiotaomicron*)、卵瘤胃球菌(*Ruminococcus obeum*)、灵巧粪球菌(*Coprococcus catus*)、普通拟杆菌(*Bacteroides vulgatus*)、嗜黏蛋白阿克曼菌(*Akkermansia muciniphila*)和小韦荣球菌(*Veillonella parvula*)可发酵转化植物纤维生成丙酸。

肠道微生物调节丁酸生成通常有两个路径,丁酸激酶通路和丁酰基-辅酶 A 通路。柔嫩梭菌(*Clostridium leptum*)、厌氧棒杆菌(*Anaerostipes*)、真杆菌属(*Eubacterium*)和罗氏菌属(*Roseburia*)等则可介导生物转化生成丁酸。

饮食不仅其自身组分不同,还影响肠道微生物的组成和活性,因而影响短链脂肪酸的生成。研究发现长期饮食可以影响短链脂肪酸的种类和浓度,近来发现短期的饮食改变也可改变肠道短链脂肪酸的生成。如高纤维饮食志愿者粪便中短链脂肪酸的含量显著高于低纤维饮食志愿者。结肠肠癌患者粪便丁酸含量显著降低,而肥胖患者粪便中短链脂肪酸的总含量显著增高,而且这种增高可以被减肥治疗逆转。益生菌底物干预也可改变健康志愿者和不可逆肠道综合征患者肠道短链脂肪酸的生成。

短链脂肪酸具有多种重要的生物学功能,其中一个最显著的功能就是能降低肠腔的 pH,从而抑制病原微生物的生长和增加营养物质的吸收。乙酸是双歧杆菌抑制肠道病原菌生长的关键因子,丁酸能促进肠道上皮细胞和黏蛋白生成,从而改变肠道微生物的黏附性和增加紧密链接的完整性,因此短链脂肪酸对维护肠道屏障功能非常重要。短链脂肪酸被吸收后将参与宿主的多种生物合成代谢途径。如大部分的丁酸会被结肠细胞代谢,其余的会经肝静脉转运至肝从而被代谢。在常见的三种短链脂肪酸中,丙酸主要参与糖的生物合成,而乙酸和丁酸主要参与脂质的生物合成。短链脂肪酸参与能量和脂质代谢促进了其在控制代谢综合征中的应用。短链脂肪酸下调过氧化物酶体增殖激活受体 γ(peroxisome proliferators-activated receptor γ,PPARγ),因而促进脂质合成和脂质氧化的改变,是其保护高脂饮食诱导的代谢病变的机制。短链脂肪酸也可通过激活其受体 GPR43 而抑制胰岛素调控的脂质蓄积。丁酸和丙酸对饮食诱导的肥胖的保护作用要显著优于乙酸,其机制可能与激活 AMP 活化蛋白激酶(AMP-activated protein kinase,AMPK)和丝裂原激活蛋白激酶(mitogen-activated protein kinase,MAPK)通路相关。丙酸和丁酸可以通过诱导肠道激素的生成从而减少食物摄入,而乙酸可通过调节中枢神经系统减轻食欲。丁酸可以促进肠蠕动、减轻炎症、增强内脏灌洗、诱导凋亡,抑制肿瘤细胞生长,因此丁酸可以防止结肠肿瘤的进展。而在癌性结肠细胞中,由于瓦伯格效应,丁酸富集,能增强其抑制组蛋白去乙酰化功能,促进结肠癌细胞的凋亡。而在动物研究中也发现饮食纤维对结肠癌的保护作用依赖于肠道微生物产生的丁酸。丙酸和丁酸还可以诱导调节性 T 细胞的分化,有助于控制肠道炎症,其机制可能与其抑制组蛋白的去乙酰化有关。控制肠道炎症有助于丙酸和丁酸维护肠道屏障,减少炎症性肠炎和结肠癌发生的风险。相对于乙酸、丙酸和丁酸,其他短链脂肪的功能研究较少。

近年来,肠道微生物调控生成的短链脂肪酸对宿主健康的重要性在临床上也得到验证。近来流行病学调查表明摄入饮食纤维和心血管疾病的危险因素呈负相关。临床对照试验发现丁酸具有降低舒张压的辅助功能,其机制可能与其具有抗炎作用相关。而在孕早期人群中,产丁酸盐细菌的丰度与血压及纤溶酶原激活剂抑制物-1(plasminogen activator inhibitor type-1,PAI-1)的浓度负相关。另有研究表明饮食纤维与 1 型糖尿病患者的血压降低相关,荟萃分析也表明,饮食纤维的种类与降血压相关。

短链脂肪酸对肥胖和糖脂代谢均有调节功能。流行病学研究表明摄入的饮食纤维和肥胖和体重增量呈负相关关系。远端结肠乙酸产量增加,比近端结肠乙酸产量增加更有效地促进脂肪氧化、改善血糖稳态和炎症。临床对照试验表明丙酸能减轻食欲和食物摄入、影响食物选择、改善胰腺功能和调节肝脏脂质堆积。给肥胖/超重男性肠道灌注短链脂肪酸可以增加脂质氧化、能量消耗及多肽 YY 激素释放,减少脂肪组织的脂质分解。

第二节 胆 汁 酸

胆汁酸是胆汁的主要成分,是胆固醇的代谢产物及其结合物的总称。在脊椎动物中,胆汁酸有三类:①C27 代谢为醇羟基;②C27 代谢成酸;③支链断裂 C24 代谢成酸。在哺乳动物胆汁酸中 C24 酸占绝对优势,而在非哺乳脊椎动物,如鱼和一些爬行类动物的胆汁主要成分是 C27 醇。在脊椎动物的进化过程中,胆汁的化学结构也从醇进化为酸。因此本章以下部分的胆汁酸都指哺乳动物的 C24 酸结构的胆汁酸。按来源,胆汁酸可分为初级胆汁酸和次级胆汁酸。

初级胆汁酸是胆固醇经胆固醇 7α-羟化酶等在肝脏直接转化生成的胆汁酸。包括胆酸、鹅脱氧胆酸及其结合物等。胆汁进入肠腔后,肠道微生物作用于初级胆汁酸发生 7-位脱羟基作用,生成次级胆汁酸,如脱氧胆酸、石胆酸(图 7-2)及其结合物等。

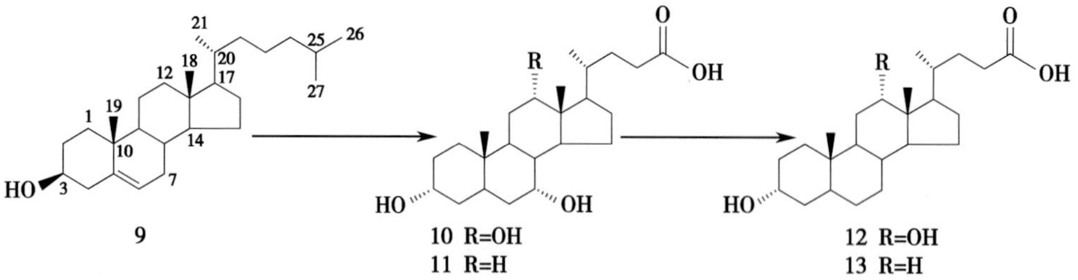

图7-2 胆固醇(9)和常见胆汁酸的化学结构
9.胆固醇;10.胆酸;11.鹅脱氧胆酸;12.脱氧胆酸;13.石胆酸

按化学结构,胆汁酸可以分为游离胆汁酸和结合胆汁酸。游离胆汁酸是指胆汁酸的 C24 位以酸或盐的形式存在,如胆酸、鹅脱氧胆酸、脱氧胆酸、石胆酸。结合胆汁酸是指胆汁酸 C24 羧酸和甘氨酸、牛磺酸、硫酸和葡萄糖醛酸结合后的产物。游离胆汁酸多与甘氨酸结合,其次是牛磺酸,仅有少量胆汁酸与硫酸和葡萄糖醛酸结合。常见的结合胆汁酸包括:甘氨胆酸、牛磺胆酸、甘氨鹅脱氧胆酸和牛磺鹅脱氧胆酸等。

初级胆汁酸的合成在肝脏发生,这是肝脏清除胆固醇的主要方式,由此不展开讨论。胆汁进入肠腔后,肠道微生物在回肠和结肠上段水解部分结合初级胆汁酸成为游离初级胆汁酸,然后肠道微生物进一步酶解这些胆汁酸,经脱羟基作用,氧化 3-、7-或 12-羟基为酮基、最后差向异构化作用生成次级胆汁酸。进入肠腔的胆汁酸 95%被重新吸收,经肝门静脉进入肝脏,被肝细胞重新吸收后转化为结合胆汁酸再次排入肠道,从而形成肠肝循环。因此肠道微生物对初级胆汁酸的代谢和次级胆汁酸的生成作用巨大,不仅影响初级胆汁酸在肠腔和循环系统的浓度,也影响次级胆汁酸在肠腔和循环系统的浓度。而且特定的肠道微生物对不同胆汁酸的作用不尽相同,因此血液的胆汁酸剖面分析已经成为研究肠道微生物的重要手段。

胆汁酸具有一系列的生理功能。胆汁酸的基本功能是促进消化。胆汁酸分子既含有甲基和烃核等疏水基团,也含有羟基和羧基等亲水基团,因此具有表面活性剂的特性,能降低油水两相间的表面张力,促进脂类物质的乳化,促进肠道对脂类物质的吸收。胆汁酸还具有激素的功能,能激活相关受体。胆汁酸在肝脏和肠道的功能多与激活法尼醇 X 受体(farnesoid X receptor,FXR)有关,而其在内分泌、代谢和神经系统多与激活 G 蛋白偶联受体 5(TGR5)相关。如胆汁酸可以通过激活 FXR 抑制肝脏胆汁酸的合成,是其浓度过高时自身反馈调节的机制。胆汁酸可以调节高脂血症,利用胆汁酸螯合剂与肠腔里的胆汁酸结合使其从粪便排出,从而减少其被再吸收进入肝脏,可以促进胆固醇代谢,从而减轻高脂血症。外源性添加胆汁酸可以减少胆汁黏度,溶解和预防胆固醇结石的形成。肠道胆汁酸过多易引起慢性腹泻,或者以腹泻为主要症状的肠易激综合征。肠细胞长期暴露在高浓度的胆汁酸(如脱氧胆酸)能促进氧自由基生成,引起氧化应激,增加 DNA 损伤,从而增加结肠癌风险。临床研究也证实结肠癌的高发病率和高浓度的粪便脱氧胆酸相关。临床上已应用血清胆汁酸浓度作为诊断相关肝胆疾病的辅助手段。

第三节 色氨酸代谢产物

色氨酸(tryptophan,Trp)是芳香族氨基酸,因人和动物自身不能合成色氨酸,故其主要由饮食摄入,燕麦、香蕉、李子干、牛奶、金枪鱼、奶酪、面包、家禽、花生和巧克力等都是色氨酸的天然来源。世界卫生组织建议的色氨酸摄入量为每天 4mg/kg。但是迄今为止,尚无因饮食摄入过量色氨酸而引起副作用的报道。

进入人体的色氨酸有三条主要代谢途径:

第一个代谢途径是血清素代谢途径(图7-3)。进入肠道的色氨酸主要在肠嗜铬细胞经色氨酸羟化酶 1(tryptophan hydroxylase 1,TpH1)作用生成 5-羟色氨酸,再经芳香氨基酸脱酸酶(aromatic amino acid deacidification enzyme,AAAD)作用生成血清素进入外周循环,经此路径合成的血清素占人体总血清素的 90%,在正常生理状态下,外周的血清素不能通过血脑屏障。另有 10%的血清素在大脑由色氨酸经色氨酸羟化酶 2(tryptophan hydroxylase 2,TpH2)介导生成。血清素在芳香胺 N-乙酰转移酶(aromatic amine N-acetyltransferase,AANAT)和乙酰血清素 O-甲基转移酶(acetylserotonin O-methyltransferase,ASMT)先后作用下生成褪黑素。外周血清素通过和其特定的受体结合,是重要的肠道信号分子,可以传递肠道信号到神经元,影响肠蠕动、分泌、血管舒张和营养吸收等。而且血清素选择性重吸收转运蛋白(transport protein)分布于肠道内皮细胞顶膜和底侧膜,发挥转运作用。转运蛋白非常重要,不但参与局部血清素的供应,而且调控脑部血清素的重吸收。

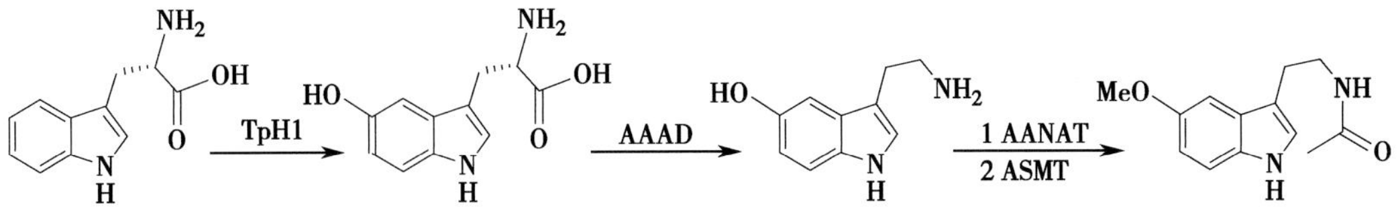

图 7-3　色氨酸的血清素代谢途径简图
14.色氨酸;15.5-羟色氨酸;16.血清素;17.褪黑素

　　第二个代谢途径是经肠道微生物转化生成吲哚及其衍生物,这些衍生物主要包括吲哚-3-甲醛、吲哚-3-乙酸、吲哚-3-丙酸、吲哚-3-乙醛和吲哚-3-丙烯酸等(图7-4)。特定的肠道微生物可以把色氨酸转化为特定的产物,如:生孢梭菌(Clostridium sporogenes)可以转化色氨酸成吲哚,随后转化为吲哚-3-丙酸,乳杆菌属(Lactobacillus)肠道微生物可以把色氨酸转化成吲哚-3-甲醛。这些吲哚衍生物都是芳香烃受体(aryl hydrocarbon receptor,AhR)的配体。AhR 信号通路在屏障位点的免疫应答方面具有非常重要的作用,可以通过作用于内皮再生、屏障亲和力和多种免疫细胞(内皮淋巴细胞、Th17 细胞、固有淋巴细胞、巨噬细胞、树突状细胞和中性粒细胞)而维持肠道平衡。吲哚及其衍生物还具有多种不同的功能。如:吲哚-3-乙酸和吲哚-3-丙酸可影响肠道通透性和宿主的免疫功能;吲哚是种信号分子,参与控制细菌耐药性、孢子形成和生物膜的形成。然而,这些肠道微生态中复杂现象的具体机制尚有待于进一步阐明。

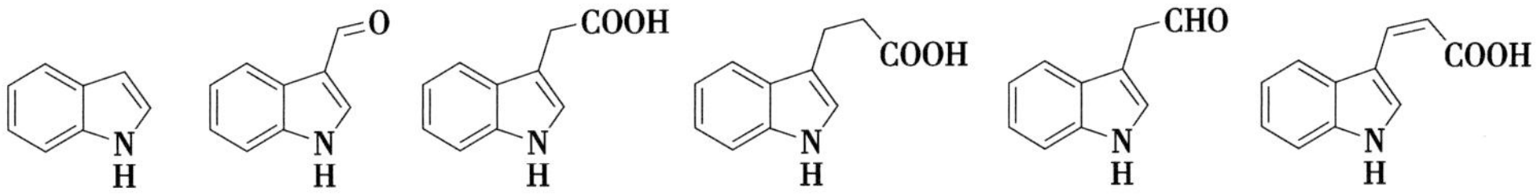

图 7-4　吲哚及其主要衍生物的化学结构
18.吲哚;19.吲哚-3-甲醛;20.吲哚-3-乙酸;21.吲哚-3-丙酸;22.吲哚-3-乙醛;23.吲哚-3-丙烯酸

　　第三个代谢途径是犬尿氨酸途径。色氨酸在肠道经限速酶吲哚胺 2,3-双加氧酶 1(indoleamine 2,3-dioxygenase 1,IDO1)转化为犬尿氨酸,继而生成犬尿氨酸的一系列下游产物,包括:喹啉酸、烟酸、烟酰胺腺嘌呤二核苷酸和犬尿喹啉酸(图7-5)。肠道微生物激活 IDO1 已经通过无菌小鼠模型和抗生素处理的

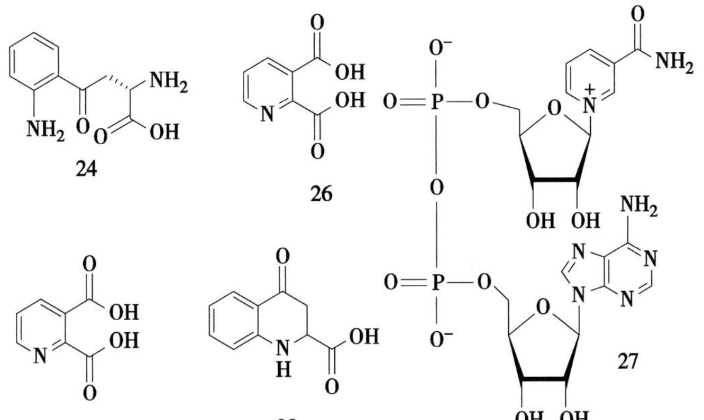

图 7-5　犬尿氨酸及其主要下游产物的化学结构
24.犬尿氨酸;25.喹啉酸;26.烟酸;27.烟酰胺腺嘌呤二核苷酸;28.犬尿喹啉酸

小鼠模型得到验证。犬尿氨酸通路代谢物参与调节宿主神经传导、炎症和免疫应答等过程。犬尿喹啉酸的浓度在肠道中逐渐升高,能保护肠黏膜并调节免疫功能,其机制可能与多表达于内皮细胞和免疫细胞的 G 蛋白偶联受体 GPR35 相关。

肠道微生物介导的色氨酸代谢已被发现与多种疾病的发生密切相关。有研究发现 IBD 患者肠道微生物介导的 AhR 配体合成减少,受遗传因素影响。溃疡性肠炎患者的血清吲哚-3-丙酸的浓度低于其对照。而血清素代谢途径在 IBD 中的作用尚不确切,在克罗恩病患者中吲哚胺 2,3-双加氧酶 1(IDO1)和血清素浓度均升高,而在溃疡性结肠炎患者中却结论相反。犬尿氨酸途径也参与 IBD 的发病,IDO1 被发现是肠道炎症的负性调节子。由 IDO1 缺乏导致的病变可能与炎症细胞因子的激活及肠道中 $CD4^+Foxp3^+$ 调节性 T 细胞减少有关。

IBS 与肠道微生物的关系尚未确证,但有研究表明 IBS 可能与色氨酸代谢失常相关。IBS 患者血清犬尿氨酸增高,且其外周犬尿氨酸浓度与 IBS 的严重度相关。IBS 患者肠动力与血清素的代谢失常有关。IBS 患者结肠色氨酸羟化酶(TpH1)和 5-羟色胺转运体(SERT)表达降低。而肠道血清素的浓度在便秘型 IBS 中降低,但在腹泻型 IBS 中增加。

肠道微生物介导的色氨酸代谢产物及其代谢通路与肥胖、代谢综合征、感染和神经性疾病的发病均有关联,因其作用已在本书其他相关章节中阐述,故此不再赘述。

第四节　肠道微生物其他代谢产物

除短链脂肪酸、胆汁酸和色氨酸代谢物外,肠道微生物还可以生物转化其他成分生成一系列代谢产物,于此我们作一简述。

一、氧化三甲胺

人体中的氧化三甲胺(trimethylamine oxide,TMAO)是三甲胺(trimethylamine,TMA)的代谢产物(图 7-6)。TMA 的来源主要有两种,其一是直接由富含 TMA 的食物获得,如鱼;其二是由肠道微生物转化食物中的胆碱或含胆碱成分如卵磷脂、甜菜碱和 L-肉碱及其代谢物 γ-丁基甜菜碱。也有部分 TMA 来源于细菌回收胆汁中的卵磷脂或者肠道死亡细胞。在脱硫弧菌(Desulfovibrio desulfuricans)中发现胆碱利用基因簇(Cut)调控胆碱向 TMA 的无氧转化,其中关键的基因是 CutC 和 CutD,它们编码胆碱三甲胺(TMA)裂解酶及其激活蛋白。不动杆菌属(Acinetobacter)和沙雷氏菌属(Serratia)是人体负责羟基化 L-肉碱向 TMA 转化的肠道微生物代谢通路。而另一转化肉碱生成 TMA 的代谢途径包括在回肠生成中间产物 γ-丁基甜菜碱和随后在盲肠和结肠由中间产物生成 TMA。绝大部分 TMA 被吸收进入肝静脉循环在肝脏被含黄素单加氧酶(flavin-dependent monooxygenase,FMO)1 和 FMO3 转化成 TMAO,TMAO 经肾脏由尿液排出,也可经汗腺和呼吸排出。

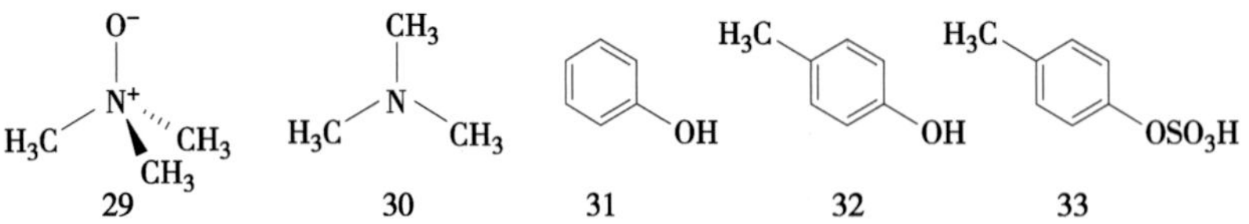

图 7-6　三甲胺及其 4 种代谢产物的化学结构
29. 氧化三甲胺;30. 三甲胺;31. 苯酚;32. 对甲苯酚;33. 对甲苯酚磺酸酯

此前认为 TMAO 只是单纯的胆碱等的代谢产物,近来发现 TMAO 具有多种生物学功能,和多种疾病相关。TMAO 是组织渗透剂,能充当分子伴侣稳定相关蛋白质。TMA 是人痕量胺相关受体 5(trace amine-associated receptor 5,TAAR5)的配体。TMA 可剂量依赖性地激活人 TAAR5,但是 TMAO 无此功能。TMAO 参与调节胆固醇和固醇的代谢。研究表明,血液中 TMAO 浓度增加可提高动脉粥样硬化、急性心肌梗死等心血管疾病的发病风险和全因死亡率,其被认为是红肉增加心血管风险的一个可能机制。血液 TMAO 浓度增加还与肾功能损伤相关,高血浓度的 TMAO 与肾脏纤维化相关,而且会增加慢性肾脏患者患心血管疾病的风险。但是 TMAO 导致心血管疾病和肾功能损伤的具体机制尚有待于进一步阐明。

二、酚类化合物

多酚类化合物是植物来源饮食中的一类重要成分,肠道微生物可以将多酚类成分转化为苯酚。苯酚可以作为 AhR 和孕甾烷 X 受体(pregnane X receptor,PXR)的激动剂,具有维持肠道稳态、葡萄糖代谢和抗炎的功能。对甲苯酚和对甲苯酚磺酸酯(图 7-6)是苯丙氨酸和酪氨酸经肠道微生物作用转化生成的产物,与肾脏功能呈负性相关,已被认为是尿毒症毒素。

三、尿石素

尿石素是鞣花单宁和鞣花酸经肠道微生物转化后的产物。石榴、红莓等浆果,以及核桃等坚果都含有鞣花单宁,鞣花单宁很难被肠道吸收。与鞣花单宁相比,尿石素比较容易被肠道吸收,因此被认为是鞣花单宁发挥其相关生物功能的活性成分。因羟基的数量和位置及与葡萄糖等形成糖苷,所以有一系列尿石素衍生物,其中尿石素 A 是其中的典型(图 7-7)。由于尿石素具有 1 个或多个酚羟基,因此具有抗氧化功能,有研究报道尿石素 A 可以诱导线粒体自噬。

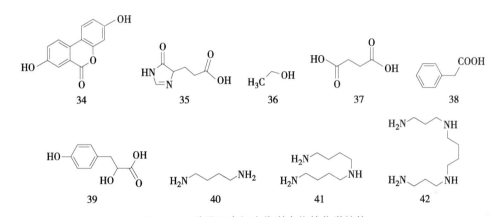

图 7-7　9 种尿石素衍生代谢产物的化学结构

34.尿石素 A;35.咪唑丙酸;36.乙醇;37.琥珀酸;38.苯乙酸;39.3-(4-羟基苯基)乳酸;40.丁二胺;41.亚精胺;42.精胺

四、其他代谢产物

咪唑丙酸是肠道微生物转化组氨酸生成的代谢产物,2 型糖尿病患者的血液咪唑丙酸浓度显著增高,研究表明其可通过阻断胰岛素受体信号通路损害糖耐受。

肠道微生物还可以转化植物纤维成内源性的乙醇,而内源性乙醇能增强肠通透性、促进乙醛和乙酸的形成,增加肝损伤,进而促使非酒精性脂肪性肝病的发生。

琥珀酸、苯乙酸和 3-(4-羟基苯基)乳酸也是肠道微生物的代谢产物,能促进非酒精性脂肪性肝病的发展。琥珀酸还被发现能促进炎症和肿瘤发生,促进缺血再灌注引起的组织损伤。

丁二胺、亚精胺和精胺(图 7-7)等多胺类化合物,虽然可由精氨酸在宿主组织中代谢生成,但也可在肠道中经肠道微生物转化生成。

肠道微生物的代谢产物不仅有小分子化合物,还有多肽和多糖等。

肠道微生物代谢产物的代谢途径、化学结构及其生物学功能和临床意义研究尚不充分,有待于进一步全面深入的研究。

(刘俊彦)

参 考 文 献

［1］ Zitvogel L,Daillere R,Roberti MP,et al. Anticancer effects of the microbiome and its products. Nature Reviews Microbiology, 2017,15:465-478.

［2］ Joice R,Yasuda K,Shafquat A,et al. Determining microbial products and identifying molecular targets in the human microbiome. Cell Metabolism,2014,20:731-741.

［3］ Agus A,Planchais J,Sokol H. Gut Microbiota regulation of tryptophan metabolism in health and disease. Cell Host & Microbe, 2018,23:716-724.

［4］ Zhang SM,Wang HB,Zhu MJ. A sensitive GC/MS detection method for analyzing microbial metabolites short chain fatty acids in fecal and serum samples. Talanta,2019,196:249-254.

［5］ Rios-Covian D,Ruas-Madiedo P,Margolles A,et al. Intestinal short chain fatty acids and their link with diet and human health. Frontiers in Microbiology,2016,7:185.

［6］ Chambers ES,Preston T,Frost G,et al. Role of gut microbiota-generated short-chain fatty acids in metabolic and cardiovascular health. Curr Nutr Rep,2018,7:198-206.

［7］ Wahlstrom A,Sayin SI,Marschall HU,et al. Intestinal crosstalk between bile acids and microbiota and its impact on host metabolism. Cell Metabolism,2016,24:41-50.

［8］ Fiorucci S,Distrutti E. Bile acid-activated receptors,intestinal microbiota,and the treatment of metabolic disorders. Trends in Molecular Medicine,2015,21:702-714.

［9］ Devkota S,Chang EB. Interactions between diet,bile acid metabolism,gut microbiota,and inflammatory bowel diseases. Dig Dis, 2015,33:351-356.

［10］ Galligan JJ. Beneficial actions of microbiota-derived tryptophan metabolites. Neurogastroenterology and Motility,2018,30.

［11］ Zeisel SH,Warrier M. Trimethylamine N-oxide,the microbiome,and heart and kidney disease. Annual Review of Nutrition, 2017,37:157-181.

［12］ Abbasi J. TMAO and heart disease:the new red meat risk. Jama-Journal of the American Medical Association,2019,321:2149-2151.

［13］ Stubbs JR,House JA,Ocque AJ,et al. Serum trimethylamine-N-oxide is elevated in CKD and correlates with coronary atherosclerosis burden. Journal of the American Society of Nephrology,2016,27:305-313.

［14］ Kim RB,Morse BL,Djurdjevet O,et al. Advanced chronic kidney disease populations have elevated trimethylamine N-oxide levels associated with increased cardiovascular events. Kidney International,2016,89:1144-1152.

［15］ Tomlinson JAP,Wheeler DC. The role of trimethylamine N-oxide as a mediator of cardiovascular complications in chronic kidney disease. Kidney International,2017,92:809-815.

［16］ Barrios C,Beaumont M,Pallister T,et al. Gut-microbiota-metabolite axis in early renal function decline. PLoS One,2015,10 (8):e0134311.

［17］ Vanholder R,Schepers E,Pletinck A,et al. The uremic toxicity of indoxyl sulfate and p-cresyl sulfate:a systematic review. Journal of the American Society of Nephrology,2014,25:1897-1907.

［18］ Tomas-Barberan FA,González-Sarrías A,García-Villalba R,et al. Urolithins,the rescue of"old"metabolites to understand a "new"concept:Metabotypes as a nexus among phenolic metabolism,microbiota dysbiosis,and host health status. Molecular Nutrition & Food Research,2017,61:1500901.

［19］ Cani PD. Microbiota and metabolites in metabolic diseases. Nature Reviews Endocrinology,2019,15:69-70.

［20］ Chu HK,Duan Y,Yang L et al. Small metabolites,possible big changes:a microbiota-centered view of non-alcoholic fatty liver disease. Gut,2019,68:359-370.

肠道微生态临床应用篇

第八章

肠道微生态与口腔微生态

口腔微生态学(oral microecology)是微生态学的一个重要分支,是一门介于基础医学与临床医学之间的新兴的边缘性学科,在我国历史较短,但发展迅速。近些年来,一些口腔常见病,如龋病、牙周病及黏膜病等发病率在不断攀升。另外,在修复或正畸治疗后带来的菌群失调问题越发严重,引起了临床医生的重视。随着对疾病本质有了更深刻的理解,人们发现一些口腔疾病是由于多种因素引起口腔微生态失调而导致的。因此,如何更好地预防口腔疾病,并在应用各种治疗手段的同时避免微生态失调是给口腔微生态学提出的一系列新的课题。

最早被人类发现的微生物就是口腔微生物。细菌学之父荷兰人 Antony Van Leeuwenhoek,于 1676 年利用自制显微镜率先观察到牙齿标本表面上的杆形、球形及螺旋形的各种微小生物,将其分别命名为杆菌、球菌及螺旋体,并沿用至今,成了原生动物学和细菌学的创始人。19 世纪 80 年代以后,美国化学家兼牙科医师 Willoughby Dayton Miller 在对口腔微生物的研究中提出了细菌导致龋病发生的作用机制,即细菌发酵糖产生酸,使釉质脱矿致龋。1890 年,Miller 提出了牙周病是由非特异性的口腔正常菌群所致的新观点。

我国学者也在不断地积极探索口腔微生态,周学东主编的《口腔微生物学与实用技术》,马晟利主编的《医学口腔微生态学》,周学东及施文元主编的《口腔微生态学》等著作相继问世。

第一节　口腔微生态基本特征

一、口腔微生态学定义、研究目的与意义

口腔微生态学是研究人体正常口腔微生物群的生物学性状、功能及与机体相互关系的科学。机体有四大贮菌库,即肠道、口腔、泌尿生殖道、皮肤。作为四大贮菌库之一的口腔所带细菌多达 700 种以上,口腔细菌的种类和数量如此之多,在各种口腔疾病的发生发展中起到举足轻重的作用。

口腔微生态学旨在研究口腔微生物群和口腔组织器官之间的相互关系,阐明在生态平衡与生态失调过程中口腔微生物和口腔组织器官之间的作用机制,为维护口腔微生态的平衡及防止口腔微生态失调提供临床指导,为口腔相关疾病现有的治疗方法提供了更为完善合理的科学依据。口腔微生态学是一门与牙周病学、牙体牙髓病学、口腔黏膜病学、口腔材料学、口腔颌面外科学、口腔修复学、口腔正畸学、儿童口腔病学、口腔预防医学、口腔种植学等学科关系极为密切的医学课程,它着重研究口腔内的微生物群与人体的生理、病理关系,并以微生态学理论指导及完善临床实践。

二、口腔微生态系

人体口腔是一个完整而复杂的生态系,它不仅有适宜各种微生物定植的温度、酸碱度,还有微生物生长所需要的湿度及营养源,如宿主的唾液、龈沟液、分泌物及食物残渣存留物等,加之口腔解剖结构复杂及物理、化学、生物等因素,均给口腔内各种类型的微生物的生长繁殖和定居提供了非常适宜的环境和条件。各种微生物在口腔不同部位共栖、竞争和拮抗,在种群数量及功能上保持着动态平衡的自稳状态,构成了

人类复杂的口腔微生态系。它的平衡与否与宿主口腔的健康和疾病状态有着极为密切的关系。

口腔微生态系由口腔微生态环境及口腔微生态空间两部分构成。

（一）口腔微生态空间的环境因子

口腔是消化道的入口，由于生理功能及解剖结构的复杂，形成了特殊的微生态环境，而这一环境与环境中的微生物之间关系密切且相互影响，处于一种动态的适应状态，两者共同主宰着口腔健康与口腔疾病的发生、发展与转归。生态空间的环境因子（environmental factor）是影响生态空间中生物生长发育、繁殖和群落分布的环境因素，又称生态因子。

1. **温度**　口腔温度恒定地维持在 37℃ 左右，是细菌生长繁殖的理想温度，这一密闭而恒温的空间成为细菌种类繁多、密度大的重要因素。多数细菌可在 -5℃ ~ 55℃ 环境中生存。

2. **氧化还原电位**　氧化还原电位（oxidation reduction potentials，ORP）指两个电极之间的电位差。氧化还原电位以氧化还原电位计测量，阳性电位常表示氧化环境，阴性电位表示还原环境，高 ORP 支持需氧菌或微需氧菌的生长，而低 ORP 有利于厌氧菌的生长。口腔中不同部位的 ORP 差别很大，光滑面的 ORP 高，而龈沟、牙周袋内 ORP 很低。

3. **氢离子浓度**　氢离子浓度反映局部的 pH，口腔中的 pH 以唾液 pH 为代表，正常新鲜的混合唾液，pH 范围一般在 5.6 ~ 7.6 之间浮动，多数时间 pH 保持在 7 左右。因此，口腔适于多种细菌生存。影响唾液 pH 的因素包括食糖量的多少、唾液的流率、机体系统性疾病及菌群失调等。唾液 pH 低于 7 的环境适宜耐酸菌的生长，如乳杆菌、酵母菌。

4. **表面化学**　口腔中有软、硬两类组织，软组织包括舌、颊、腭等多种表面形态，硬组织以牙为单位，牙齿邻面、龈缘、窝沟等各种微环境的条件不尽相同，氧气密度各异。细菌的黏附、定植能力及微环境的化学变化等因素也影响微生物种类和数量，牙菌斑的形成过程都包含了一定的化学过程，如葡萄糖分解代谢的埃姆登-迈耶霍夫-帕那斯（Embden-Meyerhof-Parnas，EMP）途径，又称为糖酵解途径或己糖二磷酸途径。

5. **食物营养物质**　宿主进食为微生物提供各种丰富的营养，也可对微生物的组成产生重大影响。如增加碳水化合物的摄入，变异链球菌丰度随之升高，形成大量胞外多糖，使其易于在牙面附着。

6. **唾液营养物质**　包括有机物和无机物，有机物包括蛋白质、尿素、氨基酸、糖类、维生素；无机盐包括钾、钙、氯、磷、氟等。唾液中的营养物质可提供固有菌群或口腔原籍菌利用。唾液中还含有溶菌酶、补体或抗体等物质，也有抵御外源性致病菌或维持菌群平衡的功能。

（二）口腔生态空间的特点及微生物组成

人口腔生态区由于解剖结构和理化性质的差异可划分为 4 个微生态区：唾液、软组织黏膜表面、硬组织牙齿、义齿或其他口内矫治装置。这些生态区又包括不同的生境及生态位。生境指生物的个体、种群或群落生活地域的环境，包括必需的生存条件和其他对生物起作用的生态因素。生态位是指一个种群在生态系统中，在时间空间上所占据的位置及其与相关种群之间的功能关系与作用。生态位又称生态龛，表示生态系统中每种生物生存所必需的生境最小阈值。所以单一菌种的特征不能代表整个复杂群落，而是由口腔内复杂的微生物群的相互作用来决定。在形成生物膜结构、执行生理功能和导致微生物致病的过程中，群落成员间具有广泛的相互作用。这些相互作用包括营养竞争、生存的协同作用、拮抗作用、毒力因子的中和作用、生长依靠信号机制干扰等。由于生长空间和营养的限制，生物膜的不同细菌间存在竞争或协同效应。

1. **唾液**　唾液不仅是口腔微生物定植的重要生态环境，口腔微生物还可通过唾液流动在其他生态位表面定植。唾液的主要成分来自口腔内 3 对主要腺体：腮腺、下颌下腺和舌下腺，每天唾液分泌总量为 1 ~ 1.5L。其中 90% 的唾液来自下颌下腺和腮腺；余下的 10% 来自舌下腺和其他口腔黏膜的小腺体。口腔内的大唾液腺及小唾液腺分泌的唾液，进入口腔中与细菌、白细胞、脱落的黏膜上皮细胞和食物碎屑等混合在一起，称为混合唾液或者全唾液（whole saliva）。成人的唾液可培养出菌含量 $6×10^9$ CFU/ml。革兰氏阳性的棒杆菌、丝状菌、放线菌和诺卡菌是唾液的正常菌群成分。除此之外唾液中还有一定数量的乳杆菌、梭形杆菌、拟杆菌、奈瑟菌、韦荣球菌、酵母菌和原虫，可在唾液中检出，数量不多。链球菌属是唾液中的优势菌群，大约占了唾液可培养菌的 50% 左右，其中的唾液链球菌及缓症链球菌较为常见。

唾液的主要成分是水，占 99% 以上，有机物占 0.5%，无机物占 0.2%。

（1）有机物：蛋白质、尿素和氨、氨基酸、糖、维生素等是唾液的主要有机成分。

1）蛋白质：唾液的蛋白质包括黏蛋白（mucin）、白蛋白、球蛋白和极少量的酶蛋白。黏蛋白是唾液的主要蛋白质，占涎蛋白的75%，是早期牙菌斑形成的重要基质。唾液黏蛋白具有流变学性质，包括低溶解性、高黏性、弹性和附着性，这些性质使黏蛋白能聚集在口腔黏膜表面，并成为口腔黏膜的屏障，防止黏膜脱水，阻止口腔环境中的有害物质侵入人体。

2）尿素和氨：尿素是唾液中降解最迅速的成分，尿素和氨是口腔微生物可利用的氮源。唾液中的尿素来自龈沟液和血清，氨则是相应细菌的代谢产物。氨的出现使pH上升，储存的氨可防止局部pH下降，阻止龋病发生。

3）氨基酸：唾液中含有18种氨基酸，常见的氨基酸有：天门冬氨酸、谷氨酸、苏氨酸、丝氨酸、丙氨酸、苯丙氨酸、亮氨酸和异亮氨酸。来自宿主饮食的肽和蛋白质也是氨基酸的来源。

4）糖类：唾液中的大多数糖类来自宿主的食物，如蔗糖、葡萄糖和麦芽糖。麦芽糖是唾液淀粉酶水解淀粉的产物。唾液中所含游离的糖类来自腺体分泌液，其含量约为0.005g/L。

5）维生素：混合唾液中所含的维生素主要是B族维生素。B族维生素是大多数口腔微生物（特别是口腔链球菌）生长所必需的基质。这些B族维生素主要来源于宿主食物，有少量是细菌的代谢产物，如白念珠菌合成维生素B1、泛酸和烟酸。正常唾液中维生素A的含量很低或无。维生素C的含量也比全血、尿液和胃液低。

6）乳铁蛋白：乳铁蛋白（lactoferrin，LF）是中性粒细胞和腺上皮组织合成的一种与铁结合的蛋白质，胃和十二指肠上皮细胞也能合成LF。LF广泛见于人类分泌液中，包括唾液、泪液、乳液、精液、胆汁和滑膜液。LF能抑制细菌生长，在体外实验中证实，它能结合培养基中的铁，使铁浓度低于细菌生长所需浓度，从而达到抑菌作用。在生长过程中需铁的微生物对LF特别敏感。LF靠其结合铁的能力抑制细菌生长。LF除了抑菌作用外，还具有直接杀菌作用。

（2）无机盐类：唾液中的主要无机盐类包括钠、钾、氯、磷、氟等。钙、磷酸盐和氟化物的含量与牙石形成和龋齿的产生有关。氟的含量很低，正常情况下，唾液中氟的浓度为0.01mmol/L；碳酸氢盐则是唾液的主要缓冲剂。

2. 牙齿 牙齿是口腔中非再生的高度矿化的硬组织。口腔微生物在牙面的定植是通过牢固附着在牙面的牙菌斑（dental plague）而实现。牙菌斑是附着于牙面上以细菌为主体的生态系统，不同部位牙菌斑的菌群组成有明显差异。

（1）龈上菌斑（supragingival plaque）：位于龈缘以上的菌斑总称。

1）光滑面菌斑：以需氧和兼性厌氧的球菌为优势菌群成分，包括以血链球菌为主的口腔链球菌和奈瑟菌。随着菌斑的增殖和成熟，在菌斑的深层氧气密度下降，有利于厌氧菌生长，厌氧的革兰氏阴性杆菌的检出率也将增高。

2）𬌗面点隙裂沟菌斑：血链球菌、变异链球菌、黏性放线菌和韦荣球菌是此生境的正常菌群成分。

3）邻面菌斑：在邻面菌斑的优势菌群除黏性放线菌、内氏放线菌和以血链球菌为主的口腔链球菌外，革兰氏阴性无芽孢的厌氧杆菌的定植数量明显高于光滑面和𬌗面点隙裂沟菌斑。龈谷无上皮角化，易受损伤，也易受感染而形成慢性炎症，该部位以革兰氏阴性厌氧菌为主。

（2）牙石：牙菌斑矿化而形成的钙化团块称为牙石。牙石也是口腔微生物在牙面或义齿定植的生态环境，优势菌群包括血链球菌、米勒链球菌、内氏放线菌、咽奈瑟球菌；厌氧菌有月形单胞菌、具核梭形杆菌、小韦荣球菌等。

（3）龈下菌斑（subgingival plaque）：位于龈缘以下菌斑的总称，位于龈沟和牙周袋内的菌斑，在生态学上明显区别于龈上菌斑。根据其与牙面的关系，可分为附着性龈下菌斑和非附着性龈下菌斑。

1）附着性龈下菌斑：附着在龈沟和牙周袋内相应的牙面上，以革兰氏阳性杆菌和球菌为主。此类菌斑不延伸到结合上皮，与龈下结石的形成、根面龋和牙根吸收有关。

2）非附着性龈下菌斑：为结构疏松的菌斑团块，直接与龈下的上皮结合，从龈缘延伸到结合上皮。在病变活跃期以革兰氏阴性杆菌和螺旋体占优势，在病变静止期或牙周袋治疗后则以革兰氏阳性球菌和革兰氏阴性球菌为主。牙周病实质上是内、外环境多种因素影响所引起的龈下菌群失衡，表现为细菌的构成比的改变和绝对数量的增加。因此，牙周的微生态失调是牙周病发生发展的关键。

3. 软组织黏膜表面　口腔软组织黏膜包括唇、颊、舌、腭和牙龈。这些口腔黏膜表面具有持续上皮组织脱落再生的特性。由于上皮组织的持续脱落，新的上皮表面不断出现，所以在这些黏膜表面定植的微生物，将不断经历吸附—脱落—再吸附的定植过程。加之唾液的密切接触，这些黏膜表面的ORP比较高。需氧和兼性厌氧的微生物是软组织黏膜表面的优势菌群，正常生理情况下构成了抵御外来菌侵袭的菌群屏障，这一屏障对于口腔黏膜具有保护作用。

（1）唇：唇红缘的主要菌群包括皮肤表面的微球菌和表皮葡萄球菌；唇黏膜口内部分的正常菌群包括唾液和牙光滑面的部分菌群，最常见的是口腔链球菌。

（2）颊：口腔链球菌是颊黏膜最常见的正常菌群组分，其中最优势菌种是缓症链球菌，也是口腔链球菌的主要菌种，其次是唾液链球菌和血链球菌。革兰氏阳性的丝状菌和其他细菌的检出率都很低。唾液菌群的某些成员如嗜血杆菌属、奈瑟菌，可能在颊黏膜短暂停留。

（3）腭：腭黏膜包括软和硬两个生境。硬腭的优势菌群是口腔链球菌，而软腭虽然有一定数量的口腔链球菌，但常常包括咽部的正常菌群，如嗜血菌属、棒状杆菌属和卡他莫拉菌等。因此在临床上要把口腔黏膜及咽喉部黏膜的炎症性疾病综合考虑。

（4）舌：舌黏膜的舌背和舌腹是解剖位置和理化性质都有较大差异两个生境。角化的舌背有很多乳头，利于微生物的滞留，口腔黏膜病中毛舌等部分疾病正是因为丝状乳头过长，导致一些厌氧菌的定植。例如沟纹舌的沟纹内可发现病原性微生物过度定植。而舌腹是光滑的黏膜表面，与唾液接触密切。舌腹受唾液菌群影响，其常驻菌种类及丰度波动较大。唾液链球菌和革兰氏阳性的丝状菌是舌背的优势菌。粘滑口腔球菌（*Stomatococcus mucilaginosus*）可在舌背定居。在舌背部还常常分离到一定数量的拟杆菌。当患者佩戴大基托或全口义齿1~2年后，由于义齿材料及清洁因素等，可引起白念珠菌数量增高，并可同时并发真菌性口角炎。

（5）牙龈：牙龈黏膜由围绕在牙颈部并紧密地覆盖牙槽嵴顶的纤维组织组成。游离龈、附着龈和龈沟是不同的生境。而龈沟则是口腔微生物定植的重要生境，是游离的边缘与牙根表面形成的V形缝隙，并且，该部位无上皮角化，是易受感染的薄弱区，也是非自洁的滞留区，也常常是牙周炎早期发生的部位。牙周袋则是病理作用所致龈沟的加深。龈缘的菌群通常与唾液菌群关系较密切。正常龈沟的优势菌是革兰氏阳性的球菌和杆菌，约占可培养菌总数的70%以上。这些细菌包括内氏放线菌、黏性放线菌、马棒状杆菌、血链球菌和缓症链球菌等。厌氧的韦荣球菌和其他革兰氏阴性厌氧杆菌（如口腔普雷沃菌、具核梭形杆菌）也偶尔从正常龈沟分离出，但螺旋体的数量不多。然而，如果发生牙周炎时，牙周袋形成后，袋内的牙石、软垢及细菌的种类数量均发生显著变化。牙周袋是专性厌氧菌数量最多的生境，螺旋体的检出比例在深袋相当高。

4. 义齿和其他口内矫治装置　由于牙的丧失或牙列畸形、咬合异常等原因，在口内使用义齿或其他矫正器，其结果形成新的生态环境或滞留区，可能产生正常菌群的动态变化及病原菌的增殖。由于义齿和矫正器的类型、形状及所用材料的差异，定植微生物的组成可能受到影响。丙烯酸材料较金属冠或玻璃陶瓷更易沉积牙菌斑。白念珠菌和乳杆菌很容易在丙烯酸酯托牙的表面和基托上附着定植，形成"基托白斑"。罹患义齿性口炎的患者，由于义齿能阻碍舌的机械性清洁效应，并阻断或影响带有抗微生物因子的唾液自由流动，改变了口腔内的环境条件，使微生物易于沉积在活动义齿基托表面及黏膜上，导致义齿性口炎。甲基丙烯酸甲酯材料能引起局部刺激和过敏反应。树脂基托中残留的1-甲基丙烯酸甲酯单体是一种原发性刺激物，可直接快速诱发组织炎症反应，但仅局限于直接接触区。

第二节　肠道微生态与口腔微生态的关联

口腔和肠道是人体消化道的重要组成部分，也是人体最主要的两大微生物生态位点，两者定植微生物群落间的相互关系已经成为近年来人体微生物组研究的热点。

一、口腔微生物和肠道微生物群落结构和功能

（一）口腔微生物群落

口腔微生物大多是以生物膜的形式组成复杂的群落，从而行使微生物的生理学功能。当宿主口腔微生物群落处于平衡状态时，可发挥生理性屏障作用，阻止外源性致病菌的入侵；当宿主口腔微生物群落生态失衡时，可诱发多种口腔慢性感染性疾病，包括龋病、牙髓病、根尖周病、牙周病、智齿冠周炎、颌骨骨髓炎等。更为重要的是，口腔微生物可作为病灶，并与全身系统性疾病的关系密切相关。近期研究发现，口腔微生物与糖尿病、口腔癌及类风湿性关节炎等疾病有着密切的联系，可作为上述疾病的潜在生物学标记物。利用各种高通量分析技术［illumina 测序、454 焦磷酸测序和微生物功能基因组芯片（Geochip）］，对口腔微生物群落在宏基因组学层面进行了初步探索，发现口腔典型微生态环境内的细菌分布模式存在着显著差异。厚壁菌门是唾液及颊黏膜的优势菌群，而厚壁菌门、变形菌门、梭形杆菌门及拟杆菌门为龈上菌斑优势菌群；口腔菌群组成随着人年龄及牙列状态的改变呈现出波动状态，在颊黏膜菌群中的螺旋体丰度随着年龄的增长而呈现出递增趋势。

（二）肠道微生物群落

胃幽门至肛门的这段是人体消化道中最长、功能最重要的一段。肠道微生物组成了人体最大的微生态系统，定植菌超过 35 000 种。肠道细菌主要由拟杆菌属和厚壁菌门组成，其次是放线菌属和疣微菌属。在生理状态下，肠道共生菌参与食物消化和药物代谢，调控宿主免疫，并阻止病原体侵入组织及器官。生态平衡被打破，致病菌将会占据主导地位，细菌毒素及代谢物质等有害因素会侵袭肠上皮细胞，可以引起炎性肠病（inflammatory bowel disease，IBD）、结肠癌、肠易激综合征（irritable bowel syndrome，IBS）、糖尿病和肥胖等代谢性疾病。肠道微生物群落的组成及基因种类存在着时空差异。小肠、大肠及直肠作为肠道的三个部分，其微生物群落的组成及结构具有较大的差异，和每部分的生理功能关系密切。不同个体中的肠道微生物组成存在较大差异，而单一个体则相对稳定。抗生素使用、饮食或宿主生理状态均可导致肠道微生物的一过性变化。肠道微生物群落的建立和唾液微生物群落相似，成人每天平均产生唾液大于 1 000ml，几乎全部进入了胃肠道，所以唾液细菌有很大的机会进入并且定植于肠道，因此唾液微生物群落可以在一定程度上影响肠道微生物群落的结构发展。

二、口腔微生物与肠道微生物相互定植及致病作用

（一）口腔微生物在肠道中定植

牙周病公认是许多系统性疾病的危险因素，主要致病菌是牙龈卟啉单胞菌（*Porphyromonas gingivalis*），定植在口腔中可导致肠道微生物群落的结构紊乱，杆菌属数量增加，厚壁菌门数量减少，血清内毒素水平提高，导致了肠道炎症的发生。牙龈卟啉单胞菌还可以入侵肝脏，引起相关疾病的发生。李兰娟院士从微生态学角度研究感染的发生、发展和结局，为感染防治提出新思路，揭示了肠道菌群和肝硬化之间的关系。肠道内有益菌和有害菌组成了一个生态系统，患者在接受肿瘤放化疗、进行器官移植等手术或在感冒中滥用抗生素，就会破坏肠道菌群的生态平衡，进而加速肝硬化过程；另一个研究发现，肝硬化患者口腔菌会侵入到肠道，而健康人中没有这一现象，这可能会对肝硬化的发展产生重要影响。具核梭形杆菌是牙周病另一个重要的相关菌。正常情况下在肠道中几乎无法检出，但该细菌可以定植于肠道，在结直肠肿瘤和炎性肠病中发挥着重要作用。近期的研究证实，具核梭形杆菌可以抑制 T 淋巴细胞介导的免疫反应，促进了结直肠癌的发生，与结肠癌的预后密切相关。

阑尾是人体内微生物的储备库，定植于阑尾的微生物在特定的情况下可重新定植于胃肠道。有学者研究急性阑尾炎患者的阑尾中微生物组成，发现厚壁菌门是主要的定植菌，其次是大量的变形菌门、拟杆菌门和放线菌门等肠道菌群。同时还检出了许多的口腔常驻细菌，如小单胞菌属、双球菌属和梭形杆菌属等，梭形杆菌属与阑尾炎的严重程度密切相关。进一步的研究发现，阑尾炎患者的阑尾切除样本中梭形杆菌属的数量和健康人群相比显著增加，拟杆菌属的数量显著减少，并检出卟啉单胞菌属的定植。唾液链球菌（*Streptococcus salivarius*）是口腔中早期定植菌，可定植在肠道中，下调小肠上皮细胞中的核因子 κB（nuclear factor κB,NF-κB),在肠道炎症反应及内稳态中发挥了重要作用。

白念珠菌在义齿性口炎的发生发展中发挥重要作用,将其接种到无菌鼠口腔中,在小鼠粪便中可检测到该菌,它在肠道中的定植与易感人群的食物过敏密切相关。通过人群问卷调查发现,不良口腔卫生保健行为可改变口腔菌群落,引起肠道微生物失衡,导致 IBD 的发生。

(二) 肠道微生物在口腔中定植

肠道中微生物几乎不能在口腔中定植。He 等在小鼠的口内成功建立了一个包含 10 种以上细菌的稳定微生物群落,该群落可以识别大肠埃希菌表面的脂多糖,并产生 H_2O_2 抵御小鼠肠道来源或外源接种的大肠埃希菌标准株在口腔中定植。尽管如此,肠道微生物可以间接影响口腔微生物群落的结构。IBD 被公认为肠道菌群紊乱引起的宿主免疫反应的改变,进而引起了炎症反应。IBD 患者常有唾液微生物组成的变化及相应的口腔症状,提示病理状态下的肠道微生物可能通过影响宿主免疫,直接或间接影响口腔微生物群落组成。

(三) 口腔微生物作用于消化系统疾病的途径

虽然众多研究已经证实口腔微生物和消化系统疾病间存在着紧密的联系,但口腔和消化系统的各个脏器之间有着不容忽视的生理距离,所以口腔微生物是如何跨越了这一距离对消化系统的各个脏器发挥作用呢? 针对这一问题,有学者阅读相关研究总结出了以下 3 条途径:①口腔微生物入侵肠道,并引起肠道微生态失衡,从而对消化系统的各脏器产生影响。这一途径得到多项研究的佐证。②正如结直肠癌的研究中提到的,具核梭形杆菌能通过血液途径在结直肠中定植并发挥作用。口腔微生物,特别是牙周炎的致病菌,可以通过牙周入血从而进入体循环,进而作用全身。③口腔微生物代谢产物入血,从而进入体循环,使人体处于低度的炎症状态,促进了消化系统中各种慢性疾病的发生和发展。虽然目前这种途径尚未得到口腔微生物相关研究的直接证据支持,但在肠道菌群失调导致的全身疾病研究中得到了证实,所以这一途径可能是口腔微生物作用于消化系统疾病的一个重要途径。

第三节　龋病、牙周病的口腔及肠道微生态改变

一、龋病的口腔微生态改变

(一) 龋病定义

龋病是发生于牙齿硬组织的感染性疾病,为最常见的口腔疾病。口腔是一个复杂的微生态系统,龋病的发生、发展与微生态系统中的微生物密切相关,龋病是牙齿局部微生态环境、细菌和食物相互关系失调的表现。

(二) 龋病流行病学调查

2017 年发布的第四次全国口腔健康流行病学调查也显示,我国 12 岁儿童恒牙龋患率为 34.5%,比十年前上升了 7.8 个百分点。5 岁儿童乳牙龋患率为 70.9%,比十年前上升了 5.8 个百分点,儿童患龋情况已呈现上升态势。

(三) 致龋细菌作用

1881 年,Underwood 和 Miller 第一次明确指出龋病是由细菌及其酸性代谢产物所造成的,曾分离出 30 多种细菌,并认为能够产酸和分解蛋白质的细菌都可以致龋。随机人群的抽样调查发现,变形链球菌与龋之间存在着正相关关系,变形链球菌随龋病的发生而增加,而血链球菌,韦荣球菌则减少。此外,从损害部位离出了较多的乳杆菌、放线菌和酵母菌。人类龋与细菌的关系表明:①人龋的发生与变形链球菌密切相关,变形链球菌为主要致龋菌;②致龋菌非单一的,而是几种或多种产酸和耐酸的细菌。细菌之间可能存在共生或助生而协同致病。

(四) 牙菌斑的形成

涎蛋白或糖蛋白吸附至牙面所形成的生物膜(biofilm)称为获得性膜。获得性膜是一层非发育性的无细胞结构薄膜(cuticle),细菌附着于薄膜上可以形成牙菌斑。牙菌斑的形成过程是获得性膜在牙面形成后,各种细菌的吸附、生长、移出和再附着的连续性动力学过程。牙菌斑的发育可以分为三个阶段:①初期

聚集,包括细菌通过静电力的作用,初步吸附至牙面的可逆性阶段;以及细菌和唾液覆盖的釉质表面之间产生特异性分子作用的不可逆阶段;②细菌迅速增长,唾液中的细菌附着以致黏附于牙面的微生物上;③菌斑形成,附着的细菌生长繁殖,菌斑最后成熟。

(五) 菌斑细菌间的相互作用

口腔内不同生态区及生态点的微生物构成都不相同,牙菌斑中细菌种类繁多,其中厌氧细菌占优势。牙菌斑的微生物组成随不同个体、不同时间、不同部位而种类不同。菌斑内细菌组成的部位差异显著(详见第一节)。

菌斑中细菌存在共生与拮抗的关系,一些细菌相互依存,另一些细菌相互拮抗,细菌的相互作用可以影响其致龋性。菌斑中一些细菌可提供另一些细菌生长所需的物质,如血链球菌可以产生变形链球菌生长所需要的一种生长促进因子氨基苯甲酸;棒状杆菌可产生产黑色素拟杆菌生长所需的维生素 K 并供其营养。细菌的代谢产物可以改变微生态环境,以拮抗某些细菌以保证自身生存。如产酸菌产生的酸使局部 pH 降低,不利于非耐酸菌的生长。韦荣球菌不能用碳水化合物作能源,而是利用其他细菌产生的乳酸作为能源使菌斑 pH 上升,有利于非耐酸菌生长。血链球菌产生的 H_2O_2 能抑制乳杆菌和放线菌的生长,变形链球菌属产生的细菌素则能拮抗血链球菌和黏性放线菌。

二、牙周病的口腔微生态改变

(一) 牙周病定义

牙周病是人类最常见的细菌感染性疾病。牙周病一词有两种含义,狭义的牙周病仅指造成牙周支持组织破坏的牙周炎,而不包括病变仅累及牙龈组织的牙龈病。而广义的牙周病则泛指发生于牙周组织的各种病理情况主要包括牙龈病和牙周炎两大类。牙周炎病变累及牙龈、牙周膜、牙骨质及牙槽骨。其临床表现为牙龈组织炎症,牙周袋形成及溢脓,牙槽骨吸收、牙齿松动或移位等。

(二) 菌群失调是引起牙周病的重要因素

细菌是牙周病的主要致病因素,各型牙周病的优势菌群也不尽相同,但均为口腔正常菌群。在口腔微生态环境中,口腔细菌之间,细菌的侵袭力与宿主防御能力之间,如能保持相互依存,相互制约的动态平衡,牙周组织才得以保持健康状态,当细菌之间及细菌和宿主之间的动态平衡被破坏,某些正常菌群就可过度增殖,成为机会致病菌。故目前的观点认为,牙周病是一种口腔菌群失调症,宿主的全身状况包括系统性疾病、免疫功能紊乱、遗传因素等,局部的促进因素包括口腔卫生不良,先天牙列不齐、食物嵌塞、颌创伤、口呼吸、不良修复体和充填物,甚至长期以牙签剔牙习惯者均可影响菌群和宿主之间的动态平衡,而细菌间相互作用的结果也可引起菌群组成的改变。

口腔是一个非常复杂的生态环境,存在着数量巨大、种类繁多的微生物群,其中各个成员保持着相互制约、相互依赖的生态关系。有益菌与牙周可疑病原菌之间的平衡是维持牙周健康的重要因素之一,牙周病正因为这种平衡被破坏,有益菌减少或消失,可疑病原菌过度增殖而引起。

(三) 血链球菌及血链素对人体微生态的意义

血链球菌对于牙周健康的维护具有重要意义,很多实验也证明了这一点。实验性龈炎患者菌斑中,血链球菌比例下降,黏性放线菌、内氏放线菌和产黑色素拟杆菌比例则上升。牙周病患者活跃部位和静止部位的菌斑标本中,血链球菌含量高的部位,伴放线放线杆菌、福塞拟杆菌、侵蚀艾肯菌、牙龈卟啉单胞菌、中间普雷沃菌和直肠弯曲菌等难以测到,这表明血链球菌与牙周可疑致病菌之间存在相互拮抗关系,是拮抗牙周可疑致病菌的主要有益菌。

20 世纪 70 年代,Setsuo Fujimura 等学者研究发现,从血链球菌菌株 N-2 细胞内可分离、纯化出具有抑菌活性的物质—血链球菌细菌素,简称为血链素(sanguicin),血链素对某些口腔微生物具有抑制作用。20 世纪 90 年代至今,我国口腔微生态领域的学者也对血链球菌及其有效抑菌物质、提取方法进行了大量的实验研究,并探索其作用机制。目前认为血链球菌作用机理有两个:一是血链球菌可产生过氧化氢而抗菌;二是在厌氧条件下,血链球菌可产生有效抑菌成分即细菌素从而发挥抑菌作用。

伴随抗生素及免疫抑制剂的应用及人口老龄化,真菌感染发病率逐年上升,而其治疗药物选择及疗效十分有限,且存在耐药和毒性大的问题,因此,研发新型抗真菌药物迫在眉睫。李兰娟院士提出,"如今随着抗生素广泛应用,出现了细菌耐药、菌群失调、二重感染和宿主抵抗力下降,因此,我们应转变观念,从微生态学角度审视感染的发生、发展及转归过程,完善抗感染策略,由纯粹'杀菌'转向'杀菌'同时'促菌'的感染微生态治疗新概念"。

马晟利首次发现血链球菌胞内蛋白(血链球菌细菌素样物质,血链素)对真菌(白念珠菌、热带念珠菌)具有拮抗作用,可导致真菌(白念珠菌、热带念珠菌)的菌体形态发生改变,对血链素的作用机制进行研究,发现血链素可对念珠菌表面疏水性、超微结构及细胞生物力学产生作用,提示可能存在作用靶点(图8-1)。因该物质来源于人体正常菌群,具备一定的安全及可靠性,对真菌的治疗开辟了新的领域,具有重大意义。

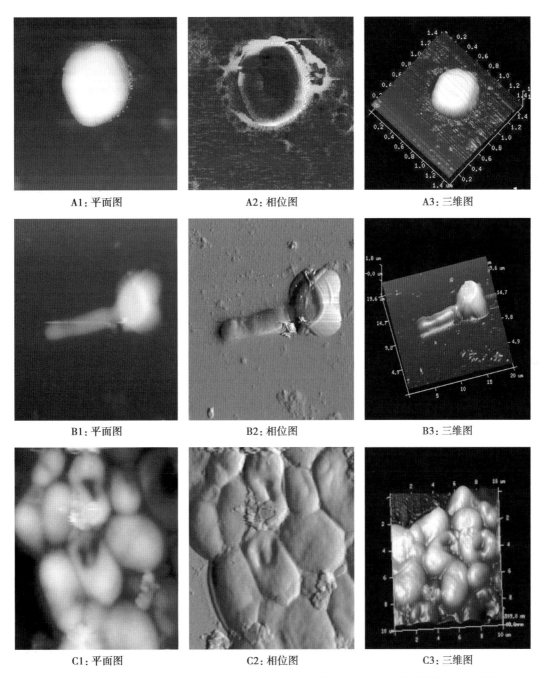

A1：平面图　　　A2：相位图　　　A3：三维图

B1：平面图　　　B2：相位图　　　B3：三维图

C1：平面图　　　C2：相位图　　　C3：三维图

图 8-1　白念珠菌孢子相、菌丝相及血链素作用后白念珠菌细胞群的原子力显微镜(AFM)成像图

A. 白念珠菌的孢子相;B. 白念珠菌的菌丝相;C. 血链素作用后,白念珠菌菌体扭曲、折叠、变形,菌体表面粗糙皱褶,细胞局部可见"盘状"凹陷

三、龋病、牙周病的肠道微生态改变

口腔中的细菌可以通过摄入食物被带入胃内,细菌是龋病和牙周病的主要致病因素,在龋洞和牙周病的牙周袋中分离出的某些细菌有可能引起肠道微生态改变。

(一)口腔中幽门螺杆菌的定植与胃肠疾病之间的关联性

Marshall 等从胃黏膜上分离培养出幽门螺杆菌(*Helicobacter pylori*,Hp),证实其是各型慢性胃炎的主要病原体,并且是胃癌的早期危险因素。幽门螺杆菌主要定居在胃黏膜上,但其传播途径尚不明了。Krajden 等从口腔中分离出幽门螺杆菌,证实了口腔内有幽门螺杆菌的定植和寄居,并且是人体幽门螺杆菌的第二储菌库。

幽门螺杆菌的最佳生长环境是含 5%~10% 的血液营养脂,生长环境要求在 35~37℃,可在龋洞和牙周病的牙周袋中分离出,彭惠等检测发现胃黏膜与唾液中幽门螺杆菌的 2 种空泡细胞毒素 A(vacA)基因型的一致率为 98%。提示,口腔中幽门螺杆菌可能是胃幽门螺杆菌感染的主要储存库。目前认为,龋病牙周病致局部幽门螺杆菌增加,其原因可能是局部内环境的改变有利于幽门螺杆菌的生长繁殖。在对牙周病受检者中,有 1/3 患者主诉有胃病史。以往认为,由于患有口腔疾病可以造成咀嚼功能障碍,从而加重胃肠消化负担。除上述原因外,口腔菌斑中幽门螺杆菌的增加,也可能是导致胃肠疾病的重要原因之一。

牙周健康状况与幽门螺杆菌的定植关系密切。牙周病患者牙菌斑的酸性微生态环境,牙周袋内较低的氧化还原电位,都为幽门螺杆菌提供了理想的生存环境。口腔中的幽门螺杆菌可以随唾液源源不断地被吞咽到胃中,这可能是胃病复发的重要因素,Young 等研究发现口腔中的幽门螺杆菌和胃内的幽门螺杆菌在形态学上并没有区别,其生化特性和免疫特性也相似。但也有学者认为幽门螺杆菌在口腔中的存在是一过性的,口腔与胃内幽门螺杆菌感染无明显相关性。

(二)具核梭形杆菌与肠道疾病关联的研究

具核梭形杆菌(*Fusobacterium nucleatum*),是一种革兰氏阴性、专性厌氧、无芽孢,不具备运动能力的梭形杆菌属细菌,早期研究表明该菌是口腔共生菌群,后来研究发现多种牙周疾病与其密切相关,并在菌斑的形成的早中晚期均发挥了重要的作用。具核梭形杆菌常作为积聚桥,在口腔细菌牙面定植和相互聚集中起重要作用。随着研究的不断深入,发现具核梭形杆菌与牙周疾病以外的多种疾病的发生密切相关,比如中耳炎、急性化脓性阑尾炎、炎性肠病、结直肠腺瘤、结直肠癌等。

炎性肠病是结直肠癌发生的危险因素,而具核梭形杆菌同时和这两种疾病密切相关。与炎性肠病相比,具核梭形杆菌在结直肠癌致病作用相关机制方面的研究更为透彻。临床研究发现,具核梭形杆菌在结直肠癌部位富集,提示具核梭形杆菌与结直肠癌的发生密切相关。在此基础上,进一步研究具核梭形杆菌与结直肠癌之间的作用机制发现,具核梭形杆菌通过其表面 FadA 黏附素和结直肠癌细胞表面的 E 钙黏蛋白相结合,从而侵入到癌细胞并促进了癌细胞增殖。此外,具核梭形杆菌表达的 Fap2 蛋白通过和人类免疫细胞表面的 T 细胞免疫球蛋白及免疫受体酪氨酸抑制基序(ITIM)结构域受体发生相互作用,抑制了自然杀伤细胞及 T 细胞等免疫细胞的活性,从而抑制了免疫细胞对结直肠癌细胞的杀伤作用。有学者通过动物实验先后证明了口腔连续接种或者尾静脉注射具核梭形杆菌,可以使其在结直肠癌中定植、聚集,从而促进了结直肠癌的发生和发展。综上所述,具核梭形杆菌通过消化道的物理途径和血液途径都能够对结直肠癌产生影响。

(三)胃癌前病变患者龋病和牙周病相关细菌及口腔细菌多样性的研究

有研究报道,慢性炎症是疾病进展初期的主要原因,由于牙周致病菌感染可以导致慢性系统性炎症,而后者又是胃癌发展过程中重要的危险因素,推测牙周主要致病菌的存在增加了胃癌发生发展的风险。为验证此假说,孙静华等进行了一项临床探索性的病例对照研究,通过实时定量 PCR 检测唾液及牙菌斑样本中的四种牙周病相关主要致病菌:牙龈卟啉单胞菌(*Porphyromonas gingivalis*),福赛斯坦纳菌(*Tannerella forsythensis*),齿垢密螺旋体(*Treponema denticola*),伴放线放线杆菌(*Actinobacillus actinomycetemcomitans*);两种龋病相关主要致病菌:变异链球菌(*Streptococcus mutans*)和远缘链球菌(*Streptococcus sobrinus*)。结合临床相关指标及患者的人口统计学胃癌风险因子,探索口腔感染性疾病与胃癌的发生发展是否存在

一定的相关性。

结果表明,病例组和健康对照组的唾液中的两种龋病相关主要致病菌(变异链球菌和远缘链球菌),无论是检出率还是 DNA 水平均没有显著性差异。与健康对照组相比,胃癌前病变患者的牙周健康状况较差,牙周主要致病菌的含量与健康对照人群有所不同:病例组和对照组的唾液和牙菌斑中牙周病主要病原菌齿垢密螺旋体、伴放线放线杆菌和福赛斯坦纳菌的 DNA 水平均高于对照组,伴放线放线杆菌在两组中差异具有统计学意义($P<0.05$),提示伴放线放线杆菌可能在胃癌与牙周病相关性中发挥作用;唾液样本中牙龈卟啉单胞菌的 DNA 水平在两组间则颇为相近,病例组稍低于对照组。牙菌斑样本中的牙龈卟啉单胞菌则是病例组略高于对照组,但差异不具有统计学意义。同时,采用聚合酶链反应-变性梯度凝胶电泳分析技术(PCR-DGGE),首次探索胃癌前病变患者口腔中唾液和龈下菌斑细菌的多样性,并提出胃癌前病变患者口腔中龈下菌斑的细菌多样性与健康人群相比有所上升的结论。并发现口腔中牙周病原菌阳性位点数与龈下菌斑细菌多样性呈正相关,与唾液细菌多样性呈负相关的现象。提示我们多种细菌有可能直接参与牙周慢性炎症并可能与早期胃癌高危因素有关。

(马晟利)

参 考 文 献

［1］ 康白. 微生态学原理. 大连:大连出版社,2002.

［2］ 周学东,施文元,马晟利. 口腔微生态学. 北京:人民卫生出版社,2013.

［3］ 马晟利. 医学口腔微生态学. 哈尔滨:黑龙江科学技术出版社,2001.

［4］ Huang R,Li M,Gregory RL. Bacterial interactions in dental biofilm. Virulence,2011,2(5):435-444.

［5］ 王松灵. 涎腺非肿瘤疾病. 北京:科学技术文献出版社,2001.

［6］ Zijnge V,van Leeuwen MB,Degener JE,et al. Oral biofilm architecture on natural teeth. PLos One,2010,5(2):e9321.

［7］ 程兴群,徐欣,周学东. 口腔微生物与肠道微生物的关系. 华西口腔医学杂志,2017,35(3):322-327.

［8］ Qin N,Yang F,Li A,et al. Alterations of the human gut microbiome in liver cirrhosis. Nature,2014,513(7516):59-64.

［9］ 李博磊,程磊,周学东,彭显. 口腔微生物与消化系统疾病关系的研究进展. 华西口腔医学杂志,2018,36(3):331-335.

［10］ Hojo K,Nagaoka S,Ohshima T,et al. Bacterial interactions in dental biofilm development. Dent Res,2009,88:982.

［11］ 石鼎,李兰娟. 人体微生态与感染性疾病的研究进展. 生命科学,2017,29(07):624-628.

［12］ Shengli Ma,Wenyu Ge,Yifan Yan,et al. Effects of Streptococcus sanguinis Bacteriocin on deformation,adhesion ability and Young's modulus of Candida albicans. Biomed Research International,2017,2017,5291486.

［13］ Shengli Ma,Hui Li,Chuang Yan,et al. Antagonistic effect of protein extracts from Streptococcus sanguinis on pathogenic bacteria and fungi of the oral cavity. Experimental & Therapeutic Medicine,2014,7(6):1486-1494.

［14］ Shengli Ma,Yingnan Zhao,Xue Xia,et al. Effects of Streptococcus sanguinis Bacteriocin on Cell Surface Hydrophobicity,Membrane Permeability,and Ultrastructure of Candida Thallus. Biomed Research International,2015,2015(2):1-8.

［15］ Kolenbrander PE,Andersen RN,Blehert DS,et al. Communication among Oral Bacteria. Microbiol Mol Biol Rev,2002,66(3):486-505.

第九章

肠道微生态与炎性肠病

第一节　炎性肠病患者肠道微生态变化

炎性肠病(inflammatory bowel disease,IBD)是发生在胃肠道原因不明的慢性非特异性炎症性疾病,主要包括克罗恩病(crohn's disease,CD)和溃疡性结肠炎(ulcerative colitis,UC)。目前 IBD 的发病机制尚不完全清楚,一般认为,肠道菌群的改变、免疫稳态破坏、肠屏障功能受损、免疫应答异常激活、遗传易感性和环境因素等共同参与了 IBD 的发生和发展。

人体正常的肠道微生物群落除细菌外,还由真菌、病毒、螺旋体等构成,肠道菌群总数为 $3.9×10^{13}$,细菌种类超过 1 000 种。肠道内有益菌与致病菌之间相互共存。肠道微生态与机体相互作用,能够帮助消化食物、抵抗感染,直接参与肠黏膜固有性和获得性免疫应答。而肠道菌群失调则会引起肠道及全身疾病的发生,包括炎症反应、肿瘤、代谢异常等。肠道微生态包括肠道微生物、肠上皮细胞及免疫细胞,其中肠道微生物在肠道微生态体系中起最重要的作用。肠道菌群的多样性随生长发育而增加,并在维持肠道上皮屏障功能方面起重要作用。

在 IBD 病理生理发病过程中,肠道微生态的改变在炎症的发展过程中起着至关重要的作用。正常人群的肠道菌群多样性较高,但 IBD 患者肠道内菌群种属、菌群数量均有不同程度的改变。IBD 患者的肠道菌群构成及代谢较正常人群发生了明显变化:乳杆菌、双歧杆菌,拟杆菌和厚壁菌门下降,特别是产生短链脂肪酸(short-chain fatty acid,SCFA)的乳杆菌明显减少,而放线菌、变形菌,尤其是黏附性和侵袭性较强的肠杆菌增多,菌群多样性减少(其中 CD 患者降低 50%,UC 患者降低 30%),细菌不稳定性增加,尤以 CD 患者表现更明显;在 UC 患者的肠道菌群中,粪便拟杆菌(Bacteroide)和念珠菌(Candida)数量显著上升,而产生丁酸的梭形杆菌减少,而丁酸在 IBD 发生中可能起着重要的保护作用。

IBD 患者和健康人群相比,有益菌和有害菌的平衡受到破坏,某些特定菌群通过释放炎性因子和直接作用于肠上皮细胞及免疫细胞而调节黏膜免疫。UC 患者回肠储袋肛管吻合术(ileal pouch-anal anastomosis,IPAA)后储袋炎的发生率高达 23%～40%,而家族性肠息肉病患者行 IPAA 后并不出现储袋炎,究其原因考虑与 IBD 患者与家族性肠息肉病患者肠道菌群不同有关,包括变形菌增加,拟杆菌和厚壁菌门减少等。尽管人们没有在 IBD 患者肠道菌群中找到特定致病菌,但发现厚壁菌门中的柔嫩梭菌在 IBD 患者中较正常人群明显减少,其可通过产生丁酸来阻止促炎因子的信号传递,起到抗炎作用。某些致病菌参与了IBD 的疾病进展过程。在患病时间较长的 IBD 患者外周血中,艰难梭菌、大肠埃希菌、沙门菌、金黄色葡萄球菌产生的毒素浓度明显升高;并且活动期患者的外周血中,这些细菌毒素浓度明显高于缓解期患者或者健康志愿者。这说明 IBD 发生时肠道菌群产生的细菌毒素通过受损的肠黏膜屏障吸收入血,参与 IBD 疾病过程,而外周血细菌毒素可作为 IBD 进展期指标。此外,IBD 活动期患者的肠腔内存在大量可结合 IgA或 IgG 的细菌,而且粪便中可溶性 IgA 和 IgG 含量显著高于健康志愿者,并与 IBD 疾病活动呈正相关。

除了细菌构成的改变,目前研究认为细菌功能的改变更有意义,即肠道细菌代谢的异常在 IBD 发病中起到重要作用。在 CD 患者和 UC 患者的粪便提取物中丁酸、乙酸、甲胺和三甲胺水平减少,而氨基酸浓度升高。IBD 患者的 SCFA 减少,SCFA 有很好的抗炎活性并且是肠道上皮细胞的主要能量来源。肠道细菌分解色氨酸的吲哚代谢产物,包括吲哚、吲哚乙酸、吲哚丙酸、吲哚乙醛,在肠道的内环境稳态中也发挥重要的免疫调节作用。通过对 IBD 患者肠道微生物代谢产物分析,发现色氨酸代谢产物(吲哚、吲哚丙酸、吲哚乙醛)减低能够导致 AhR 生物活性下降,从而引起肠道炎症损伤。

IBD 患者肠道特定的微生物特征与疾病的分型及病情变化存在一定关系。正常人肠道菌群在一个有序的范围内处于动态变化的过程,而 IBD 患者肠道菌群的动态变化程度则明显大于正常人群,其中回肠型 CD 患者波动最大,尤其是 CD 术后患者。儿童 CD 患者的肠杆菌(*Enterobacteriaceae*)、巴斯德菌(*Pasteurellancaea*)、韦荣氏球菌(*Veillonellaceace*)和梭杆菌(*Fusobacteriaceace*)丰度增加,而丹毒丝菌(*Erysipelotrichales*)、拟杆菌(*Bacteroidales*)和梭菌(*Clostridiales*)的丰度减少,并且与疾病状态密切相关。评估直肠黏膜相关微生物群在早期诊断 CD 具有独特的潜力,也可根据不同微生物群预测疾病的预后。附黏侵袭性大肠埃希菌在多达 1/3 的回肠型 CD 患者肠道定植,并与术后疾病的早期复发有关。普氏栖粪杆菌(*Faecalibacterium prausnitzii*)是一种有抗炎作用的微生物,在回肠型 CD 患者黏膜活检的丰度明显降低,并且降低程度与术后复发的高风险相关。UC 患者复发后普氏栖粪杆菌丰度的恢复与 UC 患者临床缓解的维持相关。另外,疾病的部位也与肠道菌群的变化有着一定的关系。结肠型 CD 患者的肠道菌群与 UC 患者相似,而与回肠型 CD 患者不同;回肠型 CD 患者肠道菌群多样性降低最明显。随着 IBD 患者病程的延长,变形菌的丰度也逐渐增加。

微生态的其他非细菌成员主要为真菌、病毒、古菌和噬菌体,它们在胃肠道疾病中也具有重要的作用。通过对 IBD 患者肠道病毒及真菌的研究推测,肠道病毒可能参与肠道的免疫系统形成及成熟,维持肠道稳态。噬菌体能特异性杀死一部分细菌,可能在塑造肠道微生物结构和维持肠道微生物多样性上有一定的作用。CD 患者肠道黏膜活检组织中,噬菌体的数量明显多于健康人群,并且肠道噬菌体的增多和细菌多样性的减少同时存在。尽管真菌只占到粪便微生态的 0.02%~0.03%,真菌 DNA 只占到全部黏膜相关微生态的 0.02%,它们在 IBD 发病中起到一定作用。与对照组相比,在 CD 患者的黏膜活检中,真菌种属的丰富性和复杂性是增高的。

第二节　影响炎性肠病患者肠道微生态的危险因素

宿主肠道中的微生物在婴儿出生后开始定植,1 岁以内的婴儿时期肠道微生物多样性快速增长,至 3 岁时趋于稳定,至 5 岁时肠道微生物成分更加稳定,并以拟杆菌为主。肠道菌群的变化与年龄、地域、饮食、生活方式及宿主遗传信息等因素相关,肠道菌群具有多样性和宿主特异性。

一、遗传因素

宿主遗传可对肠道菌群的结构和组成产生影响,研究发现家庭成员之间的肠道菌群与没有共同生活的人相比更加接近。同卵双胞胎之间的肠道菌群比异卵双胞胎更加接近,尽管差异不显著。宿主遗传信息可以决定肠道菌群的组成,但是作用方式不同。遗传信息主要决定微生物是否能够成功定植于宿主肠道,而非遗传因素则主要作用于微生物的相对含量。在全基因组相关联研究中,发现一些基因能够显著影响肠道菌群。由于易感基因的突变,其表达或功能的改变扰乱 IBD 患者体内肠道菌群与免疫反应的相互作用,影响了肠道微生态。2001 年在白种人中发现,最早的 CD 易感基因 *Nod2* 主要定位于回肠末端肠隐窝基底的帕内特细胞(又称潘氏细胞),能够通过促使帕内特细胞产生抗菌肽,杯状细胞分泌黏液来维护肠道黏膜屏障的完整。*Nod2* 能够识别革兰氏阳性及革兰氏阴性菌,在 *Nod2* 突变的个体中,病原微生物清除能力下降,肠杆菌明显增多,肠道菌群改变,个体更容易发生炎症反应。IBD 风险基因还包括清除自噬相关基因(*Atg16l1*)、免疫相关 GTP 酶基因(*IRGM*)等,它们对微生态的免疫反应(固有免疫或适应免疫)和肠道黏膜屏障功能具有重要作用。另外,*XBP1*、*CARD9*、*FUT2*、*NLRP3*、*IL-23R*、*TLR4*、*STAT3*(信号传导转录激活因子 3)和 *PTPN2* 等 IBD 相关易感基因改变同样能影响先天和适应性免疫功能,以及肠道菌群的组成和多样性。目前大部分有关 IBD 易感基因的研究多基于欧美人群,近年韩国及日本也通过全基因组相关研究发现了一些新的易感基因,而我国 IBD 患者的易感基因及肠道菌群的研究有待进一步完善。尽管如此,遗传信息能否调控肠道菌群仍存在争议,目前大部分研究认为遗传信息对肠道菌群形成的影响很小。因此,遗传危险因素并非单独作用,而是与环境等共同作用,导致肠道菌群的改变,影响 IBD 的发生发展。

二、宿主免疫反应与肠道菌群

肠道微生物与肠道免疫系统相互调节,肠道黏膜免疫系统的建立和成熟依赖于肠道微生物,而肠道菌群的建立、构成和功能维持受到宿主免疫系统的影响。在正常生理情况下,肠道共生菌和肠道免疫细胞可相互作用,并维持免疫平衡状态,保持内环境稳定。肠道固有免疫系统是宿主肠道黏膜对微生物反应的第一道防线,在维护肠道组织完整性和肠道稳态中具有重要作用。肠道微生物与固有免疫系统的相互作用,促成了双方的成熟、存活,以及肠道炎症的控制。肠道菌群紊乱可引起肠道上皮屏障功能受损,肠腔中微生物易位进入肠道黏膜固有层,固有层的免疫细胞对易位的微生物产生免疫应答,产生大量细胞因子(如 TNF、IL-2、IL-12、IL-21 及 IFN-γ 等),引起肠道黏膜炎症反应。肠道固有免疫细胞通过细胞膜或胞内的模式识别受体(pattern recognition receptor,PRR)能够识别病原微生物和有害抗原的病原相关分子模式(pathogen-associated molecular pattern,PAMP),如脂多糖、肽聚糖、鞭毛蛋白等。PRR 信号诱导 NF-κB 激活,促进细胞分泌相应的细胞因子、抗菌肽等,进一步参与清除致病抗原,调节适应性免疫细胞应答,扩大炎症反应。PRR 包括 TLR 和 NOD 样受体(NOD-like receptor,NLR)。*Nod2* 基因突变的细胞中 NOD2 蛋白缺失或功能丧失,使 CD 患者的肠道固有免疫功能受损,以及抵抗清除细菌感染的能力下降。固有免疫细胞上的 *Nod2* 基因突变影响了肠道微生物环境的组成,进而增加了 IBD 发生的易感性。某些细菌抗原通过诱导 Th1、Th17 及 Treg 细胞分化,起到免疫损伤或保护作用。将肠道固有脆弱拟杆菌(*Bacteroides fragilis*)移植到无菌小鼠肠道后,可诱导脾脏 CD4$^+$ T 细胞向 Th1 细胞分化;脆弱拟杆菌产生的多聚糖 A 是诱导 Th1 细胞分化的先决条件。分节丝状菌(*Segmented filamentous bacteria*,SFB)具有诱导肠道内 Th17 细胞分化的潜能。其他肠道共生菌如谢德勒菌群(*Altered schaedler flora*,ASF)也可刺激肠道 Th17 细胞分化。肠道内固有生长的梭菌可诱导肠内 CD4$^+$ T 细胞向 Treg 细胞分化。而细菌抗原诱导 Treg 细胞分化的机制可能是通过共生菌抗原诱导肠 CX3CR1$^+$ 吞噬细胞产生 IL-10。肠道内的脆弱拟杆菌外膜囊泡(OMV)中的多聚糖 A(PSA)可活化树突状细胞后诱导肠黏膜组织内 Treg 细胞释放 IL-10 起抗炎作用,这个过程依赖细胞自噬相关蛋白 ATG16L1、NOD2。*Atg16l1* 和 *Nod2* 基因缺陷的 CD 患者肠黏膜组织内 DC 无法识别 OMV,造成 Treg 细胞分化减少,IL-10 分泌下降。此外,肠道共生菌可通过限制致病菌定植及过度生长来维持肠道固有免疫应答稳定。

在 IBD 的发病过程中,对正常菌群的异常免疫反应而引起肠道菌群失调与对肠道菌群失调的正常免疫反应同时存在,重叠发生。

三、环境因素影响 IBD 患者肠道微生态的改变

(一)饮食是影响肠道微生态最重要的因素

不同饮食结构形成不同肠道微生物群落,诸多研究表明,饮食结构是影响肠道微生物群落组成的重要因素。研究显示,非洲儿童以高纤维、低脂肪饮食结构为主,欧洲儿童则以低纤维、高动物蛋白、高脂肪的典型西化饮食结构为主。与欧洲儿童相比,非洲儿童肠道中拟杆菌富集,厚壁菌门缺乏,且普雷沃菌属和解木聚糖杆菌仅存在于非洲儿童体内,这些细菌有利于分解纤维性食物,并产生短链脂肪酸以提供额外能量。比较巴布亚新几内亚原住民和美国居民肠道微生物群的组成差异,发现以红薯、芋头和车前草为主要食物的原住民粪便中富集大量普雷沃菌属、丙酸杆菌属、螺杆菌属及链球菌属,而在西化饮食的美国居民粪便中则以拟杆菌属、紫单胞菌属、理研菌属及嗜胆菌属居多。日本居民长期以海藻类植物为食,其肠道中具有能分泌降解海洋性植物酶的微生物菌株,该菌株是日本人群肠道中的特有微生物。

此外,高脂高热量及低膳食纤维的西方饮食能够改变肠道微生态,增加产生硫化物的细菌沃氏嗜胆菌(*Bilophila wadsworthia*)的丰度,促进肠道炎症。动物实验发现摄入高饱和脂肪酸会增加革兰氏阴性菌的比例,增加肠道黏膜通透性;食物中硒的种类和数量会影响肠道菌群组成,从而调节机体氧化应激反应。膳食血红素铁摄入增加后,肠道菌群组成发生改变,拟杆菌属和阿克曼菌属细菌丰度升高;同时革兰氏阴性杆菌与革兰氏阳性杆菌比例升高,引起脂多糖产生增多,也与肠道炎症加重有关。高膳食纤维饮食可以通过分解

产生 SCFA 来调节肠道黏膜屏障功能及免疫调节功能,进而调节肠道菌群组成,在肠道免疫中发挥作用的主要是乙酸、丙酸、丁酸。它们通过结合免疫细胞表面 G 蛋白偶联受体(G-protein coupled receptor,GPR)41、GPR 43 和 GPR 109 调控其分化、增殖及外分泌等功能。在 B 细胞内,SCFA 可促进乙酰辅酶 A 的生成并调节代谢感受器,从而使抗体产生增多,诱导 B 细胞向浆细胞分化。其中,乙酸可以通过 GPR43 诱导肠道 B 细胞分泌 SIgA。SCFA 能够诱导肠黏膜组织 $CD4^+$ T 细胞表达 IL-10,对结肠炎起保护作用。

因此,肠道菌群与宿主的关系受饮食因素影响,具有不同饮食结构的人群会形成不同的肠道微生物群落。饮食中的营养物质可影响肠道微生物群落结构并为微生物的代谢提供底物,而微生物代谢产物被宿主吸收后可影响宿主生理功能。饮食干预治疗可以改变肠道微生态,缓解肠道炎症。

另外,流行病学研究发现各种环境因素暴露(如吸烟、空气污染、卫生习惯、应激)等均能够对 IBD 患者肠道微生态产生影响。

(二) 抗生素对 IBD 患者肠道微生态的影响

抗生素治疗有利于 CD 患者结肠炎症反应的缓解、脓肿并发症的治疗及预防术后复发等。然而,抗生素的疗效因疾病类型、受累部位不同而有差异。广谱抗生素的广泛应用影响了肠道菌群的数量和菌种,破坏了其对人体肠道形成的防御屏障,导致菌群失调造成肠道功能紊乱。大样本回顾性研究结果显示,儿童期抗生素暴露增加 IBD 的发病风险,并且暴露年龄越小,暴露的抗生素疗程越长,其 IBD 的发病率越高。长期抗生素治疗并不是控制 IBD 的有效方法,抗生素所引起的肠道菌群的失调反过来加重了肠道炎症的发生。由于某些菌群尤其是保护性菌群的减少甚至消失,促进了肠道微生态的失衡,增加了肠道感染风险。另外,抗生素应用能够导致肠黏膜黏液层变薄,削减肠道屏障功能,进一步增加肠道感染风险。

第三节　调节肠道微生态在炎性肠病治疗中的作用

近年来,在 IBD 的临床转化研究中,肠道微生态的调节,在 IBD 的微生物治疗方面取得了更多的关注。IBD 肠道菌群变化,可能为临床诊断、治疗和预后提供新的线索。改善肠道菌群组成的复杂性是重建肠道菌群治疗的关键。

一、益生菌在调节肠道微生态治疗 IBD 中的作用

人们已经认识到益生菌对宿主健康有诸多益处。越来越多临床试验和作用机制的研究指出益生菌能够通过调节肠道菌群改善 IBD 等肠道相关疾病。益生菌可以维持肠道上皮细胞紧密连接蛋白的完整性,防止过度的渗透,抑制病原菌的定植。在 IBD 患者中,肠道上皮细胞的紧密连接蛋白被破坏,肠道共生菌进入黏膜固有层,引发免疫系统对抗炎症反应,进而导致肠道黏膜受损。因此,在临床上,益生菌通常被用于 IBD 的辅助治疗。一项基于 200 例 IBD 患者跟踪 36 个月的临床数据结果显示,服用益生菌时间越长的 CD 患者不良事件发生率越低,在 75% 的治疗时间内服用益生菌的 CD 患者和 UC 患者的不良事件分别降低 100% 和 93%,表明益生菌在辅助治疗 IBD 的过程中发挥了一定的作用。但益生菌对 IBD 的疗效并不能一概而论。2018 年以色列研究者研究发现益生菌在宿主体内的定植情况有明显的个体差异和菌株特异性,提出益生菌能否在肠道中定植很大程度上取决于志愿者肠道固有菌群的组成和结构。因此,肠道菌群的个体差异可能决定益生菌菌株能否定植,同一个益生菌不一定对所有人有效,也不一定对同种 IBD 有效。未来益生菌的使用,应以宿主肠道菌群特征为基础,在全面了解肠道菌群的组成和结构的前提下,进行靶向干预。

二、营养治疗调节肠道微生态在治疗 IBD 中的作用

饮食是影响肠道微生态最重要的因素之一,可直接或通过改变肠道微生态间接影响 IBD。营养相关因素可通过调节肠道微生态影响 IBD 的病理生理过程。其机制为营养因素调节肠道微生态影响 SCFA 产生:肠道内拟杆菌属、双歧杆菌属、丙酸杆菌属、真杆菌属、乳杆菌属和梭菌属能够分解膳食纤维产生 SCFA。SCFA 可作为肠上皮重要的能量来源,维持肠上皮细胞的正常生长和功能;参与调节机体的固有免疫和获得性免疫,诱导刺激肠上皮细胞分泌抗菌肽,促进肠道 B 细胞 IgA 的产生,维持肠道稳态,调节 T 细胞

的分化与功能,促进 Treg 细胞的分化,并且诱导 T 细胞产生更多的 IL-10,从而发挥炎症抑制效应。营养因素调节肠道微生态影响肠道屏障:高脂高糖等风险饮食导致肠道微生态紊乱,首先损伤微生物屏障,继而影响肠道化学及机械屏障功能,肠道微生态失衡会通过 B 细胞或 T 细胞活化及多种细胞因子的产生,触发机体先天免疫及获得性免疫,损伤其免疫屏障功能。

营养治疗方法在 IBD 临床中的应用。营养治疗是基于肠道微生态调节为基础,部分以改变肠道菌群组成为目的。微生态制剂,如益生菌制剂,具有增强肠黏膜屏障,调节肠道黏膜免疫,恢复肠道菌群结构并缓解肠道慢性炎症反应的作用。低 FODMAP(fermentable oligosaccharides,disaccharides and monosaccharides and polyols)饮食可有效减少肠道产气和水渗出,对肠道菌群组成也有极大的影响。全肠内营养(exclusive enteral nutrition,EEN)制剂减少了食物抗原物质,能够诱导 CD 患者疾病缓解和维持缓解。研究指出,EEN 对 CD 患者的抗炎效果可能也与其对微生态的作用有关。在实施 EEN 的过程中,肠道菌群多样性高于激素诱导缓解的患者,菌群组成改变,其中促炎细菌下降,抗炎细菌比例升高。因此,营养治疗对肠道菌群组成具有极大的影响,对 IBD 具有一定疗效。

三、粪菌移植

粪菌移植(faecalmicrobiota transplantation,FMT)指通过给患者移植健康个体的肠道微生物群,从而恢复患者肠道微生态平衡。FMT 可能有效地补充肠道菌群成分,并且使肠道菌群能够维持其多样性和复杂性。目前粪菌移植在艰难梭菌(Clostridium difficile)感染性肠炎的临床治疗中取得了肯定的疗效。在 IBD 临床治疗中,大量随机对照试验(RCT)及临床荟萃分析发现粪菌移植能够促进部分轻度活动期 UC 患者的临床缓解和镜下缓解。而其在 CD 的治疗中没有得到充足的证据,仅有一小部分队列研究发现粪菌移植在 CD 治疗中能够取到良好的效果。FMT 升阶梯治疗策略为激素依赖型 IBD 的患者提供了新的机会。其中,有报道显示,8 例(8/14)激素依赖溃疡性结肠炎患者接受 FMT 升阶梯治疗策略后获得临床改善且可成功脱离激素依赖状态。尽管改变肠道菌群组成在 IBD 的治疗中至关重要,但是目前粪菌移植治疗使 IBD 肠道炎症得到缓解的比例仍然较低。因此,进一步改善粪菌移植治疗的步骤,如在连续几天中重复给予粪菌移植治疗将有可能增加 IBD 获得临床缓解的机会,但这些临床研究仍在探索中。

四、研究肠道微生态用于 IBD 疾病评估

鉴于肠道微生物与免疫系统存在的相互作用,以及 IBD 患者肠道菌群失调的事实,研究肠道菌群改变可能作为 IBD 鉴别诊断、判断复发、预后转归和个性化治疗等的"评估工具"。其中,研究指出 7 种菌群可用于 CD 与其他肠道疾病进行鉴别,包括梭形杆菌属(Fusobacterium)、埃希菌属(Escherichia)、肠球菌属(Faecalibacterium)、消化链球菌属(Peptostreptococcus)、厌氧棒杆菌属(Anaerostipes)、柯林斯菌属(Collinsella)、克里斯滕森菌属(Christensenellaceae)。IPAA 术后的 UC 患者粪便中活泼瘤胃球菌(Ruminococcus gnavus)、普通拟杆菌(Bacteroides vulgatus)和产气荚膜梭菌(Clostridium perfringens)增多,以及毛螺菌属(Lachnospira genera)和罗氏菌属(Roseburia)减少,增加结肠袋炎发生的风险。CD 患者回结肠手术后,小肠末端和吻合口黏膜菌群的变化直接影响着术后小肠末端黏膜炎症复发。研究 CD 患者接受回结肠手术后和术后 6 个月的粪便 16S rDNA,发现 CD 患者手术时小肠末端有大量 α/β 变形菌(Proteobacteria)和芽孢杆菌(Bacillus);而半年后小肠末端或吻合口复发者粪便菌群中含大量毛螺菌(Lachnospira)和耐久肠球菌(Enterococcus durans),而吻合口未见复发者中多尔菌属(Dorea)和普通拟杆菌(B-plebeius)则增多。近年来随着肠道免疫学研究的新发展,很多免疫抑制类药物也相继出现,但是临床应用发现,IBD 患者对这些药物的反应有很大的差别,有部分患者显示良好疗效,而有些患者却根本没效。研究报道对维多株单抗(vedolizumab)治疗反应不同的 IBD 患者粪便样本进行分析研究,发现通过 14 周维多株单抗治疗反应良好的 CD 患者在治疗前携带的肠道微生物多样性更高,而且他们肠道内的食葡糖罗氏菌(Roseburia inulinivorans)和伯克霍尔德菌(Burkholderia)明显高于治疗失败患者。因此,肠道微生物检测在鉴别诊断 IBD 及评估治疗预后中的应用将被给予更大的关注和推广。

IBD 的发病机制虽然复杂,涉及环境、遗传易感性、肠道微生物和肠道免疫系统等多个方面。但肠道微生物在其中发挥媒介作用,将环境、基因与肠道免疫调节联系在一起,几个因素相互作用,共同促进肠道

炎症的发生发展。微生物对肠道黏膜免疫系统的发育,以及免疫反应具有重要的调节作用。结合 IBD 患者肠道菌群的紊乱,以及调节肠道微生物稳态在 IBD 肠道炎症中的有效治疗,可以发现 IBD 与肠道微生物之间的重要调节关系。未来,调节肠道微生物及其代谢物与抑制肠黏膜免疫反应、抗炎等在 IBD 中的联合治疗将被进一步完善。

(孙明明　刘占举)

参 考 文 献

[1] Ananthakrishnan AN,Luo C,Yajnik V,et al. Gut Microbiome Function Predicts Response to Anti-integrin Biologic Therapy in Inflammatory Bowel Diseases. Cell Host Microbe,2017,21(5):603-610.

[2] Atarashi K,Tanoue T,Shima T,et al. Induction of colonic regulatory T cells by indigenous Clostridium species. Science,2011,331(6015):337-341.

[3] Cui B,Li P,Xu L,et al. Step-up fecal microbiota transplantation strategy:a pilot study for steroid-dependent ulcerative colitis. J Transl Med,2015,13:298.

[4] Imhann F,Vich Vila A,Bonder MJ,et al. Interplay of host genetics and gut microbiota underlying the onset and clinical presentation of inflammatory bowel disease. Gut,2018,67(1):108-119.

[5] Jeon SR,Chai J,Kim C,et al . Current Evidence for the Management of Inflammatory Bowel Diseases Using Fecal Microbiota Transplantation. Curr Infect Dis Rep,2018,20(8):21.

[6] Kaakoush NO,Day AS,Leach ST,et al . Effect of exclusive enteral nutrition on the microbiota of children with newly diagnosed Crohn's disease. Clin Transl Gastroenterol,2015,6:e71.

[7] Kim M,Galan C,Hill AA,et al. Critical Role for the Microbiota in CX3CR1(+) Intestinal Mononuclear Phagocyte Regulation of Intestinal T Cell Responses. Immunity,2018,49(1):151-163.

[8] Kostic AD,Xavier RJ,Gevers D,et al. The microbiome in inflammatory bowel disease:current status and the future ahead. Gastroenterology,2014,146(6):1489-1499.

[9] Lin R,Chen H,Shu W,et al. Clinical significance of soluble immunoglobulins A and G and their coated bacteria in feces of patients with inflammatory bowel disease. J Transl Med,2018,16(1):359.

[10] Machiels K,Sabino J,Vandermosten L,et al. Specific members of the predominant gut microbiota predict pouchitis following colectomy and IPAA in UC. Gut,2017,66(1):79-88.

[11] Martinez I,Stegen JC,Maldonado-Gomez MX,et al. The gut microbiota of rural papua new guineans:composition,diversity patterns,and ecological processes. Cell Rep,2015,11(4):527-538.

[12] Mondot S,Lepage P,Seksik P,et al. Structural robustnessof the gut mucosal microbiota is associated with Crohn's disease remission after surgery. Gut,2016,65(6):954-962.

[13] Pascal V,Pozuelo M,Borruel N,et al. A microbial signature for Crohn's disease. Gut,2017,66(5):813-722.

[14] Sartor RB,Wu GD. Roles for Intestinal Bacteria,Viruses,and Fungi in Pathogenesis of Inflammatory Bowel Diseases and Therapeutic Approaches. Gastroenterology,2017,152(2):327-339.

[15] Scott NA,Andrusaite A,Andersen P,et al. Antibiotics induce sustained dysregulation of intestinal T cell immunity by perturbing macrophage homeostasis. Sci Transl Med,2018,10(464):4755.

[16] Song SJ,Lauber C,Costello EK,et al. Cohabiting family members share microbiota with one another and with their dogs. Elife,2013,2:e00458.

[17] Sun M,Wu W,Chen L,et al. Microbiota-derived short-chain fatty acids promote Th1 cell IL-10 production to maintain intestinal homeostasis. Nat Commun,2018,9(1):3555.

[18] Tye H,Yu CH,Simms LA,et al. NLRP1 restricts butyrate producing commensals to exacerbate inflammatory bowel disease. Nat Commun,2018,9(1):3728.

[19] Wu W,Chen F,Liu Z,et al. Microbiota-specific Th17 Cells:Yin and Yang in Regulation of Inflammatory Bowel Disease. Inflamm Bowel Dis,2016,22(6):1473-1482.

[20] Wu W,Sun M,Chen F,et al. Microbiota metabolite short-chain fatty acid acetate promotes intestinal IgA response to microbiota which is mediated by GPR43. Mucosal Immunol,2017,10(4):946-956.

第十章

肠道微生态与肠易激综合征

第一节　肠易激综合征发病机理

　　肠易激综合征(irritable bowel syndrome,IBS)是一种以腹痛伴有排便习惯改变为特征的功能性肠病。随着人们生活方式的改变及工作压力的增加,IBS发病率在全世界范围内逐渐升高,西方流行病学调查显示人群患病率为10%~20%,在我国,总体患病率约为5%~10%,对我国的医疗系统造成了明显的负担。

　　由于IBS缺乏生物性疾病标志物,目前人们利用疾病症状作为IBS的诊断标准。为了规范临床诊疗及临床研究方案的标准化,于1992年发布了被称为"罗马标准"的共识性意见,该标准于2016年进行了最新修订,即罗马Ⅳ标准。定义IBS为病程至少6个月;在最近3个月内有反复发作的腹痛,平均每周至少1日,并符合以下2项或以上标准:①症状与排便有关;②排便频率改变;③粪便性状(外观)改变。同时需除外如便血、体重下降等报警征象。依据患者排便习惯改变时粪便质地,可应用Bristol粪便性状评分(Bristol stool form scale,BSFS)(图10-1)记录评估。

　　根据Bristol粪便性状评分将IBS分为如下4个亚型:

　　①便秘型肠易激综合征(constipation-predominant irritable bowel syndrome,IBS-C):患者描述的异常排便情况以便秘为主(BSFS中的1型和2型)。②腹泻型肠易激综合征(diarrhea-predominant irritable bowel syndrome,IBS-D):患者描述的异常排便情况以腹泻为主(BSFS中的6型和7型)。③混合型肠易激综合征(mixed irritable bowel syndrome,IBS-M):患者描述的异常排便情况为便秘和腹泻交替出现。④未分型肠易激综合征(subtyped irritable bowel syndrome,IBS-U):患者符合IBS诊断标准,但又无法准确分类为其他3种亚型中的任何一种。

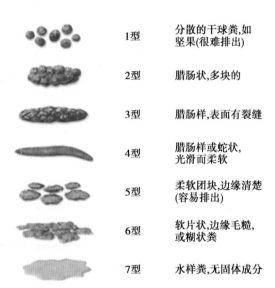

1型	分散的干球粪,如坚果(很难排出)
2型	腊肠状,多块的
3型	腊肠样,表面有裂缝
4型	腊肠样或蛇状,光滑而柔软
5型	柔软团块,边缘清楚(容易排出)
6型	软片状,边缘毛糙,或糊状粪
7型	水样粪,无固体成分

图10-1　Bristol粪便性状评分

　　IBS患者易合并其他功能性胃肠病,包括上消化道症状如胃食管反流、吞咽困难、早饱、间歇性消化不良、恶心表现。同时还可能合并其他器官慢性疼痛。40%~60%患者存在焦虑及抑郁症状,约50%患者具有精神创伤病史。同时,在抑郁患者中,肠道症状与精神障碍的程度存在一定相关性。另外,虽然IBS属于功能性胃肠病的一种,但部分有过消化道感染病史的IBS患者的黏膜免疫系统激活,特定的免疫细胞和标志物发生变化。

　　IBS病因及发病机制尚未完全阐明,目前认为与精神心理、家庭及遗传因素、性别及激素、食物不耐受、胆汁酸吸收障碍、肠道感染和炎症等相关,这些因素可引起内脏高敏感、脑-肠轴功能紊乱及肠道动力学异常,进而导致IBS的发生。

一、IBS 可能的病因

（一）精神心理因素

目前认为精神心理因素与 IBS 的发生发展互为因果。研究显示,经历过生活应激事件、精神创伤等刺激的人群 IBS 发病率明显升高。IBS 常伴有精神、神经症状如烦躁、易怒、失眠、紧张等。流行病学调查显示,40%~60% 的 IBS 患者存在精神心理问题,其中焦虑抑郁最为常见。应激事件的刺激促进 IBS 的发生,其可能机制包括应激或心理因素导致机体的神经-内分泌-免疫系统调节失衡及脑-肠肽分泌失衡,通过脑-肠轴作用于肠道,进而改变肠道的敏感性及动力异常。

（二）家庭及遗传因素

IBS 患者存在明显家族聚集倾向,同卵双生的两个个体发病率明显高于异卵双生。来自瑞典、美国、意大利多中心病例对照研究发现,基因多态性影响 IBS 的发病,各种类型的基因突变均与 IBS 有一定的相关性,不同人群、人体内不同的基因型背景、基因突变与 IBS 类型、临床特点、发病率及风险密切相关。

（三）性别及雌激素

流行病学调查发现 IBS 发病年龄 25~50 岁之间,男女发病率 1∶2。50.8% 女性月经期时症状加重,绝经后患病率下降,提示雌激素水平可能促进 IBS 的发生。雌激素不仅能调节痛觉传导,还具有增强机体对应激的敏感性的作用;另外,雌激素及孕激素可能通过改变肠道传输时间、提高肠道敏感性、激活肠道肥大细胞及造成肠道免疫功能的紊乱等机制引起 IBS。

（四）食物因素

IBS 患者对不同食物存在不同的耐受性。其中短链碳水化合物(FODMAP)是目前研究热点。FODMAP 包括可被肠道菌群发酵的低聚糖、双糖、单糖及多元醇等,可能加重及诱导 IBS 的症状。可能机制:①这些物质在小肠产生渗透效应,促进肠黏膜分泌大量液体导致腹泻;②这些物质在结肠被细菌发酵,产生大量气体导致腹胀;③可能通过肠道 IgE 或 IgG 免疫反应参与内脏高敏感的发生。低 FODMAP 饮食可明显改善 IBS 患者的症状。全部去除不耐受物质后又可能引起便秘,提示减少摄入 FODMAP 可能缓解 IBS 患者的症状。

（五）胆汁酸吸收障碍

胆盐在肝脏合成分泌,排入肠道后通过乳化作用促进脂类物质在小肠的吸收。分泌到肠腔的胆汁酸在回肠重吸收,当存在胆汁酸吸收障碍时,暴露于肠道的胆汁酸总量增加,增加的胆汁酸可影响结肠黏膜通透性,同时促进结肠平滑肌收缩加快,可产生消化道症状如腹胀、排便急迫感。研究表明使用胆汁酸螯合剂可有效改善 IBS 症状。

（六）肠道感染、炎症反应与菌群失调参与 IBS 的发生

1. 既往胃肠道感染病史是 IBS 的危险因素　肠道急性感染后,虽病原体已清除,但肠黏膜仍具有一定程度的损伤,表现为绒毛面积减少,伴 T 淋巴细胞浸润、肥大细胞增生、活化,释放大量组胺、蛋白酶、细胞因子、前列腺素等物质刺激结肠黏膜神经末梢,促进肠道内通透性、内脏敏感性增加,进而导致内脏痛及腹泻症状。同时肠道感染改变了肠道菌群的结构,例如拟杆菌、梭菌等在感染后显著异常,导致了肠道局部炎症及系统性炎症的持续。

2. 肠道黏膜的免疫失衡、低度炎症与 IBS 的发病有关　肠道低度炎症不仅导致肠黏膜上皮通透性增加、肠道黏膜屏障完整性破坏,而且还引起肥大细胞、淋巴细胞等的趋化和激活。肥大细胞是胃肠道系统主要的抗原感受器和免疫细胞,参与黏膜屏障的调节、免疫、肠道动力、内脏高敏等胃肠道一系列的病理生理过程。研究发现 IBS 患者肠黏膜内肥大细胞数量明显增多,促进内脏高敏性,从而导致了疼痛及腹泻发生。

3. 肠道菌群失调　IBS 患者肠道菌群的总体微生物多样性较健康人群明显减少,大部分 IBS 患者肠道内厚壁菌门的相对丰度增加,拟杆菌的相对丰度减少,导致了肠毒素、有机酸的产生,从而影响黏膜修复

及蠕动,造成腹痛及腹泻症状。无菌大鼠移植 IBS 患者粪便菌群后,可出现内脏高敏感性症状,提示肠道微生物参与 IBS 内脏敏感性的调节。此外临床研究证实,作用于局部肠道的抗菌药物利福昔明可缓解 IBS 相关症状。推测肠道微生物可能以多种机制协同调节内脏高敏感,包括改善肠黏膜炎症反应、维持肠道上皮通透性。

二、病理生理

(一) 内脏高敏感

内脏高敏感是指各种机械或化学刺激导致内脏感受器对刺激的感觉阈值下降,表现为敏感性增强、反应性增加,出现内脏痛觉异常及痛觉过敏,低于或等于正常强度的刺激即感到疼痛或不适。内脏感觉可以通过肠神经系统传递至中枢神经系统。IBS 可能同时存在中枢及外周神经系统的敏感性增高。

1. **内脏初级传入神经的敏感性增加** 肠壁的初级传入神经属于肠神经系统的一部分,其末梢终止于肌肉、黏膜、浆膜的受体,感受肠道内的机械或化学刺激后将内脏感觉信息传入中枢。传入神经纤维自发性活动增强及离子通道异常激活,使伤害性感觉持续传入中枢神经系统,导致中枢神经系统收获过多的伤害性刺激感受。传入神经纤维感受刺激的阈值降低,导致正常的刺激介入仍然会引起传入神经纤维出现感受过度的反应,过度的不良信号产生最终到达中枢神经系统,导致内脏高敏感。

2. **脊髓神经元兴奋性增加** 刺激经致敏的交感和副交感神经传递至脊髓背根神经元后,向对侧经脊髓传递至大脑皮质特定的内脏感觉区域,从而产生内脏感觉。由于外周刺激的持续性致敏,脊髓神经元会出现持续性反应,释放过多的生物活性物质,导致后角神经元出现兴奋过度,进而传导至中枢神经系统的刺激信号过度增加,导致异常的感觉反应。

3. **中枢神经系统感知兴奋性增加** 中枢神经系统对持续的生理与非生理刺激做出异常的应答,多表现为下丘脑、垂体对刺激反应增强,对异常上传刺激信号的异常应答最终可以导致中枢神经系统下行性抑制调控异常。中枢系统在 IBS 患者内脏高敏机制中的作用研究多运用刺激后观察其不同区域活化的手段。前额叶皮质、岛叶、丘脑和前扣带回是痛觉处理的主要脑区,可敏感地感受直肠刺激。研究显示于直肠内置入扩张气囊后,IBS 患者腹内侧前额叶皮质、岛叶、前扣带回的脑区活动性增强,表明与内脏疼痛相关的神经网络活动性增强,且与痛觉处理相关的脑区兴奋面积较正常组变大。

(二) 脑-肠轴功能紊乱

脑-肠轴是指胃肠道活动信息传入到中枢神经系统,由中枢神经系统接收并整合后,经自主神经系统和神经-内分泌系统传出到肠神经或直接调控胃肠效应细胞。因此脑-肠轴是将中枢神经系统与肠神经系统连接起来的双向通路,其可以从不同水平通过多个信号通路参与胃肠道运动、分泌、免疫等各方面的调节。脑-肠轴包括神经-内分泌系统及多种脑-肠肽,其中下丘脑-垂体-肾上腺轴(hypothalamic-pituitary-adrenal axis,HPAA)和交感-肾上腺髓质轴(sympathetic-adrenal-medulla axis,SAM)是参与生理心理应激反应的主要通路。脑-肠肽包括有促胃动素、胃泌素、胆囊收缩素、P 物质、血管活性肠肽、生长抑素、神经递质如 5-羟色胺等,具有激素和神经递质的双重作用,广泛参与胃肠道功能调节。研究发现,IBS 患者肠黏膜分泌的 5-羟色胺(5-hydroxytryptamine,5-HT)的数量增多活性明显增强。另有研究表明,儿茶酚胺水平升高及交感神经兴奋性的增强提示 IBS 患者可能存在 HPAA 和 SAM 神经轴功能的异常。脑-肠轴结构和功能异常将影响神经系统的感知和反射反应,从而导致 IBS 相关症状如胃肠功能障碍、内脏敏感性增加等。

(三) 肠道动力异常

结直肠收缩幅度和频率的异常改变是 IBS 重要的病理生理机制。基础状态下 IBS 胃肠动力正常,在精神心理、食物、感染等因素的刺激下,IBS 患者可以发生多种形式的肠道动力紊乱。与正常人群相比,腹泻型 IBS 表现为高幅推进性收缩波增加,小肠转运加快。而便秘型 IBS 患者结肠动力与之相反,高幅推进性收缩波明显减少,小肠转运物质频率减慢。结肠传输功能检查提示,便秘型 IBS 以右半结肠运动减慢为主。同时对其行直肠肛管测压检查显示 IBS 患者肛门括约肌残余压力较健康对照组明显升高,而直肠和肛管内的压力与健康对照组无明显统计学差异,因此提示便秘型 IBS 患者排便时肛门括约肌不能正常舒张,可能是其患者排便困难或便秘的原因。

第二节　肠道菌群改变与肠易激综合征

肠道菌群改变与 IBS 的发生发展关系密切。IBS 患者肠道菌群较健康人群具有显著差异,其改变导致了肠道黏膜免疫失衡、肠道动力改变等 IBS 的病理生理过程。然而由于地域性差异、菌群检测及取材方法的异质性等因素,不同研究团队得出的菌群结果不尽相同,对于 IBS 患者肠道菌群的改变研究仍具有很大挑战。本节我们将从结肠菌群改变和小肠菌群改变两部分进行阐述。

一、IBS 患者的结肠菌群改变

相较健康人,IBS 患者的结肠菌群具有显著的改变,表现在菌群的多样性减低,稳定性较差和组成结构变化等。有一项研究应用香农-威纳(Shannon-Weiner)多样性指数评估菌群多样性,发现 IBS-D 患者的粪便菌群多样性较健康对照组降低了 1.2 倍。在另一项分析了 3 670 例粪便样本的研究中,通过 16S rRNA 基因可变区域的测序同样得出了腹泻型 IBS 患者的菌群多样性显著低于健康对照组的结论。

IBS 患者菌群多样性降低的同时,其稳定性亦受到了影响。一项纵向研究观察了 IBS 患者在第 0、3、6 个月粪便菌群的组成,结果显示 21 例 IBS 患者中 9 例肠道菌群发生了显著变化。相比之下,对照组 17 例患者中仅 5 例发生改变,提示 IBS 患者的菌群稳定性差。进一步的研究发现 IBS 症状发作与肠道菌群强烈而快速的改变相关,提示 IBS 患者的肠道菌群稳态维持的困难性,或许为 IBS 潜在的致病因素。

IBS 患者菌群组成结构的改变为另一显著特征。在门分类水平上,多数 IBS 患者变形杆菌数量较对照组显著增加,而放线菌门、厚壁菌门、拟杆菌门的数量存在较大差异。在更低的分类水平上,部分研究报道 IBS 患者的粪便菌群中拟杆菌属、肠杆菌科及乳杆菌科细菌组成显著增加,提示其可能为潜在的 IBS 致病性细菌。其中肠杆菌科包含了数种致病菌如埃希菌属,志贺菌属,弯曲杆菌属和沙门菌属,提供了既往存在潜在肠道感染的证据。同时,多个研究发现粪杆菌属、双歧杆菌属在 IBS 患者中数量减少,可能为潜在的保护性细菌。其中粪杆菌属的普拉梭菌被认为是产生具有抗炎作用丁酸的主要细菌,为正常人肠道中的重要组成部分。

针对不同亚型的 IBS 患者,其菌群具有不同特点,我国一项研究发现 IBS-D 患者中拟杆菌、双歧杆菌、瘤胃球菌水平降低,IBS-C 患者拟杆菌、瘤胃球菌水平升高,IBS-M 患者肠杆菌显著增加,乳杆菌明显减少,但也有研究发现 IBS 各亚型间肠道菌群无显著差异。

虽然目前 IBS 患者的肠道菌群具体改变情况尚未有统一结论,但是 IBS 患者的菌群较健康人具有显著差异已为共识。将 IBS 患者的粪便菌群接种至无菌动物体内后,无菌动物会发生 IBS 患者的结肠高敏感性,而接种健康对照者粪便菌群的无菌动物不会引起这种表现,提示了肠道菌群的变化为 IBS 的潜在病因。而改善肠道菌群的组成可减轻 IBS 的内脏超敏反应,提示了肠道菌群改变为 IBS 的潜在致病因素。

肠道菌群失调可从多个方面引起 IBS 症状,其中肠黏膜屏障破坏、黏膜免疫异常、脑-肠轴紊乱为主要的机制。

肠道菌群失调时,潜在致病菌可通过结合肠上皮、产生内毒素等机制,造成肠壁充血水肿、肠绒毛受损脱落、肠黏膜通透性增加,导致肠黏膜生物屏障及机械屏障的破坏。IBS 患者中显著增加的拟杆菌门的部分细菌可以通过产生肠毒素,破坏溶解结肠黏膜上的糖蛋白从而影响黏膜修复及蠕动,造成腹痛及腹泻症状。

肠道菌群失调还可以诱发肠黏膜免疫异常导致 IBS 发生,在菌群失调的情况下,致病性细菌、病毒等作为抗原物质能够引起肥大细胞(mast cell,MC)、嗜铬细胞的激活,释放炎性因子、神经递质与肠道感觉神经元相互作用,引起内脏运动-感觉异常,导致肠道黏膜通透性、敏感性、运动节律、分泌及重吸收功能发生改变,引起 IBS 症状。研究发现 IBS 患者粪杆菌数量减少,粪杆菌为肠道内产生包括乙酸、丁酸等短链脂肪酸的主要细菌,这些有机酸可以通过介导 IL-17 的表达减少全身炎症症状,从而下调免疫反应。该细菌的减少可能与 IBS 黏膜免疫异常的发生相关。

此外,肠道菌群失调可引起脑-肠轴异常,菌群的失调可引起肠道免疫细胞及炎症细胞刺激肠神经元释放神经递质,作用于肠道运动受肠神经系统导致内脏敏感性异常,同时肠神经系统还可以和中枢神经系统相互作用,在对方受到刺激时自身呈现高反应性,从而影响情绪的变化,在 IBS 患者中显著下降的双歧杆菌可以通过减低 4-甲酚硫酸盐水平,影响抑郁症中的多巴胺-去甲肾上腺素通路,从而减弱肠神经系统与中枢神经系统相互作用,减少情绪异常表现。

二、IBS 患者的小肠菌群改变

目前大部分的肠道菌群研究集中在粪便菌群及结肠黏膜方面,针对小肠的肠道菌群研究相对不足。目前主要集中在小肠菌群过度生长及菌群组成结构改变方面,其中小肠菌群过度生长是目前关注的重点。

(一) 小肠菌群过度生长

1. 定义 小肠细菌过度生长(small intestinal bacterial overgrowth,SIBO)是一种由非小肠天然细菌和/或小肠天然细菌数量增加引起的过度发酵、炎症或吸收不良状况。通常与解剖异常、消化道动力障碍相关。典型临床特点包括腹胀感、腹部不适、水样泻、消化不良和体重下降。具有上述典型症状且呼气试验或空肠抽吸液培养任意结果为阳性的患者,排除其他疾病,可诊断为 SIBO。氢呼气试验作为一种简便、无创的检测方法,近年来得到广泛认可。其原理为当存在 SIBO 时,底物进入结肠前被过度生长的小肠细菌酵解产生氢气,部分氢气经肠黏膜吸收弥散入血后由肺呼出,即可检测到氢气呼气值较基线上升,另一部分乳果糖进入结肠后继续酵解产生氢气,进而使氢气呼气曲线值呈"双峰"样改变。而小肠液细菌培养为传统意义上诊断 SIBO 的"金标准",其方法为通过内镜吸取十二指肠悬韧带以下的近端小肠液进行菌落计数培养,当定量空肠抽吸液培养的细菌计数超过 10^3 CFU/ml 时,则视为有临床意义的 SIBO。但小肠细菌培养操作复杂,且易受口腔细菌污染,在临床开展困难。

小肠菌群过度生长根据其菌群特征可分为两类,一类为革兰氏阳性细菌增多,与胃酸分泌不足相关,另一类为结肠菌群增多,多与小肠解剖结构、肠道清除功能异常相关。对于合并 IBS 的 SIBO 患者,其菌群组成以革兰氏阴性杆菌和肠杆菌为主。一项基于小肠抽吸液培养的研究发现,合并 SIBO 的 IBS 患者中,其小肠菌群分布为铜绿假单胞菌(40%)、鲍曼不动杆菌(6.7%)、洛菲不动杆菌(13.3%)、葡萄球菌属(13.3%)、粪肠球菌属(6.7%)、大肠埃希菌属(20%)、肺炎克雷伯菌属(13.3%)和链球菌属(6.7%)。其中,其中葡萄球菌属、粪大肠埃希菌、大肠埃希菌和肺炎克雷伯菌较非 SIBO 的 IBS 患者具有显著差异。

2. SIBO 和 IBS 的相关性 呼气试验诊断方法提出了 SIBO 与 IBS 的相关性。IBS 的患者中,其中有 78% 合并 SIBO,并且进行除菌治疗后 48% 患者症状较前缓解。此后有大量关于 SIBO 与 IBS 相关性的研究,但是由于诊断标准及试验方法的异质性,导致试验结果差异大,甚至得出了相互矛盾结果。应用乳糖氢呼气试验提示,SIBO 在 IBS 患者中的患病率为 54%,而在应用小肠细菌培养诊断 SIBO 的患者中患病率为 4%,此外,不同的 IBS 亚型可能与呼气试验结果不同有关,便秘型患者检出甲烷的比例(58%)高于腹泻型(28%),腹泻型患者检出氢的比例(71%)高于便秘型(42%)。提示了产甲烷细菌可能更易导致便秘型 IBS,而产氢细菌则更易导致腹泻型 IBS。

不可吸收抗生素在 IBS 患者中的疗效提供了 SIBO 和 IBS 之间关系的间接证据。在近期的研究中,2 438 例 IBS-D 患者,有 44% 患者使用利福昔明行除菌治疗后症状有显著改善。而合并 SIBO 的 IBS 患者,口服抗生素反应的有效性增加。据此进一步验证了 SIBO 与 IBS 间的相关性。目前尚不清楚的是 SIBO 是 IBS 的原因还是结果,或两者兼而有之。SIBO 可以在某些情况下引起 IBS 症状,但在其他情况下,肠道动力、免疫功能或菌群组成的改变也可以造成 SIBO。

3. IBSO 引起 IBS 症状的潜在机制

（1）SIBO 导致肠道产气增多：饮食中的糖类物质在肠内细菌的作用下发酵，产生氢、甲烷等气体，过量的细菌导致过多氢、甲烷等气体生成并停留于小肠、结肠内，进而产生腹胀、腹痛等 IBS 症状。目前 IBS 的主要治疗方法之一是通过膳食调节降低膳食中的可发酵寡糖、双糖、单糖和多元醇，可能使 IBS 患者获益，其潜在的原因为减少细菌发酵底物，从而减少气体产生。

（2）SIBO 影响肠道动力：SIBO 患者过度增殖的细菌发酵生成的甲烷、氢均可明显影响肠道动力，同时滞留的食物又进一步增加甲烷、氢生成，由此形成恶性循环，加重腹胀。有研究证明，甲烷的产生与 IBS-C 患者的便秘严重程度呈正相关，因此推测肠道动力的减低可能为甲烷直接作用的结果。

（3）SIBO 影响肠道敏感性：SIBO 所致的肠道细菌发酵产物可影响 5-HT。5-HT 是肠神经系统的重要组成部分，参与多种神经递质的释放，神经系统信号的传递等诸多生理过程，其变化即可致肠道感觉和分泌功能的紊乱，临床研究发现，目前应用 IBS 治疗中的 5-HT 受体拮抗剂，可减慢小肠、结肠的转运时间，提高内脏的痛觉阈值，减少小肠的分泌，从而改善患者腹泻症状。

（二）小肠菌群结构改变

部分研究发现普雷沃菌科在 IBS 患者的小肠菌群中显著增加，分枝杆菌科及奈瑟菌科显著减少，也有研究发现患者及对照组间并无明显差异。一项纳入了 126 例功能性胃肠病患者，通过比较其菌群结构，发现其小肠菌群的丰度及异质性具有显著差异，其中卟啉单胞菌、普雷沃菌属和梭形杆菌属在患者中显著下降。同时该文章提出了新观点，肠道菌群的组成结构的改变，而非数量，或许是造成 IBS 相关症状的原因。对于 IBS 患者小肠菌群结构的研究目前具有诸多挑战，由于小肠内细菌数量较少及取材困难，获取有效数量的菌群 DNA 十分具有挑战性，目前仅有少量关于 IBS 与小肠菌群结构及种类改变的研究。总体来讲，这些研究样本量较少，并且应用包括了黏膜活检、黏膜刷检、小肠抽吸液不同的取材方法。由于研究方法的异质性，目前尚未得到统一结论。

目前大量的研究证实了肠易激综合征与肠道菌群的联系及肠道菌群的失调为 IBS 重要的发病机制之一。针对调整肠道菌群、纠正菌群失调的治疗方案，如应用益生菌、抗生素、粪菌移植等越来越广泛的应用于 IBS 患者的临床治疗中，并且取得了一定的疗效。

第三节　微生态制剂与肠易激综合征

一、肠易激综合征患者的肠道菌群调节

肠道菌群改变可能是 IBS 发病的重要启动因素。因此，IBS 患者的肠道菌群调节一直是 IBS 治疗的主要措施之一。微生态制剂及粪菌移植是当下 IBS 肠道菌群调节研究的热点问题，其他方法还包括：寡抗原饮食、非系统性抗生素等。

微生态制剂（microecological preparation），也称为微生态调节剂（microecological modulator），是指能够调整微生态环境紊乱、维持微生态平衡、促进益生菌生长的生物制品。微生态制剂治疗 IBS 的机制主要包括：①抑制有害菌生长，微生态制剂通过竞争营养物质、肠黏膜上皮定植及分泌代谢产物（如短链脂肪酸）抑制有害菌生长。②增强肠道黏膜屏障功能，微生态制剂通过形成生物膜、促进黏液分泌和肠上皮紧密连接蛋白表达、分泌 SIgA、抑制上皮细胞凋亡等方式降低肠黏膜屏障的通透性。③调节免疫系统，微生态制剂通过激发肠黏膜免疫保护机制，增强巨噬细胞吞噬活性与补体功能，参与体液与细胞免疫，如双歧杆菌能刺激小鼠树突状细胞产生大量 IL-10，降低内脏敏感性。④调节脑-肠轴，微生态制剂通过影响结肠黏膜中 5-HT、促肾上腺皮质激素释放因子、脑源性神经营养因子、γ-氨基丁酸的水平与中枢神经系统形成"脑肠对话"，改善 IBS 患者症状。常见的微生态制剂包括益生菌、益生元和合生元。

二、肠易激综合征与益生菌、益生元和合生元

（一）益生菌

益生菌是对人体健康有益的具有活性的微生物,具有提高机体免疫力、抑制有害菌和病毒生长黏附的作用,它是治疗 IBS 最常见的微生态制剂,包括细菌和真菌。

与健康人相比,IBS 患者肠道菌群失调主要表现双歧杆菌、乳杆菌丰度减少,故临床上常采用上述 2 个属的益生菌对 IBS 患者进行治疗。多项随机、对照实验表明,IBS 患者口服婴儿双歧杆菌 35624(*Bifidobacterium infantis* 35624)4 周或 8 周后其基线症状可得到改善。当治疗浓度为 $1×10^8$ CFU/ml 时,IBS 患者其腹痛症状、腹胀评分、肠道功能障碍及症状评分均得到了显著的改善,优于其他实验组浓度,而且口服耐受性良好。乳双歧杆菌 DN-173 010(*Bifidobacterium lactis* DN-173 010)口服 4 周后对 IBS-C 患者同样表现出了显著的治疗效果,明显改善腹胀、腹痛、腹部不适、全身症状及回盲和结肠传输时间。另外,口服动物双歧杆菌乳亚种 BB12(*Bifidobacterium* animalis ssp *lactis* BB-12)对缓解肠道症状也有效果,且一定范围内随着剂量的增加达到症状改善的时间将随之缩短。因此,双歧杆菌属能够缓解 IBS 患者症状,安全性高,并存在适宜的治疗浓度。

一项关于干酪乳杆菌代田株(*Lactobacillus casei Shirota*)的随机双盲控制对照实验表明,IBS 患者每天口服 2 次干酪乳杆菌代田株持续 8 周,其症状改善并不明显,继续口服至 8 周后其关于腹痛及胃肠胀气等平均症状积分较基线水平才出现明显改善。布拉式酵母(*Saccharomyces boulardii*)、酿酒酵母 CNCM I-3856(*Saccharomyces cerevisiae* CNCM I-3856)等真菌在 IBS 治疗中也展现出了一定的效果。布拉式酵母常用于治疗腹泻,特别是感染性腹泻。有研究使 IBS 患者口服 4 周的布拉式酵母($9×10^9$/d),结果显示患者的每天排便次数明显减少,87.5% 的患者能得到症状的改善。

此外,多项临床研究证实复合益生菌制剂治疗 IBS 有效,能改善 IBS 患者腹胀、腹痛的程度和频率及大便习惯,降低患者症状严重程度评分和肠易激综合征生活质量(IBS-QOL)评分。Siew Chien Ng 等利用复合益生菌 VSL#3(其包括 4 种乳杆菌、3 种双歧杆菌、1 种嗜热链球菌,共 8 种成分)对 IBS 患者进行治疗,发现 IBS 患者双歧杆菌、乳杆菌及链球菌的丰度明显增加,拟杆菌的丰度从基线水平下降至健康个体肠道黏膜水平。但部分研究认为复合益生菌制剂治疗后患者肠道菌群种类的多样性并没有什么改变,治疗效果与安慰剂组相似,故复合益生菌制剂的疗效有待进一步的研究以明确。

国内临床上常用的益生菌活菌制剂有双歧杆菌活菌胶囊、地衣芽孢杆菌胶囊、酪酸菌、双歧杆菌-嗜酸乳杆菌-肠球菌三联活菌胶囊、枯草杆菌-肠球菌二联活菌多维颗粒、枯草杆菌-肠球菌二联活菌肠溶胶囊等。国内应用益生菌治疗 IBS 时的经验是:一般不建议单独使用,多联合其他缓解症状药物一起使用。

近期一项包含了 35 个 RCT 的系统性回顾和荟萃分析表明,IBS 患者使用益生菌治疗的 *RR* 值为 0.79[95% 置信区间(*CI*):0.70~0.89],需治数为 7.0(95% *CI*:4.0~12.5)。虽然荟萃分析结果显示益生菌对缓解成人和儿童 IBS 相关症状如腹痛、腹胀、胃肠道胀气、排便习惯改变等均有效。但也有部分研究提出益生菌对 IBS 的治疗效果并不确切。针对上述争议,有学者解释为肠道菌群失调仅是 IBS 众多发病机制之一,故存在阴性实验结果的可能。由于受不同实验的菌种和制剂缺乏一致性的影响,美国胃肠病学会(American College of Gastroenterology,ACG)弱推荐 IBS 患者使用益生菌进行治疗。

（二）益生元

国际益生菌和益生元科学协会(International Scientific Association for Probiotics and Prebiotics,ISAPP)将益生元定义为:一类可被宿主体内微生物选择性利用并对宿主产生健康效应的物质。其通过促进宿主肠道内特定菌群的生长,影响肠道菌群的组成和功能。例如,结肠内的共生细菌可以发酵益生元产生短链脂肪酸(SCFA),如乙酸、丁酸和丙酸等,而 SCFA 能够与调节炎症反应的 G 蛋白偶联受体(GPR43、GPR41 和 GPR109A 等)结合,参与肠道稳态的维持。

目前,大多数益生元的研究都集中于不被消化的寡糖,如菊粉、低聚果糖(FOS)和低聚半乳糖(GOS)。

菊粉是一种天然果糖聚合物,平均相对分子质量是 5 500 左右,广泛存在于菊芋、菊苣、洋葱等食物内。菊粉与 FOS 合称为菊粉类果聚糖。大多数双歧杆菌和乳杆菌菌株都能利用菊粉类果聚糖。菊粉类果聚糖进入结肠后可以被双歧杆菌所产生 β-呋喃果糖苷酶发酵,进而产生 SCFA 参与肠道稳态的调节。FOS 还能抑制结肠中产气荚膜梭菌(*Clostridium perfringens*)的生长。有研究利用 β-半乳糖苷酶促半乳糖糖基化获得的反式低聚半乳糖对 IBS 患者进行治疗,发现口服 3.5g/d 益生元持续 4 周后患者的粪便黏稠度、腹胀及胃肠道胀气症状和主观综合性营养评估(subjective globalassessment,SGA)均有改善。剂量增至 7g/d 后 IBS 患者的 SGA 和焦虑将明显改善。粪便菌群分析发现,经上述 2 种剂量治疗的患者其粪便中双歧杆菌的丰度明显增加。虽然益生元可以通过增强特定肠道菌群的丰度而改善 IBS 患者症状,但是相关的益生元类型、剂量的研究还比较有限,故 ACG 认为没有足够的证据推荐 IBS 患者使用益生元进行治疗。

(三)合生元

合生元是益生菌与益生元的混合物。合生元对肠道微生态环境的重建作用比益生菌和益生元更有效。部分开放性研究也证实了合生元对 IBS 患者的治疗是有效的,且合生元的摄入是安全的。如 Colecchia 等人报道的一项开放性、非对照、多中心临床研究表明,IBS-C 患者服用长双歧杆菌 W11(*Bifidobacterium longum* W11)和 FOS 组成的合生元可改善患者排便频率、腹胀和腹痛等症状。但大多数得出类似结论的研究均来自不同的实验设计,且均没有评估治疗前、后患者的肠道菌群变化情况,更有不少的研究得出了阴性实验结果。推测这种差异的产生可能与实验过程中使用的益生菌、益生元类型及参及实验的 IBS 患者临床亚型不同有关。因此,ACG 认为合生元用于治疗 IBS 的证据仍不充足。

三、肠易激综合征与粪菌移植

近年来,粪菌移植(fecal microbiota transplantation,FMT)的开展为 IBS 的治疗提供了新的思路。系统性回顾表明,58% 的 IBS 患者接受 FMT 治疗后症状得到了缓解,且没有严重的不良事件。一项小样本的开放性临床研究提示,接受 FMT 治疗 4 周后 IBS 患者的肠道微生态失衡得以重建($p=0.03$),且 FMT 治疗的效果与供者粪便中双歧杆菌属的丰度相关。但仍有学者对 FMT 持谨慎态度。Johnsen 等人利用 FMT 治疗中重度 IBS-D、IBS-M 患者的一项随机、双盲、控制对照试验表明,实验组和安慰剂组在治疗 3 个月后症状均有好转,但差异并不明显。由于大多数实验的研究方法、除外标准、症状评估及对照组的设置均不同,故目前难以确切评价 FMT 对 IBS 的治疗效果,该方面仍需进一步投入大量的研究。

四、肠易激综合征的其他治疗

寡抗原饮食例如无麸质饮食,低多元醇饮食等,能够改善 IBS 患者的整体症状,故英国初级保健医师对 IBS 患者通常首先推荐进行饮食调整治疗。但是由于证据质量较低,ACG 对 IBS 患者的特殊饮食管理仅是弱推荐。

目前最常用于 IBS 治疗的非系统性抗生素是利福昔明。利福昔明在 2015 年被美国食品与药物管理局(Food and Drug Administration,FDA)批准应用于治疗成人 IBS-D,按照推荐剂量(550mg/d,3 次/d)口服持续 2 周能明显缓解 IBS 总体症状评分。但利福昔明治疗 IBS 的作用机制尚不明确。有研究对利福昔明治疗前后 IBS 患者粪便微生物群进行分析,发现治疗前后患者粪便菌群结构变化不大或者变化的持续时间并不长久。ACG 认为利福昔明对缓解 IBS 整体症状和 IBS-D 的腹胀症状是有效的(弱推荐,中等质量证据)。截至目前,虽然利福昔明用于治疗 IBS 没有严重的不良反应报道,但治疗过程中可能伴随的细菌耐药性产生及艰难梭菌感染问题仍需要进一步研究以明确。

利用微生态制剂治疗 IBS 患者腹痛及排便异常仍然是目前临床采用的主导手段。虽然饮食调整一直被推崇用于 IBS 患者的肠道菌群重建,但严格限制饮食对大多数人来说还非常困难。利用微生态制剂重建 IBS 患者肠道菌群,较饮食调整法更为经济实惠、便捷及易推广,且与使用非系统性抗生素相比,其没有导致细菌耐药性的风险。

(姜 泊 蒋 绚)

参 考 文 献

［1］ Farzaei MH,Bahramsoltani R,Abdollahi M,et al. The Role of Visceral Hypersensitivity in Irritable Bowel Syndrome:harmacological Targets and Novel Treatments. J Neurogastroenterol Motil,2016,22(4):558-574.

［2］ Pittayanon R,Lau Jt,Yuan Y,et al. Gut Microbiota in Patients With Irritable Bowel Syndrome-A Systematic Review. Gastroenterology,2019,157(1):97-108.

［3］ Gupta A. Peripheral mechanisms in irritable bowel syndrome. N Engl J Med,2013,368(6):578.

［4］ Durban A,Abellan Jj,Jimenez-Hernandez N,et al. Instability of the faecal microbiota in diarrhoea-predominant irritable bowel syndrome. FEMS Microbiology Ecology,2013,86(3):581-589.

［5］ Pittayanon R,Lau Jt,Yuan Y,et al. Gut Microbiota in Patients With Irritable Bowel Syndrome-A Systematic Review. Gastroenterology,2019,157(1):97-108.

［6］ Pimentel M,Chow EJ,Lin Hc. Eradication of small intestinal bacterial overgrowth reduces symptoms of irritable bowel syndrome. The American J Gastroenterol,2000,95(12):3503-3506.

［7］ Whorwell PJ,Altringer L,Morel J,et al. Efficacy of an encapsulated probiotic Bifidobacterium infantis 35624 in women with irritable bowel syndrome. Am J Gastroenterol,2006,101(7):1581-1590.

［8］ Thijssen AY,Clemens CH,Vankerckhoven V,et al. Efficacy of Lactobacillus casei Shirota for patients with irritable bowel syndrome. Eur J Gastroenterol Hepatol,2016,28(1):8-14.

［9］ Ng SC,Lam EF,Lam TT,et al. Effect of probiotic bacteria on the intestinal microbiota in irritable bowel syndrome. J Gastroenterol Hepatol,2013,28(10):1624-1631.

［10］ Ford AC,Quigley EM,Lacy BE,et al. Efficacy of prebiotics,probiotics,and synbiotics in irritable bowel syndrome and chronic idiopathic constipation:systematic review and meta-analysis. Am J Gastroenterol. 2014,109(10):1547-1561.

［11］ Ford AC,Moayyedi P,Lacy BE,et al. American College of Gastroenterology monograph on the management of irritable bowel syndrome and chronic idiopathic constipation. Am J Gastroenterol,2014,109 Suppl 1:S2-26.

［12］ Colecchia A,Vestito A,La Rocca A,et al. Effect of a symbiotic preparation on the clinical manifestations of irritable bowel syndrome,constipation-variant. Results of an open,uncontrolled multicenter study. Minerva Gastroenterol Dietol,2006,52(4):349-358.

［13］ Johnsen PH,Hilpusch F,Cavanagh JP,et al. Faecal microbiota transplantation versus placebo for moderate-to-severe irritable bowel syndrome:a double-blind,randomised,placebo-controlled,parallel-group,single-centre trial. Lancet Gastroenterol Hepatol,2018,3(1):17-24.

［14］ Acosta A,Camilleri M,Shin A,et al. Effects of Rifaximin on Transit,Permeability,Fecal Microbiome,and Organic Acid Excretion in Irritable Bowel Syndrome. Clin Transl Gastroenterol,2016,7:e173.

［15］ Silk DB,Davis A,Vulevic J,et al. Clinical trial:the effects of a trans-galactooligosaccharide prebiotic on faecal microbiota and symptoms in irritable bowel syndrome. Aliment Pharmacol Ther,2009,29(5):508-518.

第十一章

肠道微生态与慢性便秘

慢性便秘(chronic constipation,CC)是一种常见的胃肠道疾病,显著影响着人们的生活质量并给社会医疗带来了沉重的经济负担。在全球范围内,成人慢性便秘平均发病率约为14.0%,60岁以上的老年人平均发病率增加至约36.0%;在我国,相关报道显示成人慢性便秘平均发病率为15.2%,发病率随年龄增加而明显增加。

慢性便秘主要表现为排便困难、排便不尽感、粪便干结、排便次数减少等,该疾病不仅严重影响着人们的生活质量及造成了一定的心理困扰,也给社会医疗资源带来沉重的负担。随着社会经济的发展、精神压力的增加、饮食生活习惯的改变、运动锻炼的减少等原因,慢性便秘逐渐呈现出一个高发状况。在美国,每年用于非处方药性质的泻剂单独就花费8.21亿美元。然而,患者本身甚至包括一些医疗人员对于慢性便秘的定义、疾病特点等存在一定误解。成功地治疗慢性便秘必须依靠系统性地评估检查,如详细的病史、体格检查、相关合理的客观检查项目等。本章主要介绍慢性便秘的病理生理改变、主要的检查手段、肠道微生态系统及相关治疗方案等。

第一节　慢性便秘的流行病学、分型和诊治

一、流行病学和危险因素

在美国,便秘的平均患病率约16%,60~101岁年龄段的人发病率增加至33.5%。大多数研究显示便秘发生率在非白种人、女性、社会经济地位较低的人群、家庭教育较差的人群,以及老年居住社区里的孤独老年人群中相对较高。研究同样显示便秘与低膳食纤维饮食习惯密切相关。便秘也具有一定的家族易感性,母亲、姐妹、便秘母亲的女儿同时出现便秘的可能性更大。便秘可伴随一些其他疾病,如胸痛、胃食管反流、功能性消化不良等,并且,便秘也造成了精神心理性疾病的发生,如焦虑、抑郁、强迫症、躯体化障碍等。尤其是运动障碍型便秘和慢传输型便秘患者的健康相关性生活质量被严重干扰。

二、便秘的分型及病理生理改变

(一) 根据病程分型

根据病程可将便秘分为急性便秘和慢性便秘。急性便秘表现为暂时性的或偶发的,经常与饮食的改变、外出旅游、精神压力或常规生活作息习惯的改变有关。该种类型的便秘可能会自发缓解或需要短期增加膳食纤维、改变饮食习惯、短期泻剂辅助,并不会造成太大影响。然而,也有一些相对严重的因素可造成急性便秘,如阿片样物质治疗、骨科手术等一些较大的住院手术治疗、外伤或者卒中等导致瘫痪在床或者粪石性肠梗阻等,这种情况的便秘相对处理较棘手。并且,腹部手术术后肠狭窄或者胃肠道肿瘤也可导致严重的急性便秘情况。而慢性便秘既可以是原发性,也可为继发性。导致继发性便秘的因素有很多,包括解剖学问题(如肛门直肠疾病或结肠疾病)、饮食、药物(尤其是阿片样物质)、代谢性疾病(如糖尿病、甲状腺功能减退)、神经系统疾病(如帕金森病)等。对于继发性便秘出现急性症状或慢性症状,均只有当继发性因素解除后症状方可缓解,此时可能需要一些粪便嵌顿解除手段、撤除可能导致便秘的药物及纠正结肠

的病理性改变等。原发性慢性便秘是一种症状性疾病,现在认为该类型与肛门直肠神经肌肉系统不协调或脑-肠轴功能紊乱导致结肠排便运动障碍具有一定相关性。原发性便秘可分为不同的类型,其中慢传输型便秘(slow transit constipation,STC)表现为结肠平滑肌病变或肠道神经系统病变导致粪便运输时间延长。排便运动异常型便秘主要表现为腹部肌肉和肛门直肠肌肉的不协调运动,最终导致排便困难,该种便秘需要症状学诊断和客观生理学检查的异常结果来确诊。对于便秘主导型肠易激综合征(包括IBS-C、IBS合并便秘),需要根据罗马诊断标准明确诊断,并且,该种类型主要表现为排便次数减少或排便困难伴随腹痛或腹部不适感。

(二)便秘的病理生理学改变

在美国胃肠病学协会制定的关于便秘的指南中提到,慢性便秘根据结肠传输时间和肛门直肠盆底情况可将便秘分为正常传输型便秘(normal transit constipation,NTC)、慢传输型便秘(slow transit constipation,STC)及盆底功能紊乱或排便障碍型便秘。原发性便秘如STC,以及IBS-C均发生明显的病理生理改变。便秘的病理生理改变如下:

1. 慢传输型便秘的病理生理改变 关于STC的病因研究方向非常多,包括结肠平滑肌运动、结肠反射系统、神经递质分泌情况、结肠起搏细胞活动状况等。慢传输型便秘患者往往表现为整个结肠运动功能减弱、胃肠反应障碍或者缺失、睡觉-觉醒运动活动减弱或缺失、结肠高振幅推进性收缩异常或者缺失等。另外,研究发现逆行性推进运动的增加和夜间周期性乙状结肠直肠运动增加也会导致结肠粪便推进性运动障碍,最终引起慢传输型便秘。并且,该类型便秘患者的结肠对于药物刺激或者球囊扩张试验的反应敏感性均显著降低,这可能与结肠神经肌肉自主控制功能失调有关,同时,在慢传输型便秘患者的结肠中发现肠道神经系统及Cajal间质细胞(interstitial cells of cajal,ICC)数量均减少。

2. 便秘型肠易激综合征(constipation-predominant irritable bowel syndrome,IBS-C) 的病理生理改变导致肠易激综合征(irritable bowel syndrome,IBS)的因素有很多,包括遗传因素、心理因素、生物因素、社会因素,以及环境因素等。研究发现当感染空肠弯曲菌、大肠埃希菌、诺沃克病毒或蓝氏贾第鞭毛虫等,患者会出现急性胃肠炎表现,并且超过10%的患者发展为IBS,这种类型也叫感染后肠易激综合征。另外,小肠细菌过度生长也会导致出现IBS的症状,而这种情况可能使用利福昔明或其他抗生素即可缓解。对果糖、乳糖、多元醇、果聚糖和低聚半乳糖等不耐受的人群服用这些食物也容易出现IBS的病情。便秘型肠易激综合征患者具有结肠运输时间延长和肠易激综合征的症状表现,体现了自主神经功能障碍,如迷走神经紧张。研究发现当肠易激综合征患者出现腹胀或腹痛时,其大脑活动强度也增加。所以,脑-肠轴功能异常在肠易激综合征的病理改变中发挥重要作用,尤其是内脏高敏感性的出现。有研究在动物上进行了关于肠易激综合征的病理生理学研究,他们通过将肠易激综合征患者的粪菌液移植到无菌鼠肠道内,通过检测结直肠压力和结肠黏膜相关功能指标,发现肠易激综合征患者的粪菌液可导致无菌鼠出现肠易激综合征的症状,该结果提示肠道菌群可能是肠易激综合征的病因之一。

三、诊断和检查方法

对于慢性便秘的诊断,主要还是根据患者的症状学指标,详细询问病史,如排便次数、排便不尽感、排便困难程度等,了解患者目前的症状、服用泻剂疗效、饮食调整等。必要时进行相关客观检查项目。

(一)直肠指检

直肠指检对于评估便秘患者的病情具有十分重要的作用,然而目前这项检查在门诊十分容易被忽略。会阴部的检查有助于发现患者是否合并内痔或外痔、脱垂现象、裂缝、瘢痕或肛周皮肤脱落等。另外,直肠指诊可排除患者直肠结构异常的存在,如狭窄、痉挛、触痛、肿块或粪石等。而当要求患者做排便动作时,通过直肠指检可以判断患者肛门直肠括约肌的功能是否异常。总之,研究发现,通过直肠指检对于排便运动障碍型便秘的诊断敏感性为75%,特异性为87%。

(二)排便日记

连续7天记录自己的排便情况对于便秘的诊断是一项十分重要的信息,日记内容需要包括每天排便次数、Bristol 粪便性状评分、排便费力程度、手法辅助排便情况、排便不尽感及腹痛腹胀程度等。有研究发现排便日记对于便秘患者的症状评估十分有效,尤其是有助于通过粪便性状(软便还是坚硬粪便)及排便频率判断结肠运输时间和治疗效果。

(三)钡剂和磁共振排粪造影

排粪造影检查包括钡剂和磁共振方法。通过钡剂的排粪造影需要患者检查前在直肠部位注射 150ml 钡剂,然后被要求排出。该项排粪造影检查有助于观察发现解剖异常的存在,如直肠前突、直肠脱垂、肠套叠、会阴下降综合征等,但是大部分患者因为隐私等方面原因并不愿意接受该项检查。因此,排粪造影一般不单独作为检查内容,而是用于辅助检查来判断排便问题。相比钡剂的排粪造影,磁共振的方法不仅可以免于射线照射,而且更加精确、具备可重复性。检查结果也可提示更多信息,如盆腔解剖结构、肌肉、软组织等情况,通过这些辅助信息有助于评估患者直肠黏膜套叠的严重程度等病情,然而,磁共振方法检查费用是钡剂的 4 倍,并且不是所有医院都有该项检查手段。

(四)肛门直肠测压法

肛门直肠测压主要是通过压力传感器将压力信号转换为电信号,从而用来了解肛门内外括约肌的功能、直肠壁的感觉功能、直肠肛门反射、排便过程中直肠内压力的改变情况等。以高分辨率及 3D 技术为特点的新型肛门直肠测压检查方法未来可能有助于区分耻骨直肠肌异常或肛门括约肌功能异常。

(五)球囊逼出试验

该项检查主要通过将 4cm 长、充满 50ml 温水的气球置入患者肛门评估肛门及直肠功能。置入后,嘱咐患者做排便动作,计时球囊排出时间。正常情况下,球囊排出时间小于 1 分钟。研究显示该项检查对于诊断排便运动异常型便秘的特异性高达 80%~90%,敏感性相对较低,约为 50%。

(六)结肠运输试验

结肠运输试验有助于临床判断整个结肠的运动功能。不同单位有不同的检测方法,常用的有不透 X 线标志物检测法,要求患者第一天口服含有 24 个不透 X 线标志物的胶囊,5 天后进行腹部 X 线检查,观察标志物数量。如果超过 20% 的标志物仍然存留在结肠内,则说明结肠运输实验结果异常。

第二节 慢性便秘患者肠道微生态改变

一、慢性便秘的肠道菌群变化

近些年,随着关于肠道菌群的研究深入,越来越多的研究发现肠道菌群在疾病的病理生理过程中起到不可替代的作用。与此同时,关于慢性便秘的研究也不仅仅局限于以往传统的病理学角度、检查方法、治疗方案等。从肠道微生态理念了解慢性便秘可能是未来一个新的研究思路。研究发现慢性便秘患者的肠道菌群发生改变,表现为肠道专性细菌的减少,如乳杆菌、双歧杆菌、拟杆菌属等,而潜在致病菌增加,如铜绿假单胞菌、空肠弯曲菌等。便秘型肠易激综合征的肠道菌群分析显示此类患者拟杆菌属和肠杆菌科含量增加,而双歧杆菌、柔嫩梭菌和普拉梭菌含量减少。另外,便秘患者肠道菌群的改变也被证实与结肠运输时间和甲烷产生有关,其中甲烷已被证实可导致肠道运动减慢。在便秘型肠易激综合征患者中发现,史氏产甲烷短杆菌是主要的产甲烷菌。除了观察腔菌,关于便秘患者的肠道黏膜菌分析同样表现出与健康对照组的不同。近期研究显示患者结肠黏膜菌的组成结构与便秘密切相关,且来自拟杆菌门的属类在便秘患者结肠黏膜菌中明显增加。临床上,布里斯托粪便性状评分是评价便秘程度的一项重要指标,布里斯托粪便性状评分越低,代表便秘症状越重,而有研究发现该评分与肠道菌群多样性成反比,与拟杆菌门、厚壁菌门的比例成反比。作为便秘症状评估的另一个重要参数——排便频率,研究同样发现其与肠道菌群多样性有关,表现为排便频率越高,菌群多样性越低。所以,慢性便秘的病理生理改变远远不止以往传统所关注的方面,从肠道菌群角度出发,可能为我们进一步研究慢性便秘提供新的视角。

二、肠道菌群代谢产物

（一）胆汁酸

胆汁酸（bile acids，BAs）在肠道消化吸收脂肪及脂溶性维生素中发挥至关重要的作用，而高效的胆汁酸肠肝循环又能保证大部分胆汁酸重复利用。初级胆汁酸（primary bile acids）主要通过回肠末端肠上皮细胞上的钠离子依赖转运体被主动重吸收。BAs 的吸收与分泌受多种因素调控，且生物反馈调控机制与胆汁酸合成过程中的一些限速酶有关。

BAs 在功能性胃肠病中发挥了许多不同的生理调控作用，如肠道动力、肠道分泌功能、肠屏障功能、内脏感觉功能等，并且，BAs 也可作为重要的信号分子在肠道之外发挥重要作用。由于 BAs 在肠道内可抑制细菌的繁殖，而胆汁酸解离和转运需要依赖肠道菌群相关酶途径，所以，肠道菌群与胆汁酸的含量处于一个动态平衡。另外，BAs 又可通过其抗菌功能和黏膜免疫刺激作用在预防小肠细菌过度生长中发挥重要作用。在人类的相关研究中发现肠道内的胆汁酸可通过肠道神经系统通路抑制小肠肠道动力，而促进乙状结肠和直肠的肠道动力。在腹泻型肠易激综合征患者中，约 10% 的患者表现为胆汁酸吸收障碍，而在结肠中注射胆汁酸可促进肠道动力。在特异性胆汁酸吸收不良患者中，研究显示空肠中神经源性分泌物增加，以及新斯的明可促进结肠动力，提示此类患者具有肠道神经系统的功能障碍。G 蛋白偶联受体 5（TGR5）存在于多种细胞表面，其中包括肠道神经元，研究显示 TGR5 与功能性胃肠病患者的消化道运输时间具有相关性。另有研究提出便秘或者结肠运输时间的增加导致结肠胆汁酸代谢改变可能与结肠细菌硫酸化作用有关。关于胆汁酸与肠道动力的基础和临床研究比较多。研究发现胆汁酸可通过促进肠嗜铬细胞（enterochromaffin cells，ECs）和内源性初级传入神经元（intrinsic primary afferent neuron，IPAN）释放相关神经递质，从而促进肠道蠕动反射。进一步研究发现，次级胆汁酸（secondary bile acids）可通过促进结肠组织中的肠嗜铬细胞 TpH 1 的表达，进而有利于 5-HT 的产生。

（二）短链脂肪酸

短链脂肪酸（short-chain fatty acid，SCFA）在肠道内主要通过肠道菌群分解碳水化合物产生，如膳食纤维和抗性淀粉。SCFA 主要包括乙酸、丙酸和丁酸，西方饮食方式成人每人每天可产生约 300mmol 的 SCFA。由于 SCFA 可作为肠道上皮细胞的能源物质及相关信号通路分子调节肠道生理和免疫功能，其对机体大有益处，尤其是丁酸和丙酸。不仅如此，短链脂肪酸也可作为脂肪生成和糖异生的底物。肠道内许多细菌参与丁酸的产生，比如普拉梭菌、直肠真杆菌、霍氏真杆菌、罗氏弧菌等。丁酸的底物包括蔗糖、乳糖、乙酸盐、氨基酸等。肠道内的丙酸产生途径主要有三条，其中琥珀酸途径是最主要的方式，参与的细菌主要是类细菌属和韦荣球菌属。许多临床研究提示 SCFA 在功能性胃肠道疾病中发挥重要作用，并且与肠道神经有关。比如，给 IBS 患者注射 SCFA 后，该患者的腹痛症状逐渐减轻。推测可能与丁酸降低肠道机械感受器的敏感性及改变肠道神经递质的释放有关，最终导致肠腔内压力降低或肠道蠕动的调整。另外，研究同样显示 SCFA 可通过肠道神经元及神经递质多肽 YY 的释放调控肠道动力，或通过 5-HT3 受体（5-HT3R）作用于感觉神经元，促进 ECs 释放 5-HT。

第三节　肠道微生态治疗在慢性便秘中的运用

便秘的治疗分为内科治疗和外科治疗，研究发现便秘患者对于目前传统的内科治疗药物并不满意，主要因为药物副作用及长期用药后疗效逐渐减退。便秘患者的内科用药规范治疗应按照循证医学的升阶梯方案，优先考虑容积型泻药，如欧车前、聚卡波非钙、麦麸、甲基纤维素等；其次考虑渗透性泻药，如聚乙二醇、乳果糖等；然后考虑使用刺激性泻药，如比沙可啶、番泻叶、酚酞、蒽醌类药物等；最后考虑促动力药，如普芦卡必利等。其中，临床观察来看，刺激性泻剂的副作用相对比较大，长期服用刺激性泻药易导致患者结肠黑变病的出现。而外科治疗主要为肠道切除术，比如笔者所在课题组开展成熟的"金陵术"治疗顽固性便秘。然而外科手术创伤较大，且存在一定的风险，患者在选择时往往犹豫再三，尤其是年龄相对较大的患者。肠道微生态理念的出现，给慢性便秘患者带来了福音，其中，肠道微生态治疗包括饮食补充膳食纤维、益生元、益生菌、菌群移植等。

一、膳食纤维

膳食纤维主要在近端结肠作为肠道菌群的能源底物被降解,该过程不仅有利于刺激肠道细菌繁殖,而且显著增加了粪便体积,促进排便。另外,膳食纤维已被证实可被分解代谢为 SCFA,该产物具有促进肠道动力的功能。膳食纤维同样也是结肠内细菌发酵产生气体的重要底物来源,如氢气、甲烷、二氧化碳,这些气体既可增加粪便体积又可促进结肠运动。

二、益生元和益生菌

益生菌为对机体健康有益的微生物,益生元指一类不易消化的食物,可作为底物被机体肠道内细菌利用,而产生对宿主的健康有益的物质。常见的益生元有低聚果糖、菊粉、异麦芽低聚糖等。研究发现低聚半乳糖可促进肠道蠕动及缓解便秘,果聚糖可通过肠道菌群促进肠道运动从而改善便秘症状。越来越多的临床研究发现益生元有利于改善患者的便秘症状,也逐渐被临床医生所推荐。一项荟萃分析显示益生菌可显著治疗慢性便秘患者,明显改善每周排便次数。研究显示在 36 位健康女性中,连续补充乳双歧杆菌 DN-173101 菌种 10 天,全消化道运输时间和乙状结肠运输时间均明显缩短。其机制可能包括三方面:①益生菌通过调整便秘患者的肠道微生态系统,优化肠道菌群结构比例;②益生菌通过其代谢产物改变肠道感受器和运动功能;③某些益生菌可能通过调节肠道微环境,如改变肠腔 pH 等。我院也开展了关于益生元、益生菌治疗慢性便秘的临床研究。其中,果胶作为一种重要的水溶性膳食纤维,在结肠菌群作用下分解为短链脂肪酸(乙酸、丙酸、丁酸),其可在肠道内刺激益生菌(如双歧杆菌、乳杆菌)的生长,这些改变均有利于调节肠道微生态平衡,促进益生菌在肠道内的定植。上海市第十人民医院肠道微生态治疗中心近期开展了益生菌联合益生元治疗慢传输型便秘的随机对照临床研究,结果显示该治疗的临床缓解率和临床改善率均显著好于传统药物治疗,患者的便秘症状得到明显好转。

三、菌群移植

粪菌移植(fecal microbiota transplantation,FMT)指将健康供体的肠道菌群通过某种方式移植到患者肠道内,重新构建患者的肠道微生态系统,如鼻肠管、结肠镜、结肠释放型胶囊等。追溯 FMT 的相关历史,可以发现最早将粪菌液用于人类疾病的治疗出现在我国东晋时期,葛洪(283—363)在其所写的《肘后备急方》中提到粪菌液用于治疗严重腹泻等胃肠道疾病。16 世纪,我国李时珍也在《本草纲目》中提到口服粪菌液治疗严重腹泻和便秘等胃肠道疾病。1958 年,美国科罗拉多大学医学院 Eiseman 及其同事等首次在相关文献中报道了 FMT 用于人类疾病治疗,即将 FMT 用于治疗假膜性小肠结肠炎。1983 年,瑞典的 Schwan 等人首次报道了患者通过灌肠,将 FMT 运用于治疗艰难梭菌感染(Clostridium difficile infection,CDI),并获得很好的疗效。1989 年,Bennet 和 Brinkman 首次报道将 FMT 运用于溃疡性结肠炎(ulcerative colitis,UC)患者的案例,而那位患者恰恰正是研究者之一的 Bennet,取得了一定疗效。另外,早在 20 世纪 90 年代,澳洲研究者通过结肠镜的方式将 20 多种混合菌液注射到慢性便秘患者的肠道内,在 1 年的随访期间,有效率维持在 60%。上海市第十人民医院肠道微生态治疗中心近些年开展了 FMT 治疗胃肠道相关疾病的临床研究,尤其是本课题组发现菌群移植可相对安全有效地治疗慢传输型便秘,明显改善了患者的便秘症状,随访缓解率约 53.3%,治愈率约 36.7%,且无明显副作用。FMT 的可能机制分析如下:①通过重新构建患者的肠道菌群系统,恢复患者原先肠道菌群的丰富度和多样性;②菌群移植有利于增加天然优势菌群,与有害菌群竞争栖息空间与肠道内的营养物质,恢复肠道菌群的平衡有利于促使有害菌群的比例下降,从而达到一个健康的肠道微生态系统;③改变肠道菌群代谢水平,如调整胆汁酸代谢过程和短链脂肪酸代谢过程;④菌群移植可能在一定程度上改善了肠道的免疫系统。随着临床治疗效果逐渐被证实,患者对于 FMT 的接受度也得到了极大提高,他们从刚开始的拒绝此类治疗,逐渐转移到愿意接受该项治疗,尤其是在临床医生的指导下。如在 CDI 患者中,调查显示 97% 的患者认为若出现反复艰难梭菌感染的情况,他们更愿意接受 FMT 治疗,而 53% 的患者同意将 FMT 作为该疾病的首选治疗方案而非抗生素。随着肠道微生态治疗相关临床研究的深入,相信越来越多的患者愿意接受这种无明显副作用且安全有效的治疗方案。

随着社会环境、饮食习惯的改变,慢性便秘逐渐成为困扰民众的常见病与多发病,并且传统检查和治疗方案逐渐显露出难以令患者满意的疗效,这同时也给社会医疗带来了沉重负担。而随着关于便秘患者肠道菌群的研究深入,以及肠道微生态与肠道动力的关系逐渐被重新认识,肠道微生态理念在治疗慢性便秘中的作用开始凸显出其特点与优势。希波克拉底曾经总结道"万病之源,始于肠道",因此,深入了解肠道菌群与肠道动力、便秘之间的关系,将有助于菌群移植等肠道微生态治疗成为便秘患者的一个新兴治疗方案。

(李　宁　陈启仪)

参 考 文 献

[1] Nelson AD, Camilleri M, Chirapongsathorn S, et al. Comparison of efficacy of pharmacological treatments for chronic idiopathic constipation: a systematic review and network meta-analysis. Gut, 2016, 66(9): 1611-1622.

[2] Rao SS, Rattanakovit K, Patcharatrakul T. Diagnosis and management of chronic constipation in adults. Nature reviews Gastroenterology & hepatology, 2016, 13(5): 295-305.

[3] Cashman MD, Martin DK, Dhillon S, et al. Irritable Bowel Syndrome: A Clinical Review. Current rheumatology reviews, 2016, 12(1): 13-26.

[4] Spiller R, Lam C. An Update on Post-infectious Irritable Bowel Syndrome: Role of Genetics, Immune Activation, Serotonin and Altered Microbiome. Journal of neurogastroenterology and motility, 2012, 18(3): 258-268.

[5] Shepherd SJ, Lomer MC, Gibson PR. Short-chain carbohydrates and functional gastrointestinal disorders. Am J Gastroenterol, 2013, 108(5): 707-717.

[6] Halmos EP, Power VA, Shepherd SJ, et al. A diet low in FODMAPs reduces symptoms of irritable bowel syndrome. Gastroenterology, 2014, 146(1): 67-75.

[7] Crouzet L, Gaultier E, Del' Homme C, et al. The hypersensitivity to colonic distension of IBS patients can be transferred to rats through their fecal microbiota. Neurogastroenterology and motility: the official journal of the European Gastrointestinal Motility Society, 2013, 25(4): e272-282.

[8] Videlock EJ, Lembo A, Cremonini F. Diagnostic testing for dyssynergic defecation in chronic constipation: meta-analysis. Neurogastroenterology and motility: the official journal of the European Gastrointestinal Motility Society, 2013, 25(6): 509-520.

[9] Simren M, Barbara G, Flint HJ, et al. Intestinal microbiota in functional bowel disorders: a Rome foundation report. Gut, 2013, 62(1): 159-176.

[10] Nourrisson C, Scanzi J, Pereira B, et al. Blastocystis is associated with decrease of fecal microbiota protective bacteria: comparative analysis between patients with irritable bowel syndrome and control subjects. PloS one, 2014, 9(11): e111868.

[11] Parthasarathy G, Chen J, Chen X, et al. Relationship Between Microbiota of the Colonic Mucosa vs Feces and Symptoms, Colonic Transit, and Methane Production in Female Patients With Chronic Constipation. Gastroenterology, 2016, 150(2): 367-379.

[12] Hadizadeh F, Walter S, Belheouane M, et al. Stool frequency is associated with gut microbiota composition. Gut, 2017, 66(3): 559-560.

[13] Odunsi-Shiyanbade ST, Camilleri M, McKinzie S, et al. Effects of chenodeoxycholate and a bile acid sequestrant, colesevelam, on intestinal transit and bowel function. Clinical gastroenterology and hepatology: the official clinical practice journal of the American Gastroenterological Association, 2010, 8(2): 159-165.

[14] Kirwan WO, Smith AN, Mitchell WD, et al. Bile acids and colonic motility in the rabbit and the human. Gut, 1975, 16(11): 894-902.

[15] Appleby RN, Walters JR. The role of bile acids in functional GI disorders. Neurogastroenterology and motility: the official journal of the European Gastrointestinal Motility Society, 2014, 26(8): 1057-1069.

[16] Camilleri M. Bile Acid diarrhea: prevalence, pathogenesis, and therapy. Gut and liver, 2015, 9(3): 332-339.

[17] Tan J, McKenzie C, Potamitis M, et al. The role of short-chain fatty acids in health and disease. Advances in immunology,

2014,121:91-119.

[18] Banasiewicz T,Krokowicz L,Stojcev Z,et al. Microencapsulated sodium butyrate reduces the frequency of abdominal pain in patients with irritable bowel syndrome. Colorectal disease:the official journal of the Association of Coloproctology of Great Britain and Ireland,2013,15(2):204-209.

[19] Reigstad CS,Salmonson CE,Rainey JF,et al. Gut microbes promote colonic serotonin production through an effect of short-chain fatty acids on enterochromaffin cells. Faseb J,2015,29(4):1395-1403.

[20] Tack J,Muller-Lissner S,Stanghellini V,et al. Diagnosis and treatment of chronic constipation--a European perspective. Neurogastroenterology and motility:the official journal of the European Gastrointestinal Motility Society,2011,23(8):697-710.

第十二章

肠道微生态与大肠癌

第一节 大肠癌的流行病学、分型和一般诊治

一、大肠癌的流行病学

大肠癌是常见的消化道肿瘤,全世界每年超过 100 万人罹患大肠癌,发达国家大肠癌相关的死亡率近 33%。大肠癌在中国的总体发病率和死亡率均较高,且以东部地区尤甚。我国属于大肠癌发病率和死亡率均逐年上升的国家,而美国、奥地利、日本、新西兰等发达国家的大肠癌发病率和死亡率均逐年下降。我国每年大肠癌发病人数约 37.6 万人,约占每年新发肿瘤的 8.8%,死亡人数约 19.1 万人,约占每年肿瘤死亡人数的 6.8%。我国男性大肠癌发病率(约 1.34 倍)和死亡率(约 1.39 倍)均高于女性。大肠癌发病率随着年龄逐渐增加,60~75 岁的发病率最高。值得注意的是,近年来,大肠癌发病有明显年轻化的趋势,20~35 岁诊断的大肠癌患者并不少见。我国大肠癌在城市中的发病率明显高于农村地区。截至 2017 年的数据显示,我国福建、广东、广西、贵州、香港、湖南、辽宁、上海、四川、台湾、云南等 11 个地区的大肠癌对人均寿命的影响超过了全国平均水平。大肠癌的危险因素包括遗传因素和环境因素。遗传性大肠癌包括遗传性非息肉性大肠癌(hereditary non-polyposis colorectal cancer,HNPCC)和家族性腺瘤性息肉。环境因素包括红肉、高脂饮食、膳食纤维摄入不足、肥胖、久坐、糖尿病、吸烟和酒精等。此外,炎性肠病、口腔疾病也是大肠癌的危险因素。而服用酸奶、鱼类等被发现有益于预防或延缓大肠癌的发生发展。

二、大肠癌的分型

(一) 大肠的组织学基础

大肠包括结肠和直肠,主要功能是吸收水分和电解质,形成、储存和排泄粪便。其组织学分层由内向外分别为黏膜层、黏膜下层、肌层和浆膜层。黏膜层无绒毛和环形皱襞,由吸收细胞和杯状细胞组成。在固有层中含有大量的肠道腺体和淋巴组织。肠腺为单管状腺,开口于黏膜表面,参与结肠上皮的更新。黏膜下层包括疏松结缔组织,含有血管、神经、淋巴管、脂肪细胞等,但是不含有肠腺。肌层包括内环形和外纵行的两层平滑肌。外膜层为纤维膜或浆膜。

(二) 大肠的屏障功能

肠道黏膜是机械屏障中最重要的屏障结构,包括机械屏障、化学屏障、生物屏障和免疫屏障。机械屏障从外到内包括黏液层、肠上皮细胞、基质层及血管内皮细胞。黏液层位于黏膜层的表面,由杯状细胞分泌的网状凝胶样黏液层组成。不同于小肠,大肠的黏液由内外两层组成。外层黏液层因结构相对松散又被称为"疏松黏液层",可以为定植的共生细菌提供能量。内层黏液层由复层黏液组成,网状结构间隙很小,可以防止微生物的渗透。黏液屏障主要由黏蛋白、抗菌肽、水、无机盐等构成。黏蛋白是一种高度糖基化的大分子蛋白质,其中 80% 以上是糖类,集中形成黏蛋白结构域。这些结构域位于蛋白质富含脯氨酸、丝氨酸和苏氨酸的核心区,也称为过氧化物酶体靶向序列(peroxisome targeting sequences,PTS)。大肠上皮细胞表面黏附的属于分泌性黏蛋白[主要是黏蛋白 2(mucin 2,Muc2)]。Muc2 具有网状外观,且通过多种机制交联,具有良好的结构稳定性。Muc2 的寡聚糖链结构不仅是肠道内共生菌群的定植位点,也是分泌

性免疫球蛋白和抗菌肽的结合位点,具有重要的宿主免疫防御功能。机械屏障中还包括肠上皮细胞中的紧密连接。化学屏障是指肠上皮细胞分泌的黏液及肠道中分泌的抗生素。免疫屏障由肠黏膜淋巴细胞和肠道内浆细胞分泌性抗体组成。生物屏障是指对外来菌株有定植抵抗作用的肠道内共生细菌。

(三) 大肠癌的分型

大肠癌的临床表现因结肠癌和直肠癌而异。整体而言,大肠中肿瘤的好发部位依次是直肠、乙状结肠、盲肠、升结肠、降结肠和横结肠。

1. 结肠癌 结肠癌早期无特殊表现,肿瘤进一步进展后可出现以下症状:

(1) 排便习惯和粪便性状的改变:出现较早,不容易引起重视。多表现为排便次数增加、腹泻、粪便带血、脓或者黏液。容易误认为是便秘、食物不洁引起的腹泻等。

(2) 腹痛:也属于早期症状之一,常为不确定的隐痛,或者仅为腹部不适或腹胀;出现肠梗阻时腹痛加重或阵法性绞痛。

(3) 腹部肿块:可能为瘤体本身,也可能为肠腔中积聚的粪便。一般在消瘦的患者中可以触及。肿块质地偏硬。如果肿块穿透并发感染时,肿块固定且有明显压痛。

(4) 肠梗阻症状:由于结肠肠腔较宽,一般出现梗阻时,肿瘤往往为晚期。多表现为不全性梗阻。左侧结肠癌有时可以以梗阻为首发表现。

特别需要注意的是左半结肠和右半结肠恶性肿瘤的性质和病理类型往往都是不同的。一般右侧结肠癌由于腔大、壁薄的原因,肿瘤生长往往较大,容易出现肿瘤远端出血、坏死、破溃出血和继发感染的表现,而肠道症状相对不明显。因此多以全身症状、贫血、腹部肿块为主要表现。而左侧结肠癌由于肠腔较窄,容易出现梗阻,容易出现腹泻、便秘及二者交替。患者便意频繁,但每次排出量并不多。可有黏液血便或便血。因此,左半结肠癌多以肠梗阻、便秘、腹泻、便血等症状出现。

2. 直肠癌 直肠癌因为其解剖位置混合临床表现和结肠癌不同而需要单独进行论述。一般的直肠长度在15厘米左右,因此可以将直肠分为上中下三段,也就是临床中的高位、中位和低位直肠。我国大肠癌患者中的直肠癌仍然偏多,但是结肠癌的发病人数也在逐年增多,部分地区二者比例接近1:1。中低位直肠癌患者偏多,大部分直肠癌肿块可通过直肠指诊触及。青年人群(<30岁)的直肠癌患病率逐年攀升,需要引起绝对重视。

直肠癌的主要临床表现包括直肠刺激症状、肠腔狭窄及肿瘤破溃和感染症状。首先出现的临床症状中便血占据60%~80%。此外,肿瘤进一步进展,可以侵犯直肠周围器官,造成相应的临床症状。很多患者常会将直肠癌的症状误认为是痔疮,从而延误治疗。出现转移的患者常常表现为腹水、黄疸、消瘦、贫血、恶病质等情况。

三、大肠癌的诊治

(一) 结肠癌的诊疗

1. 结肠癌的诊断 结肠癌的诊断"金标准"仍然是全结肠镜检查,镜下取活检后明确病理。另外,腹部增强CT也是目前推荐的常规检查方法。不仅可以发现肿瘤,而且可以对肿瘤与周围器官之间的关系、是否有其他部位的转移进行甄别。正电子发射计算机体层显像仪(PET/CT)一般不用于肿瘤的筛查,仅在临床评估后认为存在其他部位转移时进行鉴别。其他检查方法包括钡剂灌肠、腹部B超等。血清中肿瘤指标如癌胚抗原(carcinoembryonic antigen,CEA)等可能在正常范围内,因此不作为肿瘤筛查的标志,而作为术后复发转移的参考。

高危人群定义为40岁以上加上以下任何一项:一级亲属有大肠癌病史;个人有癌症史或者肠道腺瘤或者息肉病史;粪便隐血试验阳性(包括初次阳性及初次阴性、二次阳性);以下五种表现具有两种以上:黏液血便、慢性腹泻、慢性便秘、慢性阑尾炎、精神创伤史。

粪便隐血在大肠癌的筛查中因为使用方便、价格便宜得到广泛应用。根据上海市最新的大肠癌筛查数据,共有约80万人进行了粪便隐血两次筛查,阳性者约为13%。其中49 339人进行了肠镜检查,共诊断出大肠癌1 510例,癌前病变5 544例,分别占肠镜检查患者人数的3.1%和11.4%。但是传统的检测方法容易受到饮食中血制品的影响而易出现假阳性,且敏感性也较差。目前国内外推荐的粪便隐血的检测方法为粪便免疫化学检测,不受饮食影响,而且对粪便中血量可以定量,检测效率高。

2. 结肠癌的治疗 手术仍然是结肠癌治疗的首选。包括根治性手术及结肠癌并发肠梗阻两类。因其围手术期处理及手术方式已被广泛认识,在此不再赘述。其中需要注意的是对于肿瘤引起肠梗阻的患者,除了部分患者必须急诊行肠造口术外,可根据患者自身条件及肠腔是否为完全闭塞,评估后决定是否行 X 线下介入治疗。如能通过肠镜下置入导丝通过梗阻段后,放入支架或者经肛肠梗阻导管,则可以有效解除梗阻,将急诊手术变为择期手术,降低围手术期风险。对于择期手术患者,可以在围手术期及后续治疗中添加益生菌成分,已有证据表明其对大肠癌患者可能具有较好的辅助作用。

此外,应根据患者的情况,加强营养支持、维持水电解质和酸碱代谢平衡,补充蛋白。如有严重贫血,应及时申请输血支持治疗。如患者出现感染,可使用抗生素。对于某些肿块侵犯范围较大且一般情况尚可的患者,可以行新辅助放化疗后再择期评估后行手术治疗。术后化疗、靶向治疗也都需要根据患者的病理结果及基因突变情况进行推荐。术后康复治疗中,也可以选择中医药治疗,但应注意监测肝肾功能指标,防范肝肾毒性。免疫治疗目前在结肠癌中的疗效欠佳,仍需要进一步研究。

（二）直肠癌的诊疗

1. 直肠癌的诊断 直肠癌的诊断中肠镜也是"金标准"。其他的方法包括粪便隐血检查、直肠指诊、影像学检查等。其中增强 MRI 是术前评估肿瘤浸润深度的重要手段。直肠癌患者术前根据增强 MRI 检查结果评估临床分期。对于转移和鉴别诊断,需要进行其他方面的检查,包括腹部 B 超、增强 CT 等。

2. 直肠癌的治疗 目前手术仍然能是直肠癌的首选治疗方式,手术方案多达 10 余种。应该根据术前评估的肿瘤分期,结合术中所见决定手术方式。微创治疗是目前肠道手术的首选,绝大部分手术可以通过微创治疗的方式完成。目前在大力推广的微创手术包括经自然腔道取标本手术(natural orifice specimen extraction surgery, NOSES)、经自然腔道内镜手术(natural orifice transluminal endoscopic surgery, NOTES)和经肛全直肠系膜切除手术(transanal total mesorectal excisioon, TaTME)等。

除了手术之外,术前新辅助化疗、术后放化疗、靶向治疗、免疫治疗及中医药治疗均是可选择的方案。在治疗大肠癌的过程中,某些并发症不可避免,如化疗相关性腹泻、恶心、呕吐、放射性肠炎等,而益生菌在治疗此类并发症中具有一定的疗效,可以根据患者病情个性化使用。

第二节　大肠癌患者肠道微生态改变

一、肠道细菌与大肠癌

大肠癌患者肠道中菌群结构和功能均发生了较大改变。大肠癌患者宏基因组学分析发现具核梭形杆菌(*Fusobacterium nucleatum*)、肠产毒性大肠埃希菌(enterotoxigenic *Escherichia coli*)、脆弱拟杆菌(*Bacteroides fragilis*)、莫雷梭菌(*Solobacterium moorei*)、不解糖卟啉单胞菌(*Porphyromonas asaccharolytica*)、微小小单胞菌(*Parvimonas micra*)、口炎消化链球菌(*Peptostreptococcus stomatis*)、厌氧消化链球菌(*Peptostreptococcus anaerobius*)、空肠弯曲菌(*Campylobacter jejuni*)等细菌在大肠癌患者肠道中显著富集,一些具有抗炎和产丁酸细菌的丰度显著下降,比如共生梭菌(*Clostridium symbiosum*)、普拉梭菌(*Faecalibacterium prausnitzii*)、嗜黏蛋白阿克曼菌(*Akkermansia muciniphila*,简称"Akk 菌")等。另有发现家族性腺瘤性息肉患者大肠黏膜表面的细菌生物膜中也含有致病性大肠埃希菌和脆弱拟杆菌。本节对目前研究较多的几种大肠癌潜在致病菌和显著降低的有益菌进行论述。

（一）具核梭形杆菌

具核梭形杆菌是一种革兰氏阴性杆菌,不产生孢子。基因组大小约 2.4×10^6 个碱基,长度约 $5 \sim 10 \mu m$。具核梭形杆菌在癌前病变和大肠癌患者粪便和肠道黏膜上的丰度均明显升高。在大肠癌患者肠道黏膜中,具核梭形杆菌的丰度从直肠到回盲部逐渐增加。大肠癌细胞表面表达一种称为 β-D-半乳糖基-(1→3)-N-乙酰基-D-半乳糖胺的多糖,而具核梭形杆菌表面表达 Fap2,二者相互结合,可以促进大肠癌的发生发展。Fap2 还可以与表达于 NK 细胞和 T 细胞表面的免疫抑制受体 TIGHT 受体相互作用,抑制 NK 细胞的杀伤效应。具核梭形杆菌内含一种位于细菌表面的毒力因子 FadA。它可以与 E-钙黏蛋白的 11 个氨基酸组成的区域结合,激活 β-连环蛋白信号通路,导致促炎和促癌过程的发生。此外,具核梭形杆菌可以激活 TLR-4/NF-κB 信号通路,上调微小 RNA-21 的表达,促进大肠癌的发生发展。另外,具核梭形杆菌还可以通过调节肿瘤微环境,招募肿瘤浸润性免疫细胞如 CD3⁺T 细胞,为大肠癌的发生发展提供良好的基础。具核梭形杆菌通过自噬及上调杆状病毒 IAP 重复序列包含蛋白 3(BIRC3)的表达对大肠癌的化疗产生抵抗作用,因此其丰度越高,预后越差。具核梭形杆菌在早期诊断方面具备良好价值。其可以显著提高粪便免疫隐血试验的敏感度和诊断曲线下面积。一项大样本研究发现具核梭形杆菌与双歧杆菌比值诊断曲线下面积达 0.911,和普拉梭菌的比值曲线下面积达 0.943,二者结合诊断 I 期大肠癌的曲线下面积为 0.804。饮食中富含膳食纤维和全谷物,罹患具核梭形杆菌阳性的大肠癌的风险显著降低,但与具核梭形杆菌阴性的大肠癌无明显关联。

(二) 肠产毒性大肠埃希菌

大肠埃希菌是一种革兰氏阴性杆菌,有鞭毛,可以运动,不产生芽孢。根据病因的不同,大肠埃希菌分为多种,其中与腹泻相关的大肠埃希菌包括肠产毒性大肠埃希菌、肠侵袭性大肠埃希菌、肠致病性大肠埃希菌、肠集聚性大肠埃希菌和肠出血性大肠埃希菌。目前研究发现和大肠癌致病性密切相关的主要是肠产毒性大肠埃希菌。在大肠癌黏膜中分离的大肠埃希菌含有 pks⁺ 基因岛(pks⁺ 大肠埃希菌),可以合成一种基因毒性化合物 colibactin。它的弹头样结构可以与 DNA 双链结构交联引起 DNA 断裂、突变、染色体重组、影响细胞周期,诱导 p53 类泛素化改变,促进大肠癌的进展。肠产毒性大肠埃希菌还可以诱导巨噬细胞移动抑制因子(macrophage migration inhibition factor,MIF)表达,触发转录生长因子 β-激活的激酶 1 的表达,增强 Ras 同源家族成员 A(Ras homolog family member A,RhoA)GTP 酶活性,抑制大肠癌细胞死亡。

(三) 微小小单胞菌

微小小单胞菌在大肠癌患者粪便样本中显著富集,可以用于大肠癌的早期诊断。目前关于微小小单胞菌的致癌性及致癌机制仍然在进一步研究中。

(四) 脆弱拟杆菌

脆弱拟杆菌既是重要的共生细菌也是肠道中关键的致病菌。其中,产肠毒性脆弱拟杆菌可以分泌 20 000u 的金属蛋白酶毒素(metalloproteinase toxin)作为其唯一致病物质,该物质可以靶向作用于 E-钙黏蛋白和 β-连环蛋白从而发挥致癌作用。脆弱拟杆菌在肠道中富集后,激活调节性 T 细胞(Treg 细胞)和 IL17⁺T 细胞,Treg 细胞通过消耗局部 IL-2,诱导 IL-17 相关的急性肠炎,促进肠癌早期炎症及肿瘤的发生。此外,脆弱拟杆菌也可以通过长链非编码 RNA(lncRNA)参与肠癌的发生发展。而普通的共生脆弱拟杆菌却对炎症相关的肠癌具有显著的保护作用。

(五) 消化链球菌

目前鉴定出来的消化链球菌属中厌氧消化链球菌(Peptostreptococcus anaerobius)和大肠癌密切相关。厌氧消化链球菌通过 Toll 样受体 2 和 4,激活固醇调节元件结合蛋白-2,增加细胞中活性氧水平,从而激活胆固醇合成通路,促进细胞的增殖。此外,厌氧消化链球菌还可以表达一种推测为细胞壁结合重复序列 2(putative cell wall binding repeat 2)的蛋白,直接和肿瘤细胞表面的整合素 α2β1 结合,从而直接黏附到大肠癌细胞表面,进一步通过磷酸激酶,激活 PI3K/Akt 通路,导致肿瘤细胞增殖和 NF-κB 激活,从而诱导炎症反应,促进肿瘤增殖。而同属消化链球菌属的罗塞氏链球菌(Peptostreptococcus russellii)则可以通过分泌吲哚乙酸,保护肠上皮结构,抑制炎症。

(六) 空肠弯曲菌

空肠弯曲菌是食品污染中常见的病原,感染后可以导致腹泻等临床症状,还可以导致肠道中数以百计的基因改变和肠道屏障功能破坏。该菌可以产生一种基因毒素称为细胞膨胀致死毒素(cytolethal distending toxin,CDT)。CDT 具有 DNA 酶的活性,可以引起 DNA 双链的断裂。研究发现,感染空肠弯曲菌后,肠癌易感性小鼠肠道内肿瘤负荷明显增加,而使用雷帕霉素可以显著抑制空肠弯曲菌的致癌性。

（七）普拉梭菌

普拉梭菌是肠道中常见的一种厌氧共生菌。普拉梭菌在炎症性疾病、代谢性疾病、大肠癌等多个疾病的菌谱中均显著减少。目前的研究发现，普拉梭菌具有抗炎作用，其本身对 IL-1β 诱导的 NF-κB 信号通路没有影响，而其上清液则可以显著抑制该通路。上清液中进一步鉴定出由 7 个多肽组成的蛋白质（15 000u）是其主要的抗炎物质。普拉梭菌及其代谢物如丁酸均可以调节 Foxp3$^+$T 细胞和调节性 T 细胞的功能，减轻肠道炎症反应，进一步维持肠道黏膜免疫平衡。体外实验发现，乙酸可以快速刺激普拉梭菌的生长。普拉梭菌可以代谢包括益生元、菊粉、苹果果胶和部分宿主来源的一碳单位，如 D-葡萄糖胺和 N-乙酰-D-葡萄糖胺在内的多种碳水化合物。根据基因推断其在能量代谢、维生素和辅因子代谢、矿物质代谢、氨基酸代谢、嘌呤及嘧啶代谢方面具有重要作用。目前，该菌已经被认为初步具有益生菌的能力，关于其抑癌方面的作用正在进一步研究中。

（八）嗜黏蛋白阿克曼菌

嗜黏蛋白阿克曼菌（*Akkermansia muciniphila*，简称"*Akk* 菌"）是肠道中的常见细菌，其在大肠癌中的丰度显著降低。*Akk* 菌对肠道黏膜上的黏蛋白具有降解作用。目前发现 *Akk* 菌具有显著改善代谢性疾病和肠道屏障功能的作用，其可能机制是通过其外膜表达的蛋白和细胞膜上的 Toll 样受体 2 相互作用。已有证据表明 *Akk* 菌可以降低肠癌易感性小鼠体内的肿瘤负荷。

二、肠道真菌、病毒与大肠癌

肠道中除了细菌之外，还有相对丰度占比较低的真菌和病毒。对大肠癌患者肠道中的真菌研究发现，子囊菌门和担子菌门是其中最主要的真菌门类，前者约占 50%。除此之外，接合菌门、球囊菌门和壶菌门虽然比例较少，但也是其中常见的菌门。子囊菌门和担子菌门的比值从健康对照、腺瘤到大肠癌患者逐渐增加。马拉色菌属（*Malassezia*）、踝节菌属（*Talaromyces*）、栓菌属（*Trametes*）在肠道腺瘤和大肠癌中的相对丰度增加。球囊菌属（*Glomus*）、小囊菌科（*Microascaceae*）的未鉴定属、伪壶担菌属（*Pseudolagarobasidium*）、*Pseudozyma*、粪壳菌科（*Sordariaceae*）的未鉴定属细菌在这三组患者中存在显著差异。进一步分析发现叶黑粉菌科（*Entylomataceae*）可能是大肠癌患者肠道中的主要真菌。大肠癌患者不同分期的真菌比例也有不同。早期大肠癌患者肠道真菌的多样性低于晚期大肠癌患者。晚期大肠癌患者肠道中混合菌纲（*Microbotryomycetes*）、子囊菌纲（*Sordariomycetes*）、小囊菌科（*Microascaceae*）和粪壳菌科（*Sordariaceae*）的比例显著升高，而孢腔菌科（*Pleosporaceae*）、链格孢属（*Alternaria*）的丰度则明显下降。大肠癌患者肠道真菌也可用于大肠癌的早期诊断，其曲线下面积可达 0.74~0.82。大肠癌患者肠道真菌与细菌之间的相互作用也更加紧密。

近年来，肠道中的病毒在大肠癌中的作用也受到广泛关注。粪便样本中病毒微粒的密度约为 $10^9/g$。肠道中病毒包括 DNA 病毒和 RNA 病毒两种。真核病毒在整个肠道中只占据一小部分，而噬菌体则是其中最大的组成成分。噬菌体对肠道微生物群落的影响主要体现在溶解性和溶原性。溶解性噬菌体主要通过溶解或者杀灭靶向细菌从而降低该细菌在肠道内的丰度，从而调控肠道菌群动态。另外，由于某些噬菌体具有较高的诱变能力，特别是与宿主细菌有溶原关系的噬菌体，它们可以插入宿主基因组中，因此这些溶原性噬菌体可能具有致癌性。但是有些噬菌体引起的突变可能会对细菌宿主提供一个特殊的功能性优势，反而会对入侵细菌起到阻挡作用。大肠癌患者中肠道病毒的丰度和多样性和健康对照并无差异，但某些病毒的相对丰度存在差异。肠道病毒和宿主免疫系统也密切相关。肠道中病毒也可以作为肠癌的早期诊断，其曲线下面积可达 0.750~0.763，但是细菌和病毒的结合不能给大肠癌的早期诊断能力带来显著提升。不同时期的肠癌患者其肠道病毒的成分也不相同。此外，肠道病毒 *Betabaculovirus*、*Mulikevirus* 及 *Punalikevirus* 的丰度和大肠癌的预后也密切相关。

三、围手术期大肠癌患者肠道菌群的变化

目前绝大部分大肠癌肠道菌群的研究聚焦在大肠癌的术前诊断，针对大肠癌围手术期的肠道菌群变化目前研究较少，特别是从手术前、手术后（化疗前）至化疗后的菌群谱变化。厚壁菌门和拟杆菌门均是

大肠癌患者肠道中最主要的菌门。手术后厚壁菌门比例增加,拟杆菌门比例减少。在属水平上,志贺菌属、韦荣球菌属、链球菌属等细菌的相对丰度下降,而乳酸杆菌的丰度增加。随着化疗的开始,肠道中的菌群则呈现出不同的变化趋势。拟杆菌门和厚壁菌门的比值逐渐增加。化疗后某些机会致病菌的相对丰度逐渐降低,比如摩根菌属、*Pyramidobacter*、变形杆菌属和志贺菌属。拟杆菌门的丰度随着化疗次逐渐增加。肠球菌属在术后相对丰度逐渐降低。在围手术期不同的阶段,细菌之间的关联性也不同,整个微生物群落的功能也随之发生变化。

第三节　微生态制剂与大肠癌

一、微生态制剂介绍

微生态制剂包括益生菌、益生元和合生元。益生菌是指活的有益菌,摄入适当的量后,对人体有益。益生元是指某一类不消化的食物成分,可以选择性刺激肠道中某一个或者有限数量细菌的生长和活力,促进机体健康。也有学者对其进行更新,认为益生元是一种不易消化的化合物,通过在肠道中被微生物代谢,能调节肠道菌群的组成和活性,以对宿主提供有益的生理作用。包括常见的低聚糖、菊粉等。合生元是指益生菌和益生元。最近有学者提出一个新的概念,称为后生元(post-biotics)。后生元主要是指益生菌的功能性代谢产物,具有免疫调节等作用。目前关于后生元暂无明确的定义。

目前通过我国法律规定,允许使用的菌种大约有 35 种。主要包括双歧杆菌属和乳杆菌属。但是不同的人群使用范围不同,需要根据专业医师的意见进行选择和调整。特别是用于婴幼儿的菌种选择应该更加谨慎。

二、微生态制剂在大肠癌治疗中的作用

(一) 大肠癌患者围手术期微生态制剂使用

大肠癌和肠道微生态之间的关系非常紧密,因此使用益生菌预防和治疗大肠癌也逐渐得到大家的重视。大肠癌围手术期使用益生菌,可以显著降低肠道通透性,增强紧密连接蛋白的表达,减少肠道中机会致病菌的比例,增加益生菌的丰度。同时,益生菌还可以降低大肠癌患者的抗生素使用时间、术后感染的并发症,其可能机制是通过抑制丝裂原活化蛋白激酶 p38 有丝分裂激活蛋白酶信号通路。合生元对大肠癌患者肠道粪便菌群的改善似乎更加明显。益生菌对于肠道黏膜菌群同样具有较好的改善作用。对于大肠癌肝转移的患者,围手术期使用益生菌同样可以保护肝脏屏障功能,降低内毒素水平。近期,外科学年鉴对围手术期益生菌或合生元使用进行荟萃分析,证实围手术期使用益生菌或者合生元,可以显著降低术后感染并发症,且合生元预防术后感染的效果优于益生菌;合生元也可以显著减少住院时间。

(二) 益生菌改善大肠癌化疗副作用

大肠癌患者术后往往需要接受化学药物的进一步治疗。由于化疗药物的影响,患者往往会出现化疗相关性腹泻等不良反应,其发生率大约在 20% ~ 80%。除了补充必要的水分、电解质和糖分避免脱水之外,益生菌在改善大肠癌化疗相关性腹泻方面也具有较好的作用。链球菌属、大肠埃希菌 Nissle 1917 的某些代谢产物也可以减少化疗引起的肠道炎症。

(三) 益生菌改善放疗副作用

部分直肠癌患者在术前或者术后需要进行放疗,以便降低肿瘤分期或者防止复发。但部分患者会出现放射性肠炎,对患者的治疗效果、患者依从性及生活质量产生了较大影响。人群研究发现益生菌可以改善放疗引起的腹泻症状,减少腹泻药物的使用,但是研究样本量偏小,降低了研究结论的真实性。目前动物研究发现,放疗前服用益生菌可以有效改善小肠上皮隐窝的损伤、减少上皮细胞凋亡。益生菌对于较低剂量的放疗相关的小肠形态学改变具有较好的保护作用,但是对大鼠结肠黏液厚度无明显改善作用。

三、微生态制剂在大肠癌中的预防作用

流行病学和实验研究已经证实菊粉、抗性淀粉及其他寡糖等具有抗大肠癌的效应。其可能机制是双

歧杆菌及短链脂肪酸等代谢产物的作用,调控菌群及抑制病原体、下调炎症因子、免疫调节剂增强凋亡等。即使是服用含有益生菌的酸奶对肠道内含有产肠毒素脆弱拟杆菌(enterotoxigenic Bacteroides fragilis, ET-BF)的健康人群也有显著改善作用。日本学者对益生菌在预防肠道肿瘤复发方面进行了研究。他们对肠道内切除了至少2枚以上肿瘤的患者随机分组后进行益生菌和谷物的干预,并随访2年和4年。他们发现益生菌可以显著抑制肿瘤的复发,4年后谷物干预组的肿瘤显著大于益生菌干预组。最近流行病学研究还发现,每周2次以上的酸奶摄入,可以显著降低男性普通腺瘤及所有人群锯齿状病损的发生率。益生菌还可以抑制肠道内细菌-真菌的生物被膜的形成。研究还发现,热处理后的益生菌同样可以降低炎症相关性大肠癌的发生。对于肠道中致病性细菌进行工程改造,同样可以降低肠炎及炎性大肠癌的发生。

四、肠道菌群影响大肠癌治疗效果

目前有研究发现,肠道菌群可以显著影响大肠癌的化疗效果。肠道内具核梭形杆菌丰度较高的患者化疗效果差。而肠道内双歧杆菌、乳杆菌属、链球菌属等丰度较高的患者肿瘤免疫治疗效果更好。菊粉和寡糖等益生元及某些合生元制剂可能更加有助于提高化疗效果。植物乳杆菌的代谢物质(也称后生元)可以提高5-氟尿嘧啶(5-FU)的细胞毒性,其可能机制包括:移位、免疫调节、代谢、酶促降解、降低多样性及微生态网络功能改变等。体内有抗生素存在的患者治疗效果更差。最近研究还发现,噬菌体可以调节肠道菌群,从而改善大肠癌的化疗效果,且具有较好的安全性。总之,微生态制剂对大肠癌的预防和治疗均有不同程度的作用。

随着组学技术的不断应用,人们对大肠癌的肠道微生态特征认识不断加深,通过相应的技术研究和应用,大肠癌的全景式微生态结构和功能得到进一步解析。微生态诊断和治疗上了新的台阶。随着新的益生菌、益生元、合生元、后生元的开发和利用,微生态治疗将呈现新的爆发趋势。工程技术改造也将肠道微生态研究和应用推向新的高点。大肠癌的预防、诊断和治疗已经和微生态紧密联系、难以分割。未来的肠道微生态也将从实验室研究走向产业化布局,为人们的健康生活提供切实保障。

(高仁元 秦环龙)

参 考 文 献

[1] Arnold M, Sierra MS, Laversanne M, et al. Global patterns and trends in colorectal cancer incidence and mortality. Gut, 2017, 66:683-691.

[2] Chen W, Zheng R, Baade P D, et al. Cancer statistics in China, 2015. CA Cancer J Clin, 2016, 66:115-132.

[3] Thomas AM, Manghi P, Asnicar F, et al. Metagenomic analysis of colorectal cancer datasets identifies cross-cohort microbial diagnostic signatures and a link with choline degradation. Nat Med, 2019, 25:667-678.

[4] Dejea CM, Fathi P, Craig JM, et al. Patients with familial adenomatous polyposis harbor colonic biofilms containing tumorigenic bacteria. Science, 2018, 359:592-597.

[5] Abed J, Emgard JE, Zamir G, et al. Fap2 mediates Fusobacterium nucleatum colorectal adenocarcinoma enrichment by binding to tumor-expressed Gal-GalNAc. Cell Host Microbe, 2016, 20:215-225.

[6] Gur C, Ibrahim Y, Isaacson B, et al. Binding of the Fap2 protein of Fusobacterium nucleatum to human inhibitory receptor TIGIT protects tumors from immune cell attack. Immunity, 2015, 42:344-355.

[7] Mima K, Sukawa Y, Nishihara R, et al. Fusobacterium nucleatum and T cells in colorectal carcinoma. JAMA Oncol, 2015, 1:653-661.

[8] Yu T, Guo F, Yu Y, et al. Fusobacterium nucleatum promotes chemoresistance to colorectal cancer by modulating autophagy. Cell, 2017, 170:548-563.

[9] Yu J, Feng Q, Wong S H, et al. Metagenomic analysis of faecal microbiome as a tool towards targeted non-invasive biomarkers for colorectal cancer. Gut, 2017, 66:70-78.

[10] Wong SH, Kwong TN, Chow TC, et al. Quantitation of faecal Fusobacterium improves faecal immunochemical test in detecting advanced colorectal neoplasia. Gut. 2017, 66(8):1441-1448.

[11] Guo S, Li L, Xu B, et al. A simple and novel fecal biomarker for colorectal cancer: Ratio of Fusobacterium nucleatum to probi-

otics populations,based on their antagonistic effect. Clin Chem,2018,64:1327-1337.

［12］ Dalmasso G,Cougnoux A,Delmas J,et al. The bacterial genotoxin colibactin promotes colon tumor growth by modifying the tumor microenvironment. Gut Microbes,2014,5:675-680.

［13］ Chung L,Thiele Orberg E,Geis A L,et al. Bacteroides fragilis toxin coordinates a pro-carcinogenic inflammatory cascade via targeting of colonic epithelial cells. Cell Host Microbe,2018,23:203-214.

［14］ Bao Y,Tang J,Qian Y,et al. Long noncoding RNA BFAL1 mediates enterotoxigenic Bacteroides fragilis-related carcinogenesis in colorectal cancer via the RHEB/mTOR pathway. Cell Death Dis,2019,10:675.

［15］ Tsoi H,Chu ESH,Zhang X,et al. Peptostreptococcus anaerobius induces intracellular cholesterol biosynthesis in colon cells to induce proliferation and causes dysplasia in mice. Gastroenterology,2017,152:1419-1433.

［16］ Wlodarska M,Luo C,Kolde R,et al. Indoleacrylic acid produced by commensal Peptostreptococcus species suppresses inflammation. Cell Host Microbe,2017,22:25-37.

［17］ Fujimoto T,Imaeda H,Takahashi K,et al. Decreased abundance of Faecalibacterium prausnitzii in the gut microbiota of Crohn's disease. J Gastroenterol Hepatol,2013,28:613-619.

［18］ Machiels K,Joossens M,Sabino J,et al. A decrease of the butyrate-producing species Roseburia hominis and Faecalibacterium prausnitzii defines dysbiosis in patients with ulcerative colitis. Gut,2014,63:1275-1283.

［19］ Lopez-Siles M,Martinez-Medina M,Suris-Valls R,et al. Changes in the abundance of Faecalibacterium prausnitzii phylogroups Ⅰ and Ⅱ in the intestinal mucosa of inflammatory bowel disease and patients with colorectal cancer. Inflamm Bowel Dis, 2016,22:28-41.

［20］ Quevrain E,Maubert M A,Michon C,et al. Identification of an anti-inflammatory protein from Faecalibacterium prausnitzii,a commensal bacterium deficient in Crohn's disease. Gut,2016,65:415-425.

第十三章

肠道微生态与慢性肝病和肝癌

第一节 概　述

　　肠道菌群最近已被认为是在许多人类疾病的病理生理学中的主要环境因素。肠道和肝脏存在的紧密解剖和功能联系为肝脏是肠道菌群主要靶点的假设提供了理论基础。肠道菌群也被称为"新的虚拟代谢器官",它与许多肠外器官如肾、脑、心血管和骨骼系统构成轴向联系。肠-肝轴在近年来得到了越来越多的关注。肠道菌群与宿主的联系是双向的过程,涉及内分泌和免疫学机制。有许多研究报道了在慢性肝病和肝癌患者中肠道菌群的组成会发生显著改变,并且肠道菌群失调会随着疾病的恶化而逐渐加重。肝硬化患者发展成肝癌的风险在不同的患者中有显著的差异,这提示在肝癌发生中存在着复杂的遗传和环境因素。

　　肝细胞癌(hepatocellular carcinoma,HCC)是第五大常见的癌症类型,也是第二位癌症相关死亡原因。HCC 多数是在肝硬化的背景下发生的,而且 HCC 仍是晚期肝病患者死亡的主要原因。肝硬化患者发展成HCC 的风险显著不同,这提示除了肝硬化本身外,许多其他遗传和环境因素也参与了 HCC 发生。肠道菌群已经被认为是影响许多人类疾病的主要环境因素。肠道菌群是一个复杂、动态的生态系统,大部分由细菌组成,同时也有真菌、原生动物、古菌和病毒。生理条件下,肠道菌群与人体宿主之间存在着平衡的共生关系,肠道菌群可为人体提供代谢、营养、免疫和防御功能。细菌、肠道上皮和肠道免疫系统的平衡交互保证人体"健康"肠道的双重功能——吸收营养和限制病原菌或细菌源性大分子(脂多糖、细菌 DNA、鞭毛蛋白、肽聚糖)进入门脉系统和肝脏。肠道屏障——由上皮层(机械屏障),黏液、免疫球蛋白 A(IgA)和抗菌物质(分泌屏障),肠道相关淋巴组织(免疫屏障)组成的解剖-功能结构——发挥调节肠壁内外物质运输的作用。一小部分特定的细菌及其产物生理性进入门静脉血液循环,到达肝脏后与许多调节固有和适应性免疫反应的肝脏非实质细胞发生作用。在肝脏中,如 Toll 样受体(Toll-like receptor,TLR)和核苷酸结合寡聚化结构域样受体(nucleotide-binding oligomerization domain-like receptor,NLR)等特定的受体识别细菌产物,通过胞内信号级联反应诱导促炎细胞因子和趋化因子的转录。然而,持续低水平暴露于细菌成分会使细胞 TLR 对细菌产物的刺激不敏感,这种现象被称为"内毒素耐受",这种现象也会通过一些细胞因子如白细胞介素-10(interleukin 10,IL-10)、转化生长因子 β(transforming growth factor β,TGF-β)、肝细胞生长因子或肝星状细胞(hepatic stellate cell,HSC)源性视黄酸导致免疫抑制活化。

　　肠道屏障的完整性对肠道和肝脏之间存在的解剖和功能联系非常重要。肝脏约 70% 血供来源于肠道,同时肝脏向肠道运输有利于其营养和功能的多种物质。当肠道菌群的数量和质量发生变化时即肠道菌群失调时,肠道屏障的完整性就会受到破坏,随之病原菌发生易位。病原菌及其产物入肝后会激活库普弗细胞(Kupffer cell),又称肝巨噬细胞,导致促炎细胞因子如 TNF-α 的释放,而 HSC 主要通过 TLR4 依赖的核因子 κB(nuclear factor κB,NF-κB)的激活促进肝纤维化的发生和发展。炎症小体——从病原菌和受损细胞中感知信号的多蛋白复合物,也能加速病原菌诱导的肝损伤和肝脏免疫反应激活。

　　因此,本文将重点论述肠道菌群在肝硬化等慢性肝病和 HCC 发生、发展中的潜在作用和临床意义,以及肠道菌群作为慢性肝病和 HCC 的新的治疗靶点的可能性。

第二节　肠道菌群在慢性肝病和肝癌中的变化

一、肠道菌群

肠道菌群是一类包含细菌、原生动物、古生菌、真菌和病毒的多样的生态系统，它们之间及和人体间存在着复杂的共生关系。肠道菌群对人体生理病理过程发挥重要的作用，参与消化、维生素 B 合成、免疫调节、血管生成和神经功能。此外，肠道菌群与胃肠道、肝脏、心血管、内分泌和其他许多系统紊乱有密切关联，因此肠道菌群也被称为"新的虚拟代谢器官"。肠道菌群定植于人类胃肠道，由超过 100 万亿的微生物组成，基因组复杂，为人类基因组基因数量的 150 倍。肠道菌群主要由 5 门细菌组成，包括厚壁菌门（79.4%）（瘤胃球菌属、梭菌属和真菌），拟杆菌门（16.9%）（卟啉单胞菌、普雷沃菌属），放线菌门（2.5%）（双歧杆菌），蛋白菌门（1%）和疣微菌门（0.1%）。乳杆菌、链球菌和大肠埃希菌在肠道中的数量比较少。不同的遗传和环境因素会影响肠道菌群的组成。例如，自然分娩的婴儿可从其母亲的肠道菌群中遗传约40%，而经剖宫产手术出生的婴儿，其肠道菌群的组成则会显著不同。在生命周期最初的两年中，饮食是决定肠道菌群组成最显著的因素，随后肠道菌群的组成会受到年龄、饮食、药物和环境的影响。

二、肝硬化

肝硬化是各种不同类型的肝脏损伤的终末期表现，其特征是肝小叶结构的紊乱和门静脉高压。门静脉压力增高会导致肠壁结构改变，如肠道淤血、水肿、纤维肌层增殖，黏膜肌层增厚，肠上皮间紧密连接松散或缺失。结果，肠道细胞旁和跨细胞输送运动增加，肠道通透性随之增加，病理性细菌易位发生的频率也显著增加。另外，低胃酸分泌、肠道运动受损、防御素的抗菌活性降低、黏膜免疫球蛋白 IgA 水平下降和胆汁酸分泌减少在肝硬化患者中也较常见。胆汁酸直接通过损伤细菌细胞壁，间接通过法尼醇 X 受体（farnesoid X receptor，FXR）——胆汁酸核受体激活抗菌分子产生抗菌作用。FXR 也能通过调节关键基因的表达，阻断细菌过度增长，维持肠上皮的完整性。因此，肝硬化和门静脉高压可直接增加肠道通透性，间接影响肠道菌群的组成，从而促进细菌易位和肝脏疾病恶化。

三、酒精性肝病

酗酒是世界范围内一个突出的肝损伤原因。除了摄入酒精的量和遗传特质，肠道菌群在酒精性肝病（alcoholic liver disease，ALD）肝损伤中发挥关键作用。酒精摄入会导致动物和人体肠道菌群过度生长和组成发生改变。酒精及其降解产物会破坏肠上皮的紧密连接，致使肠道通透性增加和炎症反应。大量酒精摄入后肠源性病原相关分子模式（pathogen-associated molecular pattern，PAMP）如内毒素明显增加。乙醇摄入通过短链脂肪酸调节机制改变肠道菌群组成。酒精摄入后肠道短链脂肪酸水平降低，而乙醇的代谢产物——乙酸的水平增加。酗酒与产丁酸盐的梭菌目减少和促炎性肠杆菌科增加相关。非酒精性脂肪性肝病（non-alcoholic fatty liver disease，NAFLD）是全世界最重要的肝病原因之一，也是 HCC 最重要的危险因素之一。NAFLD 是甘油三酯在肝细胞内积聚的结果，是肥胖和代谢综合征的肝脏表现。大约 20% 的 NAFLD 患者发展为以慢性肝炎为特征的非酒精性脂肪性肝炎（non-alcoholic steatohepatitis，NASH），继而随病程进展为肝硬化，终末期肝病和 HCC。在肥胖人群，由细菌产生的过量内源性乙醇会激活肝内 TLR，产生大量细胞因子，改变胆汁酸性状。NASH 患者的内源性血浆乙醇浓度显著高于健康对照。NAFLD 和 NASH 患者发生肠道菌群失调后会促进胰岛素抵抗、肝内脂肪合成、增加肠道通透性。肠道通透性增加会促进宿主 PAMP 慢性暴露，加重由内源性乙醇导致的氧化应激。

四、肝癌

HCC 是伴有肝硬化等慢性肝病的成年患者最常见的原发性恶性疾病。乙型肝炎病毒（hepatitis B virus，HBV）和丙型肝炎病毒（hepatitis C virus，HCV）感染、酗酒、黄曲霉毒素是 HCC 的主要危险因素。尽管

HBV 和 HCV 占所有 HCC 病因的 80%~90%，但由于全球肥胖人群比例增加，强效 HCV 抗病毒药物的出现和 HBV 疫苗的普及，可以预期将来 HCC 的流行病学将会发生改变。

肠道通透性增加、内毒素血症、TLR、菌群失调和免疫调节失衡都会促进 HCC 进展。胃肠道通过保持肠道屏障的完整性，防止脂多糖（lipopolysaccharide，LPS）和肠道内细菌进入门静脉循环，维持宿主的稳态。当肠道通透性增加时，细菌易位和 LPS 积聚会导致肠道细菌过度增殖，肠道菌群组成改变。HCC 患者通常伴有肝硬化等慢性肝病背景，肝脏对 LPS 和其他细菌产物的解毒、降解和清除功能受损。HCC 患者的肠道菌群组成中，大肠埃希菌和其他革兰氏阴性细菌水平增高，而乳杆菌、双歧杆菌和肠球菌的水平减少。HCC 患者和健康对照的肠道菌群差别不仅体现在微生物种类不同，两者在细菌代谢、镍或铁离子转运、氨基酸运输、产能系统和代谢相关的基因都有显著的不同。

许多动物模型研究证实了肠道菌群在 HCC 发生中的作用。在化学物质诱导的 HCC 动物模型中，用抗生素处理过的动物其肿瘤总体积和数量显著减少，动物模型 TLR4 的缺失会减少肿瘤的数量和体积；相反，给相同的动物模型持续应用低剂量的 LPS 能增加肿瘤数量和体积。因此，肠道菌群的促肿瘤效应是由于肝脏常驻细胞（肝细胞和肝星状细胞）中 TLR4 的激活，LPS-TLR4 信号通路的活化引起"丝裂原表皮调节素"生长因子表达上调，促进肿瘤细胞增殖，抑制其凋亡。化学物质诱导的 HCC 大鼠模型的粪便菌群中，乳杆菌、双歧杆菌和肠球菌的丰度减少；而大肠埃希菌、阿托波菌、柯林斯菌、伊格尔兹氏菌等革兰氏阴性细菌丰度增高，同时血浆 LPS 水平也增高，菌群失调显著。用青霉素或葡聚糖硫酸钠诱导大鼠肠道菌群失调显著促进 HCC 的发生，而用益生菌恢复肠道菌群，不仅降低血浆 LPS 水平，还减少肿瘤的数量和体积。这些证据支持了肠道菌群失调通过 LPS-TLR4 信号通路的活化促进 HCC 的发生发展。

第三节　针对肠道菌群治疗慢性肝病和肝癌

抗生素、益生菌、益生元和合生元作为肠道菌群调节的治疗选择正得到越来越多的关注，粪菌移植（fecal microbiota transplantation，FMT）作为肠道菌群可能的编辑手段吸引了大量关注，它们对不同肝病的影响日益显著。

一、抗生素、益生菌、益生元和合生元

抗生素对小肠细菌过度增殖相关性肝损伤有积极影响，这证明了肠道菌群和肝脏疾病之间存在关系。益生菌是对人体有益的微生物；而益生元是不能被人体消化的食物成分，它可帮助肠道蠕动，选择性刺激肠道细菌的生长。合生元是益生菌和益生元的混合制剂。对这一组产品，最可能被应用于慢性肝病治疗的是益生菌。益生菌对肠-肝轴有重要的影响，包括对肠道菌群的免疫调节和抗炎作用，维持肠屏障功能的作用，同时也对非胃肠道器官和系统的代谢产生影响。

二、粪菌移植

除了益生菌和益生元，FMT 作为可能的肠道菌群编辑手段吸引了许多关注。FMT 是指将健康捐赠者的粪便菌群悬液引入患者的胃肠道。肝性脑病（hepatic encephalopathy，HE）大鼠模型已证实，FMT 具有改善运动功能的潜在保护作用，与益生菌相比，FMT 对肠黏膜屏障功能的影响更轻微。在临床试验中，研究人员发现对重度酒精性肝炎（severe alcoholic hepatitis，SAH）患者行 FMT 是安全有效的，FMT 有效改善 SAH 患者的肝病严重度评分和一年生存率。此外，一项随机对照试验纳入伴肝硬化和复发性 HE 的患者，这些患者用乳果糖和利福昔明作为基础治疗，然后比较 FMT 和"标准护理"两组患者的相关指标。结果表明，FMT 能改善复发性 HE 肝硬化患者的认知功能、缩短住院时间，减轻肠道菌群失调状况。因此，FMT 是恢复健康肠道菌群的值得期待的治疗手段。

三、肝硬化与非酒精性脂肪肝

证据表明肝硬化患者的肠道菌群中拟杆菌门和厚壁菌门减少，而口腔来源的细菌如链球菌和韦荣球

菌增加,这提示在肝硬化患者中,由于胃酸和胆汁分泌减少,口腔来源的细菌侵犯肠道并发生定植,促进肝硬化疾病的进展。Bajaj 等证实肠道菌群与肝硬化之间的联系,他们发现肠道菌群多样性越高,肝硬化进展风险越低,住院风险降低。因此,肠道菌群调节可为肝硬化治疗带来新的希望。

最近的动物模型研究表明,益生菌对 NAFLD 有治疗功效。在小鼠模型中,益生菌对 c-Jun 氨基末端激酶(c-Jun N-terminal kinase,JNK)和 NF-κB 介导的氧化和炎性损伤有积极的效果,组织学发现如脂肪沉积和肝损伤改善,生化指标丙氨酸氨基转移酶水平降低。除了动物实验,益生菌应用于 NAFLD 患者治疗的临床试验也有报道。一种由嗜热链球菌、短双歧杆菌、长双歧杆菌、婴儿双歧杆菌、嗜酸乳杆菌、植物乳杆菌、副干酪乳杆菌、保加利亚乳杆菌组成的混合益生菌制剂 VSL#3 能显著降低丙氨酸氨基转移酶、谷草转氨酶、总胆固醇和 TNF-α,减少胰岛素抵抗稳态模型评分,改善 NAFLD 患者的病情。

四、肝癌

益生菌对免疫分化和癌症发生的有益作用已经在一个用新型益生菌混合制剂"Prohep"处理的 HCC 小鼠模型中得到了确证。与不应用益生菌的小鼠相比,Prohep 益生菌制剂通过降低 c-Myc、Bcl-2、Cyclin D1 和 Rasp-21 的表达,减缓肿瘤生长,减小肿瘤体积。用益生菌治疗后,小鼠粪便菌群中普雷沃菌属和肠杆菌属的水平增加,表明有益菌的抗炎效应对 HCC 发生有积极影响。临床和动物模型研究表明,益生菌可抑制黄曲霉毒素 B₁ 诱导的 HCC 发生,恢复肠道菌群失调,降低 LPS 水平,并减小肿瘤大小。所有的这些证据为 HCC 发生"描绘"了一个潜在的新的通路,为 HCC 的防治指明了可能的策略。尽管有很多研究表明在肝硬化等慢性肝病及肝癌发生过程中,肠道菌群的组成发生了深刻的变化——肠道非常驻菌增加,常驻菌相对减少,但是解析肠道菌群在肝病发生发展中的作用仍有很多阻碍。实验性动物模型表明肠道菌群在肝癌发生中起炎性驱动作用,但相关的人体研究仍然缺乏。虽然肝病长期持续的自然病程是设计前瞻性临床试验的主要阻碍之一,但此类试验能填补肠道菌群在肝病致病中的空白知识。虽然临床和基础研究证实益生菌在肝病中的治疗潜力,但缺乏关于安全性评估和菌群-宿主相互作用的数据。另外,未来的研究需要克服仅讨论细菌组成改变的缺陷,需要将代谢组学分析纳入其中,因为在胃肠道微生态系统中,除了细菌,病毒和霉菌等也是活跃的组成成分。

未来,微生物学技术的快速发展也许能为揭示肠道菌群真实而复杂的组成,以及肠道菌群在慢性肝病和肝癌发生发展中的机制提供支撑。发掘作用更高效、配伍更合理的益生菌或益生元制剂能给慢性肝病和肝癌的治疗带来希望。

(程树群)

参 考 文 献

[1] Ayres JS. Inflammasome-microbiota interplay in host physiologies. Cell Host Microbe,2013,14(5):491-497.

[2] Bajaj JS,Kassam Z,Fagan A,et al. Fecal microbiota transplant from a rational stool donor improves hepatic encephalopathy:A randomized clinical trial. Hepatology,2017,66(6):1727-1738.

[3] Bellot P,Frances R,Such J. Pathological bacterial translocation in cirrhosis:pathophysiology,diagnosis and clinical implications. Liver Int,2013,33(1):31-39.

[4] Chassaing B,Etienne-Mesmin L,Gewirtz AT. Microbiota-liver axis in hepatic disease. Hepatology,2014,59(1):328-339.

[5] Ferrere G,Wrzosek L,Cailleux F,et al. Fecal microbiota manipulation prevents dysbiosis and alcohol-induced liver injury in mice. J Hepatol,2017,66(4):806-815.

[6] Gentric G,Maillet V,Paradis V,et al. Oxidative stress promotes pathologic polyploidization in nonalcoholic fatty liver disease. J Clin Invest,2015,125(3):981-992.

[7] Kulik L,El-Serag HB. Epidemiology and management of hepatocellular carcinoma. Gastroenterology,2019,156(2):477-491.

[8] Lu H,Ren Z,Li A,et al. Deep sequencing reveals microbiota dysbiosis of tongue coat in patients with liver carcinoma. Sci Rep,2016,6(1):33142.

[9] Odenwald MA,Turner JR. The intestinal epithelial barrier:a therapeutic target? Nat Rev Gastroenterol Hepatol,2017,14

（1）:9-21.

[10] Peterson LW, Artis D. Intestinal epithelial cells: regulators of barrier function and immune homeostasis. Nat Rev Immunol, 2014,14(3):141-153.

[11] Philips CA, Pande A, Shasthry SM, et al. Healthy donor fecal microbiota transplantation in steroid-ineligible severe alcoholic hepatitis: A pilot study. Clin Gastroenterol Hepatol, 2017,15(4):600-602.

[12] Pijls KE, Jonkers DM, Elamin EE, et al. Intestinal epithelial barrier function in liver cirrhosis: An extensive review of the literature. Liver Int, 2013,33(10):1457-1469.

[13] Reiberger T, Ferlitsch A, Payer BA, et al. Non-selective betablocker therapy decreases intestinal permeability and serum levels of LBP and IL-6 in patients with cirrhosis. J Hepatol, 2013,58(5):911-921.

[14] Szabo G. Gut-liver axis in alcoholic liver disease. Gastroenterology, 2015,148(1):30-36.

[15] Szabo G, Petrasek J. Inflammasome activation and function in liver disease. Nat Rev Gastroenterol Hepatol, 2015,12(7):387-400.

[16] Wan MLY, El-Nezami H. Targeting gut microbiota in hepatocellular carcinoma: probiotics as a novel therapy. Hepatobiliary Surg Nutr, 2018,7(1):11-20.

[17] Wiest R, Lawson M, Geuking M. Pathological bacterial translocation in liver cirrhosis. J Hepatol, 2014,60(1):197-209.

[18] Xie G, Zhong W, Zheng X, et al. Chronic ethanol consumption alters mammalian gastrointestinal content metabolites. J Proteome Res, 2013,12(7):3297-3306.

[19] Younossi ZM, Marchesini G, Pinto-Cortez H, et al. Epidemiology of nonalcoholic fatty liver disease and nonalcoholic steatohepatitis: Implications for liver transplantation. Transplantation, 2019,103(1):22-27.

[20] Zhu L, Baker SS, Gill C, et al. Characterization of gut microbiomes in nonalcoholic steatohepatitis(NASH) patients: A connection between endogenous alcohol and NASH. Hepatology, 2013,57(2):601-609.

第十四章

肠道微生态与非酒精性脂肪性肝病

第一节　非酒精性脂肪性肝病发病机制"多重打击"学说

非酒精性脂肪性肝病(non-alcoholic fatty liver disease,NAFLD)是指肝脏脂肪含量超过肝脏湿重的5%,除酒精外其他明确肝损伤因素所导致的以弥漫性肝实质细胞脂肪变性和脂肪贮积为主要特点的临床病理综合征,是一种常见的肝脏疾病。其疾病谱包括非酒精性单纯性脂肪肝(non-alcoholic simple fatty liver,NAFL),非酒精性脂肪性肝炎(non-alcoholic steatohepatitis,NASH)及与其相关的肝纤维化(fibrosis)、肝硬化(liver cirrhosis)和肝细胞癌(hepatocellular carcinoma,HCC)。近年来随着生活水平的提高、饮食习惯和生活方式的改变等,NAFLD 的发病率逐年升高,已成为世界性健康难题。

关于 NAFLD 的报道很多,但其发病机制至今尚不明确,1998 年 Day 和 James 提出了 NAFLD 经典的"二次打击"学说。该学说认为:"初次打击"主要是胰岛素抵抗(insulin resistance,IR),IR 通过促使外周脂肪分解增加和引起高胰岛素血症增加肝细胞脂肪酸合成,并诱使肝脏对各种损害因子的敏感性增高。胰岛素抵抗在 NAFLD 的发生发展中起非常重要的作用。越来越多的研究阐明胰岛素抵抗可以引起肝脏脂肪变性,导致炎症发生。有研究证实,胰岛素抵抗导致肝脏脂肪变性是由于人体 *Akt2* 基因突变所致。"二次打击"主要是氧化应激,活性氧的产生增多导致脂质过氧化,进而使线粒体解偶联蛋白表达增加、细胞因子及凋亡相关因子配体(recombinant factor related apoptosis ligand,FASL)活化,从而引起炎症、肝纤维化和肝硬化,甚至肝细胞癌。但是目前发现"二次打击"学说是有缺陷的。由于 NAFLD 的发病在有遗传倾向的个体中是多种因素同时并存,而"二次打击"学说不能解释这些因素在疾病发生发展中的协同作用。2008 年,Jou 等提出"第三次打击",他们认为随着氧化应激和细胞因子的分泌异常,肝脏细胞会由代偿到失代偿,并导致肝脏细胞的迅速死亡,坏死组织释放化学因子,招募大量免疫细胞进入肝脏,启动炎性纤维修复机制,加速肝脏疾病的进展。

目前,NAFLD 的发病机制最新的理论"多重打击"学说已被越来越多的学者广泛接受。2010 年,Tilg 和 Moschen 共同提出了 NAFLD 的"多重打击"学说。"多重打击"学说认为在 NAFLD 发病机制中包括炎性反应、氧化应激在内的多种因素可以同时起协同作用,并没有一定的先后顺序。"多重打击"学说对NAFLD 的发病机制提供更加准确的阐述,主要包括胰岛素抵抗、遗传因素、肠道菌群、脂肪组织分泌的激素和营养因子等多种因素共同作用引起肝脏的脂肪变、炎症、氧化应激、固有免疫活化等导致肝细胞的死亡、肝脏的损伤。

饮食习惯、环境和遗传因素会导致胰岛素抵抗、肥胖和肠道菌群的变化。胰岛素抵抗在 NASH 的发生发展中起关键作用,胰岛素对脂肪代谢的调节作用下降,导致机体储存脂肪能力下降,脂肪组织中脂肪分解大于合成,使脂肪组织分解释放大量的游离脂肪酸(free fatty acid,FFA),这些脂肪酸能够直接经过门静脉到达肝脏组织,被肝细胞摄取,并在肝细胞内发生蓄积,造成脂肪异位沉积。这加速了甘油三酯(triglyceride,TG)及极低密度脂蛋白(very low-density lipoprotein,VLDL)合成,同时大量的游离脂肪酸减弱胰岛素刺激脂蛋白脂肪酶(lipoprotein lipase,LPL)的作用,使脂蛋白脂肪酶活性下降,抑制肝细胞内的甘油三酯水解,甘油三酯分解减慢,导致极低密度脂蛋白降解减少,加重高甘油三酯血症,甘油三酯水平增加又抑制了胰岛素的信号转导并减少胰岛素的清除,从而加重胰岛素抵抗,产生恶性循环。同时胰岛素抵抗还可以使脂肪组织功能紊乱,改变脂肪因子和炎性细胞因子的生成及分泌。

NAFLD 患者肝脏脂肪主要以甘油三酯及胆固醇的形式沉积于肝脏。通过有毒脂质分子,如高水平游离脂肪酸、游离胆固醇及其他脂质代谢产物等引起脂毒性,募集 Toll 样受体(Toll-like receptor,TLR)、中性粒细胞、库普弗细胞及炎症小体,氧化应激及活性氧引起的线粒体功能紊乱等,从而损伤肝细胞。在 NAFLD 患者的研究中发现,升高的游离脂肪酸,尤其是饱和游离脂肪酸,对肝脏脂毒性起重要作用,饱和游离脂肪酸与其引起的内质网应激、氧化应激、线粒体功能紊乱,导致肝细胞凋亡。

遗传基因也在 NAFLD 的发病中发挥了重要作用。由于 NAFLD 是涉及多个生理过程的复杂病变,单个基因突变是不可能造成此类疾病的发生,因此多种涉及肝脏脂肪合成、运输,脂肪酸氧化,胰岛素抵抗,脂肪因子和细胞因子产生及分泌,氧化应激,纤维发生等过程的基因突变都与 NAFLD 有关。

同时,肠道菌群通过肠-肝轴参与了 NAFLD 的发生及发展。肠道菌群可通过分解其他难以被消化的多糖等成为短链脂肪酸,可以进一步升高肠道内脂肪酸含量,还可使肠道通透性增高,这些都可以促进脂肪酸吸收,使其循环水平升高,激活炎症通路,促炎因子释放增多,如 IL-6 和 TNF-α 等。

第二节　肠道菌群和肠-肝轴

NAFLD 患者常伴有肥胖、胰岛素抵抗,但并不是所有肥胖人群都会有 NAFLD,因此肠道菌群可能在 NAFLD 发生发展中起了重要的作用。肠道和肝脏均起源于胚胎发育中的内胚层,它们在解剖和功能上均存在着密切的联系。1998 年 Marsha 提出的肠-肝轴(由肠道屏障、肠道菌群及肝脏组成)的基本概念,他阐述了肠道和肝脏疾病发生之间的关系,为我们了解肠-肝轴在 NAFLD 发生发展中的作用提供了理论基础。

一、肠道菌群

肠道菌群数量庞大,种类繁多,与宿主的营养、免疫和代谢等重要生理功能密切相关,是人体最重要的微生态系统。人体肠道中存在数量众多、结构复杂的细菌,细菌总数多达 $3.9×10^{13}$,是人体细胞数的 $1～1.3$ 倍,人类肠道微生物群由 1 600 种细菌组成。并且,肠道菌群是动态变化的,在个体之间也存在相当的定量和定性的差异,特别是物种之间。分娩方式、饮食结构、运动、抗生素使用、压力、地域、年龄、健康状况、甚至进餐次数等均能影响肠道菌群结构。不同胃肠道的肠道菌群组成不同,上消化道细菌丰度相对稀疏,然而从回肠开始微生物丰度发生急剧增加,从空肠中的 $10^5 CFU/ml$(colony-forming unit,CFU,菌落形成单位)到回肠末端和盲肠中的 $10^8 CFU/ml$,在结肠中高达 $10^{12} CFU/ml$。婴儿在出生后 $1～2$ 岁期间,肠道菌群基本趋于成人的结构特征,并在一生中保持相对稳定。肠道细菌绝大多数可归为以下 3 个菌门:厚壁菌门、拟杆菌门和放线菌门,其中厚壁菌门和拟杆菌门占绝对优势,约占肠道细菌总量的 98%。其中拟杆菌、消化链球菌及双歧杆菌等专性厌氧菌约占肠道总菌量的绝大部分,而肠杆菌、乳杆菌等兼性厌氧菌约占总菌量的极少部分,它们一起构成复杂的肠道微生态系统。肠道菌群与宿主形成互利共生的关系,一方面宿主为微生物提供稳定的富营养的生存环境和代谢微环境,另一方面这些微生物影响着宿主代谢和能量吸收、肠壁通透性、肠道的分泌功能及机体免疫功能,其造成的"代谢性内毒素血症"在代谢性疾病中起着关键作用,微生物基因组与宿主自身基因组共同调节宿主的整体代谢。

二、肠-肝轴

(一) 肠-肝轴理论

肠道和肝脏均起源于胚胎发育中的内胚层,并且肠道淋巴细胞起源于发育中的肝脏。肝脏有双重血供,血流量为 1 200～1 400ml/min,25% 来自肝动脉,75% 来自门静脉。门静脉血富含自肠道吸收的营养物质,还有来自肠道的细菌产物、食物抗原乃至肠道细菌等,它们可激活肝脏的固有免疫系统,清除有害物质。同时肝脏通过分泌胆汁进入肠道并由肠肝循环再次作用于肠道。

正常情况下,肠道内的一些抗原物质,包括细菌及其代谢物质(如内毒素等)可通过门静脉系统少量进入肝脏,它们可激活肝脏的固有免疫系统,使之保持较强的吞噬功能,清除有害物质。目前认为,微量的内毒素吸收可刺激人体免疫系统,使之处于一种"激活"状态。因此,肠道菌群对维持正常肝脏的免疫功能是非常重要的。

病理情况下,肠道遭受打击后,一方面肠屏障功能受损,肠黏膜通透性增加,肠道内大量细菌和内毒素通过门静脉系统进入肝脏;另一方面,移位的细菌及内毒素超出肝脏内巨噬细胞的处理能力,会导致免疫反应失控,产生炎症级联反应,引起大量炎症介质的释放,各种细胞因子炎症介质之间相互作用和相互影响,使肝损伤进一步加重,同时肝脏炎性细胞因子通过胆汁的肠肝循环及血液循环到达肠道,反过来对肠道黏膜造成损伤,进一步损伤肠黏膜屏障完整性,形成恶性循环。

（二）肠-肝轴作用机制

在肠-肝轴学说中,肠黏膜屏障在慢性肝病发生发展中起关键作用。在正常情况下,肠黏膜屏障结构和功能正常。肠道内大量细菌群被限制在肠道内参与营养代谢,不会出现病理症状。但如果肝脏功能受损,清除细菌及内毒素的库普弗细胞吞噬功能下降,并且肝脏合成白蛋白的能力下降,最终导致免疫功能低下。肝脏损伤的患者通常伴有门脉高压及血流动力学紊乱,导致肠黏膜淤血、水肿和糜烂,降低了肠屏障功能,增加了肠道通透性,肠道内的细菌及内毒素就会大量通过门静脉进入肝脏,导致肝功能进一步受损。

肠黏膜屏障由生物屏障、化学屏障、机械屏障和免疫屏障4部分组成,其中生物屏障包括肠道常驻菌与宿主微空间结构形成的微生态屏障;化学屏障包括胃肠道分泌的胃酸、胆汁、各种消化酶、溶菌酶、黏多糖、糖蛋白和糖脂等化学物质;机械屏障包括肠黏膜表面的黏液层、肠上皮细胞及其紧密连接(tight junction,TJ)、黏膜下固有层,尤以紧密连接最为重要,紧密连接主要由紧密连接蛋白组成,包括闭合蛋白(occludin)家族、带状闭合蛋白(zonula occluden,ZO)家族、连接黏附分子(junctional adhesion molecule,JAM)等;肠道免疫屏障主要包括体液免疫屏障和细胞免疫屏障。

近年来已把肠-肝轴作为NAFLD发病机理的重要组成部分。肠-肝轴的破坏成为NAFLD疾病进展中的重要因素。肠道细菌通过肠-肝轴对话诱致肝细胞脂肪变、肝脏胰岛素抵抗、氧化应激及亚临床系统性炎症的发生和发展。

第三节　肠道微生态失衡对非酒精性脂肪肝的影响

一、肠道微生态失衡

肠道微生态是人体最重要的微生态系统,是人体一个重要"器官"。它具有众多生理功能:参与人体的物质能量代谢、促进机体免疫系统发育与成熟、保护宿主免受病原微生物攻击等。健康的肠道定植1 000多种细菌。这些细菌与宿主处于动态平衡,维持宿主的健康状态。肠道菌群稳态一旦受到破坏,则会发生肠道微生态失衡。任何与疾病状态相关的细菌含量改变或其代谢功能的改变,以及肠内细菌组成结构及分布的改变被描述为肠道微生态失衡。

二、肠道微生态失衡对非酒精性脂肪肝的作用及机制研究

（一）肠道微生态失衡与非酒精性脂肪肝的关系

目前,越来越多的研究证据表明肠道微生态失衡与NAFLD发生发展及严重程度密切相关。研究显示与健康的非肥胖成人相比,革兰氏阴性菌在NAFLD患者中更高,NAFLD患者中拟杆菌门高达20%,厚壁菌门降低至24%。厚壁菌门中产SCFA的毛螺菌科(Lachnospiraceae)、乳酸杆菌科(Lactobacillaceae)和瘤胃球菌科(Ruminococcaceae)等细菌丰度减少,并且NAFLD患者中产生脂多糖(lipopolysaccharide,LPS)的机会致病菌增加。Boursier等研究发现肠道菌群与NAFLD进展相关联。他们发现拟杆菌水平升高与NASH相关,瘤胃球菌科(Ruminococcus)丰度和肝纤维化发展相关。Mouzaki等人发现将单纯脂肪变性组和健康对照组对比,发现NASH患者肠道中拟杆菌门的水平显著降低。Carvalho等人通过抗生素抑制细菌过度增长,降低血液中LPS水平,进而改善高脂喂养的小鼠胰岛素信号传导和葡萄糖耐受性,研究认为肠

道微生态失衡可导致肠通透性增加。血液 LPS 水平升高在 NAFLD 的发生进展也起到关键作用。Ruiz 等在人体实验中也发现血浆 LPS 水平在 NAFLD 患者中较高,并且随着疾病进展,在 NASH 患者血浆中进一步升高。Nicholson 等研究发现肠道菌群变化引起胆碱代谢异常进而参与 NAFLD 发生。这一系列的研究证明肠道微生态失衡在 NAFLD 的发生和发展中起到重要作用。

(二) 肠道微生态失衡与非酒精性脂肪肝发生发展的关系

肠道菌群主要通过以下几种机制参与 NAFLD 的发生发展:小肠细菌过度生长(small intestine bacterial overgrowth,SIBO)、肠黏膜通透性增加、胆汁酸代谢信号通路改变及乙醇产生增加等。

1. 小肠细菌过度生长　SIBO 是一种以小肠细菌种类改变和数量增加为特征,表现为腹痛、腹胀、腹泻等非特异性症状的临床综合征。SIBO 诊断的"金标准"是小肠液细菌培养,通过内镜取十二指肠悬韧带以下的近端小肠液进行细菌培养和菌落计数。小肠液细菌培养的菌落计数 $>1×10^3$ CFU/ml 可诊断为 SIBO。研究发现 SIBO 会促进 NASH 的进展,而通过抗生素治疗可以缓解 NASH 的症状。研究发现在具有 SIBO 的 NASH 患者中,表达 CD14 的 TLR4 显著增加,但是 TLR2 并没有明显变化。TLR4 和 TLR2 的表达分别与革兰氏阴性和革兰氏阳性细菌密切相关。因此,研究者推测小肠细菌过度生长,尤其是革兰氏阴性细菌的显著增加,可能会通过 TLR4 促进 NASH 的进展。

2. 肠黏膜通透性增加　肠黏膜通透性增加也在 NAFLD 的发病机制中发挥重要作用。肠道屏障主要由肠上皮细胞和肠上皮细胞本身分泌的黏液成分形成,其形成细胞间紧密连接,允许物质选择性通过。肠黏膜通透性与 NAFLD 严重程度有关,有研究报道患有 NAFLD 儿童的肠黏膜通透性显著高于对照组。研究者对 128 名 NAFLD 患者的荟萃分析中发现大约 39.1% 的患者尿排泄检测显示肠黏膜通透性增加,而在对照组中肠黏膜通透性增加仅占 6.8%。这种增加的肠黏膜通透性可能跟受损的紧密连接蛋白质网络有关,在 NAFLD 患者的肠黏膜中发现一种主要的紧密连接蛋白带状闭合蛋白(ZO-1)的表达显著降低。肠黏膜屏障功能的改变会导致肠道细菌及其代谢产物如内毒素的通过,因此 NAFLD 患者的后期血液中具有较高细菌内毒素水平。NASH 患者的血浆内毒素抗体水平显著高于健康对照组,并且增加水平随着肝病严重程度的增加而增强。另有研究表明,与健康对照组相比,高脂和高蔗糖饮食的大鼠,肠道紧密连接蛋白中的闭合蛋白的表达显著降低,血液内有更高水平的内毒素,肝脏脂肪沉积明显增加。

细菌内毒素,如 LPS,在 NAFLD 患者中显著增加,而且升高的 LPS 可作为肝损伤的早期标志物。LPS 是革兰氏阴性细菌外膜的主要组成成分,被认为是肝炎的诱导剂。革兰氏阴性细菌产生的 LPS 通过 NF-κB 途径的 TLR4 依赖性激活参与胰岛素抵抗的发生发展。LPS 通过受损的肠道黏膜屏障穿过胃肠上皮进入肝脏。LPS 的持续移位,可增强促炎细胞因子的产生,导致肥胖小鼠脂肪性肝炎的发生发展。而且,缺乏 TLR4 的小鼠不仅对 LPS 诱导的 NAFLD 和肥胖具有抵抗性,并且还对高脂饮食诱导的肥胖和 NAFLD 具有抗性,因此 TLR4、NF-κB 途径在 NAFLD 病理生理中发挥重要作用。炎症小体缺陷小鼠肠道微生态改变导致 TLR4 和 TLR9 激活,从而加重肝脏脂肪变性和炎症。TLR9 信号通路的激活诱导库普弗细胞产生 IL-1β,导致肝脏脂肪变性、炎症和纤维化。此外库普弗细胞中 CD14 的上调也与 NASH 进展期间肝脏对内毒素的炎症反应有关。

3. 胆汁酸代谢信号通路改变　胆汁酸是胆汁的重要成分,在脂肪代谢中起着重要作用,促进胃肠道中脂肪的吸收。胆酸(cholic acid,CA)和鹅脱氧胆酸(chenodeoxycholic acid,CDCA)是由肝脏中的胆固醇合成的主要的初级胆汁酸,它们通过 C24 羧基上的酰胺键与甘氨酸或牛磺酸共轭结合。进入肠道后,肠道菌群将初级胆汁酸部分脱羟基化和去除牛磺酸和甘氨酸,转化为次级胆汁酸,包括石胆酸(lithocholic acid,LCA)和脱氧胆酸(deoxycholic acid,DCA)。近年来,越来越多的研究表明胆汁酸除了促进膳食脂肪吸收外,胆汁酸同时也是宿主代谢的主要调节因子并且与 NAFLD 等代谢性疾病密切相关。胆汁酸通过 G 蛋白偶联受体 5(TGR5)和法尼醇 X 受体在调节脂质代谢和维持能量稳态中发挥信号分子的作用。法尼醇 X 受体和 TGR5 对个体胆汁酸具有不同的亲和力:胆汁酸对天然法尼醇 X 受体激动强弱依次是 CDCA>DCA>CA>LCA。胆汁酸激活 TGR5 强弱依次是 LCA>DCA>CDCA>CA。肠道细菌尤其是拟杆菌门和厚壁菌门在胆汁酸的代谢中起重要作用,主要包括解偶联、7-脱羟基化、氧化和差向异构化。无菌大鼠胆汁酸多样性较低,主要为结合型牛磺酸胆汁酸,非结合型甘氨酸胆汁酸明显偏少。此外,研究发现使用抗生素氨苄青霉素处理的小鼠,初级胆汁酸含量明显增加,而次级胆汁酸浓度明显降低。因此,肠道菌群失调引起的胆汁酸组成的改变可能通过改变 TGR5 和法尼醇 X 受体信号通路而影响宿主代谢。

在 NAFLD 进展过程中胆汁酸和肠道菌群之间相互作用。肠道菌群影响胆汁酸的产生、胆汁酸浓度和结构及胆汁酸的肠肝循环,而胆汁酸也可影响肠道菌群的结构和丰度。胆汁酸除了调节胆汁酸的生物转化,研究发现肠道菌群可以缓解大肠中法尼醇 X 受体抑制,从而抑制胆汁酸生物合成基因的表达。法尼醇 X 受体是胆汁酸生物合成和代谢的关键调节剂,与肝脏脂质代谢密切相关。通过胆汁酸活化法尼醇 X 受体不仅可以减少肝脏脂肪生成,而且可以促进血浆甘油三酯清除。并且,通过特异性激动剂激活法尼醇 X 受体可防止胆汁酸和脂肪酸的产生,并增加肥胖和糖尿病小鼠的葡萄糖和胰岛素敏感性。口服抗生素抑制肠道细菌可降低门静脉次级胆汁酸水平并防治 NAFLD。因此,肠道菌群的变化与肝脏炎症和纤维化之间的因果关系主要是通过改变胆汁酸来实现的。总之,肠道微生物和胆汁酸之间的相互作用在 NAFLD 发生发展中发挥了重要的作用。

4. 乙醇的产生增加　肠道菌群对膳食碳水化合物的发酵导致内源性乙醇生成,促进 NAFLD 发生发展。与健康对照组相比,患有 NASH 的儿童血液中乙醇浓度增加,这表明肠道菌群可通过内源性乙醇的产生刺激炎症信号导致肝脏损害加重。动物研究也显示肥胖小鼠没有摄入任何酒精的情况下,在其呼出气体中可检测到乙醇。

第四节　微生态制剂在非酒精性脂肪肝治疗中的应用

治疗 NAFLD 的首要目标为改善胰岛素抵抗,防治代谢综合征及其相关终末期器官病变,从而改善患者生活质量和延长存活时间;次要目标为减少肝脏脂肪沉积并避免因"二次打击"而导致 NASH 和肝功能失代偿,NASH 患者则需阻止肝病进展,减少或防止肝硬化,肝癌及其并发症的发生饮食调整、运动、减重三者为首选的基础治疗,近年研究发现抗生素和益生菌或许可通过调节肠道菌群达到改善包括 NAFLD、2 型糖尿病等代谢疾病的目的。越来越多的研究证实,益生菌干预导致肠道微生态发生改变,进而改善 NAFLD 的发生发展。

多种方法可调节肠道微生态失调,包括抗生素、益生菌、益生元和合生元。这些调节剂可以通过不同的机制调节肠道微生态失调,缓解 NAFLD 的发生发展:改善肠道菌群结构,增加有益菌,减少致病菌;减少能量再吸收利用;改善肠黏膜免疫屏障功能;通过肠道菌群减少内源性乙醇生成,以及调节胆汁酸代谢等。

一、抗生素

有研究人员评估了抗生素在治疗 NAFLD 中的作用。交替使用新霉素和诺氟沙星治疗 6 个月,显著减少小肠细菌过度生长,明显改善肝硬化患者的肝功能。此外,研究发现在 NAFLD 小鼠模型中,长期口服非吸收性的抗生素可抑制肠道细菌,显著减少门静脉次级胆汁酸的量,并减轻肝脏炎症及纤维化。因此,抗生素引起的肠道菌群改变可以改善 NAFLD 的发展。但是,抗生素长期使用具有耐药性的风险及可能会抑制与健康状态相关的重要菌群使其无法长期用于治疗。因此,需要调节肠道菌群制剂来改善 NAFLD。

二、益生菌

目前,益生菌、益生元和合生元在治疗 NAFLD 中的作用已受到广泛关注。所谓益生菌是指对宿主健康产生有益作用的活的微生物,其中双歧杆菌和乳杆菌是对人体健康起着重要作用的益生菌,是目前应用最为广泛的益生菌。临床研究表明,口服肠道益生菌和乳果糖可改善肝功能和肝组织炎性反应。给予益生菌、益生元和合生素调整肠道菌群和肠道炎症,可能有防治代谢性疾病的作用。

尽管目前益生菌具体作用机制尚未完全明确,但许多动物试验及临床试验研究表明益生菌能明显改善 NAFLD 的发生发展。研究人员对 20 名患有 NAFLD 的肥胖儿童的饮食中使用鼠李糖乳杆菌(*Lactobacillus rhamnosus*)或安慰剂干预 8 周。结果发现,与仅用安慰剂组相比,益生菌组中丙氨酸氨基转移酶和抗肽聚糖-多糖抗体减少。这表明益生菌可作为 NAFLD 肥胖儿童的治疗手段。此外,研究表明,使用 VSL#3

益生菌补充剂(8 种不同产乳酸菌的混合物)补充 4 个月可通过增加胰高血糖素样肽-1(glucagon-like peptide 1,GLP-1)水平改善 NAFLD 儿童的肝脏炎症。另有研究评价了含有 5 亿保加利亚乳杆菌和嗜热链球菌的益生菌片对成人 NAFLD 患者的影响,结果发现治疗组和对照组之间的人体测量参数和心血管危险因素没有明显差异,然而,益生菌给药导致氨基转移酶水平显著改善。

研究者在 NAFLD 小鼠模型中发现使用干酪乳杆菌(*Lactobacillus casei*)菌株作为膳食补充剂通过修复肠道紧密连接蛋白,恢复肠黏膜屏障完整性,降低血清 LPS 浓度来抑制蛋氨酸-胆碱缺乏饮食诱导的 NASH 发展。因此,使用干酪乳杆菌调节肠道菌群有益于维持修复肠道紧密连接蛋白,保护肠黏膜屏障完整性,从而改善肝脏炎症。此外,与未给予益生菌的高脂饮食小鼠相比,补充双歧杆菌可明显改善 IR,减少脂肪沉积和降低血清炎症标志物。相似的研究发现单形拟杆菌(*Bacteroides uniformis*)CECT 7771 可以明显缓解高脂饮食导致的代谢和免疫紊乱。与对照组相比,单形拟杆菌 CECT 7771 可以降低高脂饮食小鼠的体重、胆固醇、甘油三酯、血糖、胰岛素和改善糖耐量水平。此外单形拟杆菌 CECT 7771 还可以改善高脂饮食小鼠的免疫应答,增强巨噬细胞和树突状细胞的免疫防御机制,恢复高脂饮食小鼠树突状细胞诱导 T 细胞的能力。总之,这些研究证实,益生菌可以对 NAFLD 的发生发展产生有益的影响。

三、益生元

益生元是非消化的食物成分,包括果聚糖、乳果糖、菊糖及乳梨醇等制剂,可以改善肠内有益微生物的生长,并抑制潜在致病菌生长及其有害代谢物的产生,以减少内毒素的产生,因此可以调节肠道菌群。研究认为益生元是防治 NAFLD 的有效方法。益生元可刺激产短链脂肪酸细菌的生成,降低肠腔 pH,有利于宿主乳杆菌和双歧杆菌及其他有益细菌的生长,并防止潜在致病菌的生长。益生元还可以刺激肠内胰高血糖素样肽-2(glucagon-like peptide 2,GLP-2)的分泌,GLP-2 可以通过促进肠上皮紧密连接蛋白的表达和改善肠道黏膜免疫屏障功能减轻内毒素易位。因此,益生元治疗 NAFLD 与血清内毒素水平降低有关。

四、合生元

益生菌和益生元结合使用的生物制剂,称为合生元,其特点是协同发挥益生菌和益生元的作用,可通过促进有益细菌的生长和代谢来改善肠道菌群。Malaguarnera 等研究表明,与单独的改变生活方式相比,长期使用合生元补充剂低聚果糖(fructooligosaccharide,FOS)和双歧杆菌及改变生活方式 24 周显著降低了肝脏脂肪积累。

(史海燕　吴仲文)

参 考 文 献

[1] Tilg H,Moschen AR. Evolution of inflammation in nonalcoholic fatty liver disease:The multiple parallel hits hypothesis. Hepatology,2010,52(5):1836-1846.

[2] Wree A,Broderick L,Canbay A,et al. From NAFLD to NASH to cirrhosis-new insights into disease mechanisms. Nat Rev Gastroenterol Hepatol,2013,10(11):627-636.

[3] Buganesi E,Moscatiello S,Ciaravella MF,et al. Insulin resistance in nonalcoholic fatty liver disease. Curr Pharm Design,2010,16(17):1941-1951.

[4] Li YY. Genetic and epigenetic variants influencing the development of nonalcoholic fatty liver disease. World J Gastroenterol,2012,18(45):6546-6551.

[5] Jiang C,Xie C,Li F,et al. Intestinal farnesoid X receptor signaling promotes nonalcoholic fatty liver disease. J Clin Invest,2015,125(1):386-402.

[6] Giorgio V,Miele L,Principessa L,et al. Intestinal permeability is increased in children with non-alcoholic fatty liver disease,and correlates with liver disease severity. Digest Liver Dis,2014,46(6):556-560.

[7] Bures J,Cyrany J,Kohoutova D,et al. Small intestinal bacterial overgrowth syndrome. World J Gastroenterol,2010,16(24):2978-2990.

［8］ Luther J,Garber JJ,Khalili H,et al. Hepatic injury in nonalcoholic steatohepatitis contributes to altered intestinal permeability. Cell Mol Gastroenterol Hepatol,2015,1(2):222-232.

［9］ Alisi A,Manco M,Devito R,et al. Endotoxin and plasminogen activator inhibitor-1 serum levels associated with nonalcoholic steatohepatitis in children. J Pediatr Gastroenterol Nutr,2010,50(6):645-649.

［10］ Verdam FJ,Rensen SS,Driessen A,et al. Novel evidence for chronic exposure to endotoxin in human nonalcoholic steatohepatitis. J Clin Gastroenterol,2011,45(2):149-152.

［11］ Boulange CL,Neves AL,Chilloux J,et al. Impact of the gut microbiota on inflammation,obesity,and metabolic disease. Genome Med,2016,8(1):42.

［12］ Janssen AWF,Houben T,Katiraei S,et al. Modulation of the gut microbiota impacts nonalcoholic fatty liver disease:a potential role for bile acids. J Lipid Res,2017,58(7):1399-416.

第十五章

肠道微生态与肝炎

第一节　肝炎患者肠道微生态改变

肠道与肝脏在解剖结构和功能上都有着密切的联系。健康状况下,肝脏可清除来自肠道的各种毒素(包括内毒素、氨、酚类、假性神经递质等)、肠源性细菌及真菌等。乙型肝炎病毒、丙型肝炎病毒、酗酒、药物、自身免疫性损伤等均是导致肝炎肝损伤的常见原因,肝炎肝损伤谱比较广,可表现为肝炎、肝硬化、重型肝炎等不同形式。当肝炎肝功能受损时,肝脏不能及时清除肠道来源的细菌及其代谢产物,导致肠道细菌及其各种代谢产物移位进入肠外器官,过度激活机体免疫系统,引起异常免疫反应,进一步加重肝细胞凋亡、坏死。与此同时,肝功能不全导致的内毒素血症、胃肠功能不全等又可通过肠道微生态的变化,以及肠道屏障功能的受损,导致更多的肠道细菌及其代谢产物进入肠外器官。这进一步加重了慢性肝炎重型化、肝硬化并发上消化道出血、肝肾综合征,以及感染的进程,形成恶性循环。

肠道微生态在人的一生中都处于一种动态平衡状态。严重疾病、抗生素及制酸剂应用等均可对肠道微生态产生严重影响,导致肠道微生态失衡。研究表明肝炎患者,尤其是失代偿期患者,有小肠细菌过度生长,潜在致病菌增加,益生菌减少等肠道微生态失衡表现。此外肠道菌群的失调程度会随肝功能损害加重而加重,并随肝功能出现好转而出现一定程度的恢复。

一、肝炎患者肠道微生态失衡表现

慢性肝炎患者,尤其是肝硬化患者常伴有腹泻,且腹泻的发生率与肝功能恶化程度相关,重型肝炎患者易便秘腹胀,这实际上是肝病患者胃肠道微生态失调的临床表现之一。

对慢性重型肝炎患者的粪便菌群进行定性定量分析发现,慢性重型肝炎患者肠道双歧杆菌、拟杆菌等专性厌氧菌显著减少,而肠杆菌科细菌、肠球菌、酵母菌等兼性厌氧菌显著增加。肠道微生态失调程度与肝病的严重程度相关。对肝硬化患者肠道菌群分析发现,肝硬化患者肠道菌群失调程度与其肝功能分级有一定相关性,在 Child-Pugh 分级 C 级中,肠道微生态失调表现得最为明显。与健康对照组相比,肝硬化患者粪便菌群结构在门和科的水平上均存在明显差异,在门的水平上肝硬化患者肠道菌群中拟杆菌门细菌比例明显下降,而梭杆菌门和变形菌门细菌比例显著增加;在科的水平上,肝硬化患者肠道菌群中韦荣球菌科、肠杆菌科和链球菌科细菌明显增加,毛螺菌科细菌比例明显下降。肠道链球菌科细菌比例与 Child-Pugh 评分呈正相关,毛螺菌科细菌比例与 Child-Pugh 评分呈负相关。小肠细菌过度生长,可在小肠位置使胆盐脱饱和,影响脂肪的乳化吸收,加重腹泻,加重肝炎患者营养不良。

肝炎患者肠道微生态失调与肝炎并发症相关。慢性肝炎随着其病情程度的进展加重,在重型肝炎期、肝硬化失代偿期及慢加急性肝衰竭期等,可以出现各种严重并发症,其中与肠道微生态失衡有显著关系的有自发性细菌性腹膜炎(spontaneous bacterial peritonitis,SBP)、内毒素血症、肺炎、败血症、尿路感染、肝性脑病、上消化道出血、肝肾综合征等。慢性肝炎一旦出现并发症,将严重影响患者预后,有些并发症甚至是导致患者死亡的重要原因。主要有以下几种:

(1) 感染:慢性肝炎尤其在慢性重型肝炎及肝硬化失代偿期患者,更容易发生继发感染,感染率高达80%。感染的原因主要为:肝脏库普弗细胞的数量及其吞噬功能下降,血浆纤维结合蛋白缺陷,肝脏清除

肠源性微生物、内毒素、异种抗原等有害物质功能下降;小肠细菌过度生长,肠道菌群失调和肠道黏膜免疫屏障功能不全,导致肠道细菌移位;补体缺损,血清调理作用下降,中性粒细胞功能异常,导致机体免疫力下降;治疗过程中广谱抗生素的使用导致肠道菌群失衡等在肝炎患者感染发展中起非常重要的作用。感染的病原体主要为肠源性微生物,如大肠埃希菌、肺炎克雷伯菌、铜绿假单胞菌、肺炎球菌、葡萄球菌、艰难梭菌及白色念珠菌等。

(2) 内毒素血症:慢性肝炎有较高的内毒素血症发生率,这与肠道革兰氏阴性杆菌过度生长繁殖,肠道黏膜免疫屏障受损,肠道细菌移位,导致大量内毒素移位至肝脏,而肝脏清除内毒素功能下降有关。

(3) 上消化道出血:慢性肝炎上消化道出血发生率较高,尤其是在肝硬化失代偿期,最常见的是食管下段、胃底静脉曲张破裂出血。食管胃底静脉曲张破裂出血主要和门静脉高压有关,并且常伴随机体高动力循环状态。此时其肠道黏膜淤血、水肿,肠道定植抗性下降,肠道革兰氏阴性杆菌过度生长繁殖,产生大量内毒素,肠道黏膜免疫屏障受损。大量内毒素移位进入体循环系统,导致高内毒素血症,引起炎症风暴,进一步加重高动力循环状态。

(4) 肝性脑病:肝性脑病系急性或慢性肝衰竭引起的大脑功能障碍,临床特点包括由性格、行为异常转为嗜睡,睡眠倒错,进而意识完全丧失或昏迷。并且随着病情进展和颅内压升高,容易发生脑水肿、脑疝,是肝衰竭患者的严重并发症和死亡的重要原因之一。一般认为肝性脑病发病机制是急性或慢性肝衰竭,肝脏功能失代偿,血氨、硫醇、短链脂肪酸、抑制性神经递质及假性神经递质等毒性代谢产物在血液循环里堆积,通过血脑屏障进入脑循环中,而导致脑功能障碍。并且这些毒性代谢产物主要来自肠道,在急、慢性重性肝病时,肝脏清除功能降低或丧失,进而导致肝性脑病的发生。

(5) 肝肾综合征:肝肾综合征是急性肝衰竭、重型肝炎及肝硬化腹水常见的肾脏并发症,是由严重肝病引起的肾衰竭。慢性肝炎时,肌酐清除率下降与内毒素血症的出现有关。有研究对 43 例肝硬化伴腹水患者的肾功能进行测定,结果 22 例患者伴有功能性肾衰竭,并且内毒素血症均为阳性。肝炎时内毒素血症对肾脏的作用机制可能是:①内毒素血症可使肾脏血管收缩,导致肾脏血流动力学发生改变,形成皮髓分流,导致肾脏缺血。但并没有引起肾实质性损害,病因去除后肾脏功能可发生逆转;②内毒素血症可使机体发生 Shwartzman 反应,造成肾小球和肾周毛细血管内纤维蛋白沉淀和血管阻塞,严重时可以导致急性肾小管坏死,甚至肾皮质坏死。也有报道认为内毒素可激活肾素-血管紧张素系统,提高肾血管对儿茶酚胺的敏感性。一旦出现肝衰竭、感染、消化道出血、电解质紊乱、过量利尿、放腹水等诱因,即可出现肝肾综合征。内毒素血症所致的功能性肾衰竭和急性肾小管坏死是肝硬化死亡的主要原因之一。据统计,死于肝昏迷的患者中 73%~84% 存在肾衰竭。

二、导致肝炎患者肠道微生态变化的因素

肝炎患者在肝病状态下,尤其是在重型肝炎及肝硬化时,其肝功能不全,肝脏合成能力下降,血浆中的白蛋白降低,血浆胶体渗透压降低,因此容易导致腹水和胃肠道黏膜水肿。患者消化道症状明显,如腹胀、恶心、食欲缺乏,导致肠道菌群营养不足;患者肝硬化肝脏结构改变,门脉高压形成,导致胃肠道淤血、缺氧,导致门静脉高压性胃病及肠病,肠蠕动减慢;肝脏胆汁酸分泌下降,肝脏凝血因子合成减少,患者脾功能亢进,导致血小板减少,加之门脉高压,胃肠道淤血,容易发生食管胃底静脉曲张破裂出血,临床上为防治食管胃底静脉曲张破裂出血,预防性或治疗性应用抑酸剂。这些因素均可引起患者肠道微生态失衡。

三、肝炎患者肠道微生态失衡与肝炎重型化及其并发症的关系

慢性肝炎随着其病情程度的进展加重,在重型肝炎期、肝硬化失代偿期及慢加急性肝衰竭期可以出现各种严重并发症,其中与肠道微生态失衡有显著关系的有自发性细菌性腹膜炎、内毒素血症、肝性脑病、上消化道出血及肝肾综合征等。在我国慢性重型肝炎占重型肝炎的 80% 以上,是导致慢性肝病患者死亡的重要因素之一。慢性重型肝炎发病机制复杂,除本身病毒变异外,复杂的内毒素-细胞因子作用在其中也起了重要的作用(称为"二次打击"学说)。研究表明慢性肝炎、慢性重型肝炎均存在肠道微生态失衡,如小肠细菌过度生长,潜在致病菌增加,益生菌减少等,并且肠道微生态失衡程度与肝病严重程度密切相关。

肠道微生态失衡及肠道黏膜免疫屏障功能受损,导致肠道内毒素大量移位至肝脏。肝功能不全,不能去除肠道来源的大量内毒素,导致内毒素血症,引发机体产生一系列炎症免疫反应,引发细胞因子风暴。细胞因子进一步引起肝细胞损伤、凋亡及坏死,反过来加重原有肝脏损伤,是导致慢性重型肝炎的重要原因之一。

第二节　终末期肝炎的潜在致病菌

肠道菌群失衡影响肝炎患者的病理生理进程,如肝脏炎症,肝硬化、肝衰竭及并发症的发生发展。随着肝炎疾病严重程度的增加,肠道菌群失衡程度加重,潜在致病菌丰度异常增高,潜在有益菌丰度降低。

研究发现肝硬化患者肠道菌群显著不同于健康个体,表现为拟杆菌门显著减少,变形菌门和梭菌门显著升高,肠杆菌科和链球菌科等致病菌显著增高,而毛螺菌科等有益菌显著减少。我们也对慢加急性肝衰竭患者肠道菌群结构分析发现与健康对照组相比,慢加急性肝衰竭患者肠道菌群的物种组成发生显著改变,对人体的营养、抗炎等方面具有重要作用的普拉梭菌(*Faecalibacterium prausnitzii*)、瘤胃菌(*Ruminococcaceae*)等菌群在慢加急性肝衰竭患者中显著减少,而韦荣球菌属、链球菌属等一些口腔源性细菌在慢加急性肝衰竭患者中显著富集。有研究发现双歧杆菌和肠杆菌科细菌的比值(B/E)减少,肠道抵御细菌定植的能力减弱。研究显示 B/E 比值在健康人群、慢性乙型病毒性肝炎患者、乙型肝炎肝硬化患者中依次下降。对肝硬化患者唾液菌群和肠道菌群进行进一步研究发现,肝硬化患者的肠道菌群和唾液菌群主坐标分析(principal co-ordinates analysis,PCoA)均与健康人具有显著差异,其中肝性脑病患者唾液菌群中肠杆菌科和肠球菌科等致病菌显著增高,肠道菌群的改变与系统性炎症相关,提示肝硬化患者的口腔菌群和肠道菌群均发生显著改变,在病情更严重的患者中,菌群改变更加明显。研究也发现大量潜在致病菌如韦荣球菌属,弯曲菌属,链球菌属,梭菌属,嗜血杆菌属等在慢加急性肝衰竭患者中显著升高。肝硬化腹水检出细菌以大肠埃希菌、肺炎克雷伯菌、链球菌和葡萄球菌属为主,同时肝衰竭和肝硬化患者肠道菌群研究中发现链球菌科细菌异常增高。提示重型肝炎和肝硬化患者肠道微生态失调,链球菌等潜在致病菌大量增加可能导致细菌移位及自发性细菌性腹膜炎感染等风险发生,以及通过过度炎症活化加重病情。

肠道细菌移位被认为是病原菌进入机体组织引发感染的重要途径,研究发现慢加急性肝衰竭患者肠道菌群大量潜在致病菌增加,提示紊乱的肠道菌群是慢加急性肝衰竭患者感染致病菌的重要来源,致使发生感染的风险大大增加。自发性细菌性腹膜炎是肝硬化、重型肝炎和慢加急性肝衰竭患者的常见并发症,肠道微生态失调及细菌移位被认为是导致自发性细菌性腹膜炎发生的重要原因。自发性细菌性腹膜炎通过传统的培养方法最常见的病原菌为肠道来源的细菌,其中以大肠埃希菌、肺炎克雷伯菌和链球菌最常见。同时通过 16S rDNA 高通量测序检出的腹水细菌或细菌 DNA 种类,与肠道异常增高的潜在致病菌,如链球菌科、梭形杆菌科细菌等一致,提示肠道异常增高的潜在致病菌可能通过肠道细菌移位导致宿主自发性细菌性腹膜炎等感染发生。

第三节　肝炎的微生态防治

由于肝炎患者常有不同程度的肠道微生态失调,并且微生态失调又可通过多种方式加重肝脏原有损伤。两者之间存在着紧密联系,如不进行有效预防治疗,可形成恶性循环,导致严重的临床后果。通过使用选择性肠道去污和微生态制剂调节肠道微生物菌群是治疗慢性肝脏疾病的新兴治疗策略。因此,我们认为肠道微生态调节治疗必须作为肝炎患者综合治疗的一个不可缺少的重要环节,强调预防为主,兼顾治疗。目前国际上采用了多种调节肠道微生态的方法,并取得了一定的效果。如下所示:

1. 选择性肠道去污　该疗法起源于欧洲,采用窄谱抗生素去除肠道革兰氏阴性杆菌及真菌,减少肠道革兰氏阴性杆菌的数量,降低肠道内毒素水平,减少肠道细菌移位的发生率,减少感染的发生率及内毒素血症的发生率,尽可能的保护肠道专性厌氧菌。并且,选择性肠道去污已显示可以有效预防胃肠道出血和肝硬化患者的细菌感染,以及预防自发性细菌性腹膜炎复发。另外,研究表明选择性肠道去污可以改善肝硬化的高动力循环状态。自发性细菌性腹膜炎是肝硬化患者最常见的并发症,肝硬化发生自发性细菌性腹膜炎的概率高达 60%~70%,病死率高达 30%,其病原体主要是肠道来源的革兰氏阴性杆菌。因此,对肝硬化患者使用选择性肠道去污预防自发性细菌性腹膜炎的发生是有重要临床意义的。许多研究报道应用诺氟沙星可以有效预防肝硬化患者自发性细菌性腹膜炎的发生。但考虑到慢性肝病病程较长,长期应用抗生素,一方面则易诱导耐药菌的产生,另一方面可因应用抗生素不当,而导致药物性肝损,加重肝病病情。因此,有学者认为选择性肠道去污方法应该严格限制于那些易发生细菌感染的高危患者之中。目前,一般认为短期使用选择性肠道去污治疗肝脏疾病是相对安全的而长期使用需谨慎。

2. 微生态调节剂的应用　微生态调节剂的应用主要包括益生菌、益生元和合生元。

(1) 益生菌:目前应用于临床的益生菌制剂较多,主要有双歧杆菌和乳杆菌两大类。益生菌补充的目的在于调整肠道微生态,恢复肠道微生态平衡,提高肠道定植抗力,抑制致病菌过度生长,修复肠道黏膜屏障,抑制肠道细菌移位,降低血浆内毒素水平,减少肝脏氧自由基的产生,减轻肝脏损伤。国际上有 200多种益生菌制剂,疗效比较确切的有鼠李糖乳杆菌(*Lactobacillus rhamnosus*)GG、植物乳杆菌(*Lactobacillus plantarum*)等。研究发现鼠李糖乳杆菌减轻酒精性肝炎大鼠模型肠道渗透性,缓解氧化应激损伤和炎症水平。研究报道使用植物乳杆菌可以显著减轻大鼠 D-半乳糖胺诱导的肝损伤。另有研究表明使用乳杆菌和双歧杆菌的混合制剂可以显著改善肝缺血再灌注引起的大鼠肝损伤。有学者使用乳杆菌制剂预防肝硬化门脉高压症患者上消化道出血中取得显著效果。治疗后胃镜检查发现曲张的食管静脉红色征消失,B 超检查门静脉直径显著缩小。研究也发现益生菌合剂 VSL#3 和婴儿双歧杆菌或干酪乳杆菌可通过抗氧化作用改善脂多糖和 D-半乳糖胺造成的肝脏损伤。研究使用唾液乳杆菌 LI01 和戊糖片球菌 LI05 能够显著降低肝衰竭动物细菌移位和减轻肝脏损伤。唾液乳杆菌 LI01 和戊糖片球菌 LI05 能明显减轻肝硬化大鼠肝纤维化程度,显著延长肝硬化大鼠生存时间。双歧杆菌和乳杆菌联用效果要好于单用双歧杆菌或乳杆菌,目前益生菌加用肠黏膜营养剂或抗氧化剂是国际上研究的热点,已经在动物肝病模型上取得了比较好的效果。今后需要在此基础上进行大规模的临床肝病肠道微生态干预研究,以确定其疗效及其机制。

(2) 益生元:益生元是指一类能选择性的促进一种或几种有益菌生长以提高肠道定植抗力,并抑制潜在致病菌生长及其有害代谢物的产生,以减少内毒素的产生,从而促进宿主健康的非消化性低聚糖,包括果聚糖、乳果糖、菊糖及乳梨醇等制剂。研究发现乳果糖选择性促进肠道有益菌如双歧杆菌和乳杆菌的生长,抑制肠杆菌科细菌的生长,减少有毒代谢物质如内毒素的产生;还可减少肠道氨的产生;同时通过其酸性代谢产物刺激肠道蠕动,使肠道细菌及其内毒素的排出加快,并且几乎没有任何不良反应。这在临床应用乳果糖预防、治疗肝性脑病得到了广泛应用,取得了非常好的疗效。有研究对 30 例慢性病毒性肝炎伴肠源性内毒素血症的患者使用乳梨醇治疗 3 周,发现乳梨醇通过促进肠道有益菌如双歧杆菌和乳杆菌的增生,抑制有害菌如产气荚膜梭菌的生长,进而显著降低患者血内毒素水平。乳梨醇明显改善患者临床症状,极大提高患者的生活质量。故可应用于慢性重型肝炎患者的肠道微生态调节治疗。另外益生元较益生菌有若干优越性,比如不存在保存活菌的技术难关,稳定性好,有效期比较长等,值得临床推广应用。

(3) 合生元:将益生菌和益生元同时合并使用(益生菌+益生元)。是两者有选择的组合,不是作用简单的相加,而是有协同作用。国际上多采用双歧杆菌、乳杆菌和发酵型纤维联合应用。最近学者在证实了肝硬化亚临床性肝性脑病存在着肠道菌群紊乱的基础上,采用合生元(四种冻干保存的菌种和发酵性纤维)治疗肝硬化亚临床性肝性脑病取得了一定的疗效。治疗后发现其在显著提高肠道内乳杆菌的水平和降低肠道内大肠埃希菌、葡萄球菌及梭菌属的水平的同时,还可改善肝脏功能,降低血内毒素和血氨的水平和肠道内 pH,并且可以显著改善患者亚临床性肝性脑病的 Child-Pugh 的分级,并有 50% 的患者的亚临床性肝性脑病得以逆转。

3. 粪菌移植　粪菌移植(fecal microbiota transplantation,FMT)是将健康志愿者的粪菌移植到患者肠道内,以重建患者肠道微生态稳态,从而发挥治疗肠道菌群失调疾病的作用,为治疗肝炎患者肠道菌群失调提供了新的方法。研究表明肠道菌群可以调节人体免疫系统,从而保护免疫系统抵御乙型肝炎病毒的侵袭。研究发现 FMT 能够有效辅助恩替卡韦或替诺福韦治疗乙型肝炎 e 抗原阳性的慢性乙型肝炎患者清除乙型肝炎病毒。目前,需要大量的双盲、随机对照试验证实了 FMT 治疗肝炎患者肠道菌群失调的有效性和安全性,阐明 FMT 治疗肝炎患者的机制,为治疗肝炎提供新的方法。

4. 其他调节肠道微生态的药物 胆盐和胃肠动力药物亦可调节肠道微生态。

(1)胆盐:胆汁可抑制肠道内许多细菌的生长,动物实验证实胆道梗阻导致小肠内细菌过度生长,并促进细菌移位。在动物实验中发现给肝硬化大鼠全程灌服结合型胆盐可以明显改善肠道菌群,促进胆汁分泌,减少细菌移位的发生率和血内毒素水平,并可以增加动物存活率。

(2)胃肠动力药物:肝脏疾病常有胃肠动力障碍,肠动力异常易导致小肠内细菌过度生长,从而导致细菌移位,引起感染。研究发现利用胃肠道动力促进药物西沙必利可以显著加快肝硬化大鼠肠蠕动,调节肠道菌群。临床研究表明,肝硬化患者使用西沙必利 6 个月可降低口-结肠转运时间,同时可清除约 80% 患者的小肠细菌过度生长。研究还显示,安慰剂组有 2 例(2/10)患者发生了自发性细菌性腹膜炎及尿路感染,而治疗组未见有感染的发生。

(史海燕　吴仲文)

参 考 文 献

[1] Hapfelmeier S,Lawson MA,Slack E,et al. Reversible microbial colonization of germ-free mice reveals the dynamics of IgA immune responses. Science,2010,328(5986):1705-1709.

[2] Qin J,Li R,Raes J,et al. A human gut microbial gene catalogue established by metagenomic sequencing. Nature,2010,464(7285):59-65.

[3] Qin N,Yang F,Li A,et al. Alterations of the human gut microbiome in liver cirrhosis. Nature,2014,513(7516):59-64.

[4] Yu LX,Yan HX,Liu Q,et al. Endotoxin accumulation prevents carcinogen-induced apoptosis and promotes liver tumorigenesis in rodents. Hepatology,2010,52(4):1322-1333.

[5] Wang B,Chen D,Chen Y,et al. Metabonomic profiles discriminate hepatocellular carcinoma from liver cirrhosis by ultraperformance liquid chromatography-mass spectrometry. J Proteome Res,2012,11(2):1217-1227.

[6] Li YT,Wang L,Chen Y,et al. Effects of gut microflora on hepatic damage after acute liver injury in rats. J Trauma,2010,68(1):76-83.

[7] Lu H,Wu Z,Xu W,et al. Intestinal microbiota was assessed in cirrhotic patients with hepatitis B virus infection. Intestinal microbiota of HBV cirrhotic patients. Microb Ecol,2011,61(3):693-703.

[8] Wu ZW,Lu HF,Wu J,et al. Assessment of the fecal lactobacilli population in patients with hepatitis B virus-related decompensated cirrhosis and hepatitis B cirrhosis treated with liver transplant. Microb Ecol,2012,63(4):929-937.

[9] Chen Y,Yang F,Lu H,et al. Characterization of fecal microbial communities in patients with liver cirrhosis. Hepatology,2011,54(2):562-572.

[10] Wu ZW,Ling ZX,Lu HF,et al. Changes of gut bacteria and immune parameters in liver transplant recipients. Hepatobiliary Pancreat Dis Int,2012,11(1):40-50.

[11] Wu Z,Ling Z,Shao F,et al. Invasive pulmonary aspergillosis in patients with acute-on-chronic liver failure. J Int Med Res,2012,40(5):1958-1965.

[12] Chen Y,Guo J,Qian G,et al. Gut dysbiosis in acute-on-chronic liver failure and its predictive value for mortality. J Gastroenterol Hepatol,2015,30(9):1429-1437.

[13] Jin P,Chen Y,Lv L,et al. Lactobacillus fermentum ZYL0401 attenuates lipopolysaccharide-induced hepatic TNF-alpha expression and liver injury via an IL-10-and PGE2-EP4-dependent mechanism. PLoS One,2015,10(5):e0126520.

[14] Wang Y,Li Y,Xie J,et al. Protective effects of probiotic Lactobacillus casei Zhang against endotoxin-and d-galactosamine-induced liver injury in rats via anti-oxidative and anti-inflammatory capacities. Int Immunopharmacol,2013,15(1):30-37.

[15] Wang Y,Xie J,Li Y,et al. Probiotic Lactobacillus casei Zhang reduces pro-inflammatory cytokine production and hepatic inflammation in a rat model of acute liver failure. Eur J Nutr,2016,55(2):821-831.

第十六章

肠道微生态与胆道疾病

第一节 肠道微生态与胆汁酸代谢

肠道菌群是目前热门的研究领域,其参与多种人体代谢并与多种疾病存在密切关联。肠道菌群参与构成肠道微生态,是人体健康的重要保障;胆汁酸是人体消化道中扮演着重要角色,其参与脂质和脂溶性维生素的代谢和吸收,故有肠道"清洁剂"之称。胆汁酸由肝细胞内的胆固醇转化而来,通过胆道系统进入小肠,辅助参与食物消化后大多数胆汁酸重吸收回到肝脏,少部分随粪便排出体外,称为胆汁酸的"肠肝循环"。近年研究发现肠道菌群与胆汁酸有着密切联系,一方面,肠道菌群可通过产生多种酶,如胆盐水解酶和 7α 脱羟基酶,影响胆汁酸代谢和胆酸池的成分;另一方面,组成胆酸池的多种胆汁酸,有的可以直接抑制菌群的活性,有的通过调节肠道屏障功能来间接影响肠道菌群的分布或生长,参与肠道微生态的组成,促进免疫系统的平衡、机体内环境的平衡和阻止肠道致病菌的入侵等作用。下面我们从肠道菌群对胆汁酸代谢的影响和胆汁酸对菌群的调控两个方面探讨肠道微生态与胆汁酸的相互作用。

一、菌群对胆汁酸的影响

微生物对胆汁酸的代谢作用是菌群参与宿主代谢过程的一个重要表现。肠道菌群可以通过合成胆盐水解酶,将结合型胆汁酸去共轭化分解成为游离胆汁酸和牛磺酸、甘氨酸等小分子物质。肠道定植梭菌还可通过 7α 脱羟基酶等作用,将未重吸收的初级胆汁酸通过脱羟基化、氧化和差异构象化等过程转化为次级胆汁酸。动物实验已证实菌群对胆汁酸代谢有着不可替代的作用。

1. **菌群与胆盐水解酶** 菌群通过胆盐水解酶将结合胆汁酸去共轭化产生游离胆汁酸,降低胆汁酸对菌群自身的毒性作用,并利用分解产生的牛磺酸和甘氨酸作为能量来源和代谢合成底物。菌群将甘氨酸分解生成氨和二氧化碳,为自身提供能量;牛磺酸可促进厌氧环境中梭菌生长,并分解产生亚硫酸盐促进胆盐降解。体外小鼠实验证实,添加益生菌的小鼠粪便中胆盐水解酶和游离型胆汁酸含量增加,从而促进粪便中胆汁酸的排泄,表明菌群可以通过胆盐水解酶调节胆汁酸的代谢。

2. **菌群与 7α 脱羟基途径** 结肠中定植的梭菌通过 7α 脱羟基酶途径催化初级胆汁酸生成次级胆汁酸,该途径中有 3 个关键酶,分别由梭菌的 *baiA2*、*baiB* 和 *baiE* 基因序列编码。*baiB* 编码胆汁酸辅酶 A 链接酶,细菌摄取初级胆汁酸进入胞内后,催化胆汁酸硫酯化;*baiA2* 基因编码胆汁酸 3α 羟基类固醇脱氢酶,与烟酰胺腺嘌呤二核苷酸(nicotinamide adenine dinucleotide,NAD)结合后促进谷氨酸残基与共因子口袋结构中的结合位点结合,催化胆汁酸辅酶 A 酯化;*baiE* 基因编码该途径的限速酶胆汁酸 7α 脱水酶,通过构象改变(α 螺旋和 β 折叠)形成环状结构,在口袋结构中将多个氨基酸残基在盐桥相互作用下替换,最终形成次级胆汁酸。研究表明对小鼠添加胆汁酸饮食后,大便中产生胆汁酸 7α 脱羟基酶的梭菌水平明显增多,证实了部分菌群可调节肠道内胆汁酸代谢。

3. **菌群与固醇类物质** 胆汁酸同其他类固醇物质可作为信号分子参与机体内分泌调节。定植梭菌(*Clostridium scindens*)具有"生化醇"特性,通过编码 17,20-固醇碳链分解酶参与胆固醇激素代谢,将糖皮质激素转化为肾上腺素。睾酮类物质可以促进梭菌 7α 脱羟基酶的活性,进一步反馈影响胆汁酸和固醇类物质代谢。目前菌群与生化固醇和胆汁酸的代谢之间是否存在反馈通路仍尚未明确。

二、胆汁酸对菌群的影响

1. 胆汁酸调节菌群的结构　胆汁酸对肠道菌群的构成和丰度有着重要影响,既可以通过直接杀伤作用减少定植菌数量,也可以通过内分泌功能,促进肠腔内其他细胞分泌抑菌物质,上调宿主黏膜免疫,间接控制肠道菌群的稳定性,进而影响肠道内菌群的组成结构。

胆汁酸对菌群的直接作用:研究表明,极低浓度的胆汁酸即可改变细胞膜中脂质的含量,随着浓度的升高,胆汁酸可溶解细胞膜,导致膜蛋白分离,消除跨膜电位,增加细胞通透性及改变磷脂、糖脂的比例,从而使细胞内物质泄漏,当胆汁酸进入菌内时,类似于清洁剂的作用,改变胞内大分子结构和功能,破坏DNA,激活 DNA 修复酶。通过胆汁酸的选择作用,机体内共生定植菌群产生外排泵、改变细胞膜脂质和蛋白的组成等多种机制,抵抗或者耐受胆汁酸,而外来入侵菌由于缺少对胆汁酸毒性的耐受而被直接杀死。部分定植菌(例如 *C. scindens* 和 *C. hiranonas*)可通过产生羟化类固醇脱氢酶等将胆汁酸中鹅脱氧胆酸转化成亲水性更高的熊脱氧胆酸,降低胆汁酸对于菌群的毒性。也有研究提示定植菌可以通过产生去胆酸差向异构酶降低胆汁酸的毒性。

胆汁酸通过调节肠黏膜屏障功能作用于菌群:胆汁酸通过激活肠黏膜免疫屏障功能,对菌群定植和过度繁殖产生限制。研究发现胆汁酸具有内分泌功能,作为体内信号分子的一种,通过核受体(包括法尼醇X 受体、维生素 D 受体、孕激素受体等)及 G 蛋白耦联浆膜受体(如膜胆酸受体 TGR5、M 样受体、1-磷酸鞘氨醇受体 2),诱导肠上皮细胞编码产生抗菌肽和凝集素类似物,改变肠道的通透性等,维持肠道屏障功能,进而影响肠道内菌群微环境。人结肠组织中二羟基胆汁酸增加可改变肠道屏障功能和通透性,进而导致肠腔内大肠埃希菌移位。对比正常喂养小鼠,鹅脱氧胆酸喂养小鼠模型中通过非法尼醇 X 受体途径诱导肠黏膜细胞的 Muc2 表达,从而改变小肠黏膜免疫细胞组成,证实了胆汁酸可通过信号通路影响肠黏膜屏障功能,造成菌群发生变化。

2. 胆汁酸可以调节艰难梭菌在消化道中的定植　艰难梭菌作为院内感染的重要病原,目前受到越来越多的重视。正常情况下健康人体肠道菌群具有自我稳定、自我调节的功能,艰难梭菌感染常常发生于大量广谱抗生素使用后,肠道微生态平衡受到破坏。研究发现不同胆汁酸成分对艰难梭菌定植生长有不同的影响。正常肠内定植的梭菌产生次级胆汁酸可抑制艰难梭菌在消化道中的定植,梭菌可以将胆酸转化为脱氧胆酸,有效的抑制艰难梭菌在动物模型和人类患者结肠中的定植。对于复发性艰难梭菌感染患者给予粪菌移植治疗,对比治疗前后患者粪便中胆汁酸对艰难梭菌芽孢的作用发现,患者移植前大便中胆汁酸对艰难梭菌并无抑制作用,而移植后则具有较高的抑制作用,可间接证明定植菌群通过胆汁酸的代谢,稳定肠道菌群、抑制艰难梭菌增殖。体外实验发现鹅脱氧胆酸和鼠胆酸通过竞争抑制牛磺胆酸作用,抑制艰难梭菌芽孢萌发。

综上所述,肠道菌群和胆汁酸之间存在一个复杂的代谢网络:一方面胆汁酸可以通过抗菌肽或凝集素类似物,对肠道内细菌产生抑制作用,从而限制菌落过度繁殖,并调节肠道菌群的数量、种类的稳定;另一方面定植于肠道的大多菌群通过编码表达酶,将结合胆汁酸去共轭化为游离胆汁酸、初级胆汁酸转化为次级胆汁酸,改变胆汁酸池的成分和浓度,降低胆汁酸对菌落毒性,提高菌落耐受,同时调节胆汁酸及氨基酸的代谢。胆汁酸对菌群既有抑制菌落过度繁殖和有害菌定植的作用,也依赖共生菌的代谢来协助消化;而菌群受胆汁酸的影响,改变自身结构,调节胆汁酸池的成分来影响其他致病菌如艰难梭菌的定植。肠道菌群和胆汁酸之间的稳态平衡,共同影响整个机体的代谢过程。

第二节　肠道微生态与胆道疾病之间的关系

一、胆囊炎

急性胆囊炎是一种临床常见、常需手术治疗的胆道疾病,细菌感染的发生率较高。Asai 等研究表明,胆汁中的细菌感染在胆囊炎的发病中有重要作用。胆道感染中最常见的病原体是革兰氏阴性厌氧菌,主要是大肠埃希菌,肠杆菌科存在于人类肠道及胆汁中,其数量与胆汁中毒素的水平呈正相关。

二、胆囊结石

胆固醇和胆色素结石的形成均与微生物有关,Sayin 等研究显示:肠道微生物能调节胆汁酸的形成和分泌,从而影响胆结石的形成。对 15 例中国胆结石患者的胆汁样品进行分析显示,胆结石患者的胆汁内细菌群落有所减少,且丰度降低,这提示胆道微生态学的改变与胆囊结石之间存在一定的相关性。

三、胆管结石

人体树状胆道系统,在很长一段时间里被认为是无菌的。Kochar 等研究表明,细菌可以通过肠液返流、门静脉系统感染、胆管周围的淋巴系统感染等途径到达胆道系统,从而形成胆道系统的感染。Liang 等首次采用高通量测序对胆管结石患者胆道微生物组成进行研究,发现奥迪括约肌(Oddi 括约肌)扩张的患者肠内容物的反流会导致胆道微生物群的紊乱,主要包括致病菌如嗜胆菌属及希瓦氏菌属的增加,有益菌如双歧杆菌属及环丝菌属的减少,这会大大增加胆管结石形成的风险。鉴于此,如果有效控制胆道感染则可以抑制胆石症的发生,这为肝内外胆管结石的治疗提供了新思路。

四、胆管恶性肿瘤

胆管恶性肿瘤作为一种预后极差且发病率逐渐升高的消化系肿瘤,其与肠道菌群的关系,特别是细菌逆行性感染及肠道微生态失衡存在密切的联系。胆管癌可引起胆道梗阻导致胆汁淤积,为细菌生长提供培养基,同时胆汁分泌减少、免疫功能下降及手术创伤等因素进一步促进肠道菌群过度生长,可表现为小肠细菌过度生长、致病菌数量增多、菌群结构改变等,长期慢性炎症与肿瘤的发生发展密切相关。近年有大量研究结果显示与正常对照组或良性胆管疾病患者相比,胆管癌患者存在更高的幽门螺杆菌感染率,特别是细胞毒素相关蛋白 A(CagA)阳性的幽门螺杆菌可能与胆管癌的发生密切相关。当存在细菌入侵时可促进细胞自噬作用,但细胞自噬作用的强化是把双刃剑,早期可抑制胆管癌的形成,而在肿瘤形成期则可起促进作用,促进肿瘤生长及转移。此外,肠道菌群能够调节肿瘤微环境,增加对抗肿瘤的相关免疫反应,使抗癌药物的疗效得到增强。肠道菌群可能与胆管癌的发生密切相关,且可影响其治疗及预后等,因此,肠道菌群的研究将会有助于胆管癌的精准治疗、及早干预,改善胆管癌患者的预后。

五、消化道微生态与胆道疾病术后康复之间的关联

1. **胆囊切除术**　手术切除是有症状胆囊结石治疗的"金标准",胆囊切除后,胆汁直接流向肠道,减少了胆汁酸和肠道微生物相互作用的时间间隔。Keren N 等发现胆囊切除前后,细菌组成发生显著性变化,如拟杆菌显著性增加。胆汁酸直接流向肠道并相对较快的随粪便排出,患者粪便胆汁酸的总体浓度相对较高,肠道连续暴露于胆汁酸中,可导致慢性腹泻,并显著增加结直肠癌发生风险。因此,我们可以根据胆囊切除前后消化道微生态的变化,来制定相关有效治疗方案,稳定肠道微环境,从而促进术后患者的快速康复。

2. **胆肠吻合术**　胆肠吻合术是治疗胆道外科疾病、重建胆汁引流的重要方法,是胆道外科最常应用的手术方法之一。在多年的临床实践中,胆肠吻合的术式不断改进,在不同的历史时期均有其代表性术式。在长期的临床实践中,胆肠吻合术的优点、缺点逐渐客观地被肝胆外科医生所认识,其中就包括肠道菌群失衡、返流性胆管炎等并发症。正常情况下,胃肠道内的各种菌群相互依赖、相互制约,胆肠吻合术后易引起应激性无菌性炎症,导致胃肠道固有菌群缺乏或紊乱。大量临床研究已证实消化系统手术后患者肠道本身菌群稳态可遭到不同程度的破坏,表现为双歧杆菌、乳杆菌、肠球菌等厌氧菌群数量急剧下降,而需氧或兼性厌氧菌群数量增加,肠道菌群的平衡及生物学屏障遭到破坏,从而有利于病原微生物的侵袭与定植。此外,胆肠吻合术后存在肠道逆蠕动、奥迪括约肌(Oddi 括约肌)痉挛及消化功能异常等问题,易导致肠道带菌内容物逆行进入胆道,引发或进一步加重胆道感染。

有研究发现:肠道微生态制剂(microbio ecological preparation,MBP)具有调整恢复肠道菌群正常结构、

改善患者免疫功能及促进术后恢复等作用。胆肠吻合术患者在胆肠吻合术围手术期于抗感染及对症处理等常规干预措施基础上加用肠道 MBP，能加快术后恢复、降低术后逆行性胆道感染发生率，缩短抗生素使用时间、减少术后并发症发生率及病死率等。这提示 MBP 可增加胆肠吻合术后肠道内有益菌的数量和活力，抑制致病菌生长，从而调整维持肠道微环境平衡，对阻遏致病菌繁殖及预防逆行性胆道感染起到了积极作用。有研究还发现，MBP 可刺激加强宿主细胞免疫应答，增强机体细胞免疫和体液免疫。

综上所述，在胆肠吻合术围手术期应用肠道 MBP 能够调整肠道菌群平衡、促进术后恢复、缩短病程、降低感染概率。这与肠道 MBP 调整了肠道菌群结构和增强了机体免疫功能有关。

3. 胰十二指肠切除术   胰十二指肠切除术是治疗壶腹周围恶性肿瘤、癌前病变和部分良性疾病的标准术式。数十年来，胰十二指肠切除术不断发展，手术方式不断规范，相关医学技术与手术器械不断改进，使手术安全性不断提高，但是由于手术切除范围大，术后并发症发生率仍较高。最致命的严重并发症就是胰肠吻合口瘘，胰瘘可能和微生物诱导的交叉反应性抗体有关，提示肠道微生物与胰十二指肠切除术后并发症之间存在一定的关联。Rogers 等发起的一项研究证实：对行胰十二指肠切除术后发生胰瘘并发症和未发生胰瘘并发症的患者分别进行粪便样品检测发现，克雷伯菌属、拟杆菌属及反刍球菌属的比例在有胰瘘并发症的患者粪便中显著增高，这也提示肠道微生物群的改变可影响胰十二指肠切除术后并发症的发生。

第三节   益生菌在胆道疾病患者中的临床应用

胆道疾病因胆道正常的解剖结构受破坏、胆汁分泌异常、肝功能损害、胆道感染、长期大剂量抗生素的应用等诸多原因，易导致肠道菌群失调，引起消化道功能异常。目前肠道微生态制剂广泛应用于临床，以期重建人体尤其是肠道微生态平衡，有研究报道肠道微生态制剂具有调整肠道菌群失调、改善肝功能异常和提高手术患者的免疫功能，从而促进术后快速康复。在胆道外科中有关 MBP 的临床应用研究已悄然兴起。

一、微生态制剂对调整胆道术后肠道菌群失调有积极作用

有研究发现胆道术后肠道益生菌计数及菌群总计数均下降，考虑为大剂量抗生素应用干扰或破坏了肠道生态屏障所致，尤其胆肠吻合术后大剂量、长时间使用 β-内酰胺类抗菌药，经胆道排泄，肠腔内药物浓度高，对肠道菌群影响明显。微生态制剂是根据微生态学原理，利用对宿主有益的正常微生物及其代谢产物所制成的混合制剂，可以增加肠道内有益菌的数量和活力，抑制致病菌的生长，帮助恢复正常的菌群平衡，使肠道抵御致病菌和潜在致病菌侵袭的生态屏障得以维持，对阻遏致病菌繁殖及移位起到了积极的保护作用。

二、微生态制剂对促进胆道术后恢复有积极作用

微生态制剂可以刺激宿主的免疫应答，增强体液免疫和细胞免疫，提高巨噬细胞的吞噬活性及补体功能。并且肠道微生态制剂可增进肠道的神经肌肉活性，增强肠道的蠕动，改善肠道的功能，其代谢产物乳酸、乙酸及甲酸可调节肠道神经肌肉活性，促进肠道黏膜修复，因而 MBP 在胆道术后的应用可以促进排气、排便，对胃肠功能的恢复起到积极作用。此外 MBP 还可以促进肝功能恢复，益生菌可利用、吸收肠道内含氮有害物质，抑制产胺的腐败菌，减少内毒素来源和对肝脏的损害，并降低肠道内酸度，而达到降低血氨保护肝脏功能的作用。

三、微生态制剂对减少胆道术后并发症发生的作用

微生态制剂可以减少胆道术后感染相关并发症的发生率。其原因包括：MBP 能有效地纠正肠道菌群失调，阻遏致病菌移位及定植，降低感染性并发症的发生；MBP 可以促进肠道功能恢复，促进营养物质的吸收，增强体质，抵御病原侵袭；MBP 有改善术后患者体液免疫功能和细胞免疫功能的作用，激活原始 T

细胞并诱导其分化,产生一系列细胞因子,刺激 IgA 分泌,进而决定免疫反应的程度和耐受性;手术、肠外营养、抗生素等的使用,能破坏肠道菌群平衡,诱发肠黏膜损伤,MBP 可显著减轻此类因素的不利作用,接受胆道大手术的患者在围手术期应用 MBP 能有效降低术后并发症的发生率。

(张宝华　杨新伟)

参 考 文 献

［1］ Buffie CG,Bucci V,Stein RR,et al. Precision microbiome reconstitution restores bile acid mediated resistance to Clostridium difficile. Nature,2015,517(7533):205-208.

［2］ Devlin AS,Fischbach MA. A biosynthetic pathway for a prominent class of microbiota-derived bile acids. Nat Chem Biol,2015,11(9):685-690.

［3］ Islam KB,Fukiya S,Hagio M,et al. Bile acid is a host factor that regulates the composition of the cecal microbiota in rats. Gastroenterology,2011,141(5):1773-1781.

［4］ Jarocki P,Targoński Z. Genetic diversity of bile salt hydrolases among human intestinal bifidobacteria. Curr Microbiol,2013,67(3):286-292.

［5］ Jones ML,Tomaro-Duchesneau C,Prakash S. The gut microbiome,probiotics,bile acids axis,and human health. Trends Microbiol,2014,22(6):306-308.

［6］ Nurminen N,Lin J,Grönroos M,et al. Nature-derived microbiota exposure as a novel immunomodulatory approach. Future Microbiol,2018,13:737-744.

［7］ Ridlon JM,Bajaj JS. The human gut sterolbiome:bile acid-microbiome endocrine aspects and therapeutics. Acta Pharm Sin B,2015,5(2):99-105.

［8］ Ridlon JM,Harris SC,Bhowmik S,et al. Consequences of bile salt biotransformations by intestinal bacteria. Gut Microbes,2016,7(1):22-39.

［9］ Sayin SI,Wahlström A,Felin J,et al. Gut microbiota regulates bile acid metabolism by reducing the levels of tauro-beta-muricholic acid,a naturally occurring FXR antagonist. Cell Metab,2013,17(2):225-235.

［10］ Bhowmik S,Jones DH,Chiu HP,et al. Structural and functional characterization of BaiA,an enzyme involved in secondary bile acid synthesis in human gut microbe. Proteins,2014,82(2):216-229.

［11］ Dawson PA,Karpen SJ. Intestinal transport and metabolism of bile acids. J Lipid Res,2015,56(6):1085-1099.

［12］ Liang T,Su W,Zhang Q,et al. Roles of sphincter of Oddi laxity in bile duct microenvironment in patients with cholangiolithiasis:from the perspective of the microbiome and metabolome. J Am Coll Surg,2016,222(3):269-280.

［13］ Muscogiuri G,Cantone E,Cassarano S,et al. Gut microbiota:a new path to treat obesity. Int J Obes Suppl,2019,9(1):10-19.

［14］ Ridlon JM,Kang DJ,Hylemon PB,et al. Bile acids and the gut microbiome. Curr Opin Gastroenterol,2014,30(3):332-338.

［15］ Shen H,Ye F,Xie L,et al. Metagenomic sequencing of bile from gallstone patients to identify different microbial community patterns and novel biliary bacteria. Sci Rep,2015,5:17450.

［16］ Tang WH,Kitai T,Hazen SL. Gut microbiota in cardiovascular health and disease. Circ Res,2017,120(7):1183-1196.

［17］ Vétizou M,Pitt JM,Daillère R,et al. Anticancer immunotherapy by CTLA-4 blockade relies on the gut microbiota. Science,2015,350(6264):1079-1084.

第十七章

肠道微生态与胰腺炎

第一节　急性胰腺炎患者肠道菌群谱的改变

急性胰腺炎(acute pancreatitis,AP)是多种病因作用导致的胰酶激活,进而引起的以胰腺局部炎性反应为主要的特征,伴或不伴有其他器官功能障碍的疾病,是临床常见的消化系统疾病之一,且发病率逐年攀升。其病因复杂多样,研究发现与胰酶、细胞因子、趋化因子等激活相关,病理表现由轻型自限性至重型不等。根据 2012 年修订的急性胰腺炎亚特兰大分类标准分为轻症急性胰腺炎(mild acute pancreatitis,MAP),中度重症急性胰腺炎(moderate severe acute pancreatitis,MSAP)和重症急性胰腺炎(severe acute pancreatitis,SAP)。

在 AP 早期,由于炎症细胞因子大量释放可引起全身炎症反应综合征(systemic inflammatory response syndrome,SIRS)和多器官功能衰竭(multiple organ failure,MOF),后期可并发肠功能障碍和胰腺坏死组织感染(infected pancreatic necrosis,IPN)等诸多并发症。但其中以 IPN 病情最为凶险,而当 IPN 与 MOF 同时存在时,患者死亡率极高。IPN 的感染细菌大多为肠道细菌,如常见的大肠埃希菌、粪球菌和肠球菌等。因此,肠源性感染可能是 AP 患者发生 IPN 的重要原因,同时也是导致 SAP 患者死亡的主要原因。

近年来,肠道菌群作为人体的第二大基因组,与人类健康和疾病的关系受到人们的广泛关注。正常肠道菌群参与人体多种生命过程,在肠道发育和肠黏膜屏障稳态、肠道免疫系统的建立及防御病原体入侵等多种生理过程中发挥着重要作用。当发生 AP 时,胃肠道黏膜往往遭到不同程度的急性损伤,造成肠道菌群谱改变,肠道屏障功能障碍,肠道黏膜通透性增大,进而出现肠道菌群的易位,直接导致胰腺周围感染或腹腔其他脏器的感染。

一、肠道菌群谱的改变

AP 患者体内炎症介质上调,细胞因子释放,全身炎症反应和微循环损伤,打破了肠道稳态,导致肠道菌群谱系发生改变。Gerritsen 等用末端限制性片段长度多态性(terminal restriction fragment length polymorphism,T-RFLP)方法分析 16S rRNA 基因片段发现,AP 患者十二指肠的机会致病菌明显增多,潜在致病菌如 B 族溶血性链球菌、肠球菌、金黄色葡萄球菌和肠杆菌科(如大肠埃希菌、奇异变形杆菌、摩氏摩根菌)数量明显增加,虽然末端回肠机会致病菌仅轻度升高,但是宿主正常的回肠微生态群则是由特异性的"AP 相关微生态群"所取代,这些异常细菌种类与象牙海岸梭菌密切相关。Tan 等首次应用聚合酶链式反应-变性梯度凝胶电泳法(polymerase chain reaction denaturing gradient gel electrophoresis,PCR-DGGE)分析发现,与 MAP 患者比较,SAP 患者肠杆菌科和肠球菌相对丰度明显升高,而乳杆菌丰度明显下降,肠道菌群变化越显著的 SAP 患者 MOF 和感染性并发症的发生率越高,且血清炎症因子 IL-6 水平与肠杆菌科和肠球菌丰度呈正相关而与乳杆菌呈负相关,血清内毒素水平与肠球菌呈明显正相关,提示炎症反应可能与肠道菌群失衡有关。

AP 动物模型的研究中也同样证实了肠道菌群的失衡。Chen 等建立急性坏死性胰腺炎(acute necrotizing pancreatitis,ANP)动物模型并应用 16S rRNA 高通量测序法研究肠道菌群的改变,同时检测回肠中帕内特细胞抗菌肽分泌。主成分分析(principal component analysis,PCA)显示 ANP 组肠道菌群结构与正常对照组存在显著差异,其物种多样性明显减少,门水平表现为 *Saccharibacteria* 和软壁菌门(*Tenericutes*)减少,属水平表现为大肠埃希菌属、志贺菌属及考拉杆菌属(*Phascolarctobacterium*)相对丰度明显增加而 *Candidatus Saccharimonas*、普雷沃菌属(*Prevotellaceae*)*UCG-001*、毛螺菌属(*Lachnospiraceae*)*UCG-001*、*Ruminiclostridium 5* 和瘤胃菌属(*Ruminococcaceae*)*UCG-008* 则明显下降。与此同时,帕内特细胞分泌的抗菌肽明显减少,且与大肠埃希菌及志贺菌丰度呈负相关,提示 ANP 肠屏障功能的破坏可能与肠道菌群失衡及帕内特细胞抗菌肽的减少有关。Huang 等在高脂血症性 ANP 动物模型中同样发现肠道菌群失衡与帕内特细胞抗菌肽的减少呈显著的相关性,进一步证实不同病因 ANP 均存在肠道菌群失调及其与肠屏障功能障碍有关。由于应用 PCR-DGGE 法分析肠道菌群结构灵敏度较低,仅能检测肠道中高丰度微生物,具有一定局限性。

为了分析不同严重程度患者之间的异同,研究者们在临床和无菌动物模型上进一步探索肠道菌群和 AP 之间的因果关系。Zhuyin 等通过 16S rRNA 高通量测序法检测和分析不同严重程度 AP 患者的菌群结构,并检测血清炎症细胞因子和肠黏膜屏障相关指标,研究共纳入 165 例成人志愿者,包括 35 例正常人、41 例 MAP,59 例 MSAP 和 30 例 SAP,结果显示 AP 患者肠道菌群结构与正常人存在显著差异,且肠道菌群失衡与系统性炎症和肠黏膜屏障功能障碍具有明显相关性。值得注意的是,随着 AP 的重症化,肠道菌群组成发生相应的改变,表现为产短链脂肪酸有益菌减少。通过肠道菌群功能预测发现,AP 患者大肠埃希菌及志贺菌丰度可能与细菌侵袭上皮细胞有关。为了进一步证实菌群失衡与 AP 的因果关系,研究者应用无菌、假无菌动物模型和粪菌移植技术,结果发现无菌小鼠诱导 AP 后,胰腺病变较无特定病原体(SPF)小鼠明显减轻,移植 AP 粪菌的无菌小鼠较移植正常粪菌组胰腺损伤更严重。

二、肠黏膜屏障功能障碍

肠黏膜屏障包括生物屏障、化学屏障、机械屏障与免疫屏障。化学屏障是胃肠道分泌的化学物质通过化学反应抑制细菌在胃肠道上皮的黏附和定植;机械屏障由肠上皮细胞、细胞间紧密连接和上皮表面的菌膜三者共同构成,能有效阻止肠腔内细菌及内毒素等有害物质透过肠黏膜进入血液;免疫屏障主要包括皮肤黏膜屏障、血脑屏障和胎盘屏障等,是防御异物进入机体或机体某一部位的生理解剖学结构,发挥着非特异性免疫功能;生物屏障主要由正常的肠道菌群构成,形成一个对抗病原体的重要保护屏障,具有影响肠道运动、调节宿主免疫、加强上皮屏障的功能。AP 导致胰蛋白酶原和其他蛋白水解酶激活,导致胰腺腺泡损伤,促炎介质上调,细胞因子释放,全身炎症反应,微循环损伤和血容量不足可导致肠黏膜缺血和再灌注损伤,进而肠黏膜细胞凋亡,肠上皮细胞间紧密连接破坏,从而导致肠屏障完整性丧失。Nagpal 等利用糖分子探针对 SAP 患者肠通透性进行研究,表明肠通透性明显增加,且于病程 7d 达到高峰。Yasuda 等报道 SAP 大鼠发病后 6h 肠黏膜开始出现通透性变化,18h 后发生细菌移位。Liu 等通过计算 AP 患者的乳果糖及甘露醇的吸收率来测定肠黏膜通透性改变,亦发现在发病 48h 内均存在肠黏膜通透性的明显增加,且这一现象在 SAP 患者中尤为明显,提示在 SAP 早期即发生了肠黏膜的损害。综上所述,多项动物实验及临床研究均表明 SAP 患者会出现肠黏膜屏障功能障碍,肠通透性增加,且与胰腺炎病情严重程度呈现相关性,从而导致细菌易位和内毒素血症的发生。

三、肠道菌群易位

由于肠黏膜屏障功能障碍,肠道内机会致病菌可通过受损的肠屏障进入 AP 患者血液循环导致菌群易位,发生败血症,导致 SIRS、MOF 的发生。Li 等在 68.8% 的 AP 患者外周血中检测到细菌 DNA,超过一半(60.4%)的患者检测到了微生物菌群。AP 患者易位的细菌主要是肠道机会致病菌,包括大肠埃希菌、肠杆菌科细菌、福氏志贺菌、鲁氏不动杆菌、凝结芽孢杆菌及屎肠球菌。不同严重程度患者的循环中细菌种类发生明显改变。菌血症与 AP 患者急性生理学与慢性健康状况系统 II 评分呈显著正相关($r = 0.7918$,$P < 0.0001$),进一步证实肠道内机会致病菌可通过损伤的肠屏障进入 AP 患者血液循环,从而加重疾病的进展和感染性并发症的发生。循环细菌可能通过在胰腺坏死区域内引起感染而导致 AP 患者的死亡。感

染导致胰腺坏死和器官衰竭的患者的死亡率大约是无菌性胰腺坏死和器官衰竭患者的两倍。感染性胰腺坏死部位的微生物组成以前主要是胃肠道来源的革兰氏阴性菌群,如肠杆菌科。近年来,随着预防性抗生素的广泛使用已使主要菌群转变为葡萄球菌、肠球菌和念珠菌。

第二节　益生菌制剂在急性胰腺炎患者临床治疗的作用

AP 是由胰腺自我消化、细胞凋亡、炎性介质瀑布样级联作用、肠道细菌易位等多种机制参与导致的胰腺炎症损伤。其中肠道是 AP 最早波及的器官之一,AP 可破坏肠道黏膜屏障,损害肠道免疫系统,造成肠道内各种细菌过度生长并易位。细菌产生的内毒素进入血液循环后,可造成炎症细胞过度激活,产生大量的炎症因子,从而引起全身炎症反应综合征,导致多器官功能障碍。50% 以上的 AP 患者死于败血症及多器官功能衰竭。因此防治肠道屏障功能障碍对 AP 患者的预后具有重要意义。

在 AP 患者的治疗过程中,口服抗生素、导泻及实施早期肠内营养的效果已得到了肯定。但长期使用抗生素容易引起其他部位的感染,尤其易出现耐药菌或真菌感染。此外,长期使用抗生素会加重 AP 患者的肠道菌群失调。益生菌能调节肠道微生态,改善肠道屏障功能;多项随机对照临床试验及动物研究表明,益生菌能有效治疗许多胃肠道疾病如抗生素相关性腹泻、肠易激综合征、溃疡性结肠炎,以及胃肠外疾病如代谢综合征等。

近年来,益生菌对 AP 的作用备受关注。益生菌的概念早在 1989 年由 Fuller 提出,即食物中能改善肠道菌群平衡,对宿主健康发挥有益作用的活微生物。作为益生菌的微生物必须具有以下条件:自然存在于人的肠道中,能够在肠道表面定植,能够耐受致病物质和胆汁的降解。2001 年世界卫生组织将益生菌定义为适当摄取后能对机体产生有益作用的微生物。益生菌能直接补充机体的正常菌群或选择性刺激正常菌群的生长繁殖,从而抑制外源性致病菌和内源性机会致病菌的过度生长和繁殖,抑制内源性感染的发生和发展。

益生菌在 AP 中的可能作用机制包括:①抗菌作用益生菌能通过与肠道黏膜表面紧密黏附,阻断黏附位点,从而抑制肠道致病菌的定植和生长。此外,益生菌可通过产生竞争性抑制产物抑制致病菌代谢,并抑制其产生毒性产物,从而有效抑制致病菌生存。②增强肠道屏障功能病原体和促炎细胞因子可破坏紧密连接蛋白的结构和功能从而增加肠道黏膜的通透性,因此容易造成肠道菌群易位。益生菌通过调节密封蛋白、闭合蛋白等紧密连接蛋白及热休克蛋白的表达,增强肠道上皮细胞的紧密连接,恢复肠道黏膜屏障功能的完整性。益生菌还可以诱导肠上皮细胞基因表达,促进肠道上皮分泌黏液,形成保护性屏障,阻止肠道免疫细胞与抗原富集的肠腔内复合物接触。③免疫保护作用益生菌可调节抗原呈递细胞如 B 细胞、单核-巨噬细胞和树突状细胞的作用,还能通过激活 Toll 样受体 4,抑制 NF-κB 的活化及蛋白激酶 C 信号传导途径,抑制促炎细胞因子的表达。④减轻内脏痛,连续经胃灌入嗜酸乳杆菌后,能使直肠扩张刺激后脊髓背根神经节神经元产生动作电位的阈值明显升高,并降低动作电位的去极化速率,减少动作电位产生频率,表明益生菌可能具有治疗内脏痛的作用。

益生菌制剂作为 AP 的辅助治疗方法在动物实验和临床研究中已有许多报道。在动物实验中,Mangiante 等通过结扎大鼠胰胆管诱导 AP 大鼠模型,并用植物乳杆菌进行干预,结果表明植物乳杆菌干预能显著降低 AP 大鼠肠系膜淋巴结和胰腺组织的细菌转移率。Sahin T 等应用布拉氏酵母菌对 AP 大鼠进行治疗,发现布拉氏酵母菌能改善 AP 大鼠胰腺腺泡细胞和脱落上皮细胞的 DNA 损伤,并减少细菌感染。在国内研究中,姜平等用 5% 牛磺胆酸钠诱导急性坏死性胰腺炎大鼠模型,并用益生菌制剂(双歧杆菌、乳杆菌和嗜热链球菌三联制剂)进行干预,研究表明益生菌能显著降低急性坏死性胰腺炎大鼠血清淀粉酶、TNF-α 和 IL-6 水平,降低 48h 死亡率,从而对急性坏死性胰腺炎起到保护作用。吴承堂等应用双歧杆菌合剂(含双歧杆菌,嗜酸乳杆菌和肠球菌)对急性坏死性胰腺炎模型犬进行治疗,结果显示益生菌能促进急性坏死性胰腺炎时的肠黏膜损伤修复,调节肠道菌群微生态平衡,保护肠屏障功能,减少肠道细菌和内毒素易位。

在临床研究中,Ridwan 等应用六联益生菌制剂(包括嗜酸乳杆菌、干酪乳杆菌、唾液乳杆菌、乳酸乳球菌、两歧双歧杆菌和婴儿双歧杆菌）与从重症急性胰腺炎患者胰腺坏死液中提取的病原微生物进行共培养，研究发现益生菌能够抑制胰腺坏死液中多种病原体的生长，提示其潜在临床价值。Olah 等对 45 名 AP 患者分别给予植物乳杆菌制剂和等剂量灭活植物乳杆菌（对照组）进行治疗，连续应用 7 天，结果发现益生菌组患者胰腺继发感染率和平均住院时间均显著降低，表明益生菌可有效减少 AP 患者败血症和外科手术干预的次数。此外，Lutgendorff 等认为多种益生菌的联合使用，可能通过谷胱甘肽的生物化学反应，增加谷胱甘肽的数量，加快肠道固有菌群合成谷胱甘肽，从而降低 AP 引起的肠道功能紊乱，进而降低 AP 并发症的发生率。

另外，一些研究表明益生菌与抗生素、谷氨酰胺等联合应用可提高益生菌对 AP 的疗效。研究表明，应用添加植物乳杆菌的肠内营养对 AP 患者进行治疗，研究发现益生菌组患者胰腺感染、胰腺脓肿的发病率显著降低。Sadat Akyol 等通过对 AP 模型大鼠单独应用布拉氏酵母菌或者与两种不同抗生素早期联合给药，发现应用布拉氏酵母菌可使 AP 大鼠细菌易位率降低，抗氧化能力增加；而联合应用布拉氏酵母菌和抗生素，特别是环丙沙星可显著改善血清淀粉酶水平和组织病理学评分。易文轶等表明应用益生菌联合谷氨酰胺的肠内营养能更好地保护 AP 肠道黏膜屏障的完整并促进肠黏膜屏障功能的恢复。这些研究均表明益生菌在辅助治疗 AP 的过程中，具有一定的临床应用价值。

然而，益生菌制剂对 AP 的治疗作用也存在不同的报道。来自荷兰的一项为期 4 年的多中心、随机、双盲、对照临床试验的结果引起了世界的广泛关注。该试验纳入 298 例 SAP 患者，并将其随机分为益生菌组和对照组，在常规治疗的同时，分别给予多菌种益生菌制剂（Ecologic641，成分为嗜酸乳杆菌、干酪乳杆菌、唾液乳杆菌、乳酸乳球菌、两歧双歧杆菌、婴儿双歧杆菌、玉米淀粉和麦芽糖糊精）和安慰剂的治疗方案，观察住院期间及出院后 90 天内患者感染性疾病并发症的发生情况。结果发现，益生菌组患者的病死率显著高于对照组，两组的主要死因均为多器官功能衰竭，但是益生菌组肠缺血发生率显著高于对照组。这表明预防性应用益生菌并未降低 SAP 患者感染性并发症的发生率，反而增加了其病死率。然而，Bongaerts 等对 PROPATRIA 研究做了重新评估并提出质疑，将该研究中益生菌组的高死亡率归因于三个因素：胰蛋白酶对肠上皮细胞的损害；益生菌的含量不足；给予过量的多糖。虽然每个单独的因素不足以提高益生菌组死亡率，但若几种因素产生了协同作用可能会提高其死亡率。此外 PROPATRIA 方案很可能导致患者的小肠中产生极高浓度的乳酸和乙酸，而这些物质无论是来自益生菌还是来自体内肠道菌群，都会导致持续性、危险性的中毒症状。最后，Bongaerts 等对 SAP 患者的益生菌治疗提出几点建议：①在首次发病后立即开始益生菌治疗；②限制可发酵碳水化合物的摄入；③防止患者自身肠道菌群的细菌过度生长；④增加益生菌的剂量。

（郑鹏远　刘思濛）

参 考 文 献

[1] Banks PA, Bollen TL, Dervenis C, et al. Classification of acute pancreatitis-2012: revision of the Atlanta classification and definitions by international consensus. Gut, 2013, 62(1): 102-111.

[2] Tan C, Ling Z, Huang Y, et al. Dysbiosis of intestinal microbiota associated with inflammation involved in the progression of acute pancreatitis. Pancreas, 2015, 44(6): 868-875.

[3] Li Q, Wang C, Tang C, et al. Bacteremia in patients with acute pancreatitis as revealed by 16S ribosomal RNA gene-based techniques. Crit Care Med, 2013, 41: 1938-1950.

[4] Werge M, Novovic S, Schmidt PN, et al. Infection increases mortality in necrotizing pancreatitis: A systematic review and meta-analysis. Pancreatology, 2016, 16: 698-707.

[5] Sahar N, Kozarek RA, Kanji ZS, et al. The microbiology of infected pancreatic necrosis in the era of minimally invasive therapy. Eur J Clin Microbiol Infect Dis, 2018, 37: 1353-1359.

[6] Honda K, Dan RL. The microbiota in adaptive immune homeostasis and disease. Nature, 2016, 535(7610): 75-84.

[7] Zhang Z, Li J, Zheng W, et al. Peripheral lymphoid volume expansion and maintenance are controlled by gut microbiota via RALDH+ dendritic cells. Immunity, 2016, 44(2): 330-342.

［8］ Freedman SB,Ali S,Oleszczuk M,et al. Treatment of acute gastroenteritis in children:an overview of systematic reviews of interventions commonly used in developed countries. Evid Based Child Health,2013,8(4):1123-1137.

［9］ Turpin W,Humblot C,Thomas M,et al. Lactobacilli as multifaceted probiotics with poorly disclosed molecular mechanisms. Int J Food Microbiol,2010,143(3):87-102.

［10］ Villena J,Suzuki R,Fujie H,et al. Immunobiotic Lactobacillus jensenii modulates the Toll-like receptor 4-induced inflammatory response via negative regulation in porcine antigen-presenting cell. Clin Vaccine Immunol,2012,19(7):1038-1053.

［11］ Sahin T,Aydin S,Yüksel O,et al. Effects of the probiotic agent Saccharomyces Boulardii on the DNA damage in acute necrotizing pancreatitis induced rat. Hum Exp Toxicol,2007,26(8):653-661.

［12］ Ridwan BU,Koning CJ,Besselink MG,et al. Antimicrobial activity of a multispecies probiotic(Ecologic 641)against pathogens isolated from infected pancreatic necrosis. Lett Appl Microbiol,2008,46(1):61-67.

［13］ Besselink MG,Van Santvoort HC,Buskens E. Probiotic prophylaxis in predicted severe acute pancreatitis:a randomized,double-blind,placebo-controlled trial. Lancet,2008,371(9613):651-659.

第十八章

肠道微生态与胰腺癌

胰腺癌患者生存极差,5年生存率仅为8%。除了5%~10%的患者符合家族遗传性胰腺癌的标准,绝大多数胰腺癌均为散发病例。散发胰腺癌的危险因素包括吸烟、过量饮酒、慢性胰腺炎、肥胖、糖尿病,同时饮食习惯也对发病有一定的影响。

人体胃肠道内包含上百万亿的微生物,包括上千种常驻菌群。肠道微生态与人体为双向共生关系,其丰度和种类受宿主本身的基因、饮食及生活习惯影响。微生态协助消化食物,产生特定维生素,影响宿主的代谢,调节免疫系统。菌群、免疫系统、消化道黏膜屏障三者共同维持肠道的稳态,抑制致病微生物的生长。微生态失衡可导致免疫稳态失衡和代谢改变从而导致胃肠相关疾病,如乳糜泻、炎性肠病、肠应激综合征等,也可以导致肥胖、糖尿病等代谢相关疾病。

与此同时,微生态失衡也能引起宿主整体的代谢改变并影响体细胞的突变和免疫细胞的状态。对胰腺癌的患者而言,其口腔及肠道微生态有一定程度的改变。因此了解胰腺癌患者的微生态改变及其作用能更加全面地了解胰腺癌发生发展的过程。

第一节　胰腺肿瘤患者菌群改变

胰腺是处于消化道外的消化器官,不直接与消化道的菌群接触。菌群影响胰腺癌发生发展的途径主要包括引起持续性系统性的炎症和免疫反应及移位至胰腺正常及癌组织后引起的局部反应。例如微生态紊乱能够导致体内出现过多的病原体相关分子模式并激活免疫细胞诱发胰腺炎,持续性慢性胰腺炎增加胰腺癌的发病风险。

牙周病是指发生在牙周支持组织(牙周组织)的细菌感染性疾病。近期研究发现牙周病同样是胰腺癌的危险因素,但是诱发牙周病的致病微生物能够诱发胰腺癌远离口腔的器官肿瘤的具体机制尚不明确。人牙龈卟啉单胞菌(*P. gingivalis*)是引起牙周病的重要致病微生物之一,目前猜测 *P. gingivalis* 引起远处肿瘤的作用可能有:①能够逃避宿主的免疫攻击并引起全身的系统性炎症;②增加宿主口腔及消化道内的亚硝胺的水平。但是牙周病仅与胃肠道肿瘤如胃癌和胰腺癌的发病有关,而与肺癌、前列腺癌、血液系统肿瘤等远处肿瘤的发病无关。胰腺癌患者唾液中的 *P. gingivalis* 含量相对较高,纤毛菌(*Leptotrichia*)相对较低,*Leptotrichia* 与 *P. gingivalis* 的比值(L/P)下降提示患者存在胰腺癌的风险升高。

详细的胰腺癌患者改变的菌群见表18-1。

表18-1　胰腺癌患者菌群改变

口腔		肠道	
占比升高	占比下降	占比升高	占比下降
牙龈红棕色单胞菌 *P. gingivalis*	梭杆菌门 *Fusobacteria*	变形菌门 *Proteobacteria*	厚壁菌门 *Firmicutes*
伴放线放线杆菌 *A. actinomyce-temcomitans*	纤毛菌属 *Leptotrichia*	互养菌门 *Synergistetes*	放线菌门 *Actinobacteria*
毗邻颗粒链菌 *G. adiacens*	长奈瑟氏球菌 *N. elongata*	广古菌门 *Euryarchaeota*	变形菌门 *Proteobacteria*
	缓症链球 *S. mitis*	拟杆菌属 *Bacteroides*	
		疣微菌门 *Verrucomicrobia*	

第二节　胰腺肿瘤的潜在致病菌群

虽然在胰腺癌患者中已经被证实有多种菌群发生改变,但是对于菌群紊乱和胰腺癌发病的因果关系的证据仍然不足。许多胰腺癌的危险因素如饮食、吸烟,以及某一些药物如质子泵抑制剂、二甲双胍等同样能够引起菌群结构的改变。这类混杂因素使得研究菌群和胰腺癌之间的关系需要极为严格的对照实验。

幽门螺杆菌(*Helicobacter pylori*,HP):是一类主要存在于胃中的革兰氏阴性菌,可诱发胃炎、消化性溃疡及胃癌。胰腺及胰腺癌组织中目前尚未检测出HP,但是其否影响胰腺癌发病尚无统一观点。多个荟萃分析血清HP抗体阳性和对应的胰腺癌患病率得出的结论并不一致,甚至发现东方人中HP阳性患者中胰腺癌发病率有显著的下降。这一现象可能与目前的研究中夹杂过多的混杂因素有关,例如社会经济因素、吸烟、饮酒、饮食习惯等。HP诱导胰腺癌的发生的途径包括产生氨类、内毒素等致病产物,诱导炎性细胞因子产生并损伤胰腺细胞。HP自身也能够激活NF-κB和激活蛋白-1(AP-1)引起细胞功能紊乱,增加细胞突变可能。

假长双歧杆菌(*B. pseudolongum*):肠道菌群诱导胰腺癌的发生可能是通过影响宿主的免疫系统,增加免疫系统对肿瘤细胞的耐受从而提高肿瘤的发病率。动物实验表明*B. pseudolongum*是潜在的致癌菌,能够诱导M2型肿瘤相关巨噬细胞并促进分泌IL-10等抑炎因子来抑制癌周的免疫反应,进而促进肿瘤的进展。

具核梭形杆菌(*Fusobacterium nucleatum*):部分胰腺癌组织内能够检测出具核梭形杆菌并提示预后不良。口腔或肠道具核梭形杆菌来源于消化道,并通过淋巴引流或者血液播散至胰腺组织内。结肠癌中的具核梭形杆菌能够增加活性氧产物和促炎因子,导致DNA错配修复蛋白失活并引起肿瘤发生,但是这类细菌诱导胰腺癌发生发展的机制不明。

第三节　益生菌制剂在胰腺肿瘤患者的临床应用

益生菌是指有益于宿主的活性微生物。益生菌能够产生短链脂肪酸,降低胃肠氧化应激水平,抑制致病微生物的生长,也能够产生抗炎分子来调节宿主免疫系统。临床研究表明摄入嗜热链球菌和乳酸菌能够降低结肠癌的患病风险。动物实验也表明补充双歧杆菌能够延缓肿瘤生长,增加肿瘤患者对程序性死亡受体1(programmed cell death protein 1,PD-1)单抗治疗的敏感性。目前尚无针对胰腺肿瘤患者的益生菌制剂的临床研究。研究发现对急性胰腺炎患者进行益生菌混合制剂治疗后无明显收益,甚至发现治疗组并发症发生率和死亡率均高于安慰剂组。因此,如何有效的调控肠道菌群来获取临床收益将是益生菌治疗的一大难点。

(楼文晖)

参 考 文 献

[1] Siegel RL,Miller KD,Jemal A. Cancer statistics,2019. CA Cancer J Clin,2019,69(1):7-34.

[2] Maisonneuve P,Lowenfels AB. Risk factors for pancreatic cancer:a summary review of meta-analytical studies. Int J Epidemiol,2015,44(1):186-198.

[3] Archibugi L,Signoretti M,Capurso G. The microbiome and pancreatic cancer. J Clin Gastroenterol,2018,52:S82-85.

[4] Ochi A,Graffeo CS,Zambirinis CP,et al. Toll-like receptor 7 regulates pancreatic carcinogenesis in mice and humans. J Clin Invest,2012,122(11):4118-4129.

[5] Schenkein HA,Loos BG. Inflammatory mechanisms linking periodontal diseases to cardiovascular diseases. J Periodontol,2013,84(4-s):S51-69.

[6] Torres PJ,Fletcher EM,Gibbons SM,et al. Characterization of the salivary microbiome in patients with pancreatic cancer. PeerJ,

2015,3:e1373.

[7] Fan X, Alekseyenko AV, Wu J, et al. Human oral microbiome and prospective risk for pancreatic cancer: a population-based nested case-control study. Gut, 2017, 67(1):120-127.

[8] Pushalkar S, Hundeyin M, Daley D, et al. The pancreatic cancer microbiome promotes oncogenesis by induction of innate and adaptive immune suppression. Cancer Discov, 2018, 8(4):403-416.

[9] Farrell JJ, Zhang L, Zhou H, et al. Variations of oral microbiota are associated with pancreatic diseases including pancreatic cancer. Gut, 2012, 61(4):582-588.

[10] Ren Z, Jiang J, Xie H, et al. Gut microbial profile analysis by MiSeq sequencing of pancreatic carcinoma patients in China. Oncotarget, 2017, 8(56):95176-95191.

[11] Kostic A D, Chun E, Robertson L, et al. Fusobacterium nucleatum potentiates intestinal tumorigenesis and modulates the tumor-immune microenvironment. Cell Host Microbe, 2013, 14(2):207-215.

[12] Schetter AJ, Heegaard NHH, Harris CC. Inflammation and cancer: interweaving microRNA, free radical, cytokine and p53 pathways. Carcinogenesis, 2010, 31(1):37-49.

[13] Chong ESL. A potential role of probiotics in colorectal cancer prevention: review of possible mechanisms of action. World J Microb Biot, 2014, 30(2):351-374.

[14] Pala V, Sieri S, Berrino F, et al. Yogurt consumption and risk of colorectal cancer in the Italian European prospective investigation into cancer and nutrition cohort. Int J Cancer, 2011, 129(11):2712-2719.

[15] Vetizou M, Pitt JM, Daillere R, et al. Anticancer immunotherapy by CTLA-4 blockade relies on the gut microbiota. Science, 2015, 350(6264):1079-1084.

[16] Akshintala VS, Talukdar R, Singh VK, et al. The gut microbiome in pancreatic disease. Clin Gastroenterol H, 2019, 17(2):290-295.

第十九章

肠道微生态与肺癌

人体的微生物群是由不同的微生物组成的,包括存在于皮肤上的细菌、真菌、病毒和原生生物,以及口腔、肺部、泌尿生殖系统和胃肠道内的微生物。这些微生物广泛参与机体的新陈代谢及免疫活动,被称为"人类的另一组基因"。而人体菌群数量最多、密度最高的部位是肠道。人体肠道菌群种类多样(1 600~3 500 种),数量庞大(3.9×10^{13} 左右),基因数量约为人类基因规模的 100 倍。

微生物对宿主的功能作用是不能被忽视的,这些功能包括分解复杂的膳食多糖、与病原体竞争及调节黏膜和免疫系统功能等。肠道的细菌群落及其代谢产物可以通过肠肝循环或受损的肠道黏膜进入血液循环,其中益生菌参与人体的新陈代谢、营养物质的合成及部分炎症反应;而致病菌通过影响神经、免疫系统,促进各类慢性疾病甚至癌症的发生。近年来的研究表明,在呼吸系统中,无论是上呼吸道还是下呼吸道,都存在着菌群,菌群数量从上呼吸道至下呼吸道呈阶梯式递减的状态。目前研究证实肠道的菌群失调与囊性纤维化(cystic fibrosis,CF)、慢性阻塞性肺疾病(chronic obstructive pulmonary disease,COPD)、哮喘等各类呼吸系统疾病密切相关。另外,有多项研究发现,肺癌的发生与人体菌群的变化有一定的相关性。这种肠道菌群对肺部的影响,被称为"肠-肺轴"(Gut-Lung Axis)。在大多数情况下,这种表现是由炎症涉及的细菌及其产物通过消化道屏障进入血液循环引起的。然而,关于这方面的研究数据很少。对肺部菌群及其他身体系统的相互联系的研究还是一个新兴领域。

近年来的流行病学调查显示,世界各国恶性肿瘤中发病率、死亡率最高的均为肺部恶性肿瘤。但与哮喘、COPD、CF 等肺部疾病相比,目前还没有研究可以完全阐明人体菌群在肺癌发生中的作用与机制。本章节将从肺癌患者的肠道菌群谱、肠-肺菌群的联系、微生态制剂在肺癌患者临床治疗中的应用三方面展开讨论。

第一节　肺癌患者肠道菌群谱

一、肠道菌群

人体菌群的演化始于出生,其菌群构成在两岁后变得相对稳定,并在整个生命过程基本保持这种稳定的状态。胃肠道中有超过 1 600 种细菌。在门类的水平上,微生物群的构成在大多数健康人体内是相似的。超过 90% 的细菌属于厚壁菌门和拟杆菌门,其次是放线菌门、变形菌门和疣微菌门,这些细菌门类共同构成了 99% 的共生菌群。其中,核心菌群约有 60 种,主要来自拟杆菌门、放射菌门、厚壁菌门、粪杆菌属,以及一些其他微生物。与长期饮食密切相关的三种最丰富的属是:拟杆菌型(enterotype 1)、普氏菌型(enterotype 2)和瘤胃球菌型(enterotype 3)。微生物群现在被认为是人体免疫系统正常发育、成熟和发挥作用的关键因素之一。微生物相关分子模式(MAMP)和病原体相关分子模式(PAMP)取之不尽的源泉。通过模式识别受体(PRR),其中包括 Toll 样受体(TLR)和核苷酸结合寡聚化结构域受体(NOD),宿主细胞可以识别这两种受体。TLR 是先天免疫系统中固有的受体,它们可以识别 MAMP 和 PAMP,根据细胞、配体和受体本身的类型引发不同的免疫反应。与肠腔直接接触的 TLR 不仅存在于肠上皮细胞(IEC)中,也存在于固有层内的免疫细胞中,如巨噬细胞、树突状细胞(DC)、B 细胞、T 细胞、基质细胞等。在 IEC 中,微生物配体激活 TLR 后,上皮细胞增殖,抗菌肽表达,固有层浆细胞产生的免疫球蛋白 A(IgA)分泌入肠管,抗菌肽随之表达。这些都增强了肠道屏障功能,限制了微生物入侵的可能性。值得注意的是,当信号来自肠腔时,一些 TLR,如 TLR2 和 TLR4,被 IECs 内 Toll 相互作用蛋白(TOLLIP)抑制,这表明炎症反应将受体保留给那些突破肠道屏障的微生物。而核苷酸结合寡聚化结构域样受体、富含亮氨酸重复序列(leucine rich repeat,LRR)是检测进入哺乳动物细胞的细菌 PAMP 的细胞质类似物。它们在 TLR 低水平表达的组织中尤其重要。例如,在胃肠道上皮细胞中,细胞与微生物群不断接触,TLR 表达的下调,可以避免对受体的过度刺激。

共生微生物可以通过几种方式进入肠固有层:通过损伤导致的肠固有层的破口或通过 DC 或 M 细胞的主动消灭。无论哪种方式,固有层中的微生物要么被巨噬细胞吞噬和消灭,要么被 DC 吞噬,并被带到肠系膜淋巴结。识别感染的凋亡细胞和细菌导致 IL-6 的上调,从而加强了促炎 Th17 细胞的分化。Th17 细胞主要产生 IL-17 家族的两个主要成员,IL-17A 和 IL-17F。它们参与了中性粒细胞的聚集、激活和迁移,而粒细胞在细菌清除中起着重要的作用。携带共生细菌的 DC 也可诱导活化的 B 细胞,即浆细胞产生保护性的分泌型免疫球蛋白 A(SIgA)。然后,这个 SIgA 通过活化的 B 细胞和 T 细胞的再循环分布于所有的黏膜表面。共生细菌还直接促进参与诱导 IgA$^+$B 细胞的细胞因子的表达、存活,以及更耐药的 SIgA 的产生,以便发挥其稳定性和抗菌性能。通过这种跨层的持续作用,微生物群保持了免疫系统的准备状态和反应活性,使其更有能力在需要时做出快速而有效的反应。

共生微生物的特定种群,如脆弱拟杆菌、婴儿双歧杆菌、梭菌属的Ⅳ和ⅪⅤa,以及调节性 T 细胞亚群,辅助淋巴细胞通过刺激生产的抗炎细胞因子 IL-10 来维持肠道内稳态。这些细胞产生一种对 Th17 的平衡反应,控制其反应范围和促炎细胞因子的产生。

为了更精确地了解哪些共生菌群具有这种免疫刺激作用,研究者们测试了众所周知的双歧杆菌益生菌群,以测试其诱导人类外周血单个核细胞(PBMC)完全成熟为 DC 的能力。从 4 种益生菌[长双歧杆菌、短双歧杆菌(B. breve)、双两双歧杆菌(B. bifidum)和双歧杆菌乳酸亚种(B. animalis subsp lactis)]中分离出 12 株双歧杆菌。并根据培养的双歧杆菌的类型,使用不同的 Th 偏好(Th1 或 Th17)诱导它们完全成熟为 DC。此外,无细胞培养的上清液作为诱导剂,其诱导成熟的表现较差。由此得出的结论是,活的细菌的存在对于诱导此类细菌在 DC 中的有效成熟和抗原呈递是非常必要的。

另外,免疫和炎症还可能受到细菌产物的影响。确定对整体宿主状态有显著影响的细菌产物包括短链脂肪酸(SCFA),它是膳食纤维微生物发酵的副产品。其中,双歧杆菌、丙酸杆菌、真细菌、乳酸菌、梭菌、罗氏菌、普雷沃菌都是重要的 SCFA 产生者。发酵和 SCFA 的产生被认为是通过降低肠腔内 pH 来抑制病原微生物的生长。SCFA 的主要构成是乙酸盐、丙酸盐(主要在小肠和大肠中发现)和丁酸盐(主要在盲肠和结肠中发现),它们主要来源于碳水化合物。鳞状细胞癌在白细胞和内皮细胞上都有特异性受体。GPR41 广泛存在于包括中性粒细胞在内的组织中,而 GPR43 则在免疫细胞中高度表达。GPR109A 是在结肠上皮和免疫细胞中发现的第三种受体,是丁酸盐特异性的受体,与抗炎作用密切相关。丁酸盐是最重要的 SCFA 之一,以厚壁菌门的成员为主要的丁酸盐产生者,为乙酰辅酶 A 途径提供了原料。丁酸盐除了作为肠上皮的主要能量来源及其在屏障完整性中的发挥作用外,它还可被选择性地运输到结肠上皮,并产生广泛的抗炎活性,如免疫细胞活化、增殖、迁移、黏附、细胞因子表达、癌细胞凋亡等。这些主要归因于其具有组蛋白脱乙酰酶(HDAC)抑制剂的功能。HDAC 的抑制不仅影响组蛋白的乙酰化作用,而且影响主要的核转录因子,如核因子激活的 B 细胞的 κ-轻链增强(NF-κB)的转录因子、信号传导转录激活因子 3(STAT3)。主要促炎通路因子通过影响免疫细胞的促炎细胞因子分泌谱,以降低肿瘤细胞的增殖和凋亡。

如前所述,肠道菌群的变化与饮食、抗生素使用、化疗和一般免疫状态的变化有关。无论是短暂的还是永久的影响,这些变化往往会导致生态失调。这种失调可能是由于有益的细菌种类(乳酸菌、柔嫩梭菌等)比例的改变,其他菌种的过度生长或种群转移。在这种情况下,原生菌群(也可称之为潜在机会致病菌)的扩增,可能产生能损伤 DNA 的超氧化物自由基和基因毒素浓度的显著上升,或是产生诱导先天免疫介导的炎性通路的作用。这种菌群失调甚至可以直接破坏细胞或通过诱导染色体的不稳定来促进细胞恶变。CpG 岛 DNA 甲基化、表观遗传改变和转译后的修饰都会削弱免疫反应,增加患癌症的风险。除了直接的病理作用外,在免疫系统早期发育中缺乏适当的微生物组成也会产生深远的影响。这从在无菌条件下饲养的小鼠的研究中得到了证明。这些动物的免疫发育受损,其特点是具有较小的集合淋巴结补丁,不发达的孤立淋巴滤泡,缺乏启动的 T 细胞,黏膜 SIgA 抗体的生产受损或处于低水平状态,以及活跃 IL-10 介导的炎症反应低下。此外,结肠炎相关癌症(CAC)老鼠因菌群缺乏造成其在成年时无法处理前白介素(pro-IL)-1β 和 pro-IL-18,导致其肿瘤风险增加。也就是说,我们可以看到健康菌群的组成对免疫系统基本结构的正常发育是至关重要的。除非得到充分发展,否则菌群交换信息的能力及对外部世界的反应都会受到损害。这种状态可以被描述为类似于一种无功能状态,信号是存在的,但免疫系统没有反应。

二、肺部菌群

人体呼吸道是许多微生物和颗粒,如病毒、细菌或真菌的主要和连续的入口。它们主要通过空气传播,但也可以通过唾液传播。在声带下方,人类呼吸道隐藏着细菌和其他微生物,它们的组成与其他部位(鼻腔、口腔、肠道、皮肤和阴道)的微生物区系不同。尽管与胃肠道相比,肺部微生物群的数量较少,但它包含的一系列的微生物可以通过使用支气管肺泡灌洗液(BALF)或组织样本来观察。由于对肺部菌群的探索方兴未艾,且存在不均一性。因此,必须了解的是,样本的类型(灌洗、组织)、采样方法及在气道不同部位之间采样时,都有交叉污染的可能性并影响研究的最终结果。因此,由于在这一领域的整体研究很少,必须仔细考虑方案的细节及其可能存在的优点和缺点。也有研究提出,可以通过无菌外科外植体获得的肺组织。2014 年 Dickson 等提出了一种肺生物地理岛的模型,认为肺远端细菌群落较少,与上呼吸道菌源群落差异较大。在这里,微生物组成取决于微生物进入气道的速度、它们的消除速度(例如,咳嗽或免疫防御)及不同群落成员复制的速度、温度、氧张力、pH、营养密度、局部解剖结构和宿主防御在空间上是不均匀的,所有这些都会影响局部微生物的生长环境。

从上呼吸道开始,鼻腔以厚壁菌门和放线菌门为主,厚壁菌门、变形菌门和拟杆菌门则在口咽中普遍存在。在肺中最常见的是拟杆菌门、厚壁菌门和变形菌门。鼻腔内微生物群与皮肤的相似度似乎大于其与肺内微生物群的相似度。由于下呼吸道样本采样困难,能够减少交叉污染的新的采样方法(比如内镜)和宏基因组的发展可以在呼吸道深部找到更多的细菌数量,给研究带来更多精确的数据。研究报告指出,存在于下呼吸道的菌群与上呼吸道的并不相同,但两者之间又存在一定的关系。

肺部微生物群的生态发生变化的决定因素往往和急性和慢性肺病(COPD,常为癌前炎症状态)及肺癌密切相关。而对于所观察到的这些异常变化,仅仅是单一的因果关系,还是一种共同进化的结果还有待阐明。菌群失调在将来研究中所承担的角色,将有望分别与病理学及病因学联系起来。与构成不同类型肺癌基础的许多遗传易感性和突变不同,可能导致肺癌发生发展的微生物因素仍不为人所知。一个发展特征明显的 COPD 很可能与非基因源性肺癌的进展有关。最初的肺损伤逐步导致的慢性炎症,可以成为菌群失调和定植的开端,并由此导致机体总体状况的恶化,甚至于引起癌症。

肺部炎症与上皮完整性的丧失有关,这可以导致血清蛋白渗漏进入气道。甲酰肽和细菌或线粒体蛋白的裂解产物,对于在肺泡中迁移的中性粒细胞和单核细胞都是强大的化学诱导剂。尽管中性粒细胞具有基本的病原体清除效应,但这些中性粒细胞的聚集和脱颗粒却造成了肺的慢性炎症、肺实质损伤和渐进性的小气道阻塞。随之而来的是肺泡的损失和肺泡弹性的丧失。在体外环境下,丝氨酸酯酶(弹性蛋白酶、组织蛋白酶 G 和蛋白酶 3)和防御素会对上皮细胞层的完整性产生显著影响,它们可以减少纤毛活动的频率,增加黏液分泌,诱发表皮衍生介质,如呼吸道上皮细胞的中性粒细胞趋化因子 IL-8 的合成。管腔被黏液阻塞后,会导致局部温度升高和氧分压降低,这样的生物学环境将有利于致病菌的生长和相应肺部疾病的发生。这种菌群失调的特征表现为,由拟杆菌门向变形菌门(如铜绿假单胞菌、流感嗜血杆菌和卡他莫拉菌)转换,或者向厚壁菌门(如肺炎链球菌和金黄色葡萄球菌)转换。与此同时,肺泡内儿茶酚胺和炎症细胞因子的产生,也佐证了病原菌的生长效应。如果气道定植变得持久,则会进一步促进慢性炎症反应的发生,肺内的弹性酶平衡遭到破坏。研究表明,肺内弹性酶平衡的变化率往往是气道细菌负荷变化率的 80 倍。更高的细菌负荷会导致更高的 IL-8 和其他血液循环炎性细胞因子水平,并造成更严重的炎症、氧化应激和用力呼气量(FEV)的下降。

肺菌群的变化也会随着临床终点的变化而变化。在晚期肿瘤的非恶性肺组织中，α 多样性增加，而在肿瘤肺组织中则减少。此外，有研究清楚地显示了肺癌中涉及微生物群的上下气道之间的相互作用。这项研究表明，无论是小细胞癌（SCC）还是腺癌（AC）患者，与从唾液中分离的细菌与对照组相比，肺组织菌群具有高度的特异性。如上所述，IL-6 和 IL-8 是炎症应激过程中增多的细胞因子。它们直接参与肿瘤肺上皮细胞的刺激 NF-κB 通路。此外，IL-6 和 IL-8 在癌前或衰老的肺癌细胞中表达。它们可能以自分泌和或旁分泌的方式刺激癌细胞的增殖、迁移和侵袭。在支气管肺泡癌中，肿瘤细胞是 IL-8 的主要来源。而在 BALF 中，中性粒细胞数量的增加与 BALF 中 IL-8 水平相关，且其预后较差。有一项病例研究显示，血清 IL-6 和 IL-8 水平升高均与肺癌相关，但在诊断前几年只有 IL-8 水平与肺癌风险相关。总之，菌群失调或恶性肿瘤的出现可能是多种免疫、微生物和环境因素相互作用的结果。其中至少有一个是发起者，但其他的往往接踵而至。到目前为止，研究者们还不能对肺部相关疾病的真正病因、最佳干预手段和预防方法作出结论。

第二节　肠-肺菌群的联系

谈到肠肺菌群的联系，我们不得不提到的一个概念就是肠-肺轴。最近，我们对微生物对肠道和肺之间复杂而相互联系的轴的影响有了更深入的了解。根据 Samuelson 等人的"肠-淋巴"理论，在肠道黏膜下层和肠系膜淋巴结中的丰富巨噬细胞和其他免疫细胞里包含有大部分的可被转移的细菌。存活的细菌、细胞壁碎片或随肠道产生的细胞因子乃至死亡细菌的蛋白质部分，沿着肠系膜淋巴系统进入乳糜池，随后进入体循环。如果这些成分进入肺循环，则可能导致树突状细胞和巨噬细胞的活化，T 细胞的启动和分化。另一种影响肺部的方法是通过免疫细胞的迁移得以实现的。活化的 B 细胞可产生抗原特异性免疫球蛋白，它不仅可在原位产生免疫球蛋白，还可到达淋巴结及黏膜组织，从而传递免疫信号。这种炎症刺激将原有稳定状态的 pro-IL-1β 和 pro-IL-18 转换成活跃的形式。换句话说，它阻断了人体自身产生 IL-10 和其他抗炎分子的能力，导致树突状细胞向局部淋巴结迁移，并启动和分化了 T 细胞。后者随后可以从肠相关淋巴组织（GALT）迁移到黏膜和周围非黏膜组织，包括支气管上皮，从而改变依赖于诱导的细胞的免疫反应。如此，肺部对病原体免疫反应得到了提高。尽管这一理论解释了对于肠-肺单向互动的推测是合理的，但这个轴的工作也可以完全相同的方式在肺黏膜和肺淋巴结开始启动。在一些研究中，肺树突状细胞和 T 细胞在体外和体内的实验显示了肺部菌群向消化道转移的可能性。

（一）肠道菌群对肺的健康的影响

平衡的肠道菌群的组成对肺免疫的实际效率有重要的影响。无菌小鼠在免疫系统发育过程中肠道菌群缺失，肺内病原体清除能力受损，导致肺部细菌的生长和传播。在这个阶段同样重要的是，这些小鼠的肺也是无菌的，没有通常可能在刺激肺免疫中起作用的所有微生物群。另外，肺泡结构的改良也会在这一阶段发生，因此上述这两个因素都会改变肺对病原体感染的反应。动物在抗生素治疗后服用脂多糖（LPS），它们能更好地应对肺部感染，从而降低死亡率。而在人类研究中，同样发现了对肠道菌群保护的重要性。研究结果表明，增加青霉素、头孢菌素、大环内酯和喹诺酮类药物的使用与人类肺癌风险增加有关。据此可以推测，各种抗生素治疗消除了使 T 淋巴细胞具有抗肿瘤特性所需的细菌种群，同时为其他机会致病菌在肠道和肺部的定植创造了空间。营养也可能影响微生物的发育和呼吸道微生物群的组成。高纤维饮食小鼠被证明能增加血液 SCFA 水平（但在肺部本身并没有变化），这种变化可以增加抵御过敏炎症（减少炎性细胞浸润）的能力。上述发现表明了肠道菌群的整体组成对肺产生免疫反应的重要性。在发育阶段，如感染期间，缺乏适当的刺激将使快速有效免疫反应失效，导致致病性微生物的定植、对感染的易感性增加、癌症的发生发展和死亡率增加。

（二）肺菌群对肠道的影响

与肠道菌群的局部和全局性影响不同，肺菌群及其产物及其在体内的循环尚未得到适当评估。一项研究报告称，在小鼠鼻腔内沉积的非吸收性示踪剂可在不久后在胃肠道中被发现。有研究表明，在小鼠中，即使是急性暴露于气管内单剂量的 LPS 也会破坏气道微生物群，导致这些细菌进入血流。在 24 小时内,盲肠菌群也会受到干扰,导致总细菌负荷的急剧增加。目前还不清楚这种影响是由于通过免疫细胞或细胞因子介导的肺部和肠道菌群的直接相互作用,还是由于到达肠道的微生物产物的作用。

(三)微生物群、癌症及免疫系统

最新的研究结果表明,无论是肺部的菌群还是肠道的菌群,其与肺部肿瘤的发生都有一定的相关性。相关研究表明:人呼吸系统中嗜木聚糖真杆菌、挑剔真杆菌及梭菌属的增多可能与小细胞肺癌(small cell lung cancer,SCLC)的发生率的增高有关;而普雷沃菌、瘤胃假丁酸弧菌的数量增加与 SCLC 的发生率降低有关。在无吸烟史的人群中,将肺癌患者与非肺癌患者的痰标本进行对比,从肺癌患者痰标本中分离出更多的颗粒链菌属(*Granulicatella*)、乏养菌属(*Abiotrophia*)和链球菌属(*Streptococcus*)。肺癌组织中的贫养杆菌属(*Modestobacter*)相较于邻近正常组织更多,而丙酸杆菌、肠杆菌科含量较少。如果由于抗生素的使用,如青霉素、头孢菌素,改变了菌群数量及构成,那么肺癌患病风险则会随之增加。以上研究,支持人体菌群的变化可能会推动肺癌的发生这一观点,究其机制,有研究者认为:肺部菌群可能以肺部炎症为触发点,进而促进肺癌的发生。近来一项研究表明,肺癌的发展与局部的菌群失调和炎症有关。肺部共生菌群通过激活肺部驻留的 γδT 细胞引起与肺腺癌相关的炎症。在消除共生菌群后,肺腺癌的发生率显著降低。共生菌群刺激骨髓细胞产生髓样分化因子 88(Myd88)依赖性 IL-1β 和 IL-23,诱导 Vg6+Vδ1+γδT 细胞的增殖和活化,产生 IL-17 和其他效应分子,促进炎症发生,导致肿瘤细胞增殖。而与此观点相反,一项小样本研究对比了肺部肿瘤组织与邻近正常肺组织,结果并未发现肿瘤组织中存在特异性的菌群改变。是否肺癌组织中存在菌群的变化,以及这些变化是否促进了癌症的发生,仍需进一步探索。

由于大量的基因改变导致正常细胞调节过程的丧失,癌细胞表达肿瘤特异性的新抗原,这可以将肿瘤细胞与健康细胞区分开来。有研究通过癌症免疫周期的概念描述了肠道微生物群在抗癌反应中的重要性。癌症免疫周期始于树突状细胞从癌细胞中捕获新抗原。为了产生抗癌反应,这必须伴随着另一种信号,如促炎细胞因子——由死亡的癌细胞或肠道微生物群成分释放的因子。其作用是降低外周对肿瘤抗原的耐受性。经过处理后,树突状细胞将捕获的新抗原呈递给 T 细胞,从而导致其激活,产生针对癌症特异性抗原的效应 T 细胞。此时,细胞和细胞之间的平衡对于决定免疫反应的性质是至关重要的。被激活的效应 T 细胞到达肿瘤位置,侵入肿瘤床,通过识别特定的肿瘤抗原,结合并杀死癌细胞。当肿瘤抗原未被检测到时,问题就出现了,这意味着树突状细胞和 T 细胞将抗原视为自身而非外来物。在这种情况下,产生的结果是 Treg 细胞反应而不是效应反应。将 T 细胞导向肿瘤也会产生不正确的效果。T 细胞可能会被抑制而不浸润肿瘤,或者(更重要的是)肿瘤微环境中的因子可能会抑制产生的任何效应细胞。T 细胞反应有两种主要的负调节因子:淋巴器官中的检查点[细胞毒性 T 淋巴细胞相关抗原(CTLA-4)]和肿瘤中的免疫检测点(如 PD-1/PD-L1)。细胞程序性死亡配体 1(programmed death ligand 1,PD-L1)是一种表达在肿瘤细胞或肿瘤浸润免疫细胞的分子,PD-1 是表达在 CD8$^+$ 的效应 T 淋巴细胞的膜蛋白,它们共同阻断了用于杀死肿瘤细胞的细胞毒性中介的分泌或生产。细胞毒性 T 淋巴细胞相关蛋白 4(CTLA-4)在 Treg 细胞上表达,通过与 APCs 上的 CD80 和 CD86 配体结合,作为淋巴器官内 CD8$^+$T 细胞启动和激活的主要负调控因子。这些抑制因子的存在解释了以前基于免疫的治疗的有限活性。目前使用抗 PD-1/PD-L1 和抗 CTLA-4 抗体的癌症免疫治疗的目标是启动或重新启动癌症免疫的自我循环,使其能够扩增和繁殖而不产生无节制的反应。

为了对新抗原产生更高的应答,免疫系统的外周耐受性必须降低。已经知道的是,共生体微生物群诱导 CD4$^+$T 细胞可以对抗自身抗原的产生,从而限制了共生体细菌的系统传播。相同的抗原交叉反应效应或超抗原驱动的反应,解释了 T 细胞依赖性的肿瘤退化。根据最近研究表明,抗共生细菌诱导的 Th17 细胞和记忆 Th1 细胞可能优先聚集在炎性肿瘤微环境中,这些微环境已经被 PRR 的细菌产物或配体启动。基于这些研究,Zitvogel 等通过两个信号假说来解释微生物群的长期影响。信号 1 假说提出了一种抗原拟态或交叉反应的现象。也就是说,通过肠道屏障用于 T 细胞启动的某些细菌种类的微生物抗原可能与肿瘤抗原非常相似,从而促进更好的免疫系统反应和抗肿瘤反应,即免疫监测。在信号 2 假说中,通过肠道屏障后与 PRR 相互作用,微生物群可以刺激多种细胞因子和干扰素的产生,并决定其是否会引起促炎、免疫刺激或免疫抑制反应。由于微生物产物、代谢物、效应细胞和细胞因子能够被传播,因此这种刺激不一定只局限于肠道。通过观察这些影响可以推测，肠道屏障功能的短暂中断和微生物群的移位是形成肠道微生物群、免疫系统和癌症之间关系的主要因素。

第三节　微生态制剂在肺癌患者临床治疗中的应用

益生菌，在营养治疗中被定义为活的微生物。当给予足够量的益生菌时，对宿主的健康会带来有益的帮助。在肠道中，它们主要指乳杆菌属和双歧杆菌属，包括许多不同的菌株，如拟干酪乳杆菌（*L. paracasei*）、鼠李糖乳杆菌（*L. rhamnosus*）、嗜酸乳杆菌（*L. acidophilus*）、约氏乳杆菌（*L. johnsonii*）、发酵乳杆菌（*L. fermentum*）、罗伊氏乳杆菌（*L. reuteri*）、植物乳杆菌（*L. plantarum*）、长双歧杆菌（*B. longum*）、短双歧杆菌（*B. breve*）、两双歧杆菌（*B. bifidum*）和动物双歧杆菌（*B. animalis*）。由于物种之间及同一物种的不同种系之间存在巨大的基因组差异，同一种属不一定包含相同的特征。

虽然益生菌对肺癌影响的第一个证据出现在 1985 年，但益生菌作为一种可能的新疗法，直到最近才重新出现在肺癌领域，并取得了一定的进展。使用不同的小鼠肺癌模型，常规疗法（紫杉醇联合铂类药物、吉西他滨、长春瑞滨或多西紫杉醇）中的药物都具有高毒性。将其与特定的益生菌株或与抗生素根除菌群相结合，以评估化疗的效果。在肺腺癌病毒模型中，当万古霉素用于根除革兰氏阳性菌时，它损害了环磷酰胺（cyclophosphamide，CTX）化疗的疗效，并与肿瘤内 CD8$^+$ 效应 T 细胞/Foxp3$^+$ 调节性 T 细胞比率降低相关。同样，使用顺铂联合万古霉素、氨苄西林和新霉素的混合抗生素治疗的小鼠，其肿瘤大小比单独使用顺铂治疗的小鼠更大。通过这些例子可以很容易地得出结论，常规完整的微生物群对有效的化疗至关重要。增强抗肿瘤的反应也可以通过上调 IFN-γ、颗粒酶 B（granzyme B，Gz-B）和穿孔素 1 的表达来补充益生菌。近年来，人们对利用免疫检查点抑制剂评价肠道菌群在肺癌治疗中的作用产生了浓厚的兴趣。关于这一原理的最早研究之一是使用小鼠黑色素瘤模型进行的，但如研究中所示，该模型同样适用于其他类型的癌症。在这里，口服双歧杆菌鸡尾酒，包括长双歧杆菌（*B. longum*）、短双歧杆菌（*B. breve*）、两双歧杆菌（*B. bifidum*）和乳双歧杆菌（*B. lactis*），本身可以改善肿瘤控制，其程度与 PD-L1 特异性抗体治疗相同。当这两种治疗相结合时，它实际上消除了肿瘤的生长。在宿主树突状细胞水平上，T 细胞上游的免疫反应也得以改善，并且增强了 CD8$^+$T 细胞在肿瘤微环境中的启动和积累，主要组织相容性复合体 Ⅱ（MHC Ⅱ^{hi}）树突状细胞的比例也有所增加。通过双歧杆菌治疗，760 个基因被上调，包括细胞因子-细胞因子受体相互作用、CD8$^+$T 细胞活化和共刺激、树突状细胞成熟、抗原处理和交叉表达等。有研究报道了用脆弱拟杆菌（*Bacteroides fragilis*）喂饲无菌小鼠，诱导肿瘤引流淋巴结的 Th1 免疫反应，促进瘤内树突状细胞的成熟，这是由于细菌和肿瘤表位的交叉反应，导致无菌肿瘤携带者对 CTLA-4 抗体治疗反应的恢复。抗体治疗，如通过与 CTLA-4 结合，可以防止 CD8$^+$T 细胞失活。总而言之，随着科学家研究的深入，益生菌对免疫系统的有益作用不断显现。正如现有研究所发现的，某些菌株有能力刺激抗肿瘤反应，或只是刺激免疫系统显示较低的耐受性，从而促进更高的反应活性乃至肿瘤的灭除。未来的目标是找到最佳的益生菌鸡尾酒，可能有一天完全取代传统疗法，从而获得同等的甚至更好的效果，这是癌症治疗的最大问题之一。

肠道微生物群及其组成对消化和整体健康的重要性早已得到认可。最近，肺微生物群的存在及其在健康和疾病中的作用受到了关注。肺和肠道菌群通过与环境的相互作用不断地重新种植，调节我们局部和全身的免疫反应。它们不仅仅是两个截然不同的微生物群，现在看来，更是两个可以相互对话的微生物群。这些发现改变了先前关于气道无菌和两个器官之间存在屏障的观点，因为它们被认为有距离或功能上的差异。肠道微生物群通过其免疫表位或产物提供刺激信号，直接增强肠道屏障。同样，它刺激 T 细胞和 B 细胞的启动和成熟，确保通过抗体改善微生物的清除和黏膜的保护。这种作用不仅保留在肠道系统，而且通过淋巴和血液循环向其他黏膜表面扩散，影响远处器官组织的免疫应答。因此，即使抗原在肠道中被引入，在肺中也能引发免疫反应，尽管之前肺部没有直接接触过抗原，反之亦然。穿过第一免疫屏障的细菌及其产物也通过淋巴系统和血液到达远处，并在那里调节免疫反应。免疫系统和微生物抗原首次相遇的部位也很重要，因为它影响其反应活性和这些细胞向其他组织的迁移。应用益生菌制剂针对特定的微生物群是恢复健康微生物组成的好方法。这种方法可以增加肠道屏障功能，刺激免疫系统。天然微生物的支持在与化疗有效性或微生物替代中的相关性已经被证明。未来,在这一新研究领域必定会有进一步的发现,包括进一步了解肠-肺轴的复杂性,但也会逐步解析出其潜在的原理。这将为基于生物体自然行为的新疗法打开思路,并以此促进寿命的延长、治疗副作用的减少乃至其对疾病本身的影响。

(周 健)

参 考 文 献

［1］ Belkaid Y, Hand TW. Role of the microbiota in immunity and inflammation. Cell, 2014, 157(1): 121-141.

［2］ Schuijt TJ, Lankelma JM, Scicluna BP, et al. The gut microbiota plays a protective role in the host defence against pneumococcal pneumonia. Gut, 2016, 65(4): 575-583.

［3］ Wang H, Liu JS, Peng SH, et al. Gut-lung crosstalk in pulmonary involvement with inflammatory bowel diseases. World J Gastroenterol. 2013, 19(40): 6794-6804.

［4］ Garcia-Nuñez M, Millares L, Pomares X, et al. Severity related changes of bronchial microbiome in chronic obstructive pulmonary disease. J Clin Microbiol. 2014, 52(12): 4217-4223.

［5］ Yan X, Yang M, Liu J, et al. Discovery and validation of potential bacterial biomarkers for lung cancer. Am J Cancer Res, 2015, 5: 3111-3122.

［6］ Singh N, Gurav A, Sivaprakasam S, et al. Activation of Gpr109a, receptor for niacin and the commensal metabolite butyrate, suppresses colonic inflammation and carcinogenesis. Immunity, 2014, 40(1): 128-139.

［7］ Furusawa Y, Obata Y, Fukuda S, et al. Commensal microbe derived butyrate induces the differentiation of colonic regulatory T cells. Nature, 2013, 504(7480): 446-450.

［8］ Allen C, Tekippe EM, Woodford RMT, et al. The NLRP3 inflammasome functions as a negative regulator of tumorigenesis during colitis-associated cancer. J Exp Med, 2010, 207(5): 1045-1056.

［9］ Dickson RP, Erb-Downward JR, and Huffnagle GB. Towards an ecology of the lung: New conceptual models of pulmonary microbiology and pneumonia pathogenesis. Lancet Respir Med, 2014, 2(3): 238-246.

［10］ Dickson RP, Martinez FJ, and Huffnagle GB. The role of the microbiome in exacerbations of chronic lung diseases. Lancet, 2014, 384(9944): 691-702.

［11］ Budden KF, Gellatly SL, Wood DLA, et al. Emerging pathogenic links between microbiota and the gut-lung axis. Nat Rev Microbiol, 2017, 15(1): 55-63.

［12］ Trompette A, Gollwitzer ES, Yadava K, et al. Gut microbiota metabolism of dietary fiber influences allergic airway disease and hematopoiesis. Nat Med, 2014, 20(2): 159-166.

［13］ Chen DS, Mellman I. Oncology meets immunology: the cancer-immunity cycle. Immunity, 2013, 39(1): 1-10.

［14］ Viaud S, Saccheri F, G Mignot, et al. The intestinal microbiota modulates the anticancer immune effects of cyclophosphamide. Science, 2013, 342(6161): 971-976.

［15］ Sivan A, Corrales L, Hubert N. Commensal Bifidobacterium promotes antitumor immunity and facilitates anti-PD-L1 efficacy. Science, 2015, 350: 1084-1089.

［16］ Vétizou M, Pitt JM, Daillère R, et al. Anticancer immunotherapy by CTLA-4 blockade relies on the gut microbiota. Science, 2015, 350(6264): 1079-1084.

［17］ Daillère R, Vétizou M, Waldschmitt N, et al. Enterococcus hirae and Barnesiella intestinihominis facilitate cyclophosphamide-induced therapeutic immunomodulatory effects. Immunity, 2016, 45(4): 931-943.

第二十章

肠道微生态与肺部感染

据世界卫生组织(WHO)2014 年数据,世界范围内每年有 3.2 亿人死于流感、肺炎等呼吸道感染性疾病。肠道菌群微生态是机体内环境稳定的重要保障因素,近年来研究发现,肠道菌群在调节机体免疫中发挥了重要的作用,而肠道和肺是具有较大黏膜表面的器官,在这些黏膜中富含免疫球蛋白 A(IgA),其可以保护机体免于感染。胃肠道菌群和肺部防御之间的关系和调节机制及如何交互促进越来越受关注。

一、肺炎患者肠道微生态

为揭示肺炎患者的肠道菌群谱,国内一研究团队分析支气管肺炎婴儿患者腹泻前后肠道菌群,此研究对 20 例支气管肺炎婴儿患者腹泻前后的粪便标本作定量培养,计算每克粪便中需氧菌、厌氧菌及酵母菌的含量,取其对数值进行分析。研究发现厌氧菌总数腹泻后较腹泻前明显减少,水样便需氧菌总数较腹泻前明显减少,酵母菌总数明显增加。幼儿在肺炎继发腹泻时粪菌中的革兰氏阳性(G^+)球菌数量明显增加,革兰氏阴性(G^-)杆菌数量发生显著降低。但在大部分情况下,在未使用抗生素治疗前,或者患者饮食未受到严重影响情况下,轻症肺炎时体内的肠道菌群无明显变化。

二、抗生素治疗对肠道菌群代谢功能的改变

呼吸道与肠道之间的免疫和微生物关联十分密切。研究表明,进入小鼠鼻腔的液体、颗粒甚至微生物在短时间内可以在胃肠道发现,如 $2.5\mu m$ 大小的细菌进入鼻腔后很快可以在胃肠道检测到。因此胃肠道也将暴露于任何可进入呼吸系统的病原体或抗原。这也表明,消化道的黏膜免疫系统可以作为呼吸系统外来抗原和微生物初始传感器。因此如果肠道免疫调节或菌群稳态受损可能对呼吸系统免疫反应产生较大影响。

抗生素对微生物病原体的抑制和消除是医学治疗中一种常用的方法。然而,最近的研究强调了由于抗菌剂的应用所引起的肠道微生物种群的变化。抗生素治疗后婴儿粪便微生物群落分析显示,细菌总密度急剧下降,种群组成发生了变化。人类相关微生物群的这些变化通常是暂时的,但如果使用抗生素后这种状态将长期存在于婴儿粪便中。最近,研究发现 A 组抗结核药物可导致人体微生物群组成破坏,尽管治疗后肠道微生物种群表现出恢复能力,但其恢复能力与正常状态下治疗前的微生物组丰度和多样性有关。在口服环丙沙星治疗结束 6 个月后,一些微生物类群仍处于枯竭状态。动物模型研究开始被用于深入了解这些干扰对微生物种群的功能影响。例如,对大鼠幼崽的微阵列研究表明,阿莫西林诱导的微生物种群的变化包括乳杆菌属的缺失;这些变化与近三分之一发育调节基因的表达显著变化有关。最近的代谢组学研究表明,万古霉素对革兰氏阳性细菌的消耗破坏了小鼠的碳水化合物发酵;这些变化导致粪便中未发酵的低聚糖数量增加,短链脂肪酸浓度降低。因此,胃肠道微生物群落组成的显著变化可导致宿主代谢组的重要功能差异。

三、抗生素治疗对肠道菌群多样性和丰度的改变

抗生素到达胃肠道后,需要考虑抗生素的在肠道内的吸收。肠道吸收取决于几个因素,包括肠道黏膜结构的完整性、具体的转运机制及抗生素的特性。易被吸收的抗生素会导致肠道内最终浓度降低,从而减

少暴露在微生物群对微生物群的影响。例如,口服甲硝唑几乎完全被小肠吸收,因此甲硝唑的肠道浓度显著降低。相反,口服时,如果抗生素吸收不良,如万古霉素,在整个胃肠道内保持高浓度,对胃肠道菌群的影响则比较大;同理,万古霉素和氨苄西林都具有更广抗菌谱,并且比甲硝唑的吸收更差,这可以解释为什么两者都会对肠道微生物群造成较大的影响。抗生素的给药途径、排泄机制对肠道微生物群同样具有深远的影响,最近一项比较两种药物口服和非口服给药的研究证实了这一点;静脉注射氨苄西林(主要经肾脏排泄,肠道内暴露少),然后对肠道微生物进行耐药基因检测未检测到耐药基因形成;反而,使用四环素口服组则检测到了耐药基因。另外,到达肠道后,抗生素对微生物的影响取决于其抗菌谱的抗菌针对性,例如,甲硝唑和克林霉素都有治疗厌氧菌的特性,并且容易在小肠中被吸收,但克林霉素可以同时杀灭革兰氏阳性细菌。更广泛的抗菌谱可以解释克林霉素在长期减少微生物多样性方面的更显著结果。纽约大学医学院的一项研究表明,对 21 名正常人口服 9 周万古霉素后发现肠道菌群微生物群多样性和丰度发生改变,停药后菌群开始逐渐丰富。长期口服万古霉素 20 周后,肠道微生物菌群的多样性和丰度出现更明显的降低,且停药后未能恢复到服药前水平,尤其对肠道内厚壁菌门、瘤胃球菌数量明显降低,而肺炎克雷伯菌及大肠埃希菌数量却明显增加。万古霉素治疗后微生物群的变化可增强病原体的肠道定植及随后的感染。对小鼠长期给予环丙沙星和林可霉素,也发现了类似的现象。在链霉素和万古霉素干扰微生物群后,动物对侵袭性沙门菌病的易感性增加。此外,抗生素治疗儿童感染肠出血性大肠埃希菌(O157∶H7)可增加溶血性尿毒症综合征的风险。因此,抗生素对人体微生物群的改变会增加对肠道对病原体的易感性。

四、抗生素治疗导致的菌群失调对肺部感染免疫的影响

在流感模型中,与非抗生素治疗的小鼠相比,抗生素治疗的小鼠体重减轻更多、死亡率更高。这归因于 I 型干扰素相关的基因在使用抗生素组中表达降低,表明微生物在表观遗传修饰的巨噬细胞和树突状细胞具有调节抗病毒免疫功能。此外,肠道菌群失调小鼠已被证明更容易感染肺炎克雷伯菌,这种增加的易感性可以通过 Toll 样受体激活来逆转,这表明微生物刺激设定了先天免疫反应的基调,与"后天训练"的免疫反应相一致。在肺部急性真菌感染期间,发现含有抗生素的饮用水会降低肺 Th17 细胞的积聚,而这与肠道分节丝状菌(SFB)定植的减少有关。在肺部金黄色葡萄球菌感染期间,支气管肺泡灌洗液中 IL-22 的分泌增加,发现这与肠道定植 SFB 的定植相关。此外,在肺炎球菌肺炎的小鼠模型中,多样化的肠道微生物群被证明可以降低死亡率。在此研究中,与对照小鼠相比,抗生素治疗的小鼠肺和血液中的肺炎球菌负荷增加,并且 TNF 和 IL-10 水平降低。经抗生素治疗过的小鼠的肺泡灌洗液中的巨噬细胞对 Toll 样受体配体的反应性低,并且吞噬肺炎链球菌的能力也降低。因此,稳态下的肠道微生物群对于肺炎模型小鼠中的正常巨噬细胞功能是必需的。

(申长兴　王昌惠)

参 考 文 献

[1] Linden D,Guo-Parke H,Coyle PV,et al. Respiratory viral infection:a potential "missing link" in the pathogenesis of COPD. Eur Respir Rev,2019,28(151):180063.

[2] José RJ,Periselneris JN,Brown JS. Community-acquired pneumonia. Curr Opin Pulm Med,2015,21(3):212-218.

[3] Shahi SK,Freedman SN,Mangalam AK. Gut microbiome in multiple sclerosis:The players involved and the roles they play. Gut Microbes,2017,8(6):607-615.

[4] Qin J,Li R,Raes J,et al. A human gut microbial gene catalogue established by metagenomic sequencing. Nature,2010,464(7285):59-65.

[5] Zhang J,Guo Z,Xue Z,et al. A phylo-functional core of gut microbiota in healthy young Chinese cohorts across lifestyles,geography and ethnicities. ISME J,2015,9(9):1979-1990.

[6] Milani C,Duranti S,Bottacini F,et al. The first microbial colonizers of the human gut:Composition,activities,and health implications of the infant gut microbiota. Microbiol Mol Biol Rev,2017,81(4):e00036-17.

[7] Geva-Zatorsky N,Sefik E,Kua L,et al. Mining the human gut microbiota for immunomodulatory organisms. Cell,2017,168(5):

928-943. e11.

［8］ Rigoni R,Fontana E,Guglielmetti S,et al. Intestinal microbiota sustains inflammation and autoimmunity induced by hypomorphic RAG defects. J Exp Med,2016,213(3):355-375.

［9］ Shu SA,Yuen AWT,Woo E,et al. microbiota and food allergy. Clin Rev Allergy Immunol,2019,57(1):83-97.

［10］ Morrison DJ,Preston T. Formation of short chain fatty acids by the gut microbiota and their impact on human metabolism. Gut Microbes,2016,7(3):189-200.

［11］ Schwarz A,Bruhs A,Schwarz T. The short-chain fatty acid sodium butyrate functions as a regulator of the skin immune system. J Invest Dermatol,2017,137(4):855-864.

［12］ Hiippala K,Jouhten H,Ronkainen A,et al. The potential of gut commensals in reinforcing intestinal barrier function and alleviating inflammation. Nutrients,2018,10(8):988.

［13］ Nyangahu DD,Lennard KS,Brown BP,et al. Disruption of maternal gut microbiota during gestation alters offspring microbiota and immunity. Microbiome,2018,6(1):124.

［14］ Hempel S,Newberry SJ,Maher AR,et al. Probiotics for the prevention and treatment of antibiotic-associated diarrhea:A systematic review and meta-analysis. JAMA,2012,307(18):1959-1969.

［15］ Suez J,Zmora N,Zilberman-Schapira G,et al. Post-antibiotic gut mucosal microbiome reconstitution is impaired by probiotics and improved by autologous FMT. Cell,2018,174(6):1406-1423.

［16］ Harris VC,Haak BW,Handley SA,et al. effect of antibiotic-mediated microbiome modulation on rotavirus vaccine immunogenicity:A human,randomized-control proof-of-concept trial. Cell Host Microbe,2018,24(2):197-207.

第二十一章

肠道微生态与高血压

第一节　高血压患者肠道微生态特征

高血压(hypertension,HTN)已成为全球公共卫生关注的主要慢性病问题之一,是心血管、脑血管和肾脏疾病的主要危险因素。尽管全世界在高血压的知晓率和控制达标率上逐年升高,但根据美国心脏病学的流行病学调查数据显示仍有约30%的患者属于难治性高血压。高血压的病因非常复杂,多数流行病学研究认为其取决于遗传因素和环境因素的相互作用。依据高血压的血流动力学说,高血压被认为是外周血管的阻力相对值或者绝对值增高的一种全身性慢性疾病。然而,这样的说法不完全正确,高血压作为一种复杂的全身性疾病,是受多种因素的影响。人体在受外界环境影响的同时,如果把人体看为一个整体,是否也受体内各种微生物群落的影响。

肠道菌群是人体内数目最大的微生物群,人体肠道菌群种类多样(1 000~3 500 种),数量庞大(3.9×10^{13} 左右),基因数量约为人类基因规模的 100 倍。近年来,越来越多的研究者发现肠道微生物群与多种疾病有关,如肥胖、糖尿病、消化系统疾病和癌症。肠道微生物群和宿主之间时刻发生着数量巨大的物质能量交换和信号转导,影响机体的正常生理代谢和病理生理过程。最新研究也表明肠道微生物群与心血管疾病之间存在一定联系。

第二节　肠道菌群对高血压的作用机制

肠道微生态菌群的组成和功能受到与心血管疾病风险增加相关的环境因素的影响,包括衰老、肥胖、久坐的生活方式和饮食模式。在同一个体的动脉粥样硬化病变和肠道中发现了不同种类细菌的 DNA,这表明肠道微生物可能是动脉粥样硬化斑块中细菌的潜在来源,因此可能参与了冠心病的发病机制。进一步,Jie 等发现了肠道菌群结构变化与动脉粥样硬化性心脏病(coronary atherosclerotic heart disease,CHD)之间的相关性。他们发现 CHD 患者的肠道微生物组分(包括肠杆菌科和链球菌属)高于健康对照组。Karlsson 等利用鸟枪法对肠道菌群总基因组进行测序,揭示有症状的动脉粥样硬化患者的肠道微生物群落组成与健康对照组存在不同。患者的柯林斯菌属(*Collinsella*)数量增加,而性别和年龄匹配的对照组的真杆菌(*Eubacterium*)和罗氏菌属(*Roseburia*)数量增加。同样其他研究也证实肠道微生物群在动脉粥样硬化形成中的作用。

另外,动物水平的研究也揭示肠道微生态改变对动脉粥样硬化发展的影响及机制。Chan 等通过给 ApoE$^{-/-}$ 小鼠喂食 12 周的高脂饮食,并补充鼠李糖乳杆菌 GG(*Lactobacillus rhamnosus* GG,LGG)或替米沙坦,建立了动脉粥样硬化模型。两种干预方式都改变了肠道微生物菌群的比例,并显著减轻动脉粥样硬化斑块的大小。此外,其他五种菌群(真杆菌、厌氧菌、玫瑰囊菌、示波螺菌和脱卤菌)已被证明能有效预防动脉粥样硬化。值得一提的是,肠道菌群代谢产物氧化三甲胺(TMAO)作为心血管事件的主要影响因素,已引起广泛关注。三甲胺(TMA)是由于饮食改变而致肠道微生物菌群结构发生变化,通过一系列微生物酶(主要是三甲胺裂解酶)代谢胆碱、磷脂酰胆碱、左旋肉碱(*L*-肉碱)和甜菜碱而产生的。然后 TMA 通过门静脉循环进入肝脏,并被肝黄素单加氧酶氧化为 TMAO。Li 等研究发现,急性冠脉综合征的血清 TMAO

水平是短期(30 天和 6 个月)和长期(7 年)主要不良心脏事件的独立预测因子。

第三节　以肠道微生态为靶点的高血压防病机制

有研究表明,与普通小鼠相比,肠道细菌完全缺失的无细菌(germ free)小鼠的血压相对较低。随着对肠道菌群理解的逐渐深入,越来越多研究表明,在动物模型中,肠道微生物群与血压控制之间存在直接联系,可能是通过引起肠道病理改变,其代谢产物直接参与了血压的调控。

在四大类肠道菌群当中,同样是厚壁菌门与拟杆菌的比值(F/B)在高血压状态中变化最为明显。通过对自发性高血压 Wistar 背景大鼠(spontaneously hypertensive rats,SHR)的肠道微生物菌群研究发现,其体内 F/B 是正常血压对照组大鼠的 5 倍。再对肠道微生态影响高血压的机制进一步探讨,我们发现主要通过肠道微生态代谢产物、神经体液调节和免疫调控来完成反馈。

肠道微生物群产生的乙酸盐和丙酸盐通过嗅觉受体 78(olfactory receptor 78,Olfr78)受体诱导肾素释放起升高血压作用。而 GPR41 受体对丙酸盐响应实现降低血压作用,SCFA 对于血压的调控作用正是通过 Olfr78 和 GPR41 这对血压缓冲系统来实现。高血压动物模型中观察到产乙酸盐、丙酸盐、丁酸盐和乳酸盐的菌的丰度发生变化。另外,Huc 等研究表明血浆 TMAO 的适度增加不会对循环系统产生负面影响。相反,饮食中 TMAO 的增加似乎可以减少压力超负荷心脏的舒张功能障碍。

肠道微生物调控的神经递质包括 1-氨基丁酸、多巴胺和 5-羟色胺,肠道菌群代谢产物色氨酸通过血脑屏障在中枢神经系统中生成 5-羟色胺,从而影响中枢系统神经功能,且肠道微生物群及其代谢产物是肠嗜铬细胞产生 5-羟色胺的有效刺激物。肠神经系统和自主神经系统通过神经递质 5-羟色胺通信协同控制肠道运动。自主神经系统整合来自外周和中心部位的肠神经系统和肠道菌群代谢物的输入,以改变自主系统活动和血压。

肠道是体内最大的免疫器官,其内表面有一个复杂的黏膜免疫系统,肠道菌群通过免疫系统和炎症反应调控血压。肠道炎症引发高血压,如高盐饮食或血管紧张素 Ⅱ 诱导造血干细胞分化成 Th17 淋巴细胞,释放细胞因子白细胞介素,诱导内皮功能障碍,进而导致血压升高。同样,动物高血压模型中观察到多种促炎症细胞因子数增多。如白三烯 B4、CC 趋化因子配体 2、高迁移率族蛋白 1(HMGB1)、TNF-α、IL-1β 和 IL-6。肠道生态失调与肠道炎症有关,肠道细菌通过内毒素促进炎症。

总之,肠道菌群及其代谢产物影响高血压的机制尚不完全清楚,相关基础和临床研究有待进一步开展。未来将进行更多的实验来研究肠道微生物群与高血压之间的关系。今后的研究方向将集中在探讨与高血压发生发展直接相关的肠道细菌。而一些新型肠道微生态制剂可以通过改善肠道菌群改善高血压患者的长期血压达标率,减少不良心脑血管事件发生率。

(徐亚伟)

参 考 文 献

[1] Mentz RJ,O'Connor CM,Granger BB,et al. Palliative care and hospital readmissions in patients with advanced heart failure:Insights from the PAL-HF trial. Am Heart J,2018,204:202-204.

[2] He FJ,Li J,Macgregor GA,Effect of longer-term modest salt reduction on blood pressure. Cochrane Database Syst Rev,2013,CD004937.

[3] Kato N,Takeuchi F,Tabara Y,et al. Meta-analysis of genome-wide association studies identifies common variants associated with blood pressure variation in east Asians. Nat Genet,2011,43:531-538.

[4] Fuchs FD,Chambless LE,Whelton PK,et al. Alcohol consumption and the incidence of hypertension:The Atherosclerosis Risk in Communities Study. Hypertension,2001,37:1242-1250.

[5] Yang Q,Lin SL,Kwok MK,et al. The roles of 27 genera of human gut microbiota in ischemic heart disease,type 2 diabetes mellitus,and their risk factors:A mendelian randomization study. Am J Epidemiol,2018,187:1916-1922.

[6] Dart A. Gut microbiota bile acid metabolism controls cancer immunosurveillance. Nat Rev Microbiol,2018,16:453.

[7] Qin J,Li R,Raes J,et al. A human gut microbial gene catalogue established by metagenomic sequencing. Nature,2010,464:59-65.

[8] Sharma V,Rodionov DA,Leyn SA,et al. B-vitamin sharing promotes stability of gut microbial communities. Front Microbiol,2019,10:1485.

[9] Battson ML,Lee DM,Weir TL,et al. The gut microbiota as a novel regulator of cardiovascular function and disease. J Nutr Biochem,2018,56:1-15.

[10] Ott SJ,Mokhtari NE El,Musfeldt M,et al. Detection of diverse bacterial signatures in atherosclerotic lesions of patients with coronary heart disease. Circulation,2006,113:929-937.

[11] Jie Z,Xia H,Zhong SL,et al. The gut microbiome in atherosclerotic cardiovascular disease. Nat Commun,2017,8:845.

[12] Karlsson FH,Fak F,Nookaew I,et al. Symptomatic atherosclerosis is associated with an altered gut metagenome. Nat Commun,2012,3:1245.

[13] Santisteban MM,Kim S,Pepine CJ,et al. Brain-gut-bone marrow axis:Implications for hypertension and related therapeutics. Circ Res,2016,118:1327-1336.

[14] Iraporda C,Errea A,Romanin DE,et al. Lactate and short chain fatty acids produced by microbial fermentation downregulate proinflammatory responses in intestinal epithelial cells and myeloid cells. Immunobiology,2015,220:1161-1169.

[15] Bennett BJ,de Aguiar Vallim TQ,Wang Z,et al. Trimethylamine-N-oxide,a metabolite associated with atherosclerosis,exhibits complex genetic and dietary regulation. Cell Metab,2013,17:49-60.

[16] Wang Z,Klipfell E,Bennett BJ,et al. Gut flora metabolism of phosphatidylcholine promotes cardiovascular disease. Nature,2011,472:57-63.

[17] Li XS,Obeid S,Klingenberg R,et al. Gut microbiota-dependent trimethylamine N-oxide in acute coronary syndromes:a prognostic marker for incident cardiovascular events beyond traditional risk factors. Eur Heart J,2017,38:814-824.

[18] Yu Y,Liu Q,Li H,et al. Alterations of the gut microbiome associated with the treatment of hyperuricaemia in male rats. Front Microbiol,2018,9:2233.

[19] Kim S,Goel R,Kumar A,et al. Imbalance of gut microbiome and intestinal epithelial barrier dysfunction in patients with high blood pressure. Clin Sci (Lond),2018,132:701-718.

[20] Santisteban MM,Qi Y,Zubcevic J,et al. Hypertension-linked pathophysiological alterations in the gut. Circ Res,2017,120:312-323.

[21] Miyamoto J,Kasubuchi M,Nakajima A,et al. The role of short-chain fatty acid on blood pressure regulation. Curr Opin Nephrol Hypertens,2016,25:379-383.

[22] Huc T,Drapala A,Gawrys M,et al. Chronic,low-dose TMAO treatment reduces diastolic dysfunction and heart fibrosis in hypertensive rats. Am J Physiol Heart Circ Physiol,2018,315:H1805-H1820.

第二十二章

肠道微生态与冠心病

肠道菌群与冠心病的研究，主要集中在三个方面，肠道菌群的代谢产物氧化三甲胺与心血管疾病的相关性、肠道菌群的结构特征分析及干预肠道菌群的结构对冠心病预后的影响。

第一节　冠心病患者肠道微生态特征

冠状动脉粥样硬化性心脏病(coronoary atherosclerotic heart disease,简称冠心病)指冠状动脉粥样硬化引起管腔狭窄或闭塞导致的心肌缺血缺氧性心脏病,它和冠状动脉功能性病变一起统称为冠状动脉性心脏病(coronary heart disease,CHD),是威胁人类健康的主要疾病之一。而在冠状动脉粥样硬化狭窄基础上,某些诱因使冠状动脉粥样斑块破裂,血小板在破裂的斑块表面聚集形成血块阻塞冠状动脉管腔,导致心肌缺血坏死,诱发急性心肌梗死形成。在急性心肌梗死后会出现心源性休克、恶性心律失常、室间隔穿孔等严重并发症,影响心肌梗死患者后期的生活质量,重则危及生命。目前我国有1 100万冠心病患者,而且心血管疾病死亡率位居首位,高于肿瘤及其他疾病。从居民死亡病因构成比来看,心血管疾病依然位居第一,占40%以上。

当前,使用抗血小板药物及他汀类药物,来预防血小板聚集、降低血脂、稳定冠脉粥样斑块,是治疗该疾病的主要手段之一。且随着急诊胸痛中心的建立,心肌梗死患者纠正绿色通道的完善,急诊血运重建救治水平的提升,冠心病急性事件的抢救成功率明显提高。但是近年来,心血管疾病的发病率和死亡率却仍在逐年上升,这些数据警示我们,仅控制已知的危险因素和提高冠脉血运重建的水平对于冠心病的预防和救治是远远不够的。基于当前的医疗需求,关于可能导致冠心病的新的传导通路和代谢机制需要不断地被发现。目前,已有研究证实,冠心病患者肠道内微生态与健康者存在一定不同,且肠道菌群可能参与机体冠心病进展相关的代谢和免疫通路。

对于健康成年人群而言,肠道菌群结构受到了机体严格的控制处在相对稳定的状态,比如:由于肠道屏障的作用,限制了肠道细菌和有毒介质从肠道逃逸,从而避免了由于菌群紊乱、细菌及其代谢产物进入血液循环导致的不必要的全身炎症反应。

由于肠道内许多细菌无法体外培养,无法直接培养出所有细菌的种类,但介于基因测序技术的出现给研究人员带来了新的方法。目前的研究指出,人体肠道菌群种类多样(已知超过1 000种),数量庞大(4×10^{13}左右),基因数量约为人类基因规模的100倍。肠道内菌群多数归属于厚壁菌门和拟杆菌门,少数归属于放线菌门、变形菌门、梭杆菌门和疣微菌门。可以确定的是,有益菌占多数,有害菌占少数,二者动态平衡维持机体健康状态。有益菌在肠道内成为优势菌群,当机体处于某些疾病状态时,肠道菌群内稳态出现变化,有益菌减少,有害菌增多,肠道菌群失调又进一步加重疾病状态,形成恶性循环。

与健康人群相比,冠心病患者组柯林斯菌属增多,罗氏菌属和优杆菌属降低;采用宏基因组技术行进一步分析,结果提示,患者体内的双歧杆菌、乳酸菌和拟杆菌明显减少,但肠杆菌、肠球菌和梭形杆菌显著增加。

无独有偶,在ST段抬高的心肌梗死患者的血液微生物群中,我们检测到乳酸菌、拟杆菌和链球菌,它们可能来自肠道菌群的移位。细菌异位产物脂多糖(LPS)、D-乳酸(D-lactate)通过动员骨髓和脾脏的单核细胞系统,导致 CD14$^+$和 CD16$^+$单核细胞增多引发炎症反应来进一步诱导未来心血管事件的发生。

总而言之,体循环中肠道微生物的易位可以造成急性心肌梗死后的全身炎症反应,低灌注导致的肠黏膜损伤是肠道通透性升高和菌群易位的主要原因,而抑制肠道微生物易位,显著减轻梗死后心肌细胞损伤,可能成为治疗的新方向。

第二节　冠心病与菌群代谢产物氧化三甲胺

除了肠道菌群异位产生脂多糖来诱发全身炎症反应外,肠道微生物群也可以通过其生物活性代谢物产生对机体的影响。细菌发酵可以释放多种产物,如 SCFA、胆汁酸(bile acid)、尿毒症毒素等。其中不乏对心血管系统产生影响的活性代谢产物。引起科学家和临床医生注意的一个代谢物是胆碱代谢物氧化三甲胺(trimethylamine oxid,TMAO)(图 22-1),它可经多种途径对心血管系统造成有害影响。

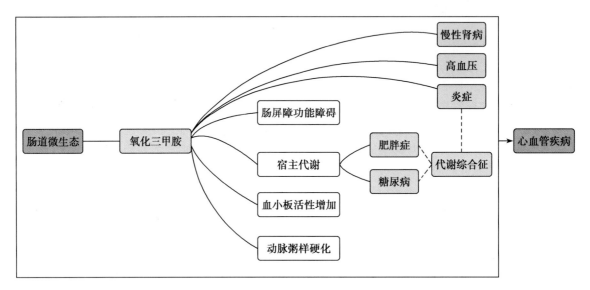

图 22-1　TMAO 对心脏代谢紊乱的可能致病机制

一、氧化三甲胺

氧化三甲胺是一种小分子有机化合物,是一种无色针状晶体,一般以二水合物的形式出现。TMAO 具有很多重要的生物学特性,在稳定蛋白质结构、渗透调节、抗离子不稳定性、抗水压和理化因素的影响等方面具有重要的生理生化功能。

早期研究发现,TMAO 是一种天然存在于海洋鱼类中的渗透物,通过改变细胞化学环境来稳定蛋白质的结构,从而削弱尿素对蛋白质的变性作用,以利于细胞在不利环境中存活。TMAO 作为一种天然、安全的饲料添加剂,可促进肌肉组织生长,广泛使用于鱼、禽等畜牧业养殖,也是鱼类体内自然存在的内源性物质,是鱼类新鲜度的生化指标。

二、人体中的氧化三甲胺

人体中也存在 TMAO,鸡蛋、乳制品、咸水鱼及红肉是人体内的 TMAO 潜在来源。肠道菌群可借由其专有的三甲胺裂解酶将食物来源的卵磷脂、胆碱和 L-肉碱裂解产生三甲胺(TMA),TMA 经门脉系统进入肝脏后被黄素单加氧酶(flavin monooxygenase,FMO)家族氧化形成 TMAO,最终由肾脏、汗液和呼吸排出体外。人体的 TMAO 水平个体差异较大,与遗传、饮食习惯、肝脏 FMO 含量、人体肠道菌群类别等因素相关,其中 FMO 含量起主要的调控作用。不同 TMAO 水平个体肠道菌群的整体组成无明显差别,但个别菌属与 TMAO 水平有关,普雷沃菌属多的肠道菌群要比拟杆菌属多的肠道菌群生成的 TMAO 量高,厌氧球菌、梭菌、生孢梭菌、埃希菌、变形杆菌、马氏志贺菌等通过调节胆碱消耗和 TMA 积累也可以影响人体内 TMAO 的水平。

三、氧化三甲胺对心血管的影响机制

1. 促进动脉粥样硬化　研究发现，TMAO 可通过抑制小鼠胆固醇的逆向转运，使肝脏中胆汁酸池缩小，从而导致胆固醇外排受阻并堆积于细胞内，促进动脉粥样硬化的形成。TMAO 可以抑制白细胞分化抗原 36(CD36)的上调，促进泡沫细胞的形成，造成细胞内胆固醇堆积，增加血管内斑块的形成，同时导致氧化低密度脂蛋白(ox-LDL)摄入过多而促进动脉粥样硬化的发展。TMAO 可以激活 NOD 样受体蛋白 3(NLRP3)炎症小体，并通过上调 IL-1β 和 IL-18 导致炎症和内皮障碍，促进动脉硬化的发展进程。

2. 促进血栓形成　TMAO 可作为细胞外信号，浓度依赖性地激活血小板内的肌醇三磷酸(IP3)，IP3 通过刺激血小板内钙库释放 Ca^{2+}，激活血小板从而导致血小板高反应性，促进动脉粥样硬化后期血栓形成，导致急性心肌梗死和脑卒中的形成。TMAO 亦可通过提高血小板的聚集反应，在动脉壁受损时加速血栓的形成，在冠状动脉损伤时，过多的血小板聚集可能诱发急性心肌梗死。

3. 在心力衰竭中的作用　心力衰竭(heart failure，HF)是各种心脏结构或功能性疾病导致心室充盈和/或射血能力受损而引起的一组综合征，心排量不能满足机体代谢需要，器官、组织血液灌注不足，出现肺循环和/或体循环瘀血，是冠心病患者死亡的主要危险因素。富含胆碱和三甲胺的食物在肠道菌群及肝脏的作用下生成的代谢产物 TMAO 在心衰中也发挥重要作用。

除了前面所述的促进动脉粥样硬化的形成可以加速心衰进程之外，TMAO 还可以延长血管紧张素的效应，促使心室重构、左心泵血功能下降、心肌间质细胞和血管周围纤维化，心功能下降。

4. TMAO 的临床意义　越来越多的证据表明，血浆 TMAO 浓度升高可能是人类心血管疾病危险增加的新标志物，是预测罹患心血管疾病及心血管不良事件的新标志物。最近的荟萃分析表明，血浆 TMAO 水平升高与全因死亡率增加有关[风险比(HR):1.91;95% 置信区间:1.40~2.61]，甚至在校正了传统心血管危险因素和慢性肾脏疾病后这种关系仍存在，血浆 TMAO 水平越高患心血管疾病的风险越高。如果能够对肠道内微生物进行干预，降低血浆 TMAO 水平或可预防动脉硬化，降低不良心血管疾病的风险。研究也发现，在 TMAO 水平较高的患者中，心血管不良事件发生的相对风险均大幅增加[相对危险度(RR)增加62%]，TMAO 水平可以作为主要不良心血管事件的独立预测因子，且不受过去心血管病史和糖尿病的影响。

第三节　冠心病危险因素与肠道微生态

冠心病的危险因素有很多，我们可将其分为两部分，一部分是先天性因素，如性别、年龄、遗传因素；另一部分就是环境及后天因素，如高脂血症、高血压、糖尿病、肥胖、吸烟等。这些危险因素内部之间，或者与冠心病之间，存在着密不可分的关联，相互影响。

一、高血压

高血压是一种复杂的多因素疾病，受遗传易感性和环境因素共同影响，是心血管病最常见的危险因素。有研究指出，在自发性高血压患者和大鼠中都观察到厚壁菌门与拟杆菌门比值失衡，以及产生丁酸盐和乙酸盐的细菌数量减少，而丁酸盐产生菌较多的超重和肥胖妇女血压读数通常较低。在使用四环素类抗生素后，实验动物的平均血压显著降低，厚壁菌门与拟杆菌门比值也显著降低。由此，我们推测，肠道微生物可能对血压控制有影响。除了肠道微生物能影响血压的控制以外，进一步的研究发现，肠道菌群的产物亦能对血压产生影响。其可能的机制如下：具有高发酵活性的细菌产生更多的短链脂肪酸(SCFA)，其中最重要的就是丙酸盐。它们通过结肠进入血液，通过与特殊的受体结合发挥调节血压的作用。Olfr78 和 GPR41 是丙酸盐的特殊受体，在血管平滑肌中表达，当丙酸盐与 Olfr78 结合后，能刺激肾素分泌，引起血压升高；而丙酸盐与 GPR41 结合会导致血压的降低。这些数据表明肠道菌群失调和高血压之间存在关

联,奠定了肠道微生物群作为血压调节因子的作用。

二、肥胖

研究发现,随着体重指数(BMI)平均值的升高,肠道内大肠埃希菌,乳杆菌和双歧杆菌数量呈下降趋势,尤其以大肠埃希菌和乳杆菌下调最为明显。这种肠道微生物群组成的改变,导致肠道微生物群代谢产物的改变,引起次级胆汁酸、短链脂肪酸、脂多糖和氧化三甲胺的增加。代谢产物(乙酸盐)的产生会刺激副交感神经反应,引起胰岛素的异常分泌、胃促生长素分泌增加、食欲亢进,最终导致肥胖、代谢综合征及其后遗症。

三、糖尿病

众所周知,2 型糖尿病患者与非糖尿病患者的肠道菌群组成不同,并存在不同程度的微生物失调。与动脉粥样硬化中发现的类似,在 2 型糖尿病患者中发现产生丁酸盐的细菌数量减少。而丁酸盐能预防不同类型的糖尿病和 2 型糖尿病并发症的发生,同时降低胰岛素抵抗和减缓糖尿病病程的发展。

四、高脂血症

TMAO 生成酶 FMO3 能够减少胆固醇的逆向运输改变胆固醇和固醇代谢,改变胆汁酸成分。这是通过改变胆汁酸的分泌,减少肠道胆固醇的吸收和限制肝内氧固醇和胆固醇酯的生成引起的。因此,我们推测微生物群也可以影响胆固醇水平,从而引起动脉粥样硬化。Warrier 等发现,在 FMO3 敲除模型中,肝脏 X 受体功能受到刺激,从而促进逆向胆固醇转运,改善胆固醇水平和平衡。这些研究结果表明,FMO3/TMAO 通路在调节胆固醇水平和代谢方面具有关键作用,在促进动脉粥样硬化方面发挥重要作用。

越来越多的研究表明,肠道微生态可以影响机体的健康,而肠道菌群的紊乱也是心血管疾病的极其危险因素。纠正肠道菌群的紊乱,控制菌群紊乱产生的代谢产物可能成为治疗冠心病的新靶点。

(臧旺福　朱　哿)

参 考 文 献

[1] Bennett BJ,De Aguiar Vallim TQ,Wang Z,et al. Trimethylamine N-oxide,a Metabolite Associated with Atherosclerosis,Exhibits Complex Genetic and Dietary Regulation. Cell Metab,2013,17(1):49-60.

[2] Boini KM,Hussain T,Li PL,et al. Trimethylamine-N-oxide instigates NLRP3 inflammasome activation and endothelial dysfunction. Cell Physiol Biochem,2017,44:152-162.

[3] Ganguly P,Boserman P. Trimethylamine N-oxide Counteracts Urea Denaturation by Inhibiting Protein-Urea Preferential Interaction. J Am Chem Soc,2018,140(1):483-492.

[4] Hu Shengshou,Gao Runlin,Liu Lisheng,et al. Summary of the 2018 Report on Cardiovascular Disease in China. Chinese Circulaion Journal,2019,34:209-220.

[5] Perry RJ,Peng L,Barry NA,et al. Acetate mediates a microbiome-brain-beta-cell axis to promote metabolic syndrome. Nature,2016,534(7606):213-217.

[6] Qi J,You T,Li J,et al. Circulating trimethylamine N-oxide and the risk of cardiovascular diseases:a systematic review and meta-analysis of 11 prospective cohort studies. J Cell Mol Med,2018,22(1):185-194.

[7] Qin J,Li Y,Cai Z,et al. A metagenome-wide association study of gut microbiota in type 2 diabetes. Nature,2012,490(7418):55-60.

[8] Schiattarella GG,Sannino A,Toscano E,et al. Gut microbe-generated metabolite trimethylamine-N-oxide as cardiovascular risk biomarker:a systematic review and dose-response meta-analysis. European heart journal,2017,38(39):2948-2956.

[9] Sun X. Trimethylamine N-oxide induces inflammation and endothelial dysfunction in human umbilical vein endothelial cells via activating ROS-TXNIP-NLRP3 inflammasome. Biochem Biophys Res Commun,2016,481:63-70.

[10] Tang WH,Kitai T,Hazen SL. Gut Microbiota in Cardiovascular Health and Disease. Circ Res,2017,120(7):1183-1196.

[11] Wu GD,Chen J,Hoffmann C,et al. Linking Long-term Dietary Patterns with Gut Microbial Enterotypes. Science,2011,334

（6052）:105-108.

[12] Yamashita T,Emoto T,Sasaki N,et al. Gut Microbiota and Coronary Artery Disease. Int Heart,2016,6(57):663-671.

[13] Yang T,Santisteban MM,Rodriguez V,et al. Gut dysbiosis is linked to hypertension. Hypertension,2015,65(6):1331-1340.

[14] Zhu W,Gregory JC,Org E,et al. Gut Microbial Metabolite TMAO Enhances Platelet Hyperreactivity and Thrombosis Risk. Cell,2016,165(1):111-124.

第二十三章

肠道微生态与肥胖

第一节　肥胖人群肠道微生态特征

肥胖症是一种由多种因素引起的慢性代谢性疾病,而肠道微生物群在机体的能量平衡中有着关键作用,核心微生物群与肥胖的发生密不可分。这方面研究最早起源于无菌小鼠,这些从出生开始就完全缺乏肠道微生物群的小鼠,尽管摄入更多的热量却仍比对照组的有菌小鼠更加消瘦。粪菌移植实验发现肥胖表型可单独通过肠道微生物群传播到无菌小鼠中,并且与移植"瘦型肠道生物群"的无菌小鼠共同饲养后,肥胖表型则再次被逆转。这些证据都显示了肠道微生态在肥胖的发生发展中起了重要作用。

动物实验表明,微生物群和脂肪沉积之间的联系,可能早在个体产前状态就已经开始。妊娠小鼠肠道内的细菌,可能通过胎盘转移到胎鼠体内,且在胎粪中也发现了细菌。胎粪是胎儿第一次排出的粪便,除了在出生过程中摄入的细菌群,其他时候都被认为是无菌的。这是因为分娩方式决定了肠道的初始细菌组成,比如阴道出生的仔猪与剖宫产的仔猪相比,肠道中的拟杆菌、普雷沃菌和梭菌种类更多。所以超重或肥胖可从母亲传递给孩子,那么其背后的危险因素有哪些呢。近期有最新来自加拿大的研究,对近千名婴儿进行了追踪分析,发现剖宫产和婴儿期(平均3.7月龄)肠道菌群中毛螺菌科的丰度,是超重和肥胖跨代传递的重要危险因素。或许可以推测,孕期肥胖和剖宫产可影响婴儿的肠道菌群,从而增加后代的肥胖风险,不过,这些仍需更多研究验证,对其中机制的研究或有助于对肥胖的预防。

研究还发现无菌小鼠尽管在给予高脂高糖饮食后被证明仍然会保持瘦的表型。分析可能是以下两种机制:①禁食诱导脂肪细胞因子(FIAF),即一种循环脂蛋白脂肪酶抑制剂的水平升高;②磷酸化 AMP 活化蛋白激酶(AMPK)活性增加。肠道细菌抑制 AMPK 在肝脏和骨骼肌中的表达,摄入富含碳水化合物和脂肪的饮食后导致体重增加。一项知名的动物研究证明了肠道微生物群在肥胖中的作用,将正常小鼠盲肠微生物群移植至成年无菌小鼠中,尽管减少了食物摄入,仍能引起持续2周体内脂肪和胰岛素抵抗增加60%以上。研究认为这种现象是继发于微生物的作用,细菌从肠道吸收单糖,下游诱导肝脏和甘油三酯从而产生胰岛素抵抗。微生物群在从饮食中获取能量中的作用在动物模型也得到不断验证。使用远端肠道细菌 16S rDNA 测序,Turnbaugh 等人证明 ob/ob 小鼠拟杆菌减少50%,以及厚壁菌门和古菌的比例增加,导致多糖发酵增加,用量热法测量发现粪便中残留了更少能量。同样的这种特性也被认为可以转递的,移植 ob/ob 小鼠微生物群到无菌小鼠体内可以增加小鼠体内20%总脂肪含量。

Ley 等人在限制热量的饮食肥胖患者中用 16S rDNA 测序发现拟杆菌门(Bacteroidetes)与体重下降相关。从菌群结构上看,菌种多样性的减少是肥胖发生发展的重要因素,通过对双胞胎肠道微生物群落的研究发现宿主基因对肠道微生物群的组成及代谢有显著影响。同卵双胞胎比异卵双胞胎具有更类似的肠道微生物群结构比例,且肥胖一方的肠道微生物多样性较瘦的一方明显降低,而且肥胖人群中拟杆菌门所占比例较低,而厚壁菌门(Firmicutes)所占比例较没有肥胖的人更高。目前较公认的观点是,由于拟杆菌门数量和多样性减少,厚壁菌门成员的数量相应增加,从而增强了从食物中获取更大能量的能力,例如降解和发酵复杂的碳水化合物。但以上结论仍需要更多大型随机对照的跨种族人群研究来进一步确定归属为"肥菌"的肠道菌群。

第二节　肠道微生态与肥胖发生、治疗的关系

一、肠道微生态失调导致肥胖发生的机制

肠道微生态中微生物与肠上皮细胞的交互作用主导了宿主对能量的摄取选择,增强对能量的摄取是肠道微生态失调引发肥胖的最主要原因。"肥菌"具有从食物中获取能量、刺激肠细胞基因重编程、改变肠内分泌细胞中多肽激素和其他生物活性分子的分泌、防御和免疫能力。在肠道内,肠道微生物群本身可促进脂肪堆积,产生内毒素引发代谢性慢性炎症环境等,这些均与肥胖发生密不可分。多种菌群代谢产物与中枢、外周关联导致肥胖发生的机制更是错综复杂。

(一)肠道微生物群促进脂肪堆积

赵立平等通过引入"科赫法则"来解释了肠道微生物群与肥胖之间的因果关系。饮食是影响肠道菌群组成的一个强有力的环境因素,肥胖的主要原因是运动减少和高能量食物的摄入增加。此外,各种基因多态性已被证明在肥胖的发病机制中发挥作用,人类细胞中的特定蛋白质和细胞因子在调节新陈代谢和体重方面发挥作用。虽然人体肠道微生物群的组成变化是短暂的,但随着饮食习惯的改变,它在成人后长期会保持相对稳定。

从宏观上看,肠道微生物群也被认为是能量平衡调节器。肠道微生物群暴露于某些损伤环境可能导致能量平衡受损,并最终导致肥胖。许多研究集中在肠道微生物群对肥胖的影响,以及肥胖与微生物群之间的关系上面。有动物实验表明,微生物群的波动变化可以影响能量储存和脂肪细胞因子的分泌。肠道微生物群对膳食多糖的分解是极其重要的,比较常规和无菌饲养小鼠的研究表明,肠道菌群是脂肪储存环境调节因子。肠道微生物增加了肠内单糖的吸收,从而导致肝脏产生脂肪,而且胰岛素和葡萄糖也能诱导肝脏中成脂肪酶的表达。宿主糖苷酶不能黏附在多糖的糖苷键上,移植的微生物群不仅能增强多糖的吸收,还能引起宿主调节脂肪细胞沉积的基因变化。

禁食诱导脂肪细胞因子(fasting-induced adipocyte factor,FIAF)是一种循环脂蛋白脂肪酶抑制剂,对微生物诱导脂肪细胞内甘油三酯沉积至关重要,根据 Fredrik 等学者的理论,缺乏 FIAF 可显著降低总脂肪含量。肠道菌群可以通过抑制 FIAF 基因表达来促进脂蛋白脂肪酶(lipoprotein lipase,LPL)的表达,从而促进三酰甘油在脂肪细胞中的储存。肠道不能分解的复杂的化合物可被肠微生物转化为短链脂肪酸(short-chain fatty acid,SCFA),从而引起脂肪沉积。AMP 活化蛋白激酶(AMP-activated protein kinase,AMPK)在系统能量平衡中起着关键作用,也是细胞能量状态的进化传感器。此外,AMPK 在外周组织和下丘脑还协调营养和激素信号。乙酰辅酶 A 羧化酶(acetyl-CoA carboxylase)直接磷酸化 AMPK,刺激外周组织脂肪酸氧化。肠道微生物群结构的改变可能会降低肝脏和肌肉中的 AMPK,从而抑制 AMPK 依赖的脂肪酸氧化,后者可以导致脂肪积聚,引起肥胖发生。

(二)肠道微生物群产生内毒素

肠道微生物群的多样性是巨大的,例如微生物群中的基因是哺乳动物基因组 500 倍以上。拟杆菌门(20% ~ 25%)和变形杆菌门(5% ~ 10%),还有放线菌门(3%)和厚壁菌门(60% ~ 65%)约占肠道菌群的97%。在肠道微生物群与宿主代谢的相互作用中,天然免疫水平的交换可能起着重要的作用。值得注意的是,在胰岛素抵抗状态和 2 型糖尿病(diabetes mellitus type 2,T2DM)中,存在由多种因素(包括脂肪酸代谢改变)驱动的低度炎症状态,这些因素与肌肉和脂肪组织中胰岛素敏感性受损及胰岛功能缺陷有关。慢性代谢性炎症的主要诱因尚不清楚,肠道微生物群是可能的元凶之一。

作为革兰氏阴性细菌细胞壁的组成部分——脂多糖(lipopolysaccharides,LPS)会影响促炎细胞因子表达,LPS 的分泌被认为是胰岛素抵抗的触发因素。LPS 包括脂质 A 尾部(亲水区)和 O 抗原核心区域(疏水区);LPS 是两亲性的分子,在这两个区域中,脂质 A 部分与 LPS 的免疫调节和毒性有关。实验表明,与移植正常体型小鼠的菌群相比,移植肥胖小鼠菌群到无菌小鼠可引起明显体重增加。有趣的是,高脂肪饮食(HFD)与小鼠血浆 LPS 水平升高、革兰氏阳性双歧杆菌在肠内水平下降均相关。嗜黏蛋白阿克曼菌

(*Akkermansia muciniphila*,Akk 菌)的重建也有被证明能改善葡萄糖耐量和胰岛素作用,而研究表明这种细菌的丰度在肥胖者中是减少的。

在健康动物和人体血液中检测到低浓度的 LPS,表明少量的 LPS 依然可以通过肠上皮屏障。血液中内毒素浓度的增加被称为肥胖个体的代谢性内毒素血症。在肥胖小鼠中,肠道中的革兰氏阴性菌(LPS)和某些革兰氏阳性菌(厚壁菌)的水平升高,其他革兰氏阳性菌(双歧杆菌)的水平降低,血浆 LPS 水平升高。Cani 等首次报道在连续 HFD 喂养 4 周的条件下,小鼠肠道菌群中优势菌群的结构会发生改变,小鼠肠道拟杆菌数量明显减少。HFD 饲养的动物肠道产气荚膜梭菌(*Clostridium perfringens*)和双歧杆菌的数量显著低于对照组,且相应的细菌家族主要为革兰氏阳性。研究证明,在喂养 HFD 的个体中,外源性 LPS 和内源性 LPS 均与内毒素血症有关。LPS 也被认为存在于外周循环中,因为肠上皮细胞紧密连接的完整性受损和肠通透性增加,LPS 还可以通过肠黏膜的被动扩散,目前机制尚不清楚。已知的是肠道通透性的变化可能会引发代谢性内毒素血症与肥胖相关的代谢性疾病相关。

LPS 水平可通过激活 Toll 样受体(Toll-like receptor,TLR)中的 TLR2、TLR4 和 TLR5 来诱导大量促炎反应。此外,由于饮食引起的肠道通透性增加和连接上皮细胞的紧密连接蛋白的破坏,门静脉和全身血浆 LPS 浓度的增加可能是导致这种现象的原因。小鼠实验中,LPS 通过肠上皮细胞至血液和组织,即引起代谢性内毒素血症。LPS 作为 TLR4 的配体与 CD14 结合,细胞外因子可能损害屏障功能并增加肠道通透性。例如,酒精导致的肠紧密连接蛋白破坏已经被证明增加了 LPS 从肠腔进入血液循环。Zonulin 是肠上皮细胞和肝脏释放的结合珠蛋白家族中调节胃肠道通透性的一员。随着 Zonulin 等连接蛋白水平升高,胃肠道通透性也增加。这种增加容易导致抗原进入肠道环境,从而引发氧化应激和炎症反应及免疫反应。益生菌治疗的小鼠,炎症细胞因子、LPS 水平和氧化应激标记物的分泌均会降低,胃肠道屏障功能和紧密连接蛋白的生成也会得到改善。此类机制可能与益生菌诱导 GLP-2 增加有关,它通过减少炎症,保持肠道黏膜完整性,减少细胞凋亡,进而提供细胞保护和刺激肠细胞增殖。

(三) 菌群代谢产物与肥胖发生密不可分

1. 短链脂肪酸调节宿主代谢和食欲　肠道微生物如何与宿主相互作用仍然是一个谜,可能涉及多种途径。细菌可以通过发酵食物成分为宿主提供高达 10% 的能量,否则这些食物将不能被宿主消化系统利用。微生物消化大肠中的膳食纤维会产生代谢产物 SCFA,主要包括丙酸、丁酸和乙酸,以大约 1:1:3 比例共存。在动物模型中,可发酵可溶性碳水化合物(FC)被证明可以增加盲肠 SCFA 的含量。肠道菌群代谢产物 SCFA 对于宿主的代谢有益。SCFA 在门静脉血中浓度约为 400μmol/L,在肠腔及外周组织中的浓度为 100μmol/L,正是由于这种浓度梯度的存在,SCFA 在不同的组织作用不同。

已有研究证实了乙酸含量在小鼠食欲调节中发挥的重要作用。膳食中添加 FC 菊粉可以显著减少体重增加和能量摄入。此外,使用了 PET/CT 研究体内结肠和静脉输注乙酸丙酯,发现大多数 [11]C-乙酸盐示踪剂被肝脏和心脏吸收,但是依然有少量通过血脑屏障(约 3%)被大脑摄取。研究小组随后证明,在腹腔注射乙酸可诱导下丘脑弓状核神经元的激活,从而证实乙酸是一种厌食信号。但是其实乙酸在能量代谢中的作用是有争议的。动物模型也证实饮食中补充乙酸盐可以改善肥胖及胰岛素抵抗相关并发症。其他动物模型研究已将微生物群代谢产物与大脑神经回路之间联系成功起来。但是这些联系,包括微生物群对肠促胰岛素的影响,并没有在肥胖人群的临床研究中得到进一步验证。所以将来需要更多的研究来解决这些争议,来进而阐明 SCFA 可能影响的复杂路径及啮齿动物和人类之间肠道微生态中 SCFA 发挥作用的差异性。

针对丙酸的作用的研究结果目前则较为统一,最近一项利用丙酸盐进行食欲调节的研究发现丙酸盐可以显著刺激人结肠细胞中的 GLP-1 和 YY 肽(peptide tyrosine tyrosine,PYY)分泌,通过一种新的菊粉丙酸盐体系,其中丙酸盐通过酯键与菊粉(载体分子)结合。酯键被细菌发酵破坏后导致丙酸盐直接转送至结肠内。研究人员还发现,菊粉丙酸盐使自助餐中的能量摄入减少约 14%,并且显著增加了餐后 GLP-1 和 PYY 水平。而且 24 周补充丙酸菊粉后可以显著减少超重成人的体重增加。

目前丁酸已被证明是结肠细胞的重要能量来源,而丙酸盐和乙酸盐则被迅速吸收,成为肝脏的能量底物。而少量吸收到循环中的 SCFA 则发挥了多种代谢和大脑相关的作用。SCFA 还可以激活肝脏和肌肉中的能量传感器 AMP 活化蛋白激酶(AMPK),从而触发过氧化物酶体增殖激活受体 γ-协同激活因子-1α(PGC-1α)和过氧化物酶体成员的激活,从而刺激葡萄糖摄取和脂肪酸氧化,具有血糖改善作用。

丁酸促进脂肪酸氧化和产热作用是通过增加过氧化物酶体磷酸化的增殖,进而激活在肝脏和肌肉中的受体 γ-协同激活因子-1α(PGC-1α)和 AMPK 的表达,以及在棕色脂肪组织中 PGC-1α 和线粒体解偶联蛋白1(UCP1)的表达。丁酸和丙酸活化通过菌-肠-脑轴进行肠内糖异生,从而促进血糖控制和体重改善。

SCFA 不仅是宿主肠上皮细胞的重要能量来源,同时也是至少两个 G 蛋白偶联受体(GPR)的重要信号分子——GPR41 和 GPR43 的结合配体。Samuel 等的研究结果表明,与野生型小鼠相比,GPR41 基因敲除的小鼠中定植多形拟杆菌(*Bacteroides thetaiotaomicron*)和史氏产甲烷短杆菌(*Methanobrevibacter smithii*)两种菌后脂肪聚积较少。此外,还发现了血清 YY 肽(Peptide tyrosine tyrosine,PYY)水平在上述两种小鼠中都显著增加。PYY 抑制食物吸收、肠运动、胰脏和肠分泌,以及胃肠排空。GPR41 信号转导受阻和血清 PYY 水平降低均促进肠蠕动和减少从食物中摄取能量。这些肽激素均是增加饱腹感并加速葡萄糖利用,通过菌群作用调节肠道激素分泌,包括 PYY,GLP-1、瘦素和胃促生长素(ghrelin),从而影响食欲和通过下丘脑神经内分泌途径获得饱腹感。此外,交感神经节和肠神经元激活肠内 GPR41 受体,改善交感神经流出和肠内糖异生,增加能量消耗和减少肝葡萄糖生成。因此,肠道微生物群在促进宿主脂肪合成和积累方面起着不可或缺的作用。

2. 氧化三甲胺与宿主代谢 除了 SCFA 外,肠道微生物还产生许多其他可能影响宿主代谢的代谢物。另一个很好的代表就是细菌代谢物三甲胺(trimethylamine,TMA)。来源于食物或肠道细菌代谢生物碱产生的 TMA,入血进入肝脏后,主要在含黄素单氧化酶 3(layin-containing monooxygenase 3,FMO3)的作用下生成一种叫作氧化三甲胺(Trimethylamine-N-oxide,TMAO)的代谢物。越来越多证据表明,血浆 TMAO 浓度是动脉粥样硬化及心血管事件的新型预测因子,它导致动脉粥样硬化归因于对胆固醇和胆汁酸代谢的影响及炎症因子激活、促进泡沫细胞形成等因素,同时更多代谢性疾病也被证实与循环中 TMAO 相关联,包括慢性肾脏疾病和 T2DM。

补充 TMAO 能影响宿主代谢,特别是与胰岛素抵抗相关,而 TMAO 作为一种"化学伴侣"也展现了它对人体代谢有利的一面,包括它积聚在内质网中以促进蛋白质折叠,从而抑制内质网应力,显示出缓解实验性糖尿病周围神经病变的有利作用。TMAO 究竟是上述肥胖等代谢疾病进展中的致病因子,还是仅仅是疾病发展过种中的潜在危险因素,目前还无定论。毫无疑问的是,TMAO 对于代谢的效益是受肠道微生物决定的,用广谱抗生素治疗后发现 TMAO 在人体和实验动物中血液浓度减少,肠道菌群的变化是影响 TMAO 生成的关键因素。TMAO 的生成离不开肠道微生物群的作用,一些与 TMAO 相关联的特殊菌种也陆续被发现。一项研究发现补充 γ-丁基甜菜碱后小鼠中 Akk 菌丰度与 TMAO 显著相关,Akk 菌能恢复肠道黏液层,从而降低肠道通透性,发挥抗炎作用,其肠内浓度与更高的体重和糖尿病负相关。另有研究也观察到普雷沃菌属与较高的 TMAO 水平关联,普通脱硫弧菌(*Desulfovibrio vulgaris*)可以通过表达某种酶而增加将胆碱转化为 TMA 的能力从而升高 TMAO 水平。作为一种后天获得的"内化"的环境因素,肠道菌群及其代谢产物直接参与宿主的各种代谢过程。

3. 肠道菌群与胆汁酸 肠道细菌除了产生新的代谢产物影响宿主能量代谢外,还可能改变内源性代谢产物的理化性质。比如回肠和大肠中胆汁酸的代谢。胆汁酸是胆固醇的主要降解产物,在小肠近端可作为代谢介质溶解脂类和脂溶性维生素。从末端回肠重吸收后,胆汁酸通过激活回肠和肝脏中的法尼醇 X 受体(farnesoid X receptor,FXR),以及通过肠内分泌 L 细胞和免疫细胞中的 TGR5 产生餐后应答信号。

肠道细菌以两种独立的方式改变着胆汁酸的性质。一方面,解偶联分子分解牛磺酸或甘氨酸分子,随后大肠梭菌属的特定菌株可使未结合的胆汁酸脱水,去氢氧化使胆汁酸分子更加疏水,并且对于 FXR 和 TGR5 受体都有更适配体。Roux-en-Y 胃旁路手术(Roux-en-Y gastric bypass,RYGB)对于肥胖患者有明确的减重疗效,证实胆汁酸在宿主能量调节中起着重要作用。与传统饮食和运动治疗相比,这种术式的长期减重效果良好,并可以降低肥胖人群的死亡率。动物模型中,仅仅是将胆汁通路从十二指肠接入回肠的手术,即可重复 RYGB 对大鼠能量代谢的有益作用。在接受 RYGB 手术的受试者中发现,其肠道菌群组成与正常体重个体相比具有特征性区别。为了验证 RYGB 对体重和其他代谢的有益作用是否由肠道微生物成分的变化所引起,Liou 等人在 RYGB 术后或假手术后的小鼠粪便移植到无菌小鼠体内,发现与接受假手术组动物粪便的小鼠相比,移植 RYGB 组小鼠粪便的无菌小鼠体重显著下降,脂肪量明显减少。

二、肠道微生物群调控治疗肥胖的策略

由于肠道微生物群和肥胖相互影响,适当调节肠道菌群可以减少肥胖的发生。调整肠道微生物群通常被推荐为治疗肥胖症的有效策略。下面我们将讨论通过调节肠道微生物群治疗肥胖的新思路。

1. **饮食调整** 饮食是定义和塑造哺乳动物的肠道微生物群的关键因素。厚壁菌门和拟杆菌门的最佳比例在健康成年人中是 10.9∶1。饮食上的变化在进食后 24 小时内即会影响肠道微生物群的构成及数量。检测连续几代饲喂低纤维饲料的小鼠的粪便发现,纤维发酵菌逐渐消失,且无法通过富含纤维的饮食恢复,从而证明长期的饮食限制可能对调节微生物多样性产生深远影响。长链脂肪酸(long-chain fatty acid,LCFA)常见于西方饮食,参与促进分化和增殖 T 辅助细胞 1(Th1)和 Th17 细胞,减少肠道中 SCFA,因此产生潜在的不良促炎作用及形成相关共病的环境。此外,厚壁菌门的细菌及其相关代谢物可增加与其他细菌类型相关的脂滴的数量,这表明微生物物种脂肪酸在宿主体内吸收的机制是不完全相同的。饮食在形成宿主肠道菌群方面起着至关重要的作用,改变饮食习惯不仅减少热量摄入,还可能是通过改变肠道菌群来改善肥胖。

2. **抗生素** 在过去的几十年里,人类肠道菌群的组成发生了变化,且肠道菌群的多样性总体下降,导致这种减少的一个主要因素就是抗生素滥用。但是在应用抗生素后的几个月,菌群结构的改变甚至可延续数月。抗生素的使用与体重增加存在正相关,尤其是营养不良的儿童、新生儿和成人,但是机制不明。一个可能的原因是某些抗生素(如阿伏巴星,是一种类似万古霉素对革兰氏阳性细菌有效的糖肽抗生素,)对乳杆菌属(*Lactobacillus*)等产生正选择压力,这些细菌对糖肽具有抗药性,在接受万古霉素治疗的患者的粪便中发现较高细菌丰度。一项研究报告称联合使用抗生素和水解酪蛋白饮食的小鼠糖尿病发病率降低。而针对人类的研究发现与未治疗组相比,治疗组受试者的糖合成代谢能力增加,但变得不均衡。新生儿及幼年期儿童减少抗生素暴露与滥用,是否与成年后的肥胖发生率及代谢性疾病的患病率相关,是我们接下来要进一步探索的问题。

3. **天然产物调节肠道菌群** 许多天然产物都能改善肠道菌群的构成治疗肥胖。天然多糖可通过肠道菌群促进能量代谢从而减少 HFD 产生的影响,通过食用天然多糖预防或控制肥胖,可用于开发代谢性疾病的功能性食品。灵芝是一种被认为具有抗糖尿病作用的中草药蘑菇,灵芝水提取物可以减轻喂食 HFD 小鼠的体重、炎症和胰岛素抵抗。葡萄多酚饲喂可显著提高了小鼠肠道内 *Akk* 菌的含量,降低了厚壁细菌和拟杆菌的比例。减少肠道和全身炎症,改善代谢结果。可以说肠道菌群应该是众多天然产物发挥药理作用的重要一环。综上所述,微生物群落结构的变化可以调节饮食引起的肥胖及相关代谢疾病。

4. **益生菌** 肠道微生物群在能量收集和新陈代谢中起着重要作用,在失去某些特殊微生物群的受试者中,给予外源性补充丧失的微生物能使宿主获益的,在啮齿类动物模型及人类新生儿均得到证实,可以改善宿主代谢。在 HFD 饲喂下补充益生菌调控宿主微生物种群可以减少肠道炎症,改善肠道屏障的完整性,增加有益细菌的定植。例如双歧杆菌增加了 HFD 大鼠模型的肠屏障功能,减少了内毒素血症,进而改善代谢效应。在肥胖动物模型中,乳杆菌治疗也显示出类似改善代谢的效果,潜在机制可能涉及共轭亚油酸的产生、脂肪酸氧化增加和 LPL 活性降低等。最近基于 17 项人类随机试验结果、14 项动物模型研究和 51 项农场动物研究的荟萃分析,证明了乳杆菌对体重管理的菌株依赖性作用。嗜酸乳杆菌益生菌与体重增加相关,而植物乳杆菌和格式乳杆菌与减重相关。益生菌的治疗具有个体特异性,需要更深入的机制研究才能广泛应用于临床。

5. **减重手术** 改变肠道生理和解剖学的减重手术,如 RYGB 会引起肠道菌群的改变,肥胖受试者中产甲烷古菌的比例显著高于接受 RYGB 治疗的肥胖受试者。但是,在正常和肥胖患者中观察到更高的水平的厚壁菌门和较低水平的 γ-转基因细菌,而在 RYGB 受试者中观察到相反的结果。术后胆汁酸从十二指肠到结肠的代谢转化没有明显区别,生物转化主要发生在盲肠,且每种手术后会发生特定的菌群构成变化。综上所述,尽管手术后出现了特定的微生物生态失衡,但肠腔中的胆汁酸代谢仍然非常活跃,这表明

这些手术后肠道微生物群具有活性。其中一个显著的发现是,减肥手术后肠道微生物群的调节并不完全遵循于表型本身。与减肥相关的细菌种类仅在减肥手术后发生轻微变化,尽管代谢有许多改善,表明还有其他因素是共同作用改善代谢的原因。

6. 粪菌移植　粪菌移植(FMT)是将健康供体的粪便悬浮液移植到其他宿主治疗某些特殊疾病的方法。这个概念可以追溯到公元四世纪的中国,葛洪就用这个方法来治疗食物中毒或严重腹泻的方法。FMT 背后的假设其实是代谢表型可以被转移。将肠道菌群从常规饲养的小鼠移植到无菌小鼠,可以使葡萄糖和脂质代谢恢复正常。近年将 FMT 应用于在治疗严重复发性艰难梭菌感染获得巨大成功,缓解率约80%。FMT 还可治疗微生物失调,一项经胃幽门后的肠内喂养管将肠内微生物群从瘦人供体移植到代谢综合征患者的 FMT 临床试验中,治疗 6 周后的患者其外周胰岛素敏感性增加。但 FMT 治疗本身也存在众多隐患,需要建立规范化的法律框架和标准协议,并且形成一套稳定优化的移植方案,FMT 可能成为个性化治疗肥胖和其他代谢紊乱疾病的新方法。

肠道菌群通过不同的机制分解代谢,帮助机体吸收必需的营养物质。HFD 导致肠道菌群结构失衡,导致内毒素增加,加重肥胖。肠道微生物的代谢产物 SCFA 在宿主代谢中起着有益的作用。释放的 LPS 通过从肠上皮细胞转移到血液和组织而引起全身炎症状态。肠道微生物群可能是减轻肥胖的潜在新靶点,未来的研究将集中在通过调节肠道菌群来治疗肥胖。

(邹大进)

参 考 文 献

[1] Vrieze A,Nood EV,Holleman F,et al. Transfer of intestinal microbiota from lean donors increases insulin sensitivity in individuals with metabolic syndrome. Gastroenterology,2012,143(4):913-916.

[2] Sonnenburg ED,Smits SA,Tikhonov M,et al. Diet-induced extinctions in the gut microbiota compound over generations. Nature,2016,529(7585):212-215.

[3] Ridaura VK,Faith JJ,Rey FF,et al. Gut microbiota from twins discordant for obesity modulate metabolism in mice. Science,2013,341(6150):1241214.

[4] Wallace JG,Gohir W,Sloboda DM. The impact of early life gut colonization on metabolic and obesogenic outcomes:what have animal models shown us? Journal of Developmental Origins of Health & Disease,2015,7(1):1.

[5] Tun HM,Bridgman SL,Chari R,et al. Roles of Birth Mode and Infant Gut Microbiota in Intergenerational Transmission of Overweight and Obesity From Mother to Offspring. JAMA Pediatr,2018,172(4):368-377.

[6] Flynn CR,Albaugh VL,Cai S,et al. Bile diversion to the distal small intestine has comparable metabolic benefits to bariatric surgery. Nature Communications,2015,6(7715):7715.

[7] Goodrich JK,Waters JL,Poole AC,et al. Human genetics shape the gut microbiome. Cell,2014,159(4):789-799.

[8] Haghikia A,Jorg S,Duscha A,et al. Dietary Fatty Acids Directly Impact Central Nervous System Autoimmunity via the Small Intestine. Immunity,2016,44(4):951-953.

[9] Sun L,Ma L,Ma Y,et al. Insights into the role of gut microbiota in obesity:pathogenesis,mechanisms,and therapeutic perspectives. Protein Cell,2018,9(5):397-403.

[10] Cani PD. Severe obesity and gut microbiota:does bariatric surgery really reset the system? Gut,2018:316815.

[11] Koeth RA,Wang Z,Levison BS,et al. Intestinal microbiota metabolism of L-carnitine,a nutrient in red meat,promotes atherosclerosis. Nat Med,2013,19(5):576-585.

[12] Trehan I,Goldbach HS,LaGrone LN,et al. Antibiotics as part of the management of severe acute malnutrition. New England Journal of Medicine,2013,368(5):425-435.

[13] Tang WH,Wang Z,Levison BS,et al. Intestinal microbial metabolism of phosphatidylcholine and cardiovascular risk. N Engl J Med,2013,368(17):1575-1584.

[14] Lupachyk S,Watcho P,Stavniichuk R,et al. Endoplasmic reticulum stress plays a key role in thepathogenesis of diabetic peripheral neuropathy. Diabetes,2013,62(3):944-952.

[15] Taira R,Yamaguchi S,Shimizu K,et al. Bacterial cell wall components regulate adipokine secretion from visceral adipocytes. J

Clin Biochem Nutr,2015,56(2):149-154.

[16] Yoo JY,Kim SS. Probiotics and Prebiotics:Present Status and Future Perspectives on Metabolic Disorders. Nutrients,2016,8(3):173.

[17] Frost G,Sleeth ML,Sahuri-Arisoylu M,et al. The short-chain fatty acid acetate reduces appetite via a central homeostatic mechanism. Nat Commun,2014,5:3611.

[18] Perry RJ,Peng L,Barry NA,et al. Acetate mediates a microbiome-brain-beta-cell axis to promote metabolic syndrome. Nature,2016,534(7606):213-217.

[19] Vadder FD,Kovatcheva-Datchary P,Goncalves D,et al. Microbiota-generated metabolites promote metabolic benefits via gut-brain neural circuits. Cell,2014,156(1-2):84-96.

[20] Chambers ES,Viardot A,Psichas A,et al. Effects of targeted delivery of propionate to the human colon on appetite regulation,body weight maintenance and adiposity in overweight adults. Gut,2015,64(11):1744-1754.

[21] Zhu W,Gregory JC,Org E,et al. Gut Microbial Metabolite TMAO Enhances Platelet Hyperreactivity and Thrombosis Risk. Cell,2016,165(1):111-124.

[22] Wang Z,Roberts AB,Buffa JA,et al. Non-lethal Inhibition of Gut Microbial Trimethylamine Production for the Treatment of Atherosclerosis. Cell,2015,163(7):1585-1595.

第二十四章

肠道微生态与糖尿病

随着社会的发展和人们生活方式的改变,糖尿病、肥胖等代谢性疾病迅速发展,已成为全球最突出的社会问题。近30年来因不合理饮食加之不良生活习惯致使糖尿病患者增长极为迅猛。糖尿病患者随着病情进展可引发眼、肾、心脏、血管及神经组织等慢性损害,严重危害人类生命健康,给社会和家庭带来沉重负担。在糖尿病的诊断中,其中将近85%~95%是2型糖尿病(type 2 diabetes mellitus,T2DM)。糖尿病是以胰岛素抵抗和/或胰岛素分泌不足为病理生理基础的内分泌代谢性疾病,其发病机制复杂,可能与基因、年龄、超重或肥胖、不健康的生活方式等相关。

近年来得益于高通量测序技术的发展及人体粪便标本和活检的可行性,人们发现肠道菌群和肥胖、糖尿病等代谢性疾病的发生发展密切相关。肠道微生物作为人体密不可分的组成部分,其相当于人类后天获得的一个重要器官。肠道菌群在调节能量平衡、炎症反应方面具有重要意义,是影响能量代谢的关键因素,其结构功能失调将影响能量平衡、糖脂代谢及炎症反应等。随着研究的逐步深入,肠道菌群与人类肥胖、心血管疾病和糖尿病等代谢性疾病的发生发展之间的联系日益清晰,肠道菌群在糖尿病的发生发展中扮演重要角色。

第一节　糖尿病人群肠道菌群特征

糖尿病作为代谢性疾病,起病是多因素的,而不良饮食习惯是主要影响因素,直接改变肠道微生态。糖尿病患者发生肠道微生态失调,其肠道菌群的丰度、组成和功能都有改变。

一、2型糖尿病患者肠道微生物丰度下降

2型糖尿病患者粪便中微生物丰度减少,且肠道菌群丰度的下降与炎症反应、胰岛素抵抗、肥胖等相关。根据2013年法国农业科学研究院等单位的科研人员通过对169名肥胖和123名非肥胖受试者的肠道菌群进行研究,发现低微生物丰度的个体含有更多的体内脂肪,且大都表现出胰岛素抵抗,即高血清胰岛素、高甘油三酯和游离脂肪酸、低血清高密度脂蛋白胆固醇等,还伴有炎症表征。但并不是所有的低微生物丰度个体都肥胖,也不是所有的高微生物丰度个体都瘦或健康。在门水平,拟杆菌门和变形菌门在低微生物丰度个体中较多,而疣微菌门和放线菌门在高微生物丰度个体中占优势。低微生物丰度个体体重增加更多,全身炎症的发生率更高(C反应蛋白和瘦素水平升高,脂联蛋白血清水平降低),胰岛素抵抗和血脂异常的发生率更高。因此,低微生物丰度的人群患糖尿病前期、T2DM和缺血性心血管疾病等肥胖相关疾病的发病风险更高(图24-1)。

二、2型糖尿病患者肠道产丁酸盐细菌丰度减少

2型糖尿病患者肠道中产丁酸盐细菌的丰度下降,且与空腹血糖负相关。在一项具有里程碑意义的研究中,我国学者通过对345名T2DM患者的粪便样本进行高通量测序,并结合临床数据进行元基因组分析,在T2DM患者中提供了第一个宏基因组关联研究。确定了约60 000个与T2DM相关的分子标记,从分子层面上明确了中国T2DM患者与非糖尿病患者在肠道细菌组成上的差异。研究结果发现,与正常人群

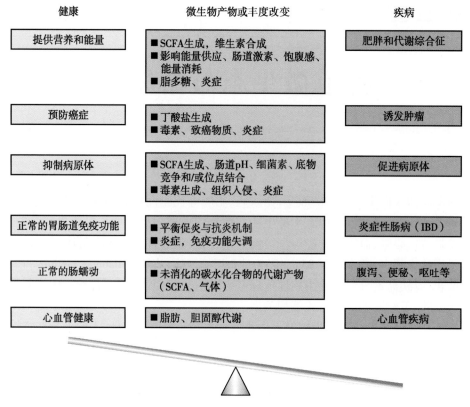

图 24-1　肠道微生物菌群对健康的影响

相比,T2DM 患者伴随着中度肠道细菌菌群失调,肠道菌群中产丁酸盐的有益菌的丰度下降,造成硫酸盐还原及氧化应激抵抗的微生物富集,各种机会致病菌增多。肠道细菌产生的丁酸盐,对维持健康的肠道菌群,对辅助治疗 T2DM 也起着重要的作用。该研究为全面揭示 T2DM 与肠道微生物之间的关系,奠定了重要的分子基础,为通过 DNA 序列对微生物分类提供了新方法。这项成果同时也体现出基于肠道菌群的关联分析在糖尿病的临床评定和患者诊断中的应用价值和前景。

三、2 型糖尿病患者肠道微生物在门水平的变化

正常人群肠道细菌主要由七个门组成:拟杆菌门、厚壁菌门、放线菌门、梭杆菌门、变形菌门、软壁菌门和疣微菌门。在门水平,两个优势菌群厚壁菌门和拟杆菌门变化最为统一,差异较明显。糖尿病患者的拟杆菌门丰度下降,厚壁菌门升高,部分研究将厚壁菌门和拟杆菌门的比值作为肠道微生物平衡的衡量指标,其升高与葡萄糖耐量负相关。厚壁菌门细菌中,芽孢杆菌纲的乳杆菌属、肠球菌属和梭菌纲的柔嫩梭菌属细菌数量和比例升高。拟杆菌门中,拟杆菌属下降,普雷沃菌属无明显变化。放线菌门中,双歧杆菌属细菌减少,且与循环中较高浓度脂多糖相关,具有产丁酸功能的罗氏菌属下降。

四、1 型糖尿病患者肠道菌群变化

T1DM 是在遗传易感基础上,由环境因素启动,T 淋巴细胞介导的以胰岛 β 细胞损伤和胰岛素绝对缺乏为主要特征的器官特异性自身免疫性疾病。Alkanani 等运用高通量测序技术测定后发现自身抗体阳性的 T1DM 患者,体内的拟杆菌属细菌的丰度升高,普雷沃菌属(Prevotella)细菌的丰度下降。T1DM 患儿的肠道菌群分布也是失衡的,某些菌群如放线菌门/厚壁菌门、厚壁菌门/拟杆菌门的比值降低,一些有益菌群如产生丁酸盐的细菌含量减少,这些结果说明 T1DM 患者的肠道菌群与正常人相比存在一定的差异。在属的水平的乳酸菌,如乳杆菌(Lactobacillus)和双歧杆菌(Bifidobacterium)的数量在 T1DM 后期显著增加。

第二节　肠道微生态与糖尿病并发症

2 型糖尿病患者身体各器官系统长期处于高血糖环境中，不仅心血管系统中的微血管、大血管和心脏受损，其肝、肾、脑、眼、周围神经等都均有不同程度并发症出现，且糖尿病并发症具有高致残率和高致死率的特点。

一、肠道菌群失调与 2 型糖尿病并发非酒精性脂肪性肝病

非酒精性脂肪性肝病（NAFLD）是 2 型糖尿病患者常伴有的一种肝脏病变，是指除酒精外其他明确的损肝因素所致的肝细胞内脂肪过度沉积为主要特征的临床病理综合征。NAFLD 与胰岛素抵抗和遗传易感性密切相关的获得性代谢应激性肝损伤，也是与肠道菌群联系最紧密的一种肝病，可逐渐演变为慢性肝炎、肝硬化和肝癌。根据胰岛素抵抗和非酒精性脂肪性肝病小鼠的代谢组学分析显示，血浆和尿液中与磷脂酰胆碱代谢相关的代谢物水平发生了变化。具体来说，存在胰岛素抵抗的小鼠会增加体内的磷脂酰胆碱向甲胺的转化并经尿液排泄。而低密度脂蛋白（VLDL）的分泌需要磷脂酰胆碱，因此磷脂酰胆碱的分泌受损会导致肝内甘油三酯的积累，这也为微生物调节磷脂酰胆碱代谢影响脂肪变性提供了一个机制上的解释。此外，当 2 型糖尿病患者菌群失调时，含有脂多糖（LPS）的革兰氏阴性杆菌数量增加。LPS 可引起与高脂饮食相同的效应，促进肝脏中脂肪的积累，为 NAFLD 的发生提供了条件。同时，LPS 能诱导肝脏胞质炎症小体的激活，导致炎症级联反应，调节肝纤维组织沉积。LPS 通过激活肝脏 TLR 的表达，上调 TNF-α、IL-1β、IL-6、IL-8、IL-12 和单核细胞趋化蛋白等炎症细胞因子的转录，引起下游通路瀑布样抗炎效应。但长时间 TLR 过度激活会诱发免疫失调、氧化应激、胰岛素抵抗、肝星状细胞活化，进而促进肝脏炎症反应，导致肝损害和 NAFLD。在 TLR 家族 13 个受体中，TLR2、TLR4、TLR5、TLR9 和 NAFLD 发病相关性已得到证实，其中 LPS-TLR4 信号通路最为重要。

二、肠道菌群失调与 2 型糖尿病并发动脉粥样硬化

2 型糖尿病患者动脉粥样硬化的发病率明显高于正常人，其作为一种炎症性疾病，具有出现早、进展快、预后较差的特点，肠道菌群可通过促进营养成分吸收、诱发慢性低度炎症及调节脂肪酸代谢等方面影响硬化斑块的形成与扩展，从而进一步影响 2 型糖尿病并发动脉粥样硬化患者的病情。

2 型糖尿病患者体内的肠道菌群主要是通过代谢食物中营养成分来合成氧化三甲胺（TMAO），从而直接影响动脉粥样硬化形成与发展。有研究表明，肠道菌群可通过代谢膳食中的卵磷脂产生三甲胺，三甲胺经肝脏黄素单加氧酶催化生成氧化三甲胺，从而诱导动脉粥样硬化发生。Koeth 等研究发现，患糖尿病的人或动物，其动脉粥样硬化等心血管疾病的发生受食物中 L-肉碱含量的影响；日常食物含 L-肉碱量多的糖尿病患者，其动脉粥样硬化等心血管疾病发生率高，而 L-肉碱是通过代谢为氧化三甲胺发挥作用的，所以 2 型糖尿病患者体内长时间高浓度氧化三甲胺会导致动脉粥样硬化发生。

此外，2 型糖尿病患者还可通过摄入一定量的益生菌改善肠道菌群结构，降低体内胆固醇含量、减小斑块体积、提高硬化斑块的稳定性，进而减轻动脉粥样硬化。2 型糖尿病患者体内的胆固醇以胆汁酸的形式排入肠道，随后肠道菌群中的一些益生菌可将其水解为游离胆汁酸，降低体内胆固醇水平。2 型糖尿病并发动脉粥样硬化患者动脉粥样斑块中的胆固醇可转移到高密度脂蛋白上，从而使斑块体积减小，这一过程是通过三磷酸腺苷结合盒转运体（ATP-binding cassette transporter，ABC）A1 和 ABCG1 转运蛋白共同完成的，然后胆固醇在肝脏经过多步分解代谢，生成胆盐。胆盐经胆总管分泌到小肠中，其中 90%~95% 的胆盐又通过肠肝循环重吸收入肝，肠道菌群中如双歧杆菌、肠球菌等益生菌可分泌胆盐水解酶将其余 5%~10% 胆盐水解掉，释放游离的胆汁酸，并随粪便排出。

三、肠道菌群失调与 2 型糖尿病合并高血压

高血压与肠道菌群失调有关，2 型糖尿病患者肠道菌群的变化，比如肠道菌群多样性与丰度的降低、

产乙酸和丁酸的细菌数量减少、厚壁菌门与拟杆菌门比率增加等都可能导致血压升高。当给予米诺环素,厚壁菌门与拟杆菌门比率降低,高血压状态可以得到改善。

有关肠道菌群参与高血压具体的作用机制目前尚不十分明确,综合相关研究成果,主要包括以下可能的机制:①肠道菌群代谢产物参与高血压,肠道菌群代谢产物是广泛参与和调节机体生命活动的重要物质,SCFA 是肠道菌群主要代谢产物,主要包括乙酸盐、丙酸盐、丁酸盐等(约占总量 95%)。研究证实,SC-FA 可以通过调节血管舒张而降低血压,血管舒张作用不依赖血管内皮。有研究显示,在欧洲白种人群和亚洲黄种人群中,SCFA 和血压水平具有显著的相关性。肠道菌群另一个代谢产物氧化三甲胺(TMAO),可以促进动脉粥样硬化,增加血小板聚集,并有一定的升高血压的作用。②肠道菌群失调介导炎症反应,肠道菌群的改变诱导全身慢性炎症反应,炎症可引起血管内皮功能紊乱,增加全身血管阻力,进而出现血压升高。③其他可能的机制还包括,肠道菌群参与钠、钾、钙等矿物元素的吸收,而矿物元素也参与血压的调节。

四、肠道菌群失调与 2 型糖尿病肾病

糖尿病肾病属于一种微血管病变,是糖尿病的严重并发症之一。关于糖尿病肾病发生的确切机制尚未得到很好阐明,目前认为氧化应激和炎症反应在糖尿病肾病的发病、进展中起着重要作用。糖尿病肾病患者伴有内毒素血症、肠道黏膜屏障损伤,肠道细菌及脂多糖易位入血可能导致慢性炎症。当糖尿病肾病患者的肾小球滤过率逐渐降低时,结肠运输减慢,细菌发酵增强,吲哚硫酸盐和对甲酚硫酸盐产生增多,引起肾内肾素-血管紧张素-醛固酮系统激活和间质纤维化,导致肾小球硬化。此外,糖尿病肾病患者肠道菌群存在产短链脂肪酸细菌减少的现象,肠道菌群产物(如短链脂肪酸)也可通过影响肾素-血管紧张素系统影响肾脏的功能。

第三节　肠道微生态失衡诱发糖尿病机制

一、饮食改变肠道菌群促进糖尿病的发生

饮食对肠道菌群的调节至关重要,过量的营养物质如饱和和多不饱和脂肪酸或寡糖缺乏,植物性化学物质可以改变细菌的代谢活性。高脂肪饮食改变肠道菌群的组成,导致肠道通透性增加,对微生物抗原易感性增加,最终与代谢内毒素血症和胰岛素抵抗的发生相关。高脂肪饮食会导致乳酸菌属细菌减少,乳酸菌对肠屏障功能具有积极保护作用。另外,高脂肪饮食还会导致释放促炎因子微生物(如大肠埃希菌)总数增加,对肠屏障功能产生不利影响。高脂肪饮食和肠道微生物群调节的分子机制尚未完全阐明,但由于这种典型的饮食增加了肝脏和脂肪组织中的脂肪酸氧化,现有的证据表明,活性氧(reactive oxygen species,ROS)的生成减少了肠上皮细胞的黏液生成。因此,肠道屏障完整性的减弱造成肠道细菌易位。此外,由于多不饱和脂肪酸氧化而产生的丙二醛会破坏上皮细胞膜,增加肠道的通透性。

二、肠道菌群通过炎症反应参与糖尿病发病

T2DM 是一种慢性炎症疾病,这种轻度慢性炎症是由于炎症因子 IL-6、IL-1、TNF-α等细胞因子的过多分泌导致的。多种炎症因子参与糖尿病的发生和病情发展,通过多种途径导致胰岛 B 细胞结构受损与功能障碍,促进 B 细胞凋亡,引起胰岛素分泌不足;同时这些炎症因子能够引起内皮细胞结构和功能的异常,导致胰岛素在人体组织细胞中出现转运障碍,不能发挥正常作用,引起胰岛素抵抗。

T2DM 患者肠道菌群中革兰氏阴性菌相对丰富,革兰氏阴性菌外膜的主要成分是脂多糖(LPS)。由于肠道菌群失调导致肠道渗透性和黏膜免疫反应增加。肠道渗透性增加是紧密连接蛋白表达减少的结果,有利于细菌脂多糖的易位入血,可能导致代谢性内毒素血症和胰岛素抵抗,从而导致糖尿病的发生。LPS引起的信号级联反应可能是通过 Toll 样受体 4(Toll-like receptor 4,TLR4)来损伤胰岛 B 细胞的功能,抑制血糖升高引起的胰岛素释放,并且减少编码胰十二指肠同源框因子-1(pancreatic duodenal homeobox-1,PDX-1)的 mRNA 的表达(图 24-2)。PDX-1 是同源盒家族中的一员,其主要功能有指导胰腺的发育和分

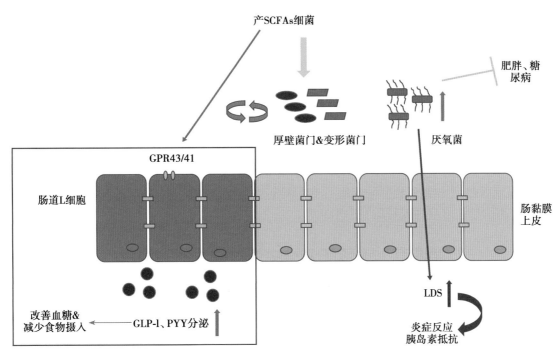

图 24-2　肠道微生态失衡诱发糖尿病机制

化,促进胰岛 B 细胞增殖,抑制胰岛 B 细胞凋亡,调节胰岛素基因等几个重要的胰岛 B 细胞特异性基因的转录,对于胰岛 B 细胞功能的稳定性及糖尿病的发生、进展有十分重要的意义。此外,LPS 和代谢性内毒素血症在胰岛素抵抗中的作用还通过诱导一个重要的 LPS 受体 CD14 的抑制突变。CD14 抑制的小鼠对胰岛素表现出高度敏感,由此推断 LPS 与其受体之间的相互作用调节胰岛素敏感性。

三、肠道菌群通过短链脂肪酸影响糖尿病发展

对于糖尿病患者,其肠道厚壁菌门增多,拟杆菌门降低,肠道菌群多样性较正常人群明显降低。厚壁菌门和拟杆菌门的比例升高,不仅影响碳水化合物代谢,而且影响 SCFA 产生(乙酸盐生成增多,丁酸盐生成减少)。短链脂肪酸具有重要的代谢功能,对维持肠道健康至关重要,主要包括乙酸、丙酸、丁酸等。乙酸和丙酸盐主要是肝脏糖异生和脂肪生成的底物,血液内乙酸盐表达升高会引起胰岛素抵抗(IR),胃促生长素(ghrelin)生成。丁酸盐是肠道上皮细胞的主要能量来源,也可以增加结肠 L 细胞分泌胃肠激素来调节机体代谢。T2DM 患者由于肠道菌群中产生丁酸盐的有益菌的丰度下降,肠道组织低水平丁酸盐引起低水平慢性炎症,诱发胰岛素抵抗。

肠道菌群代谢生成的 SCFA 能够调节肠道激素胰高血糖素样肽-1(GLP-1)和 PYY 的释放,进而影响血糖稳态。PYY 可以抑制肠道运动,阻碍肠道对食物的运输,肠道运动减弱会显著增加营养的吸收和沉积,有助于发展成代谢紊乱。另外,有研究也表明,PYY 能作用于摄食中枢,减少饥饿感,增加饱腹感,有效抑制病理性过多食物的摄入,从而达到对肥胖的控制与糖尿病的防治。GLP-1 可抑制胃排空,减少肠蠕动控制食欲,促进胰岛细胞再生和修复,以及增加其细胞数量,促进胰岛素分泌,改善 T2DM 血糖水平。肠道菌群可以通过调节胃肠激素的分泌参与糖尿病的发病,胃肠激素在糖尿病的发病中具有重要的病理作用。

四、肠道菌群通过胆汁酸影响糖尿病发展

胆汁酸在肝脏中产生,储存在胆囊中,进食后分泌到十二指肠。长期以来,胆汁酸一直被认为是脂质吸收所必需的简单清洁剂,但近十年来,胆汁酸作为一种强有力的信号分子出现,调控多种代谢途径。有趣的是,肠道微生物群是胆汁酸代谢的重要调节因子。肠道微生物群调控胆汁酸的合成和次级胆汁酸的产生。因此,无菌小鼠的胆汁酸生成低于带菌小鼠。胆汁酸可以通过结合核受体和细胞表面的 G 蛋白偶

联受体(GPCR)来激活信号通路。核受体 FXR 是第一个被鉴定的胆汁酸受体,被证明对宿主脂质代谢具有重要作用。FXR 的激活调控多种代谢途径的基因转录,包括胆汁酸合成、胆固醇生成和葡萄糖代谢。此外,无菌大鼠胆汁酸谱的改变,不仅引起了几个参与 FXR 依赖通路的基因表达的改变,还引起了参与糖脂代谢的基因表达的改变。核受体 FXR 的激活可以改善糖尿病小鼠的高血糖和高脂血症,提示肠道微生物群可以通过一种新的途径影响宿主代谢。

另一种胆汁酸受体 TGR5,其激动剂活性最高的配体是石胆酸,石胆酸是由微生物对脱氧胆酸的脱羟基作用形成的。胆汁酸信号通过 TGR5 增强 cAMP 水平,增加褐色脂肪组织的能量消耗,防止肥胖和胰岛素抵抗。TGR5 表达最高的地方见于结肠,尤其是肠内分泌 L 细胞。有研究发现,当 TGR5 被激动剂 INT-777 激活时,TGR5 通过增加 L 细胞分泌的 GLP-1 来调节宿主代谢。此外,TGR5 敲除小鼠在高脂饮食小鼠中糖耐量受损。因此,个体微生物群的变化可能导致特定胆汁酸谱的产生,其激活 FXR 和 TGR5 的能力不同,从而调节宿主代谢,影响糖尿病的发生和发展。

第四节　调节肠道微生态对糖尿病的作用

肠道菌群和糖尿病有着密切的关系,肠道微生物影响着宿主的代谢、能量吸收、肠壁通透性及肠道的分泌功能,肠道菌群失衡造成的代谢性内毒素血症在糖尿病中也起着至关重要的作用。目前对于肠道菌群的调节手段主要是通过饮食、微生态制剂、药物及粪菌移植来实现的。通过调控肠道菌群,可能会调节糖类代谢,从而起到防治糖尿病的作用。

一、饮食

食物是肠道菌群构成的决定因素之一,多项研究已经证实饮食的改变可以影响肠道菌群的构成。富含动物蛋白和饱和脂肪酸的饮食有利于拟杆菌型形成,而富含碳水化合物的饮食则有利于普雷沃菌肠型形成。拟杆菌型与动物蛋白、多种氨基酸和饱和脂肪高度相关,提示以肉类的摄入为主的西方人群的肠型多为此类,而素食者则主要表现为普雷沃菌肠型。

根据 David 的研究表明短期的饮食干预也能够大幅度地改变肠道菌群结构。并且动物性饮食比植物性饮食对肠道微生物群组成变化的影响更大。与植物性饮食相比,动物性饮食会导致厚壁菌门的减少和短链脂肪酸的水平降低。此外,啮齿类动物的高脂饮食会导致肠内脱氧胆酸(DCA)浓度增加,有研究表明其可以促进肝癌的发展。高脂肪饮食还会导致乳酸菌属减少(乳酸菌属对胃肠道屏障功能有积极影响),促进小鼠发生全身性内毒素血症和炎症,并引发胰岛素抵抗和肥胖,对肠道屏障产生不利影响。而 Kim 等在给予 6 名 T2DM 伴高血压患者素食 1 个月后发现,发现素食者肠道内厚壁菌门/拟杆菌门的比例降低,γ-变形菌纲的肠杆菌科(*Enterobacteriaceae*)数量下降,共生菌如脆弱拟杆菌(*Bacteroides fragilis*)和梭状芽孢杆菌(*Clostridium*)数量增加。素食者的体重降低,低密度脂蛋白、糖化血红蛋白、空腹血糖和餐后血糖水平均有所改善。饮食对肠道微生物群有重要的调节作用,合理的膳食和饮食习惯会影响糖尿病患者的肠道菌群,从而调节糖尿病的发生发展。然而,这种肠道微生物群组成的塑造需要长期的饮食习惯调整。

二、微生态制剂

益生菌是一种活性非病原微生物,常见的益生菌包括双歧杆菌、干酪乳杆菌、乳杆菌等,具有保护肠道黏膜、维持宿主肠道菌群平衡和抑制病原微生物过度生长的作用。益生菌进入肠道内后,可使失衡的肠道菌群比例正常化,降低肠上皮细胞的通透性,提高肠黏膜屏障功能,并减少循环中 LPS 的含量,减少炎症因子,进而提高胰岛素敏感性,直接或间接的影响机体血糖代谢,从而有效缓解及改善糖尿病症状。益生菌还可以提高肠道细菌分泌酶的活性,如 β-半乳糖苷酶、萄苷酶、蔗糖酶及乳糖酶活性,使糖类分解为人体更易吸收的预消化状态,提高消化吸收性能和营养价值,有助于促进机体外周组织对糖的摄取和利用,这一功效对于血糖的调节起到了积极的作用。此外,益生菌还可以通过其代谢产物及共沉淀作用减少胆固醇的吸收。Pereira 等发现乳酸菌产生胆盐水解酶(BSH)使胆盐失去共轭作用,在酸性(pH<6.0)条件下,促

进小肠内胆盐的水解,解共轭胆盐与胆固醇形成复合物共同沉淀下来,从而促进食源性胆固醇向粪便转移。厌氧环境中生长繁殖的乳酸菌还可以吸收生长介质中的胆固醇,将胆固醇转移到细胞膜或细胞壁中吸收。因此通过口服益生菌就可以减少机体对脂类的吸收,从而起到防治糖尿病高危因素"肥胖"的作用。

益生元是一种非消化性碳水化合物,能选择性促进宿主肠道固有的双歧杆菌的活性和繁殖,起到促进宿主健康的作用。主要包括各类寡糖类物质,常见的有低聚果糖、异麦芽低聚糖等。这类物质能刺激肠道有益菌的活性和生长,维持肠道菌群结构平衡。Everard 等发现在小鼠模型中添加益生元,ob/ob 小鼠肠道拟杆菌门比例增加而厚壁菌门比例减少,肠胰高血糖素 mRNA 和血浆 GLP-1 表达升高,抑制脂肪增长,改善小鼠的低度慢性炎症,改善糖耐量和减轻胰岛素抵抗。Watts 等评估发酵的益生元低聚果糖对肠道菌群组成、肠道通透性和肥胖小鼠全身炎症反应的影响时发现,益生元增加了肠道乳杆菌和双歧杆菌的比例,使肠道细胞紧密连接保证了肠道屏障的完整性,降低全身炎症反应,其机制可能与肠道的 GLP-2 表达增多有关。

三、降糖药物

二甲双胍因其良好的安全性和心血管作用,作为一线抗糖尿病药物已经使用了 60 多年。其主要的降糖机制是通过降低肝脏糖异生,但越来越多的证据表明,二甲双胍还通过调控肠道菌群发挥降糖作用。二甲双胍具有重塑肠道微生物群的能力,可促进 T2DM 患者肠道菌群向产 SCFA 细菌转变。

研究表明,二甲双胍能够改变糖尿病动物模型近段肠道中的肠道菌群,给予高脂饮食会降低小肠上段乳杆菌的丰度,二甲双胍预处理之后就能对抗这种改变。然而给予糖尿病模型小鼠口服抗生素后,会削弱二甲双胍的降糖能力,这提示肠道菌群的改变参与了二甲双胍的降糖机制。在一项随机双盲研究中,经 4 个月二甲双胍治疗的患者其肠道内超过 80 种细菌的菌群丰度较安慰剂治疗的患者发生明显变化。且主要变化的细菌隶属于厚壁菌门和变形菌门。进一步将经二甲双胍干预组的粪菌移植到高脂食物饲养的无菌小鼠体内,接受移植后的小鼠糖耐量明显改善,进一步证实了二甲双胍通过肠道菌群发挥降糖作用。

二甲双胍可通过改变小肠上段肠道菌群来调节肠道营养物质感受器、恢复钠-葡萄糖协同转运蛋白 1 (SGLT1)依赖的葡萄糖信号通路,从而调节糖代谢平衡。二甲双胍通过调节 SCFA 生成是其另外降糖途径之一。Forslund 等研究结果表明,二甲双胍治疗组,显著增加大肠埃希菌属的丰度,降低肠杆菌(*Intestinibacter*)菌属丰度,导致乙酸、丙酸和丁酸等 SCFA 生成明显增加。SCFA 通过触发肠道糖异生,可减少肝脏糖异生,减轻食欲和体重,从而改善糖代谢,有利于能量平衡。

四、粪菌移植

在现代医学中,使用粪菌移植治疗疾病可追溯到 1958 年,美国外科医生对 4 名患有严重假膜性小肠结肠炎的患者实施了粪菌移植。粪菌移植的原理是将维持了健康供者功能的肠道菌群移植给受者,并最终在受者肠道内重建适合受者的功能菌群。根据一项研究结果显示,通过鼻肠管将体型偏瘦的捐赠者的粪便移植到患有代谢综合征的肥胖受试者体内,发现受试者的胰岛素敏感性有了小幅提高。在粪便移植 6 周后,受试者体内微生物多样性增加,例如产丁酸盐的大肠埃希菌增加了 2.5 倍,而短链脂肪酸总体水平下降。尽管目前有研究表明这种方法存在一定的治疗效果,但仍需要更大规模和精心设计的研究来为粪菌移植治疗糖尿病铺平道路。

(马兵伟　曲　伸)

参 考 文 献

[1] Alkanani AK,Hara N,Gottlieb PA,et al. Alterations in Intestinal Microbiota Correlate With Susceptibility to Type 1 Diabetes. Diabetes,2015,64:3510-3520.

[2] Bauer PV,Duca FA,Waise TMZ,et al. Metformin Alters Upper Small Intestinal Microbiota that Impact a Glucose-SGLT1-Sensing Glucoregulatory Pathway. Cell Metab,2018,27:101-117.

［3］David LA,Maurice CF,Carmody RN,et al. Diet rapidly and reproducibly alters the human gut microbiome. Nature,2014,505:559-563.

［4］Devaraj S,Hemarajata P,Versalovic J,The human gut microbiome and body metabolism:implications for obesity and diabetes. Clin Chem,2013,59:617-628.

［5］Everard A,Lazarevic V,Derrien M,et al. Responses of gut microbiota and glucose and lipid metabolism to prebiotics in genetic obese and diet-induced leptin-resistant mice. Diabetes,2011,60:2775-2786.

［6］Forslund K,Hildebrand F,Nielsen T,et al. Disentangling type 2 diabetes and metformin treatment signatures in the human gut microbiota. Nature,2015,528:262-266.

［7］Koeth RA,Wang Z,Levison BS,et al. Intestinal microbiota metabolism of L-carnitine,a nutrient in red meat,promotes atherosclerosis. Nat Med,2013,19:576-585.

［8］Chatelier EL,Nielsen T,Qin J,et al. Richness of human gut microbiome correlates with metabolic markers. Nature,2013,500:541-546.

［9］Manzanares W,Lemieux M,Langlois PL,et al. Probiotic and synbiotic therapy in critical illness:a systematic review and meta-analysis. Crit Care,2016,19:262.

［10］Meijnikman AS,Gerdes VE,Nieuwdorp M,et al. Evaluating Causality of Gut Microbiota in Obesity and Diabetes in Humans. Endocr Rev,2018,39:133-153.

［11］Mejia-Leon ME,Petrosino JF,Ajami NJ,et al. Fecal microbiota imbalance in Mexican children with type 1 diabetes. Sci Rep,2014,4:3814.

［12］Noce A,Marrone G,Daniele FD,et al. Impact of Gut Microbiota Composition on Onset and Progression of Chronic Non-Communicable Diseases. Nutrients,2019,11(5):1073.

［13］Pascale A,Marchesi N,Govoni S,et al. The role of gut microbiota in obesity,diabetes mellitus,and effect of metformin:new insights into old diseases. Curr Opin Pharmacol,2019,49:1-5.

［14］Pascale A,Marchesi N,Marelli C,et al. Microbiota and metabolic diseases. Endocrine,2018,61:357-371.

［15］Qin J,Li Y,Cai Z,et al. A metagenome-wide association study of gut microbiota in type 2 diabetes. Nature,2012,490:55-60.

［16］Sales-Campos H,Soares SC,Oliveira CJF. An introduction of the role of probiotics in human infections and autoimmune diseases. Crit Rev Microbiol,2019,45:413-432.

［17］Sonnenburg JL,Backhed F. Diet-microbiota interactions as moderators of human metabolism. Nature,2016,535:56-64.

［18］Stancu CS,Sanda GM,Deleanu M,et al. Probiotics determine hypolipidemic and antioxidant effects in hyperlipidemic hamsters. Mol Nutr Food Res,2014,58:559-568.

［19］Vrieze A,Nood EV,Holleman F,et al. Transfer of intestinal microbiota from lean donors increases insulin sensitivity in individuals with metabolic syndrome. Gastroenterology,2012,143:913-916 e917.

［20］Wu GD,J. Chen J,Hoffmann C,et al. Linking long-term dietary patterns with gut microbial enterotypes. Science,2011,334:105-108.

［21］Wu GD,Compher CC,Chen EZ,et al. Comparative metabolomics in vegans and omnivores reveal constraints on diet-dependent gut microbiota metabolite production. Gut,2016,65:63-72.

［22］Wu H,Esteve E,Tremaroli V,et al. Metformin alters the gut microbiome of individuals with treatment-naive type 2 diabetes,contributing to the therapeutic effects of the drug. Nat Med,2017,23:850-858.

［23］Yang T,Santisteban MM,Rodriguez V,et al. Gut dysbiosis is linked to hypertension. Hypertension,2015,65:1331-1340.

第二十五章

肠道微生态与骨质疏松

骨质疏松症(osteoporosis,OP)是一种常见的骨骼疾病,以骨量减低、骨组织微结构损坏、骨脆性增加及易发生骨折为特征的全身性骨病。它是一种退化性疾病,随年龄增长,患病风险增加。骨质疏松症的本质是骨重建中成骨细胞和破骨细胞功能相对失衡,从而导致骨量减少和骨的微细结构破坏,表现为骨的脆性增加,骨折的危险性也大为增加。骨质疏松症的病因和发病机制非常复杂,涉及性激素、甲状旁腺激素等多种激素及细胞分子的作用,以及成骨细胞、破骨细胞等活性的改变,还包括环境和遗传因素等影响。目前许多学者从整体激素水平、组织细胞及分子水平对骨质疏松发病机制进行了大量的研究,但其确切的发病机制仍有待进一步阐明。不过,近年来很多研究显示肠道微生态与骨质疏松症也有着密切的联系,为骨质疏松症的防治提供了新的思路和方法。

第一节　骨质疏松人群肠道菌群特征

一项对中国华中地区的人群进行的研究发现,与对照组相比较,患有骨质疏松症人群肠道菌群的多样性和丰度都显著减少。在门的分类学水平上,拟杆菌门的丰度显著升高,厚壁菌门和放线菌门的丰度与骨密度 T 值呈正相关,拟杆菌门的丰度与骨密度 T 值呈负相关。在属的分类学水平上,罗氏菌属的丰度显著下降,而罗氏菌属、双歧杆菌属、乳杆菌属的丰度与骨密度 T 值呈正相关。功能预测显示,两组间有 93 条代谢途径存在显著差异。骨质疏松症人群的大多数通路,特别是与脂多糖合成相关的通路比对照组更为丰富。

另一项对 25 例 50~79 岁健康女性和患有骨质疏松症女性的肠道远端粪便的肠道菌群组成进行了研究,结果发现,与健康女性相比较,患有骨质疏松症女性的肠道菌群中的双歧杆菌、乳酸菌丰度显著下降。

第二节　肠道菌群对骨代谢的影响机制

肠道菌群参与骨质疏松症的机制非常复杂,很多研究从影响宿主代谢、免疫和内分泌环境这三个方面进行了阐述。

一、肠道菌群通过宿主代谢影响骨平衡

通过对比无菌小鼠和常规喂养的小鼠,发现无菌小鼠股骨小梁骨体积和皮质骨都增加了 50%,说明肠道菌群可以影响宿主代谢和骨代谢。肠道菌群通过宿主代谢影响骨平衡可能通过以下三个方面:

1. **通过脂多糖(lipopolysaccharide,LPS)途径影响骨代谢**　LPS 和 LPS 结合蛋白与慢性低度炎症密切相关。LPS 存在于革兰氏阴性杆菌的细胞壁中,它通过激活转化生长因子(transforming growth factor,TGF)和 TLR4 来启动炎症反应。肠道菌群通过维持肠道细胞紧密连接和保护黏液层来调节细胞的通透性。一旦肠道菌群发生紊乱,就会增加肠上皮的通透性,导致脂多糖进入循环系统,并出现代谢功能紊乱和慢性低度炎症,而慢性低度炎症与骨质疏松症密切相关。在 3 个月大的大鼠体内植入三倍剂量的脂多糖缓释颗粒,来模拟体内慢性炎症状态。结果发现,在低剂量 LPS 组和高剂量 LPS 组中,大鼠的股骨均发

生骨量丢失,这表明脂多糖可能降低骨密度。同时在高剂量 LPS 组中,计算机断层扫描显示胫骨干近端小梁骨体积趋于减小。同时,在干骺端区域测试的炎症介质包括白细胞介素-1(interleukin 1,IL-1)、环加氧酶-2(cyclooxygenase-2,COX-2)和肿瘤坏死因子(tumour necrosis factor,TNF)的水平都有所上调。这说明革兰氏阴性杆菌的脂多糖会导致慢性低度炎症状态,进而影响骨代谢。

2. 通过胆汁酸代谢途径影响骨代谢 通过法尼醇 X 受体(FXR)和 G 蛋白偶联受体 5(TGR5)信号传导,肠道菌群成分可以改变继发性胆汁酸的数量和类型,从而产生不同的代谢作用。单羟基化次生石胆酸(LCA)作为一种维生素 D 受体(VDR)的配体,主要由肠道细菌 7-脱羟基作用合成。1,25-二羟基维生素 D_3 在骨完整性和矿物质平衡中发挥着重要作用。维生素 D 的生物学效应受其受体的调控,维生素 D 受体是一种类固醇受体,可以控制多种激素的生物学效应。维生素 D 还可以调节骨形成蛋白、骨钙素和 NF-κB 受体激活蛋白(RANK)配体(RANKL)的基因编码,后者可直接控制骨代谢。由于 LCA 对成骨细胞的毒性和与 VDR 结合能力的影响,LCA 可能影响骨代谢,并引起骨质疏松症。尽管 LCA 浓度低至 100IM,依然能引起成骨细胞线粒体损伤,降低细胞活力。在许多组织中,维生素 D 通过维生素 D 依赖的途径激活酶 1,25-二羟维生素 D_3 24-羟化酶(CYP24A1),调节自身的代谢。而 LCA 能显著降低 CYP24A1 的表达。CYP24A1 含有两种维生素 D 反应(VDRE)区域。这些序列依赖于维生素 D 来诱导基因表达。LCA 除了分解代谢维生素 D,还能激活骨钙素和 *RANKL* 基因。

3. 通过短链脂肪酸和胰岛素样生长因子 1(IGF-1)途径影响骨代谢 结肠中的细菌可以将难以消化的碳水化合物发酵成短链脂肪酸(SCFA),包括乙酸、丙酸和丁酸。此外,肠道菌群也会发酵氨基酸成 SCFA。SCFA 的产生根据氨基酸基质和肠道细菌的种类而异,如梭菌、双歧杆菌等,主要产生 SCFA。这些 SCFA 是重要的能量来源。同时 SCFA 作为信号分子,可以激活 AMP 激酶和游离脂肪酸受体 2(FFAR2)和 FFAR3,也称为 G 蛋白偶联受体 43(GPR43)和 GPR 41,抑制脂肪生成,促进脂肪酸氧化。低聚糖饮食增加了 SCFA 的产生并改变了肠道菌群组成,表明肠道菌群,膳食纤维含量和 SCFA 之间的密切关系。一些研究表明,服用有益菌可以适度增加骨密度,防止绝经期骨质流失。IGF-1 是一种已知的对骨生长有影响的激素,在菌群移植后可显著增加其分泌。外源性 IGF-1 促进了股骨的纵向生长。IGF-1 受体缺失模型表明 IGF-1 在成熟生长和次级骨化中心形成过程中起着重要作用。与无菌小鼠相比,短期和长期菌群移植小鼠的循环 IGF-1 均有所增加。给予 SCFA 后,经抗生素治疗的小鼠体内系统 IGF-1 和骨量水平与非抗生素治疗的小鼠相同。因此,SCFA 的产生可能是肠道菌群增加血清 IGF-1 水平的一种机制。除此之外,SCFA 还可以降低肠道局部 pH,减少肠道钙离子与磷形成复合物,从而促进钙吸收。一项包含了 24 名青少年的研究发现,拟杆菌门中的拟杆菌属、厚壁菌门中的小拟杆菌属和颤杆菌属可发酵膳食纤维,产生 SCFA,降低肠道局部 pH,增加钙离子吸收。这在一项体外试验中也得到证实:与正常小鼠结肠细胞相比,无菌小鼠结肠细胞处于能量剥夺状态,三羧酸循环中关键限速酶表达被抑制,ATP 产生减少,从而诱导细胞自噬;当加入丁酸盐后结肠细胞线粒体氧化呼吸得到改善,从而抑制细胞自噬。SCFA 还可能通过表观遗传调控,包括改变核小体定位及诱导组蛋白乙酰化,促进肠黏膜细胞对矿物质的吸收。此外,SCFA 还可通过影响矿物质吸收的信号通路促进钙吸收。体外研究发现,SCFA 与细胞表面 G 蛋白偶联受体结合后,降低细胞内 cAMP 水平,增加促分裂原活化蛋白激酶磷酸化水平,引起下游信号热休克蛋白 27 磷酸化,促进细胞吸收钙离子。SCFA 中的丁酸盐可为肠黏膜上皮细胞提供能量,改善肠绒毛结构,增大吸收面积,利于肠道钙吸收。

二、肠道菌群通过免疫系统影响骨稳态

肠道菌群对免疫系统的功能和成熟至关重要。肠道菌群和骨骼之间的关系最初是在 2012 年被发现的。研究发现,无菌小鼠骨髓中 CD4$^+$T 细胞比例和 TNF 水平较低。特定菌株对特定免疫细胞有影响,使得研究者在肠道菌群对免疫系统的影响方面有了新的认识。

在骨质疏松时,失衡的肠道菌群可能通过多种机制促进破骨细胞介导的骨丢失,其中包括:①产生炎症因子(IL-1、IL-6 和 TNF-α)激活基质细胞 RANKL 的表达;②促进 T 细胞中促破骨细胞亚群 Th17 的分化,刺激 IL-17 的分泌,直接产生 RANKL 和提高 RANKL 在基质细胞上的表达;③抑制 T 细胞中抗破骨细

胞亚群(Th1 细胞、Th2 细胞和 Treg 细胞)的分化,最终增加破骨细胞前体的数量,导致骨丢失。Th17 细胞在黏膜抵抗细菌和真菌方面发挥着重要作用,包括诱导上皮细胞产生抗菌肽和招募中性粒细胞。将分节丝状菌(SFB)移植到无菌小鼠体内,Th17 细胞数量增加,Th1 细胞数量略有增加。SFB 可以穿透回肠末端黏膜层,与上皮细胞接触,诱导肌动蛋白聚集,可能导致固有层 Th17 细胞去极化。SFB 影响了上皮细胞中抗菌蛋白、区域蛋白和分子的表达,这些蛋白与 Th17 细胞极化有关。此外,CD4$^+$Foxp3$^+$Treg 细胞在肠道黏膜内较稳定,对肠道和全身免疫系统均有影响。在无菌小鼠中,Treg 细胞和 IL-10 显著减少。在一项研究中,研究人员分离了 17 株细菌,它们可以增强 Treg 细胞的扩增,并诱导重要的抗炎细胞因子,如 IL-10 和诱导 T 细胞共刺激分子(ICOS)。这 17 株细菌提供一个 TGF-β 丰富的环境和细菌抗原,从而诱导 Treg 细胞扩增和分化。这还证实了肠道菌群对系统 Th17 和 Treg 细胞具有诱导作用。免疫功能还受细菌代谢产物的调节,包括 SCFA。丁酸盐对肠巨噬细胞发挥着免疫调节作用,诱导 Treg 细胞分化。Th17 细胞对于雌激素缺乏的骨质流失至关重要。Th17 细胞是 CD4$^+$T 细胞的子集,可产生破骨细胞生成因子。在女性中,血清 IL-17 的增加与骨质疏松密切相关,降低 IL-17 或使用抗 IL-17 抗体可以预防骨丢失。Treg 细胞缺乏和失活与一些慢性炎性疾病有关。Treg 细胞通过分泌 IL-4,IL-10 和转化生长因子 β(TGF-β)来调节破骨细胞的形成和阻断骨吸收。众所周知,雌激素可直接增加 Treg 细胞的相对数量,可防止去卵巢引起的骨丢失。

而先天免疫系统可以识别多种病原体,这是人体抵御外来致病菌的第一道防线。它通过特定的模式识别受体(PRR)来识别病原体,包括细胞质中的核苷酸结合寡聚化结构域(NOD)样受体(NLR)家族。在细胞表面,肠道内的先天免疫系统通过 PRR 识别细菌,如 Toll 样受体(TLR)家族和其他信号通路。大多数 TLR 信号通过 MYD88 蛋白调节,以刺激丝裂原激活蛋白激酶(MAPK)和 NF-κB 的促炎信号。在许多类型的细胞中都发现了 NOD1。炎症前信号是主要是通过识别革兰氏阴性菌中发现的肽聚糖诱导的。NOD2 在非造血细胞,骨髓衍生细胞和淋巴细胞中广泛表达。NOD2 可以结合在革兰氏阳性和革兰氏阴性细菌中的所有类型的肽聚糖,通过激活 NLR 诱导炎症反应。研究表明,无菌小鼠对骨的影响不依赖于MYD88 蛋白。相反,特异性失活 NOD1 或 NOD2 的无菌小鼠的皮质骨质量没有显著增加,这表明无菌小鼠对皮质骨矿物质密度的影响取决于 NOD1 或 NOD2 信号。在肠道菌群诱导的牙周炎模型中验证了 NOD2 对骨吸收的影响。在 NOD2 缺陷小鼠中,骨吸收和破骨细胞的数量显著减少。此外,从 NOD2 缺陷小鼠中提取的骨髓巨噬细胞比野生型小鼠形成更少的破骨细胞,这表明细菌诱导的骨吸收依赖于 NOD2 信号。当成骨细胞中 RANKL 基因表达增加时,NOD2 配体可诱导破骨细胞生成。

Wnt 信号通路广泛存在于无脊椎动物和脊椎动物中,它是物种进化中高度保守的信号传导途径。Wnt信号通路在动物胚胎的早期发育、器官形成、组织再生和其他生理过程中起着至关重要的作用。Wnt/β-连环蛋白信号通路可以被一些细菌激活,例如梭菌和脆弱拟杆菌。肠道菌群可以使结肠巨噬细胞极化为 M1状态,从而产生内源性炎性细胞因子,这被称为微生物诱导的旁观者效应(MIBE)。TNF 有助于 MIBE 和活化的 Wnt/β-连环蛋白信号通路。成骨细胞功能受到 Wnt/β-连环蛋白信号通路的调节。因此,β-连环蛋白是探索该通路对成骨细胞功能的关键靶点。大量小鼠模型显示,从未成熟到成熟阶段,β-连环蛋白的消耗可以抑制成骨细胞的分化和增加破骨细胞的分化,从而导致骨量减少。Wnt 与成骨细胞表面上的卷曲蛋白(Fz)受体结合,导致细胞内 β-连环蛋白的稳定化。当与 T 细胞因子/淋巴增强因子(LEF/TCF)转录因子相关时,β-连环蛋白激活成骨细胞中骨保护素(OPG)的转录,从而减少骨吸收。所以,β-连环蛋白的丧失导致骨形成减少和骨吸收增加,骨量显著减少。

三、肠道菌群通过激素影响骨稳态

人们已经发现肠道菌群与大量激素的分泌密切相关。同时,肠道菌群也通过调节各种激素分泌在骨转换中起着重要作用。

1. **肠促胰素**　肠道菌群可刺激肠道细胞分泌肠促胰素。肠促胰素包括一系列由肠道分泌,具有葡萄糖浓度依赖性促进胰岛素分泌作用的激素,包括葡萄糖依赖性促胰岛素多肽(glucose-dependent insulino-tropic polypeptide,GIP)、胰高血糖素样肽-1(glucagon-like peptide-1,GLP-1)和胰高血糖素样肽-2(glucagon-

like peptide-2,GLP-2)。GIP 可与成骨细胞表面受体结合,增加 I 型胶原基因表达,促进胶原基质成熟及矿化,增加碱性磷酸酶活性,促进 TGF-β 分泌,促进骨形成;而 GIP 与前破骨细胞表面受体结合,抑制破骨细胞生成及活性,减少骨吸收。GLP-1 则具有促进胰岛 B 细胞分泌胰岛素的作用,胰岛素能够促进骨形成;GLP-1 还可以促进甲状腺 C 细胞分泌降钙素,从而抑制骨吸收。近期研究表明肠道菌群中有害细菌的血清素可进入血液循环,减少成骨细胞数量,抑制成骨细胞分化成熟,抑制骨形成,降低骨小梁体积百分数,亦有研究发现色氨酸羟化酶 1 具有催化血清素合成作用,而其抑制剂具有治疗低骨量的作用。GLP-2 是一种胃肠上皮特异性生长因子,GLP-2 受体(GLP-2R)属于 G 蛋白偶联受体,在胃肠道组织中广泛表达。GLP-2 除了具有改善肠道血流,促进肠上皮细胞增殖,降低肠道通透性,促进营养物质吸收等作用外,GLP-2 可通过改善循环慢性炎症反应改善骨质疏松。在老年大鼠的研究中发现,增龄可引起肠道紧密连接蛋白,闭合蛋白(occludin)蛋白表达量下降,肠道通透性增加,慢性炎症反应增强,而肠道内的慢性炎症反应增强可通过增加循环内 TNF-α、巨噬细胞集落刺激因子(M-CSF)、IL-1 及 IL-6 等炎症因子水平进而激活 OPG/RANK/RANKL 信号通路促进破骨细胞增殖,骨吸收增强。在一项应用 GLP-2 干预去卵巢大鼠的实验研究中发现,GLP-2 可抑制循环炎症反应,改善去卵巢大鼠骨小梁微观结构,抑制骨吸收,并促进骨形成。此外,有 GLP-2 还可调节老年大鼠肠道菌群。GLP-2 对骨代谢有直接调节作用,人前成骨样细胞系 MG63 细胞表面存在 GLP-2R,GLP-2R 可促进 MG63 细胞增殖分化为成骨细胞。Lu 等在使用 GLP-2 干预大鼠骨髓源性巨噬细胞后发现 GLP-2 可抑制破骨细胞生成,促进破骨细胞凋亡,且 GLP-2 的效应存在剂量依赖性。

2. **性激素** 肠道菌群可能影响性激素的平衡。例如,肠道梭菌通过羟基类固醇水解酶和其他酶将糖皮质激素转化为雄激素。斯奈克氏菌是肠道菌群的一种常见菌株,它可影响雌激素的产生。雌激素在骨代谢中起着重要的作用,雌激素受体(ERs)在骨细胞、成骨细胞、破骨细胞和骨髓基质细胞中表达。雌激素能诱导破骨细胞凋亡,抑制成骨细胞凋亡。在雌激素缺乏的环境下,骨转换周期被激活的更频繁。雌激素除了直接影响骨细胞外,还可以调节氧化应激和免疫系统来影响骨代谢周期。雌激素缺失通过刺激肿瘤坏死因子(TNF)、IL-7 和 IL-1 等促炎细胞因子的输出,降低了成骨细胞的成熟能力。在 T 细胞缺失的小鼠中,卵巢切除不会导致骨丢失。所以,TNF 在去卵巢小鼠骨丢失中起重要作用。TNF 刺激骨吸收的关键机制是 RANK 的激活和 Th17 细胞的诱导。用 IL-1 和 TNF 抑制剂治疗可防止由于雌激素缺乏而导致的骨吸收增加。研究表明,性激素介导的骨代谢不仅通过 ERs 反应,还通过雄激素受体(ARs)。雄激素可抑制成骨细胞和松质间质骨吸收。此外,ARs 信号在保护皮质厚度和强度方面发挥着重要作用。性激素影响骨代谢的机制非常复杂。需要更多的人体研究来证实肠道菌群通过调节系统性激素的转化影响骨代谢的机制。

3. **5-羟色胺** 5-羟色胺(5-HT)通过增加骨形成和抑制骨吸收对骨量有着积极的作用。超过 90% 的 5-HT 是在人体肠道中合成的。肠道来源的 5-HT 可以调节骨骼发育。色氨酸羟化酶 TpH 1 和 TpH 2 调控神经源性和非神经源性 5-HT 的合成。研究发现,链球菌和大肠埃希菌可代谢色氨酸产生 5-HT。无菌小鼠血清 5-HT 浓度明显低于正常小鼠,肠道菌群移植可以恢复无菌小鼠血清和结肠中 5-HT 的水平。健康小鼠和人类中的一些细菌可以调节 5-HT 的血清水平。成骨细胞中有三种血清素受体,血清素受体 1b(HTR1b)、血清素受体 2a(HTR2a)和血清素受体 2b(HTR2b)。抑制 HTR2b 活性可减少骨形成,导致雌性小鼠骨密度下降。成骨细胞表面复合血清素和 HTR1b 抑制环磷酸腺苷(cAMP)的生成和 cAMP 依赖蛋白激酶 A(PKA)介导的 cAMP 效应元件结合蛋白(CREB)的磷酸化,导致细胞周期蛋白基因表达减少,成骨细胞增殖减少。成骨细胞特异性抑制 CREB 也可导致低骨形成表型和低骨量。此外,体外和体内基因表达分析证实,细胞周期蛋白 D1、D2 和 E1 是在胃源性血清素调节 CREB 的转录基因。所以,肠源性 5-HT 的直接靶标是成骨细胞,而 Htr1b/PKA/CREB/细胞周期蛋白信号可调节其增殖。

4. **瘦素** 瘦素是一种来源于脊椎动物脂肪细胞的激素。它除了可以调节能量消耗和食欲,还能调节骨量。迷走神经的长支调控脑和肠道菌群之间的相互作用,称为"肠-脑轴"。研究表明,肠道菌群与瘦素水平相关。一些肠道菌群(如乳球菌、*Mucispirillum*、乳杆菌和双歧杆菌)与外周瘦素浓度呈正相关,而其他一些肠道菌群(如梭菌、普雷沃菌、拟杆菌和 *Allobaculum*)与瘦素水平呈负相关。瘦素长型受体(ObRb)在产生中缝核 5-羟色胺的脑干神经元中表达。瘦素和 ObRb 的组合抑制了 *TpH2* 基因的表达并降低了合成脑干神经元 5-羟色胺的释放。与弓形(ARC)和腹侧下丘脑(VMH)缺失 ObRb 的小鼠相比,敲除 ObRb 5-羟色胺能神经元的小鼠显示出高骨量表型。瘦素依赖的骨量中枢调节取决于脑血清素调节交感神经系统。血清素受体 2c(HTR2c)在 VMH 核表达。这些神经元中 HTR2c 的丧失导致严重的骨丢失。这种现象是由于骨形成的下调和与吸收交感神经活动增加相关的骨吸收的上调引起的。脑血清素通过 HTR2c 在 VMH 神经元中起着重要的作用,其通过降低交感神经活动增加骨量。

第三节　微生态临床干预治疗骨质疏松

一、益生菌

一项对日本绝经后女性进行的研究发现,枯草芽孢杆菌 C-3102(C-3102)显著提高了绝经后女性的髋部骨密度(BMD)。在 12 周的治疗中,C-3102 组的骨吸收标志物尿 I 型胶原交联氨基末端肽(uNTX)值明显低于安慰剂组,抗酒石酸酸性磷酸酶 5b(TRACP-5b)也有下降趋势。同时,治疗 12 周后 C-3102 组的双歧杆菌属丰度显著增加。在治疗 12 周和 24 周时,C-3102 组的梭形杆菌属丰度较基线显著降低。所以,益生菌 C-3102 通过抑制骨吸收和调节健康绝经后女性的肠道微生物群来改善 BMD。

多项动物实验也揭示了益生菌对骨代谢的作用机制。①通过增加骨骼中钙含量促进骨骼健康:与空白对照组相比,补充芽孢杆菌和枯草杆菌可增加家禽胫骨中钙含量,并使胫骨横径增粗。②抑制破骨细胞活性:在去卵巢小鼠中,补充乳酸菌与补充溶剂对照相比,破骨细胞活性降低,骨吸收降低,骨密度及骨小梁骨体积分数增加。③通过抑制炎症反应减少骨吸收:在牙周炎局部使用乳杆菌,通过其合成的精氨酸脱亚氨酶降低炎症因子基因表达,能够有效减少牙周炎所致牙周骨吸收;乳酸菌制剂连续灌胃雄性小鼠 4 周,发现实验组 TNF-α 表达水平显著下降,减少了 TNF-α 介导的骨吸收,而骨小梁骨体积分数和骨密度显著增加;性激素缺乏小鼠每周补充两次乳酸菌,发现其能降低肠道渗透性,抑制炎症反应,减少骨吸收。④促进成骨细胞活性:1 型糖尿病小鼠模型中,使用乳酸菌干预后 Wnt10b 表达水平更高,提示乳酸菌具有促进成骨细胞活性作用。⑤促进骨骼矿化:通过斑马鱼研究发现,乳酸菌能够刺激胰岛素样生长因子 1 分泌,而促进骨骼矿化。⑥调节骨代谢通路:通过斑马鱼研究发现,乳酸菌通过上调 MAPK1/3 通路基因表达而促进成骨细胞和骨细胞的成熟及分化。此外,大鼠模型也发现长双歧杆菌通过上调富含半胱氨酸的酸性分泌蛋白(secreted protien acidic and rich in cysteine,*SPARC*)和 *BMP-2* 基因表达增加去卵巢大鼠的骨密度。

因此,从斑马鱼到啮齿类动物研究均表明,益生菌能够通过多种途径抑制骨吸收,促进骨形成及矿化,增加骨密度,改善骨微结构,保护骨骼健康。

二、益生元

研究发现益生元对骨骼有以下影响:

(1) 益生元能够促进钙离子吸收:动物研究发现低聚果糖、菊粉、低聚半乳糖不仅增加小鼠和成年健康大鼠的钙吸收,而且菊粉和低聚果糖可显著增加去卵巢大鼠的钙吸收,减少骨量丢失。人类研究中也发现,补充低聚果糖 9 天~1 年不等的时间,可增加青少年的钙吸收,且持续 1 年补充低聚果糖有助于升高青少年骨密度。在一项安慰剂对照双盲交叉设计的研究中,补充短链低聚果糖 6 周,能够增加绝经后女性的肠钙和镁的吸收,且骨密度低者效果更显著。低聚半乳糖也可增加绝经后女性的肠钙吸收。

(2) 益生元对骨转换具有一定影响:低聚果糖和菊粉可升高小鼠体内骨钙素水平。低聚半乳糖和低聚果糖混合制剂与钙剂合用时,可增加大鼠骨的矿化和骨密度,还可增加成骨细胞表面积。一项针对绝经后女性的随机干预试验表明,补充低聚果糖 24 个月,可降低血及尿中 I 型胶原羧基端片段、骨钙素等骨转换生化指标水平。

(3) 益生元具有改善骨强度的作用:低聚果糖和菊粉可增加小鼠及大鼠骨密度及骨小梁厚度,低聚果糖、低聚半乳糖和菊粉具有增加健康大鼠及去卵巢大鼠骨强度的作用。

（4）益生元还能增强其他益于骨骼健康制剂的作用：低聚果糖可增强大豆异黄酮对去卵巢大鼠骨密度及骨强度的改善作用，益生元也可增加益生菌的骨保护作用。

综上所述，肠道菌群与骨代谢存在复杂而密切的关联，它通过影响宿主代谢、免疫和内分泌环境等途径来影响骨代谢。益生菌和益生元制剂对骨骼具有保护作用。未来，肠道菌群可能成为调节骨代谢的重要靶点，益生菌和益生元等调节肠道菌群制剂有望为骨质疏松症的治疗提供新的思路和治疗选择。

（邬佳瑜　胡　予　章振林）

参 考 文 献

［1］ Li C,Huang Q,Yang R,et al. Gut microbiota composition and bone mineral loss-epidemiologic evidence from individuals in Wuhan,China. Osteoporos Int,2019,30(5):1003-1013.

［2］ Kovalenko NK,Ogirchuk KS,Poltavs' ka OA,et al. Microbiocenosis of intestine and nutrition of healthy and osteoporotic aged women. Mikrobiol Z,2012,74(4):57-63.

［3］ Sjogren K,Engdahl C,Henning P,et al. The gut microbiota regulates bone mass in mice. Journal of Bone and Mineral Research,2012,27:1357-1367.

［4］ LU Y,LU D,HU Y. Glucagon-like peptide 2 decreases osteoclasts by stimulating apoptosis dependent on nitric oxide synthase. Cell Prolif,2018,51(4):e12443.

［5］ Steves CJ,Bird S,Williams F M,et al. The Microbiome and Musculoskeletal Conditions of Aging:A Review of Evidence for Impact and Potential Therapeutics. J Bone Miner Res,2016,31:261-269.

［6］ Takimoto T,Hatanaka M,Hoshino T,et al. Effect of Bacillus subtilis C-3102 on bone mineral density in healthy postmenopausal Japanese women:a randomized,placebo-controlled,double-blind clinical trial. Biosci Microbiota Food Health,2018,37(4):87-96.

［7］ Roberfroid M,Gibson GR,Hoyles L,et al. Prebiotic effects:metabolic and health benefits. Br J Nutr,2010,104(Suppl 2):S1-S63.

第二十六章

肠道微生态与阿尔茨海默病

阿尔茨海默病(Alzheimer's Disease,AD)是一种神经退行性疾病,主要临床表现是记忆力减退为主的认知功能障碍,是导致痴呆的最常见病因。最新报告显示,全球每3秒钟就新增1例AD患者。2018年全球约有5 000万人患有AD,到2050年,这一数字预计将增至1.5亿。随着人口老龄化进程的不断加剧,AD已成为全球面临的重大健康和社会经济问题之一。

肠道是人体最大的微生物栖居地,包含上百万亿的微生物及上千种常驻菌群。人体肠道微生物群落的宏基因组学中,所包含的基因数目约为人体自身基因数的100倍。肠道菌群可通过抑制致病微生物的生长、调节维生素代谢、影响饮食营养吸收等来维持机体平衡。近年研究发现,肠道菌群可参与肠道与脑部之间的信号传递,构成"菌-肠-脑轴",健康稳定的肠道菌群可促进脑部细胞组织发育和影响其功能的正常发挥。

第一节　阿尔茨海默病患者的肠道菌群改变

肠道菌群可随机体年龄的增长表现出明显的差异性。与肠道菌群种类丰富的成年人相比,老年人群肠道菌群的多样性降低。此外,老年人群免疫力降低、肠道易感性增加均影响了肠道菌群构成和分布。当机体处于病理状态时,肠道菌群会发生相应的改变。Vogt等研究者发现,AD患者的肠道菌群多样性明显下降,厚壁菌门和双歧杆菌属丰度降低,拟杆菌门丰度升高。Cattaneo等研究者则发现,AD患者肠道促炎性大肠埃希菌和志贺菌丰度增加,抗炎分类菌群丰度明显减少,并伴随血清促炎症因子明显升高。由此推测,AD患者的肠道菌群丰度降低与肠道周围神经炎症有关,而肠道长期处于慢性炎症状态,又进一步破坏了肠道菌群的动态平衡。

第二节　肠道菌群失调与阿尔茨海默病病理相关

一、肠道菌群紊乱致肠道屏障及血脑屏障破坏

正常的肠道黏膜屏障的结构基础为完整的肠黏膜上皮细胞及上皮细胞间的紧密连接。肠道黏膜屏障能够有效地阻止细菌及内毒素等有害物质透过肠黏膜进入血液。肠道菌群通过刺激肠道上皮细胞再生、产生黏液,参与肠道屏障的构成。肠道菌群失调可致肠道黏膜屏障的完整性降低、肠道通透性增加,即肠漏;随着机体的炎症水平升高,血脑屏障的通透性增加,即脑漏,进一步破坏血脑屏障的保护作用,使血液中的大量有害物质侵入大脑,引起神经系统损伤。

肠道菌群中的革兰氏阴性菌是脂多糖(lipopolysaccharide,LPS)的重要来源。正常情况下,血液中仅有极少量的LPS,当肠道通透性增加时,革兰氏阴性菌和LPS发生移位,一方面侵入肠道固有层和肠系膜淋巴结、激活免疫细胞,释放促炎因子进入血液循环系统,导致"肠源性炎症反应",使肠道屏障和血脑屏障功能受损;另一方面,大量LPS直接进入血液循环,透过受损的血脑屏障进入中枢神经系统,与小胶质细胞的Toll样受体(Toll-like receptor,TLR)结合,诱发神经炎症反应、导致中枢神经系统免疫失调,进而促使

175

AD 发生。有研究表明,AD 患者血浆中 LPS 的水平是健康人群的 3 倍。当小鼠经多次腹腔内注射 LPS 处理后,可观察到血脑屏障破坏改变,以及海马内淀粉样蛋白沉积显著增多和认知评分降低。

二、肠道菌群影响淀粉样蛋白代谢

有研究者发现,除了大肠埃希菌分泌的 LPS 可加速 β 淀粉样蛋白(amyloid β-protein, Aβ)单体聚合成致病性更强的寡聚体之外,某些肠道菌群自身也会产生淀粉样蛋白。例如,链霉菌属(*Streptomyces*)、葡萄球菌属(*Staphylococcus*)、假单胞菌属(*Pseudomonas*)、芽孢杆菌属(*Bacillus*)和大肠埃希菌(*Escherichia coli*)等分泌的淀粉样蛋白与 AD 病理标志 Aβ42 的结构及免疫原性极为相似。这些淀粉样蛋白与脑内小胶质细胞表面 TLR 受体结合后,一方面激活细胞释放炎性因子(如 IL-17A 和 IL-22),促进 NF-κB 等一系列炎症信号通路改变,另一方面这些异常促炎因子还能逃避小胶质细胞免疫清除,从而导致中枢神经系统的慢性炎症状态。此外,外周淀粉样蛋白主要通过肝脏进行清除,当肠道菌群紊乱可导致肝脏清除外周淀粉样蛋白功能障碍,进而导致淀粉样蛋白在体内蓄积。

三、肠道菌群与机体代谢失衡

AD 与糖尿病、胰岛素抵抗、肥胖等机体代谢失衡密切相关,高达 81% 的 AD 患者都存在葡萄糖代谢紊乱。因此,AD 也被称为"3 型糖尿病"。胰岛素抵抗和高胰岛素血症可诱导炎症反应,并引发 AD 的炎症因子表达增加。动物研究表明,胰岛素和胰岛素生长因子信号级联反应可以调节 AD 病理标志 tau 蛋白的表达和磷酸化,而且胰高血糖素样肽-1 受体配体能够保护大脑免受胰岛素信号缺陷的影响、提高认知功能。Dumas 等研究者在代谢组学研究中发现,肠道菌群在复杂的代谢紊乱中发挥积极作用,可有效调节胰岛素抵抗和肥胖。由此推测,肠道菌群可能是 AD 与代谢性疾病相互关联的关键纽带。

第三节　调节肠道菌群在阿尔茨海默病治疗中的应用前景

目前,临床用于治疗 AD 的药物主要是非竞争性 N-甲基-D-天冬氨酸受体拮抗剂(美金刚)和乙酰胆碱酯酶抑制剂(多奈哌齐、卡巴拉汀)。但是药物治疗仍以改善临床症状为主,尚不能逆转或阻止病情进展。鉴于肠道菌群与 AD 密切相关,对肠道菌群的调节将有望成为防治 AD 的新方法。

一、益生菌制剂

益生菌的主要作用机制包括调节肠道菌群、降低胆固醇水平、改善肠道屏障功能和调节免疫功能等,同时还可能影响与神经递质相关代谢物的水平。益生菌既能抑制乙酰胆碱酯酶活性、提高胆碱能水平,同时还可减少 LPS 诱发的神经炎症,从而提高了 AD 患者简易精神状态检查量表(mini mental status examination, MMSE)评分及减轻记忆力减退症状。动物研究表明,乳杆菌等益生菌制剂可有效改善淀粉样蛋白代谢和减少 Aβ 的生成,减轻认知功能损伤;此外,瑞士乳杆菌(*L. helveticus*)可提高海马 5-HT 及脑源性神经营养因子(brain-derived neurotrophic factor, BDNF)表达,对认知功能具有明显改善作用。

二、粪菌移植

粪菌移植(fecal microbiota transplantation, FMT)是将健康人粪便中的功能菌群,移植到患者胃肠道内,重建新的肠道菌群,实现肠道及肠道外疾病的治疗。动物研究表明,FMT 可通过多种机制改善 AD 小鼠模型的记忆能力,调节 AD 小鼠肠道菌群,调节中枢和外周的淀粉样蛋白代谢,或者提高抗氧化损伤能力,减少炎性反应水平和神经元凋亡等,在一定程度上缓解了 AD 病理特征。

三、甘露特钠胶囊

甘露特钠是从海藻中提取的海洋寡糖类分子。临床数据表明,治疗 36 周能明显改善阿尔茨海默病认知功能障碍。研究发现,在 AD 小鼠模型中,外周免疫细胞浸润脑部与肠道菌群改变相关。其中,外周 Th1

细胞与中枢 M1 型小胶质细胞的激活在其中发挥重要作用。当肠道菌群发生显著变化时,苯丙氨酸和异亮氨酸在外周血内蓄积,刺激 Th1 的分化和增殖,并向脑部浸润,后者进一步活化脑内 M1 型小胶质细胞,导致了神经炎症的发生,最终产生认知功能障碍。而甘露特纳可以通过调节氨基酸代谢、重塑肠道菌群平衡,降低相关代谢产物苯丙氨酸和异亮氨酸的积累,减轻脑内神经炎症,进而改善认知障碍,达到治疗 AD 的效果(图 26-1)。但是,该结果仍有待进一步的临床研究支持和证实。

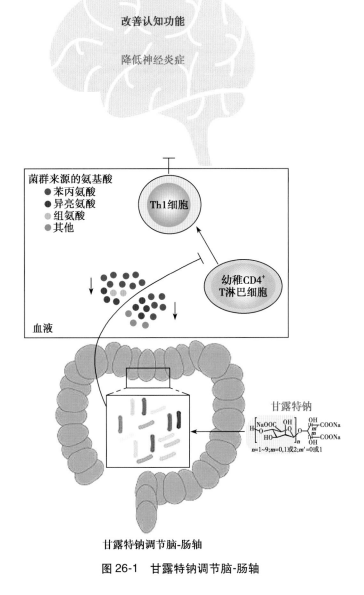

图 26-1　甘露特钠调节脑-肠轴

（刘学源）

参 考 文 献

［1］ Akbari E,Asemi Z,Daneshvar Kakhaki R,et al. Effect of Probiotic Supplementation on Cognitive Function and Metabolic Status in Alzheimer's Disease:A Randomized,Double-Blind and Controlled Trial. Frontiers in Aging Neuroscience,2016,8:256.

［2］ Berk M,Williams LJ,Jacka FN,et al. So depression is an inflammatory disease,but where does the inflammation come from? BMC Med,2013,11:200.

［3］ Bomfim TR,Forny-Germano L,Sathler LB,et al. An anti-diabetes agent protects the mouse brain from defective insulin signaling caused by Alzheimer's disease-associated Aβ oligomers. J Clin Invest,2012,122(4):1339-1353.

[4] Cani PD,Osto M,Geurts L,et al. Involvement of gut microbiota in the development of low-grade inflammation and type 2 diabetes associated with obesity. Gut Microbes,2012,3(4):279-288.

[5] Cattaneo A,Cattane N,Galluzzi S,et al. Association of brain amyloidosis with pro-inflammatory gut bacterial taxa and peripheral inflammation markers in cognitively impaired elderly. Neurobiol Aging,2017,49:60-68.

[6] Cryan JF. The Microbiota-Gut-Brain Axis. Physiol Rev. 2019,99(4):1877-2013.

[7] Haque TR,Barritt AS. Intestinal Microbiota in Liver Disease. Best Practice & Research:Clinical Gastroenterology,2016,30:133-142.

[8] Heppner FL,Ransohoff RM,Becher B. Immune attack:the role of inflammation in Alzheimer disease. Nat Rev Neurosci,2015,16(6):358-372.

[9] Jaeger LB,Dohgu S,Sultana R,et al. Lipopolysaccharide alters the blood-brain barrier transport of amyloid beta protein:a mechanism for inflammation in the progression of Alzheimer's disease. Brain Behav Immun,2009,23(4):507-517.

[10] Lei YMK,Nai,L,Alegre ML. The Interplay between the Intestinal Microbiota and the Immune System. Clinics and Research in Hepatology and Gastroenterology,2015,39:9-19.

[11] Liang S,Wang T,Hu X,et al. Administration of Lactobacillus helveticus NS8 Improves Behavioral,Cognitive,and Biochemical Aberrations Caused by Chronic Restraint Stress. Neuroscience,2015,310:561-577.

[12] Musa NH,Mani V,Lim SM,et al. Lactobacilli-Fermented Cow's Milk Attenuated Lipopolysaccharide-Induced Neuroinflammation and Memory Impairment in Vitro and in Vivo. Journal of Dairy Research,2017,84:488-495.

[13] Park AM,Omura S,Fujita M,et al. Helicobacter pylori and gut microbiota in multiple sclerosis versus Alzheimer's disease:10 pitfalls of microbiome studies. Clin Exp Neuroimmunol,2017,8(3):215-232.

[14] Pistollato F,Sumalla Cano S,Elio I,et al. Role of Gut Microbota and Nutrients in Amyloid Formation and Pathogenesis of Alzheimer Disease. Nutrition Reviews,2016,74:624-634.

[15] Qin J,Li R,Raes J,et al. A Human Gut Microbial Gene Catalogue Established by Metagenomic Sequencing. Nature,2010,464:59-65.

[16] Sun J,Xu J,Ling Y,et al. Fecal microbiota transplantation alleviated Alzheimer's disease-like pathogenesis in APP/PS1 transgenic mice. Transl Psychiatry. 2019,9(1):189.

[17] Talbot K,Wang HY,Kazi H,et al. Demonstrated brain insulin resistance in Alzheimer's disease patients is associated with IGF-1 resistance,IRS-1 dysregulation,and cognitive decline. J Clin Invest,2012,122(4):1316-1338.

[18] Vogt NM,Kerby RL,Dill-McFarland KA,et al. Gut microbiome alterations in Alzheimer's disease. Sci Rep,2017,7:13537.

[19] Walker AW,Parkhill J. Microbiology. Fighting obesity with bacteria. Science,2013,341(6150):109-170.

[20] Westfall S,Lomis N,Kahouli I,et al. Microbiome,probiotics and neurodegenerative disease:deciphering the gut brain axis. Cell Mol Life Sci,2017,Epub ahead of print.

[21] Zemva J,Schubert M. The role of neuronal insulin/insulin-like growth factor-1 signaling for the pathogenesis of Alzheimer's disease:possible therapeutic implications. CNS Neurol Disord Drug Targets. 2014,13(2):322-337.

第二十七章

肠道微生态与帕金森病

第一节 帕金森患者群肠道微生态特征

帕金森病(Parkinson disease,PD)又称震颤麻痹,是一种神经系统慢性退行性疾病,以黑质多巴胺能神经元变性、缺失或减少,神经元 α 突触核蛋白(α-synuclein)沉积及路易体形成为主要病理特征。临床表现包括震颤、肌强直、动作迟缓和姿势平衡障碍的运动症状及胃肠功能紊乱、睡眠行为异常和抑郁等非运动症状。全球范围内估计有 1 000 万人患有 PD。流行病学调查显示,我国 65 岁以上人群的患病率约为1.7%,每年新发病率为 0.02‰~7.97‰。由于许多病例直到出现明显的晚期症状时才被诊断,因此其发病率可能更高。男性患 PD 的风险相比女性高约 50%。大多数患者,首发症状在 50 岁以后开始出现,但约有5%的患者发病年龄在 21 岁至 40 岁之间。目前 PD 的发病机制尚不明确,遗传、环境等因素均被认为与 PD 密切相关。随着研究的深入发现肠道菌群在 PD 的发生发展中至关重要。

人体消化道内约有 1 000 亿个微生物,肠道菌群的组成存在高度的个体差异,但整体功能是一致的。发挥免疫、内分泌、神经等生理功能,保护宿主免受病原菌的侵袭,促进宿主的消化吸收、药物代谢、调节免疫系统,因此也被称为"第二大脑"。研究发现肠道菌群紊乱与肥胖、2 型糖尿病、代谢综合征、动脉粥样硬化等慢性疾病的发病相关。同时,多项研究均表明肠道菌群与神经系统存在紧密联系,影响大脑的活动、调节神经递质受体及神经营养因子水平。

研究表明,肠道菌群的多样性随着年龄的增长出现显著下降,这可能是年长人群中 PD 发病的诱因之一。与健康人群相比,PD 患者的肠道菌群存在高度特异性,主要表现为病原菌增多,有益菌减少;变形菌增多,双歧杆菌减少;产丁酸菌减少,刺激炎症反应的细菌增多。PD 患者粪便菌群中的普雷沃菌丰度降低,普雷沃菌参与肠道黏膜层的黏液生成,通过纤维发酵产生具有神经活性的短链脂肪酸(short-chain fatty acid,SCFA)。普雷沃菌的减少导致肠道黏液分泌减少,肠道通透性增加,导致局部和全身对细菌抗原和内毒素的易感性增加,从而导致 α 突触核蛋白的大量表达和错误折叠。此外,出现严重姿势不稳和行走困难等运动症状的患者,肠道菌群中大肠埃希菌的丰度明显升高,提示其可能参与调节机体运动功能。PD 患者粪便中具有抗炎作用的菌属,如布劳特氏菌属和粪球菌和罗尔斯通菌属明显减少,而促炎相关的变形菌增多,导致了炎症相关基因的表达增加,这可能与 PD 相关的外周和中枢炎症有关。同时,PD 患者的菌群失调还包括小肠细菌过度生长及幽门螺杆菌(Helicobacter pylori)定植率升高等。而临床治疗中针对幽门螺杆菌的根治方案可延长左旋多巴的有效时间,改善震颤、肌强直和姿势平衡障碍等症状,提示靶向菌群的策略在 PD 治疗中的积极意义。

第二节 肠道菌群影响帕金森病的可能机制

路易体(Lewy body)是 PD 的诊断中的重要病理特征,主要由 α 突触核蛋白异常堆积形成。为了解决变性的 α 突触核蛋白的来源性问题,Braak 通过对 110 例 α 突触核蛋白阳性患者临床样本及症状的分析,提出"Braak"假说,PD 的病变始于迷走神经背核,然后上行至中脑和大脑皮质易感区域,经由脑干向上进展。并在此基础上进一步提出"dual-hit"假说,认为是特定毒素或病原体造成肠神经系统(enteric nervous system,ENS)的损伤,这种损伤通过迷走神经,进入脑干向上发展,提示 ENS 可能是 α 突触核蛋白聚集的首发部位。随后有研究者使用免疫组化连同注射示踪剂的方法来测定肌间神经丛和迷走神经末端内 α 突触核蛋白的表达,证实了 PD 患者病原体或毒素从 ENS 逆向转运至中枢神经系统的这一路径。并且在早期 PD 患者结肠内发现了 α 突触核蛋白结构,通过对其进行免疫染色,在其临床确诊前 α 突触核蛋白已发生沉积,进一步验证了 Braak 的观点。2015 年 Svensson 的一项研究再次为"Braak"假说提供了新的证据,调查了 15 000 例接受了胃部迷走神经切断术治疗的患者,通过 20 年的随访观察,发现这部分人群发生 PD 的风险降低了 50%,接受全胃迷走神经切断术与发生 PD 的风险降低相关,而高选择性迷走神经切断术对其影响较小。基于以上结果,Svensson 提出了"PD 的发病可能始于肠道,并通过迷走神经传播到大脑"的假说。

进一步研究发现,肠道菌群是造成 ENS 的损伤,引起 PD 在肠道中起病的始作俑者。肠道中的细菌及其产生的炎性细菌产物,如脂多糖(lipopolysaccharide,LPS),通过增加肠道的通透性和细菌易位,引起胃肠道的局部及系统性炎症反应和氧化应激反应,从而引发 ENS 中的 α 突触核蛋白积累。同时小肠细菌过度生长也可能会引起肠道通透性改变,并导致细菌易位增加,从而诱发炎症反应。另外,肠源性 LPS 可以引起血脑屏障的破坏,从而促进由上述环境因素触发的黑质神经炎症反应和损伤。Devos 等从 PD 患者的结肠活检组织中检测出了促炎细胞因子水平的表达增加及活化的肠道神经胶质细胞。因此推断出 PD 的发病机制可能是由肠道菌群诱导的炎症反应和氧化应激反应引起或加剧的,这些炎症反应可以促进肠道和脑中的 α 突触核蛋白错误折叠和聚集或者通过增加的氧化应激反应引起 α 突触核蛋白的细胞-细胞间转移,促使多巴胺神经元缺失,最终造成多巴胺(dopamine,DA)含量减少。虽然目前不能确定肠道菌群的变化与 PD 发病之间的因果关系,然而,通过 LPS 介导的机制扩大炎症级联反应和大脑的氧化损伤,肠道菌群及其炎性产物在多巴胺神经元丢失中起重要作用。在 PD 的动物实验中应用无菌(germ-free,GF)动物进行研究发现,GF 模型小鼠纹状体、脑干和内侧前额叶皮层中 DA 的转换率相比健康对照组明显降低,纹状体的突触可塑性和纹状体基因表达降低,DA 受体基因表达在海马中显著升高,而在纹状体和伏隔核中下降。GF 小鼠的 DA 前体脑酪氨酸水平降低,小胶质细胞活化减少,形成 α 突触核蛋白包涵体和运动缺陷。因此,肠道菌群可能通过影响纹状体和 DA 两个方面来参与 PD 的发病。

目前肠道微生物对 PD 作用的可能机制主要有以下几种:

一、脑-肠轴机制

目前认为,PD 的病因是黑质纹状体系统多巴胺能神经元缺失,其中 α 突触核蛋白异常聚集与 PD 发病直接相关。Braak 首先对 PD 患者进行尸检,采用免疫细胞化学方法发现胃黏膜下神经丛中存在路易体和 α 突触核蛋白的包涵体。另有学者对 PD 患者发病前后不同时间段的胃肠道组织样本(包括胃、十二指肠和结肠)与健康对照组的样本进行检测,其中部分患者的活检结果显示 α 突触核蛋白积累在黏膜和黏膜下神经纤维,且这种现象可早于患者发生运动症状前 8 年,表明胃肠道的 α 突触核蛋白积累可用于 PD 的临床诊断。α 突触核蛋白蛋白错误折叠和聚集,随后可能通过迷走神经逆向传播至大脑。

二、炎症机制

Kang 等通过动物模型来观察高氨血症和全身炎性反应对肝硬化模型动物神经炎性反应的作用,与对照组相比,肝硬化小鼠存在明显的肠道菌群失调和全身炎性反应,并伴有血氨升高;此外,系统或神经炎性炎症、肠道菌群和血氨之间存在关联,血氨与神经炎性反应及神经胶质活化指标呈正相关;脑内炎性反应因子与血清细胞因子水平升高有关;葡萄球菌科、乳杆菌属和链球菌科的丰度与肠道原生微生物呈负相关。自身细菌和拟杆菌科的丰度与全身炎性反应和小脑炎性反应呈负相关,而肠杆菌科的丰度与小脑炎性反应呈正相关,表明肠道微生物群的变化促进了肝硬化动物神经炎性反应和全身炎性反应的发展。此外,作为肠道菌群代谢膳食纤维的重要代谢产物,短链脂肪酸(short-chain fatty acid,SCFA)可间接影响小胶质细胞的成熟和功能。给予小鼠乙酸盐、丙酸盐和丁酸盐的混合物喂养可明显恢复其粪便 SCFA 浓度,且在小鼠大脑区域内(即脉络丛和黑质)发现小胶质细胞活性增加的形态学特征,SCFA 加速了体内 α 突触核蛋白的聚集。SCFA 还可透过血脑屏障,间接地促进小神经胶质细胞成熟。

三、内分泌机制

PD 患者的多种症状受到 DA、谷氨酸、γ-氨基丁酸(γ-aminobutyric acid,GABA)等神经递质的影响。肠道微生物可以产生并合成包括 DA、去甲肾上腺素、血清素和 GABA 等神经递质。Williams 在培养肠道梭菌属时观察到一种生孢梭菌能够将色氨酸(Trp)脱羧为色胺,并分离出色氨酸脱羧酶,表明肠道细菌参与了色氨酸的代谢,而降低血浆色氨酸水平将减少大脑中 5-羟色胺的产生。5-羟色胺(5-hydroxytryptamine,5-HT)是胃肠道中重要的神经递质和旁分泌信使,主要通过作用于 5-HT3 和 5-HT4 受体调节肠道分泌。Bhattarai 进一步发现宿主对 5-HT 的分泌反应可能通过肠道微生物群调节,上皮细胞 5-HT 受体可能是肠道微生物分泌物变化的调节因子。

四、免疫机制

研究发现,PD 患者 ENS 存在神经胶质激活。肠道菌群失调可促进 α 突触核蛋白介导的特定脑区小神经胶质细胞的活化。小肠细菌过度增长及肠道渗透性的增加可导致固有免疫系统的过度刺激,从而诱导肠道神经胶质细胞的活化及 α 突触核蛋白的错误折叠,促进 PD 的发生与发展。

第三节　肠道菌群与帕金森病的治疗

肠道菌群组成的改变与 PD 的发生发展密切相关。因此,靶向肠道微生物的治疗手段可能是治疗 PD 的方法。目前已经进入临床应用的包括益生菌和粪菌移植。

一、益生菌

便秘是 PD 患者普遍存在的症状,发生率高达 70%～80%。便秘和肠蠕动减少是 PD 进展的直接危险因素,严重影响 PD 患者的整体生活质量,因此在临床上亟须切实有效的治疗手段。其中,益生菌因为作为 PD 患者替代疗法的潜在用途已得到广泛认可。

临床研究证实,使用含有干酪乳杆菌(*Lactobacillus casei*)代田菌株发酵乳的益生菌,PD 患者的粪便稠度和排便习惯得到明显改善。一项随机安慰剂对照试验的结果表明,摄入含有膳食纤维和复合益生菌的发酵乳有助于缓解 PD 患者的便秘。上述两项研究均将发酵乳饮料用作溶剂。但是,也有研究提示乳制品消费与 PD 风险增加之间存在正相关关系。作为替代方案,非乳益生菌产品可能是更好的治疗选择。片剂中使用两种益生菌,即嗜酸乳杆菌和婴儿双歧杆菌,可减轻 PD 患者的腹痛和腹胀症状。测定结肠运输时间也可用于客观评估 PD 患者中便秘的严重程度。益生菌可以直接刺激肠道平滑肌细胞,因此可以增加肠道运动能力。其中包含的机制尚待进一步明确。

约 24.3% 的 PD 患者有肠易激综合征(irritable bowel syndrome,IBS)样症状。患有 IBS 样症状的 PD 患者肠道菌群的失衡主要与普雷沃菌属种类的降低有关。在进行性 PD 患者的粪便中双歧杆菌丰度也明显降低,且粪便的稠度和便秘的发生与肠道菌群的丰度和肠道菌群多样性有关。补充双歧杆菌、乳酸菌等益生菌,可以有效改善 PD 患者的肠道蠕动异常,缓解 IBS 样症状。

关于 PD 的益生菌治疗仍面临许多挑战,包括个体化的益生菌选择,包括益生菌的种类、合适的治疗剂量与疗程。对于 PD 治疗相关的益生菌及其作用机制的深入研究将给我们带来答案。外源性益生菌在 PD 患者肠道中能否长期定植,以及停止益生菌治疗后 PD 患者的肠道菌群的改变尚待进一步探索。如果益生菌无法长时间在肠道内定植,则可能需要连续食用益生菌。单菌株益生菌的治疗效果及其对胃肠道症状的影响比多物种益生菌补充剂更容易评估。

二、粪菌移植

粪菌移植(fecal microbial transplantation,FMT)在治疗艰难梭菌反复感染中取得了初步的成功。在

1-甲基-4-苯基-1,2,3,6-四氢吡啶(MPTP)诱导的 PD 小鼠中观察到肠道菌群及代谢产物 SCFA 相较对照组明显失衡,SCFA 还可加剧 α-突触核蛋白 PD 小鼠的运动症状。而移植了正常小鼠的粪便后可通过抑制神经胶质细胞活化和缓解神经炎症来产生对 MPTP 处理的 PD 小鼠的神经保护作用,粪便中 SCFA 的浓度在 FMT 后下降。

FMT 不仅可改变特定菌种丰度的改变,还可提供全谱菌群或复杂菌群的移植,改变肠道的微生物多样性,恢复异常的肠道菌群。临床治疗中 FMT 可缓解慢速便秘患者的临床症状,与可溶性膳食纤维联合使用时,对改善便秘患者的长期预后也有一定效果。FMT 靶向的肠道菌群及其代谢产物对胃肠动力起调节作用,而 FMT 通过影响肠-脑轴,可否进一步改善 PD 患者除了便秘以外的其他症状有待进一步研究。目前也尚无关于 FMT 在 PD 患者中的长期影响的报道。FMT 可能会对患者的免疫系统产生复杂且不可预测的影响,因此对于选择和筛选合适的捐助者,明确患者的风险和收益评估,以及 FMT 长期安全性和道德伦理问题都需要进一步的探索。

微生物疗法对患有胃肠道疾病的 PD 患者有益。但是,肠道菌群的组成和多样性及基线症状因人而异,因此生物疗法存在局限性及个体特异性。外源性益生菌对 PD 患者肠道定植菌群和肠道微环境的影响仍然未知。在动物和临床研究中都需要考虑不同益生菌菌株及组合,治疗持续时间和剂量的影响。动物模型存在局限性,动物实验的结果类推至临床试验也存在很多壁垒。尚需考虑环境因素和饮食因素对肠道微生物的不同作用对患者临床结局的影响。发掘更多增进有益菌定植,抑制有害菌生长的有效策略及增加对菌群代谢物及作用机制的了解将有助于改进 PD 患者的预后。

(赵玉武)

参 考 文 献

[1] Ma CL,Su L,Xie JJ,et al. The prevalence and incidence of Parkinson's disease in China:a systematic review and meta-analysis. J Neural Transm (Vienna),2014,121(2):123-134.

[2] Cantu-Jungles TM,Rasmussen HE,Hamaker BR. Potential of Prebiotic Butyrogenic Fibers in Parkinson's Disease. Front Neurol,2019,10:663.

[3] Fang X. Microbial treatment:the potential application for Parkinson's disease. Neurol Sci,2019,40(1):51-58.

[4] Pfeiffer RF. Gastrointestinal Dysfunction in Parkinson's Disease. Curr Treat Options Neurol,2018,20(12):54.

[5] Fabbri M,Rosa MM,Ferreira JJ. Adjunctive Therapies in Parkinson's Disease:How to Choose the Best Treatment Strategy Approach. Drugs Aging,2018,35(12):1041-1054.

[6] Alexoudi A,Alexoudi I,Gatzonis S. Parkinson's disease pathogenesis,evolution and alternative pathways:A review. Rev Neurol (Paris),2018,174(10):699-704.

[7] Knudsen K,Szwebs M,Hansen AK,et al. Gastric emptying in Parkinson's disease-A mini-review. Parkinsonism Relat Disord,2018,55:18-25.

[8] Spielman LJ,Gibson DL,Klegeris A. Unhealthy gut,unhealthy brain:The role of the intestinal microbiota in neurodegenerative diseases. Neurochem Int,2018,120:149-163.

[9] Antonini A,Moro E,Godeiro C,et al. Medical and surgical management of advanced Parkinson's disease. Mov Disord,2018,33(6):900-908.

[10] Friedland RP,Chapman MR. The role of microbial amyloid in neurodegeneration. PLoS Pathog,2017,13(12):e1006654.

[11] Mischley LK. Nutrition and Nonmotor Symptoms of Parkinson's Disease. Int Rev Neurobiol,2017,134:1143-1161.

[12] Wekerle H. Brain Autoimmunity and Intestinal Microbiota:100 Trillion Game Changers. Trends Immunol,2017,38(7):483-497.

[13] Bessac A,Cani PD,Meunier E,et al. Inflammation and Gut-Brain Axis During Type 2 Diabetes:Focus on the Crosstalk Between Intestinal Immune Cells and Enteric Nervous System. Front Neurosci,2018,12:725.

[14] Rueda-Ruzafa L,Cruz F,Roman P,et al. Gut microbiota and neurological effects of glyphosate. Neurotoxicology,2019,75:1-8.

[15] Caputi V,Giron MC. Microbiome-Gut-Brain Axis and Toll-Like Receptors in Parkinson's Disease. Int J Mol Sci,2018,19(6).

[16] Houser MC,Chang J,Factor SA,et al. Stool Immune Profiles Evince Gastrointestinal Inflammation in Parkinson's Disease. Mov Disord,2018,33(5):793-804.

[17] Barboza JL,Okun MS,Moshiree B. The treatment of gastroparesis,constipation and small intestinal bacterial overgrowth syndrome in patients with Parkinson's disease. Expert Opin Pharmacother,2015,16(16):2449-2464.

[18] Fang X. Microbial treatment:the potential application for Parkinson's disease. Neurol Sci,2019,40(1):51-58.

[19] Sun MF,Shen YQ. Dysbiosis of gut microbiota and microbial metabolites in Parkinson's Disease. Ageing Res Rev,2018,45:53-61.

[20] Sun MF,Zhu YL,Zhou ZL,et al. Neuroprotective effects of fecal microbiota transplantation on MPTP-induced Parkinson's disease mice:Gut microbiota,glial reaction and TLR4/TNF-alpha signaling pathway. Brain Behav Immun,2018,70:48-60.

第二十八章

肠道微生态与脑卒中

第一节 概 述

2016年世界卫生组织（World Health Organization，WHO）统计的结果显示，脑卒中是全球第二大死亡原因和第三大致残原因。我国更是脑卒中的"重灾区"，在所有疾病中，脑卒中位列致死原因第二位、致残原因第一位，防治形势非常严峻。脑卒中通常分为两大类：缺血性卒中（脑部供血动脉发生阻塞）和出血性卒中（颅内血管薄弱点发生破裂）。缺血性卒中约占全部脑卒中的70%～80%，最常见的原因之一是大脑中动脉闭塞（middle cerebral artery occlusion，MCAO）。脑的主要供血动脉闭塞后即刻造成受累区域的脑组织缺血、坏死，继而发生炎症和免疫反应，进一步加重脑组织损伤，导致各种致残致死的不良结局。因此，长期以来缺血性脑卒中的救治一直是临床工作中的重点与难点。

对于缺血性脑卒中，尤其是大血管闭塞导致的急重症型，最重要的抢救措施是尽快开通闭塞的血管，迅速恢复缺血脑组织的灌注。目前已有两种血流重建方法进入临床：①通过静脉途径给予重组组织型纤溶酶原激活剂（recombinant tissue plasminogen activator，rt-PA）进行溶栓；②通过动脉途径，以物理方式清除血栓或其他栓子，即机械取栓术。机械取栓治疗是脑卒中救治中里程碑式的进步，它第一次真正意义上使急性脑梗死从对症治疗转变对因治疗，从不能治疗变得能够治疗。然而，无论是静脉溶栓还是动脉途径的机械取栓均存在明显的局限：①受时间窗的限制，这些治疗必须在发病后较短的时间内实施，静脉溶栓的时间窗<4.5h；机械取栓时间窗<6h；②即使在时间窗内完成血流重建，仍存在严重并发症（如症状性脑出血）的风险；③最终疗效有限，血液重建治疗只能使半数患者获益，因为血流的恢复不等于神经功能的恢复，由脑缺血引发的组织损伤仍会持续进展，有的患者甚至因为血流恢复而损伤加重，发生缺血再灌注损伤。由此可见，静脉溶栓和机械取栓这两种治疗虽然已进入临床，仍面临艰巨的挑战。目前，急性缺血性卒中的救治需要解决两个关键问题：①能否延长静脉溶栓和动脉取栓的时间窗；②能否寻找到针对缺血再灌注损伤的有效措施，即神经保护策略。

尽管不少神经保护剂在动物的缺血性卒中模型中显示了令人鼓舞的效果，但迄今为止尚未筛选出在临床缺血性脑卒中患者中具有确切疗效的药物。分析失败的原因，有两点非常重要：①目前的动物卒中模型大多使用幼龄动物，而此类动物不足以充分反映卒中通常发生在老年人群这一特征；②导致脑缺血继发性损伤的主要机制尚未完全确定。

第二节 肠道微生态对脑卒中发病机制的影响

人体肠道内含有上万亿种不同的微生物。微生物群多样性的丧失会引起肠道微生态失调，从而导致多种复杂的疾病。中枢神经系统（central nervous system，CNS）和肠道之间的"对话"是通过多种复杂的信号通路进行的，包括迷走神经到肠神经系统（enteric nervous system，ENS）、神经元-胶质-内皮细胞相互作用及脑梗死区域损伤相关分子模式（damage associated molecular pattern，DAMP）和细胞因子诱导的肠道炎症和免疫细胞的激活等。肠道细菌能够产生具有神经保护作用的短链脂肪酸。肠道细菌还可以合成神经递质（γ-氨基丁酸、去甲肾上腺素和多巴胺）并调节免疫系统的活化。迷走神经的传入纤维表达的受体感受微生物代谢产物、肠肽（如生长激素释放肽、胃促生长素）和瘦素后可将肠道信息传递到中枢神经系统。

　　脑-肠轴通常是指中枢神经系统和胃肠道（gastrointestinal，GI），微生物群和免疫系统之间的双向信号交流与相互作用。卒中后脑-肠轴紊乱可能涉及迷走神经功能异常，脑梗死区域损伤相关分子模式（damage associated molecular pattern，DAMP）和细胞因子的释放，肠道细胞因子的释放及肠道炎症或免疫细胞向脑损伤部位的迁移等，卒中后的脑-肠-微生物群轴的变化见图 28-1。

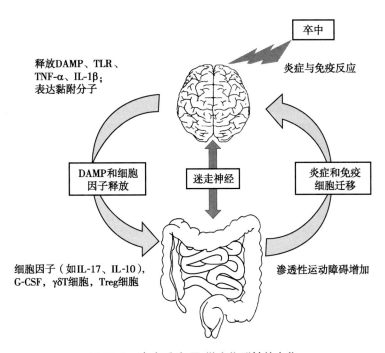

图 28-1　卒中后脑-肠-微生物群轴的变化

缺血性脑组织和活化的小胶质细胞释放 DAMP 和细胞因子，导致内皮细胞活化，表达黏附分子，从而从循环血液中募集炎症和免疫细胞至卒中损伤部位。同时，DAMP 和细胞因子的释放及迷走神经的激活导致肠道动力障碍、菌群失调和通透性增加，随后发生肠道细菌易位、肠道的炎症和免疫细胞通过循环血液迁移至卒中损伤部位。DAMP：损伤相关分子模式；TLR：Toll 样受体；TNF-α：肿瘤坏死因子-α；IL：白细胞介素；G-CSF：粒细胞集落刺激因子；Treg：调节性 T 细胞

　　高达 50% 的患者卒中后会出现胃肠道并发症，包括肠道动力障碍、肠道微生物群失调、肠道"渗漏"、肠道出血，甚至肠源性脓毒症。伴有胃肠道并发症的卒中患者往往出现神经功能恶化，导致预后不良且死亡率增加。在动物模型中，老龄实验体在卒中后也常继发肠道微生态失调或肠源性脓毒症。Winek 等人报道称，用抗生素预处理的小鼠发生卒中后具有较高的死亡率，在具有复杂肠道微生物群的小鼠中则可以观察到更高的存活率。卒中相关胃肠道并发症及卒中后预后不良的潜在机制仍未得到充分研究。

　　肠道微生物群种类非常丰富，门水平主要包括厚壁菌门、拟杆菌门和放线菌门等。多项研究显示，卒中和短暂性脑缺血发作患者的粪便样本中的微生物多样性发生了显著变化。严重卒中后肠道菌群的物种多样性下降、肠道屏障受损、肠道运动减少等共同作用的结果，继发肠道微生态失衡，而微生态的失调则进一步导致肠道炎症和免疫反应及免疫稳态的改变。肠道微生物群发生改变后的一系列细菌及其衍生物通过与肠上皮细胞、单核吞噬细胞、固有淋巴细胞、树突状细胞，以及 T 细胞和 B 细胞相互作用从而调节肠道的免疫稳态。寄居在肠道内的机会致病菌也成为脑卒中患者发病后继发感染的主要来源。

第三节　脑卒中患者肠道菌群特征

脑卒中后的患者出现肠道微生态变化,主要指肠道菌群失调与移位。脑卒中和短暂性脑缺血发作患者的粪便样本中肠道菌群的种类和数量经常发生显著变化,而这些改变显然与一些伴随疾病(高血压,2型糖尿病)无关。有学者利用大脑中动脉闭塞动物模型发现在卒中发生后24小时,回肠和结肠的细菌数量显著减少,黏膜微生物群的构成在所有分类水平上均发生明显变化,这表明特定细菌类型的选择性消耗,和从肠道移位。实际上,与对照组相比,卒中模型鼠的肺、支气管肺泡灌洗液(BALF)、肝脏和脾脏中均检测到可培养的细菌,这提示卒中发生后,肠道细菌从肠道向全身各脏器迁移。针对卒中后肠道菌群变化的临床研究非常有限,主要困难在于患者临床病理、饮食和生活方式均存在较大差异,而所有这些因素都对肠道菌群的组成有重要影响。目前一些有限的实验研究提出菌群异常可能的机制,这其中包括全身免疫反应的抑制、梗死病灶中的促炎介质的释放、交感神经系统(sympathetic nervous system,SNS)的激活、诱导应激和肠道动力受损等。肠道菌群的变化很可能是多种机制共同作用的结果。为了评估菌群移位是否与卒中后肠道功能的改变有关,Stanley D等通过定量检测血清中口服异硫氰酸荧光素(fluorescein isothiocyanate,FITC)标记的右旋糖酐的水平来检测肠道通透性。结果表明,在诱导卒中后3小时,血清中荧光素含量明显升高,提示卒中后肠道血管和上皮通透性显著增加。在诱导卒中后3小时将链霉素耐药的大肠埃希菌经灌胃接种到无特定病原体(specific pathogen free,SPF)小鼠中,在其肺、血液和肝脏中发现链霉素耐药的大肠埃希菌,而对照组小鼠未在上述脏器中检出大肠埃希菌,表明卒中后肠道通透性增加,从而促进了肠道菌群的移位。将来使用超高分辨率的活细胞成像技术有助于实时跟踪细菌离开肠道的运动,以及在其他组织中播散的过程。

第四节　微生态失衡对卒中预后的影响

肠道菌群和免疫系统的相互作用对于宿主的健康非常重要。肠道的共生菌群在维持宿主免疫稳态中发挥重要作用,在微生态失衡的情况下会导致 T 细胞亚群失衡,包括 Th1、Th2、Th17 和 Treg 细胞,从而引发多种类型的自身免疫性和炎症性疾病。Th1 细胞分泌促炎细胞因子,包括 IL-2、IL-12、肿瘤坏死因子-α(tumor necrosis factor-alpha,TNF-α)和 γ 干扰素(interferon-gamma,IFN-γ),以促进细胞免疫应答,因而可能参与到卒中的发病过程当中。Th2 细胞分泌 IL-4、IL-5 和 IL-13,促进针对寄生虫和过敏原的体液免疫应答。Th17 细胞产生少量的 IL-17,它是抗原特异性致敏所必需的,而 IL-17 的主要是由 γδT 细胞在急性感染过程中产生的,它不需要预先的抗原致敏,因此可以迅速诱导炎症反应。在实验动物脑缺血模型中,发现 γδT 细胞产生的 IL-17 加重了炎症反应。Benakis 等人的研究表明 γδT 细胞大量存在于肠道中,卒中后 γδT 细胞似乎从肠道迁移到大脑的软脑膜结构内。Treg 细胞与初始 CD4⁺细胞源于同一谱系,表达转录因子 Foxp3,分泌抗炎细胞因子 IL-10,从而抑制过度的免疫反应。Liesz 等人的一项研究表明,在动物卒中模型中 Treg 细胞的缺失促进了卒中后固有炎症细胞(如小胶质细胞)和入侵炎症细胞(T 细胞)的激活,这表明 Treg 细胞在抑制脑卒中继发炎症中发挥着重要作用。Treg 细胞可抑制肠道中 Th17 细胞的分化和肠道 γδT 细胞的增殖,从而减轻继发的炎症损害。

第五节　微生态治疗应用于脑卒中

小肠和大肠的固有层和上皮内的淋巴细胞在局部和全身发挥调节和效应器功能。卒中后,激活的肠道 γδT 细胞可能迁移到损伤部位并在损伤部位分泌促炎细胞因子(如 IL-17)吸引髓系细胞(如中性粒细胞和单核细胞),从而加重缺血性脑损伤;而损伤部位的 CD4⁺CD25⁺Foxp3⁺调节性 T 细胞(Treg 细胞)的激活和迁移可能对脑缺血性损伤起到保护作用。在卒中晚期,肠系膜淋巴结中的树突状细胞促进 Treg 细胞向肠道的迁移,以抑制分泌 IL-17 的 γδT 细胞的分化,从而减少了 γδT 细胞向大脑的迁移。在这种情况下,抗炎细胞因子 IL-10 在 Treg 细胞表达上调以减少 γδT 细胞从肠道向脑膜迁移,从而导致 IL-17 表达下调,进而保护脑组织不受缺血再灌注损伤的影响。激活后,效应 CD4$^+$T 细胞可能产生神经保护性 IL-4,在卒中晚期恢复神经元组织的稳态(图 28-1)。胃肠道每天持续接触大量的微生物,胃肠道的保护屏障和特殊免疫系统,保护宿主免受病原微生物和膳食中抗原的侵害。其中免疫系统由大量分散的免疫细胞和组织层次分明的淋巴系统(称为肠道相关淋巴组织)组成。胃肠道的保护屏障包括肠腔内共生菌群、上皮和黏膜免疫系统三个主要实体。首先肠道的屏障功能将黏膜下层与有害肠腔内容物隔离,由于肠道通透性增加或肠道损伤导致肠腔细菌和毒素释放到血液循环中,形成所谓的"肠漏"或更严重的"脓毒症",将炎症扩散至全身各系统,因此肠道是引起肠道以外炎症或其严重形式"全身炎症反应综合征(systemic inflammatory response syndrome,SIRS)"的源头。SIRS 可导致多器官功能障碍综合征(multiple organ dysfunction syndrome,MODS),严重者将导致死亡。例如,卒中脑组织释放 DAMP,通过激活胃肠道免疫和炎症系统,导致肠道通透性增加、肠道损伤,甚至脓毒症,继发全身炎症反应。其次,为了防止营养物质运输过程中肠道微生物和毒素的入侵,肠道中具有占整个免疫系统 70% 以上的最大的免疫细胞库,也具有体内最多的巨噬细胞。因此,理解肠道免疫反应有助于制定针对性的干预措施,以预防卒中后继发性组织损伤和脑功能丧失。

第六节 肠道微生态对治疗预防脑卒中的应用现状、价值及前景

近年来,分子生物学方面的技术突破有助于揭示疾病状态下肠道菌群在脑-肠轴中扮演的角色。宏基因组学技术通过核酸测序即可全面了解复杂的肠道菌群而无须进行细菌培养。既往的研究中粪便样本中菌群测定结果准确性较低,因为受培养条件所限会丢失约 80% 的细菌。由于肠道细菌能够释放神经活性分子并调节肠道 T 细胞向脑膜的迁移,因此在卒中后的炎症反应中扮演重要角色。在小鼠卒中模型中,Winek 等人提出微生物群对脑缺血后急重症结肠炎具有非常重要的保护作用。例如缺乏分节丝状菌的小鼠由于存在对 Treg 细胞扩增的抑制,因此缺血模型中脑梗死灶更大。Benakis 等发现肠道菌群和脑膜 IL-17$^+$γδT 细胞对缺血性损伤有不利的影响,改变肠道菌群后小鼠脑梗死面积明显减少。将正常小鼠的粪便菌群转移至 MCAO 模型野生型小鼠(非 Rag1-/-小鼠)后,脑梗死体积减小。

由于卒中后肠道菌群发生改变,因此靶向菌群的治疗有望恢复卒中患者的肠道微生态,防治菌群失调带来的各种疾病(包括卒中在内)。Wang 等研究证明,用胆碱类似物 3,3-二甲基-1-丁醇抑制微生物三甲胺(trimethylamine,TMA)裂解酶可降低心脏代谢疾病的风险,微生物对富含 TMA 的食物进行代谢产生氧化三甲胺(trimethylamine oxide,TMAO),而 3,3-二甲基-1-丁醇可抑制该过程。最近,Stanley 等对微生物群落进行系统发育研究时发现卒中后人类嗜黏蛋白阿克曼菌(*Akkermansia muciniphila*)和梭菌属的丰度增加。在小鼠脑缺血模型中,脑损伤导致自主神经系统释放到肠道中的去甲肾上腺素增加,进而改变了盲肠中的微生物群落,这些变化都可能对卒中后患者的治疗和康复产生影响。革兰氏阴性菌是 TLR4 配体的主要来源,并且可以加速脑血管内皮 TLR4 受体的激活从而刺激脑海绵状血管畸形(cerebral cavernous malformation,CCM)的形成和发展。阻断 TLR4 信号通路可抑制小鼠 CCM 的形成,并保护大脑免受卒中打击。Toll 样受体(Toll-like receptor,TLR)主要表达于固有免疫细胞,以及成纤维细胞和上皮细胞等非免疫细胞。最近研究强烈提示肠道菌群、肠道炎症和免疫细胞在多种 CNS 疾病(包括卒中和外伤性脑损伤)的脑损害进展中起着关键作用。肠道炎症和免疫细胞向 CNS 的迁移可能对卒中后的脑损伤及持续时间产生显著影响。因此,针对肠道炎症和免疫反应的靶向治疗有望成为防治 CNS 疾病的新策略。

胃肠道含有全身超过 70% 的炎症细胞和免疫细胞,在包括大脑在内的远隔器官损伤后的炎症和免疫反应中发挥关键作用。然而,对卒中后肠道菌群、肠道炎症细胞和免疫细胞的参与情况、脑-肠轴的信号传递(PAMP、体液和迷走神经)等还缺乏全面了解。最近,通过动物卒中模型的研究表明,大脑和肠道之间的信号传递可望成为卒中治疗的重要靶点,然而这些在动物模型中的发现能否实现临床转化有待明确。尽管肠道炎症细胞和免疫细胞的组成和分布在动物和人类是相似的,但动物和人类之间在菌群复杂性方面存在显著差异。在卒中和心血管疾病的治疗过程中,长期使用抗生素后出现的耐药菌株和感染风险也

是需要关注的重要问题。

固有免疫细胞和适应性免疫细胞主导卒中后的炎症和免疫反应,这些炎症和免疫细胞可能在卒中后不同时间点从包括肠道、脾脏和骨髓在内的多种器官迁移至脑组织中。另外,卒中可导致肠道屏障受损,引起肠渗漏甚至脓毒症,可通过脑损伤源性 DAMP 激活包括中性粒细胞、单核巨噬细胞、树突状细胞和Treg 细胞在内的肠道炎症和免疫细胞;还能改变肠道微生物群。然而卒中后肠道屏障损伤及炎症和免疫细胞活化的确切机制尚不清楚。深入认识新发现的脑内淋巴系统及迁移到脑损伤部位的炎症细胞和免疫细胞的起源、时程、功能和命运对于开发针对卒中后炎症和免疫反应的新疗法至关重要。

卒中后脑-肠轴的功能紊乱是很有前景的研究领域,利用新发现的病理机制可以开发卒中防治新策略。脑-肠轴是通过多条通路进行信息交流的重要网络,如迷走神经和 ENS 间的信号通路等。卒中后,由于损伤诱导的 DAMP 和细胞因子释放、血脑屏障变化、微生物群改变及肠道渗漏等,导致炎症和免疫细胞从肠道迁移至大脑,然而脑-肠轴变化的确切分子机制仍有待进一步研究。卒中后血脑屏障的改变、肠道引起的炎症和免疫反应及卒中后的肠渗漏和微生态失调可能是卒中动物模型研究中的重要方向。

卒中后血脑屏障的变化使来自循环血液中的炎症细胞和免疫细胞进入脑实质,与 CNS 中的固有免疫细胞相互作用。然而,目前仍不完全清楚这些炎症细胞和免疫细胞是如何及在多大程度上改变疾病的进展。Benakis 等人的研究表明,Treg 细胞通过抑制肠道中分泌 IL-17 的 γδT 细胞可以缓解小鼠的卒中后炎症,他们的研究为开发一种针对肠道中分泌 IL-17 的 γδT 细胞的激活和迁移的疗法提供了理论基础。Th17 细胞在肠道黏膜屏障维持、炎症反应和微生物易位方面扮演重要角色,并且能有效地穿透血脑屏障浸润至 CNS,抑制 Th17 细胞因子可针对性地减轻炎症。新型转基因动物模型有助于鉴定肠道迁移免疫细胞的来源、作用和命运,为开发靶向肠道炎症和免疫细胞的卒中新疗法提供帮助。

(张全斌)

参 考 文 献

[1] Sadler R, Singh V, Benakis C, et al. Microbiota differences between commercial breeders impacts the post-stroke immune response. Brain Behav Immun, 2017, 66:23-30.

[2] Wang HX, Wang YP. Gut microbiota-brain axis. Chin Med J(Engl), 2016, 129:2373-2380.

[3] Wen SW, Wong CH. An unexplored brain-gut microbiota axis in stroke. Gut Microbes, 2017, 8:601-606.

[4] Singh V, Roth S, Llovera G, et al. Microbiota dysbiosis controls the neuroinflammatory response after stroke. J Neurosci, 2016, 36:7428-7440.

[5] Winek K, Dirnagl U, Meisel A. The gut microbiome as therapeutic target in central nervous system diseases: Implications for stroke. Neurotherapeutics, 2016, 13:762-774.

[6] Houlden A, Goldrick M, Brough D, et al. Brain injury induces specific changes in the caecal microbiota of mice via altered autonomic activity and mucoprotein production. Brain Behav Immun, 2016, 57:10-20.

[7] Ritzel RM, Lai YJ, Crapser JD, et al. Aging alters the immunological response to ischemic stroke. Acta Neuropathol, 2018, 136: 89-110.

[8] Vourc'h M, Roquilly A, Asehnoune K. Trauma-induced damage-associated molecular patterns-mediated remote organ injury and immunosuppression in the acutely ill patient. Front Immunol, 2018, 9:1330.

[9] Collins SM, Surette M, Bercik P. The interplay between the intestinal microbiota and the brain. Nat Rev Microbiol, 2012, 10: 735-742.

[10] Bonaz B, Bazin T, Pellissier S. The vagus nerve at the interface of the microbiota-gut-brain axis. Front Neurosci, 2018, 12:49.

[11] Stanley D, Mason LJ, Mackin KE, et al. Translocation and dissemination of commensal bacteria in post-stroke infection. Nat Med, 2016, 22:1277-1284.

[12] Shichita T, Sugiyama Y, Ooboshi H, et al. Pivotal role of cerebral interleukin-17-producing gammadelta T cells in the delayed phase of ischemic brain injury. Nat Med, 2009, 15:946-950.

[13] Meisel A, Smith CJ. Prevention of stroke-associated pneumonia: Where next? Lancet, 2015, 386:1802-1804.

[14] Benakis C, Brea D, Caballero S, et al. Commensal microbiota affects ischemic stroke outcome by regulating intestinal γδ T

cells. Nat Med,2016,22:516-523.

[15] Lim MY,Song EJ,Kim SH,et al. Comparison of DNA extraction methods for human gut microbial community profiling. Syst Appl Microbiol,2018,41:151-157.

[16] Tang AT,Choi JP,Kotzin JJ,et al. Endothelial TLR4 and the microbiome drive cerebral cavernous malformations. Nature, 2017,545:305-310.

[17] Stanley D,Mason LJ,Mackin KE,et al. Translocation and dissemination of commensal bacteria in post-stroke infection. Nat Med,2016,22:1277.

[18] Winek K,Engel O,Koduah P,et al. Depletion of cultivatable gut microbiota by broad-spectrum antibiotic pretreatment worsens outcome after murine stroke. Stroke,2016,47:1354-1363.

[19] Dziedzic T. Systemic inflammation as a therapeutic target in acute ischemic stroke. Expert Rev Neurother,2015,15:523-531.

[20] Xie L,Li W,Hersh J,et al. Experimental ischemic stroke induces long-term T cell activation in the brain. J Cereb Blood Flow Metab,2018:271678X18792372.

[21] Ahluwalia B,Magnusson MK,Öhman L. Mucosal immune system of the gastrointestinal tract:Maintaining balance between the good and the bad. Scand J Gastroenterol,2017,52:1185-1193.

[22] Wang Z,Roberts AB,Buffa JA,et al. Non-lethal inhibition of gut microbial trimethylamine production for the treatment of atherosclerosis. Cell,2015,163:1585-1595.

第二十九章

肠道微生态与自闭症

第一节　自闭症人群肠道微生态变化特征

自闭症(autism)，也称孤独症，是一种弥漫性中枢神经系统发育障碍性疾病，与阿斯伯格综合征(Asperger's syndrome)、童年瓦解性障碍(childhood disinte-grative disorder)及其他待分类的广泛发育障碍(pervasive developmental disorder not otherwise specified, PDDNOS)等疾病统称为自闭症谱系障碍(autism spectrum disorder, ASD)。ASD 病因未明，与遗传因素、母孕期及围产期不良因素、免疫缺陷等多种因素有关。自闭症的遗传学因素主要是基因突变和染色体异常，包括点突变、基因拷贝数变异、连锁区域和微RNA(microRNA)等。环境因素主要为汞、铅等重金属污染，以及农药、添加剂、防腐剂、杀虫剂等。ASD 起病于婴幼儿期，以男性多见，主要表现为不同程度的言语发育障碍、社交障碍、兴趣范围狭窄和行为方式重复刻板等。约有75%的患者伴有明显精神发育迟滞，部分患儿在一般性智力落后情况下具有某方面较为突出的能力。成年后，患儿仍缺乏交往兴趣和社交技能，难以建立恋爱和婚姻关系。我国儿童 ASD 平均患病率达1%，0~14 岁儿童患者达 300 余万，其中男性是女性的 4~5 倍，且每年新增约 20 万。ASD 目前缺少特异性生化诊断指标和特效治疗手段，需要在家庭、特殊教育学校及医疗机构中接受美术及音乐相关的教育训练、语言康复训练、心理治疗及精神药物等综合治疗，但目前疗效欠佳，给社会和家庭带来沉重的经济及心理负担。

ASD 患者常有消化系统症状，包括腹胀、腹泻、便秘、嗳气及大便异常等，同时伴有食管炎、胃炎、小肠结肠炎、双糖酶活性不足、淋巴细胞种群密度升高等病症，患者更容易出现烦躁、焦虑、社交退缩等问题。ASD 患者进行口服万古霉素治疗后，其神经发育障碍和腹泻症状可逐渐得到缓解，但停止治疗病情再次加重，且临床活检证实 ASD 患者常伴有回结肠淋巴结增生改变，因此我们推测 ASD 发生发展与胃肠道菌群结构紊乱相关。

肠道菌群通过代谢机体膳食纤维来提供人体必需营养素，通过竞争抑制和分泌抗菌代谢产物来抵御机会致病菌繁殖。血液中约70%的物质来自肠道，其中36%的小分子物质由肠道细菌产生。肠道菌群对促进肠屏障修复和人体适应性免疫系统形成至关重要，稳定机体内稳态。当菌群结构紊乱时可诱发机体免疫失调，慢性炎症，肠道细胞通透性增大，产生肠漏(gut leakage)，甚至菌群易位。同时多种炎症反应及免疫紊乱会加重肠道炎性肠病，增加机体肿瘤发病风险。

ASD 与肠道微生物相关的报道最早追溯至 1998 年，报道指出肠道梭菌属细菌可能是引起儿童迟发性ASD 的重要原因。患者经口服抗生素后症状都有所改善。ASD 患者肠道菌群与健康人群相比，厚壁菌门和变形菌门明显增多，拟杆菌门相对减少。过度增长的菌群与神经毒素产生有关，所释放的神经毒素通过迷走神经传入中枢神经系统(central nervous system, CNS)，抑制神经递质释放，引起 ASD 相关行为异常。其中破伤风梭菌浓度异常增高，被认为与 ASD 患者行为紊乱具有密切关系。溶组织梭菌比例也明显偏高，它产生的毒素可能导致肠道功能紊乱，并经血液循环透过血脑屏障而影响大脑。当 ASD 患者口服以针对梭状芽孢杆菌为主的万古霉素后，其胃肠道症状可明显改善，沟通和社交能力也得到逐步提高，而停药后复发可能与体内部分芽孢杆菌孢子难以清除相关。拟杆菌门参与调节肠屏障完整性，ASD 患者肠道中拟杆菌门减少会增加肠道通透性和肠漏，引起肠炎和异常行为。瘤胃球菌属、乳杆菌属和脱硫弧菌属的种类出现增多,其中,脱硫弧菌属的丰度与 ASD 的严重程度呈正相关,脱硫弧菌属可通过影响 ASD 患者体内硫代谢过程而致病,萨特氏菌属可抵抗体内胆碱代谢,但其致病机制尚不明确。ASD 患者肠道中真菌也有异常改变。ASD 患者可出现念珠菌感染相关症状,多为白念珠菌感染,可能与患者既往大量使用抗生素有关。白念珠菌代谢产生的氨与毒素,可降低肠道内碳水化合物和矿物质吸收,影响肠道菌群代谢产物,增加促炎物质及 γ-氨基丁酸(γ-aminobutyric acid,GABA)生成,影响大脑正常功能,引发 ASD 相关行为异常,用制霉菌素、氟康唑或酮康唑等抗真菌类药物可缓解患者部分症状。

菌群代谢组学主要研究机体各种代谢路径的底物和小分子代谢物。主要技术手段是核磁共振(nuclear magnetic resonance,NMR)、质谱(mass spectrum,MS)和高压液相色谱法(high-pressure liquid chromatography,HPLC),其中以 NMR 为主要研究方法,MS 和 HPLC 联合也可进一步检测各要素成分。基因组学和蛋白质组学分别从基因和蛋白质层面探寻生命活动,而实际上细胞内许多生命活动是发生在代谢物层面的,如细胞信号释放、能量传递、细胞间通信等都是受代谢物调控的。代谢组学正是研究代谢组在某一时刻细胞内所有代谢物的集合的一门学科。基因与蛋白质的表达紧密相连,而代谢物则更多地反映了细胞所处的环境,这又与细胞营养状态、药物和环境污染物作用及其他外界因素影响密切相关。代谢组学通过检测一系列样品 NMR 谱图,再结合模式识别方法,用以判断机体病理生理状态,并找出与之相关的生物标志物,从而为相关预警信号提供一个预知平台。肠道菌群产生的代谢物在健康和疾病中发挥着重要作用,这些代谢产物也被认为是引起 ASD 的可能途径。通过对 ASD 患儿尿液、血清和粪便样本进行分析,研究发现肠道菌群异常产生的代谢产物,包括过度产生的 SCFA、对甲苯酚和氨。丙酸是在胃肠道中与 ASD 相关的肠道细菌如梭菌属、拟杆菌属、脱硫弧菌属等产生的一种 SCFA,它也是传统食品工业中常用的防腐剂。经过丙酸处理的大鼠会表现出行为兴趣受限、社会行为和认知功能受损,甚至会诱发先天性神经炎症反应,其他类型的 SCFA 如乙酸也可引起类似的异常行为。此外,ASD 患者血清中肉碱和丙酮酸的含量明显降低,因而 SCFA 影响 ASD 的可能潜在机制是通过三羧酸循环和肉碱代谢改变线粒体功能。另一种代谢物对甲苯酚及其共轭衍生物对甲苯酚硫酸盐在 8 岁以下 ASD 患者尿液样本中明显升高,这被认为是 ASD 患者的生物标志物。人类细胞并不产生对甲苯酚及其衍生物,尽管当机体暴露在某些环境中时皮肤、消化系统和呼吸系统会吸收少量对甲苯酚,但人体内对甲苯酚主要是由含有对甲苯酚合成酶的肠道细菌所产生。肠道或环境来源的对甲苯酚可能会加重 ASD 患者精神严重程度和肠道功能异常,但其中确切机制目前仍知之甚少。对血清的代谢组学分析也发现在两组独立的 ASD 患者和对照组中 11 种代谢产物完全不同。不同类型的 ASD 相关代谢产物的研究表明 ASD 患者存在复杂多变的代谢过程,因而目前尚无关于 ASD 的代表性生物标志物。

第二节　肠道微生态影响自闭症相关机制研究

大量研究已证实,肠道菌群参与中枢神经系统及胃肠道系统的双向活动。胃肠道系统主要受肠神经系统(enteric nervous system,ENS)、迷走神经、交感神经及副交感神经等协调控制,而 ENS 可独立于 CNS,单独作用于肠道,又被称为"第二脑"。ENS 和 CNS 联系密切,两者间的信息传递介质包括 5-羟色胺、多巴胺、血管活性肠肽、促肾上腺皮质激素释放因子、脑啡肽、P 物质、胆囊收缩素及一氧化氮等,研究者将内脏与 CNS 联系起来的神经内分泌网络称为"脑-肠"轴(brain-gut axis)。肠道菌群在"脑-肠"轴中扮演着十分重要的角色,影响机体内分泌、免疫、ENS 及 CNS 发育和成熟,组成"脑-肠-菌"轴(brain-gut-microbiota axis)这一新概念。肠内分泌细胞通过内分泌和旁分泌方式影响 CNS 活动。内分泌方式是肠内分泌细胞释放出神经内分泌物质进入循环系统,并最终作用于下丘脑和其他相关脑区;而旁分泌方式则是神经内分泌物质通过作用于迷走神经进而影响 CNS 的活动。内分泌方式中一个重要组成部分是下丘脑-垂体-肾上腺轴(hypothalamic-pituitary-adrenal axis,HPA)。当机体受到应激时,HPA 轴释放皮质醇来调控肠道中免疫细胞活动和细胞因子释放,从而影响肠道通透性和屏障功能。肠道菌群也能够调节 HPA 轴活动,对脑活动产生影响。事实上,肠内分泌细胞是第一个对肠腔内化学和机械刺激做出反应的部分,肠内分泌细胞的微绒毛分布着大量机械敏感型离子通道,肠道内容物运动产生的剪切力使这些离子通道去极化从而激活肠内分泌细胞。因而有学者认为,治疗某些具有神经精神改变,同时伴有胃肠功能异常的疾病时,需联合神经精神类药物和肠道微生态治疗以提高疗效。大脑可以控制神经元、免疫细胞和肠嗜铬细胞释放信号分子影响肠道菌群,也可以调节肠道的运动、酸碱度、黏蛋白和肠液分泌,促进维持肠屏障功能和菌群微环境平衡。大脑还可调控肠道通透性,使一些病原体穿过上皮细胞,激活肠黏膜的免疫反应,影响肠道菌群结构组成和功能。肠道菌群还可通过 SCFA 等代谢产物调节肠道感觉传入神经和 ENS 活性,从而对大脑产生影响。中枢神经系统通过在饱食后释放肽类物质直接控制肠道菌群的组成,影响机体营养素吸收。

肠道菌群及其代谢产物改变可以直接或间接调节相应免疫系统和胃肠道功能,与 ASD 类神经发育障碍疾病有着极大的潜在关联性。母体感染作为影响 ASD 症状发展的主要因素之一,传统观点认为胎儿出生时肠道内是无菌的,但近期研究证实健康婴儿胎粪及胎盘样本在子宫内已经受到母体菌群影响。而母亲在孕期中长期受到的精神压力也会导致肠道微生态变化,并对后代生理系统产生影响。在阴道分娩时由母体菌群主导的最初菌群定植,可帮助启动婴儿发育中的免疫系统并调节其免疫稳态。经阴道分娩的婴儿与经剖宫产的婴儿相比,其肠道内双歧杆菌属、大肠埃希菌属、拟杆菌属明显更多。而母乳中含有多种共生细菌,也是婴儿体内乳杆菌、双歧杆菌等有益菌的重要来源。因此,母体微生态系统因环境或遗传因素改变所导致的菌群失调及代谢改变均会增加后代患神经发育和行为障碍的风险。

约有 60% 的 ASD 患者常伴有一定程度的免疫异常,包括进行性脑炎、脑脊液和血液中促炎细胞因子升高、脑特异性自身抗体增加,以及免疫细胞功能障碍加重等。ASD 患者尸检脑标本中观察到的进行性脑神经炎症由小胶质细胞过度活化、炎症细胞因子和趋化因子产生过多导致,其中包括 γ 干扰素、白细胞介素-1β(interleukin 1β,IL-1β)、IL-6、IL-12p40、肿瘤坏死因子-α 和趋化因子 C-C 基序配体 2(chemokine C-C motif ligand 2,CCL2)等。另外,ASD 患者血浆中转化生长因子 β1(transforming growth factor-β1,TGF-β1)和 IL-23 水平明显降低,而 TGF-β1、IL-23 和 IL-17 水平与 ASD 患者病情严重程度呈负相关。共生菌群在调节"神经-免疫-内分泌"系统中起着重要作用。ASD 患者体内检出的自体免疫相关抗体,如神经轴突丝蛋白、胶质纤维酸性蛋白和髓鞘碱性蛋白等,均与细菌抗体相互作用诱发免疫紊乱导致 ASD 发生有关。还有学者认为 ASD 的发生发展可能与"过敏"和"哮喘"致病机制类似,ASD 患者从小生活环境过于干净,较少接触细菌抗原,使机体免疫系统发育受阻,进而影响大脑发育功能。尽管在许多研究报道中,ASD 患者出现的免疫系统受损可能与肠道菌群有关,但目前尚无证据明确 ASD 中肠道菌群改变与免疫异常相关。

第三节　肠道微生态干预在自闭症中的应用

一、肠道微生态干预改善 ASD 的临床前证据

目前 ASD 主要治疗方法是行为干预,训练 ASD 患者社会和语言技能以期适应社会基本活动需要,但单一的治疗模式很难改善 ASD 的症状。近年来,50%~70% 的 ASD 患者会采用生物相关疗法,包括使用抗生素、胃肠道药物、营养补充剂、限制或特殊饮食疗法等,但大多治疗方法仍缺乏完整的安全性和有效性的评估。随着对人体微生物和 ASD 关系研究的发展,越来越多的研究显示益生菌及粪菌移植(fecal microbiota transplantation,FMT)等治疗方法具有良好的安全性和有效性,具有广泛的应用前景。给予 ASD 肠道菌群失调患儿口服益生菌或 FMT 能够改善 ASD 患者症状。饮食和特定的大量营养素也是影响肠道微生物群组成的主要因素之一,可以缓解 ASD 患者心理和胃肠道症状。常用饮食干预方法主要为无麸质/无酪蛋白饮食(gluten-free/casein-free diet,GF/CF)、特殊碳水化合物饮食(specific carbohydrate diet,SCD)、肠道和心理综合征饮食(gut and psychology syndrome diet,GAPS)等。GF/CF 通过减少谷蛋白和酪蛋白等易引起过敏或不耐受的食物可明显减轻 ASD 症状,因而被广泛使用。SCD 则是严格去除麸质及淀粉,阻断食物相关有害病原菌生长,但相关研究机制仍待进一步研究。GAPS 是在 SCD 基础上加上营养补充和康复训练,更侧重肠道菌群的平衡性。还有一些饮食方式如低草酸饮食、生酮饮食等也对 ASD 有一定的改善作用,但其机制都缺乏相应科学根据,无安全性和有效性评估。

二、微生态制剂在 ASD 患者中的应用

益生元可选择性刺激特定肠道菌群组成和活性,对人体健康带来益处。益生元主要有菊粉、低聚果糖、低聚半乳糖和乳果糖等。低聚糖可诱导乳杆菌、双歧杆菌等益生菌生长,并在机体中表现出神经趋化作用。低聚半乳糖可抑制人体神经内分泌应激反应,改善情绪偏见。总之益生元可通过改变肠道菌群,影响"脑-肠-菌"轴,改变 ASD 发生发展过程,从而改善大脑、心理及胃肠功能。

益生菌在调节神经系统、内分泌系统及行为表现方面较益生元更为突出。益生菌能够提高和改善与 ASD 相关的行为及神经生理学表现。给予 ASD 患者服用 3 种乳杆菌、2 种双歧杆菌和 1 种链球菌,每天 3 次,历时 4 个月,ASD 患儿肠道中厚壁菌门显著减少,拟杆菌门/厚壁菌门的比例得以恢复正常,双歧杆菌属和脱硫弧菌属明显减少,乳杆菌属等益生菌明显增多。ASD 患者尿液中真菌感染类标志物 D-阿拉伯糖醇(D-arabitol,DA)显著高于正常人,在给 22 位 ASD 患者服用嗜酸乳杆菌后,患者尿液中 DA 含量明显降低,其语言障碍、社交障碍和刻板行为等也明显改善,说明益生菌能够降低 ASD 患者体内真菌数量并改善 ASD 症状。菌群微生态中脆弱拟杆菌也能明显改善 ASD 患者行为障碍,包括沟通障碍、刻板行为、焦虑和感觉运动行为障碍等。脆弱拟杆菌通过在肠道中产生纯化的荚膜多糖 A(polysaccharide A,PSA)来调节人体多种代谢产物和免疫系统发育。哺乳动物胃肠道中存在一种革兰氏阳性菌,叫罗伊氏乳杆菌,它对人体有多种益处,尤其在对抗有害感染和调节人体的免疫系统时可发挥重要作用。研究人员用母鼠高脂肪饮食诱导出子代社会行为障碍,这些子代肠道菌群失调、社会行为缺陷。子代肠道菌群的改变阻断了中边缘多巴胺奖励系统的神经适应,罗伊氏乳杆菌可以恢复高脂饮食小鼠后代中边缘多巴胺奖励系统和社会行为,显示出特定细菌物种对社会行为调节的特异性。然而,肠道菌群调控并不能逆转重复行为,罗伊氏乳杆菌治疗对焦虑无影响,说明特异性肠道菌群调节对行为改善有限或菌群紊乱诱发机体产生不可逆性改变。罗伊氏乳杆菌还可增加体内催产素水平,在调节社会行为方面发挥关键性作用。用催产素直接治疗高脂饮食母鼠后代也可逆转行为和电生理方面缺陷,与罗伊氏乳杆菌治疗效果类似。给 20 位 3~16 岁的伴有便秘的 ASD 患者服用 4 周的短双歧杆菌后,ASD 患者便秘症状都得到了明显改善,主要表现为排便频率增多、粪便硬度降低、粪尿失禁的频率降低,以及腹痛症状减轻等。关于益生菌与 ASD 研究还有很多,这些研究干预效果较为明显,甚至能改善 ASD 病症的核心症状,但都存在样本量少、缺乏对照和安慰剂试验等问题。有研究使用植物乳杆菌 PS128 胶囊对 80 名 ASD 患者的随机对照双盲试验,结果显示植物乳杆菌 PS128 胶囊可以改善 ASD 患者的对立或反抗行为,标志着益生菌开始进入 ASD 治疗的临床新领域,但目前使用特定菌种对 ASD 整体的疗效还不能让人十分满意,且特定作用机制也未研究透彻,亟待进一步研究解决。

三、粪菌移植在 ASD 患者中的应用

与单一益生菌不同的是,FMT 含有大约 1 000 种原产于胃肠道的细菌,几乎达到全菌种覆盖。FMT 是将健康人粪便中的菌群移植到受体肠道中帮助其恢复正常胃肠道菌群,已被指南推荐用于治疗艰难梭菌复发感染。东晋葛洪在《肘后备急方》中就用粪水勾兑的"黄汤"来治疗食物中毒和严重的腹泻,现代 FMT 通过将健康人体的粪便经过加工处理制作成菌液或冻干粉胶囊来进行治疗。2013 年 5 月,美国食品药物管理局(Food and Drug Administration,FDA)将 FMT 作为研究性新药纳入监管,但 FMT 作为一种类似器官移植或输血技术还是一种针对某种疾病治疗的药物目前尚存争议。ASD 患者常伴有菌群紊乱和胃肠道问题,可以通过 FMT 纠正肠道菌群失衡发挥治疗潜力。研究人员将 ASD 患者粪便移植给无菌小鼠体内,小鼠子代出现 ASD 症状,与接受正常人粪便小鼠子代存在明显差异。为了证实 FMT 对 ASD 患者的治疗机制,研究调查 FMT 对 ASD 患者胃肠道和行为症状的安全性、耐受性和有效性评估。该研究经 FDA 批准,18 名 ASD 患者中有 16 名接受了 8 周 FMT 治疗,其胃肠道症状评估量表(gastrointestinal symptom rating scale,GSRS)、儿童孤独症评定量表(childhood autism rating scale,CARS)、社交反应量表(social responsiveness scale,SRS)、异常行为清单(abnormal behavior list,ABC)、父母总体印象评分(parent global impressions-Ⅲ,PGI-Ⅲ)和适应行为量表(adaptive behavior scale,VABS)都显示 ASD 症状明显改善,并且这些改善在治

疗后持续 8 周以上,CARS 的评分追踪随访 2 年后仍能提高 50%。笔者单位在上海市第十人民医院李宁教授带领下,已完成了 2 010 例 FMT 治疗肠道相关疾病,随访三年,已证明 FMT 治疗的长期安全性和耐受性。其中使用菌群胶囊进行治疗 ASD 患者共 85 例。菌群胶囊的制备是使用国际 Amsterdam 菌液制备规范制备菌群移植菌悬液,再将悬液预冻,将冻结样品移入冷冻干燥机中冷冻干燥,冻干后的菌粉进行胶囊包装,胶囊壳采用耐酸羟丙甲纤维素胶囊(0 号)及小儿专用型胶囊(3 号)。85 例 ASD 患者随访 3 个月临床疗效 78.8%,1 年维持疗效 71.9%,3 年仍有 60%,且超过 20% 为临床治愈。有学者提出 FMT 治疗 ASD 主要依靠来自供体的菌群和噬菌体影响了 ASD 神经功能改变而达到了临床症状改善,并认为治疗 ASD 需要进一步的靶向肠道菌群治疗方法。研究中使用的标准化人体肠道菌群的构成在很大程度上取决于供体条件,如何进一步标准化供体并提高肠道菌群的疗效,或是确定哪些细菌种类对改善 ASD 相关症状和行为表现起决定性作用,仍需进一步研究。

综上所述,ASD 是一种病因未明、缺乏特效治疗手段的重要疾病,小样本临床研究和动物实验均支持肠道菌群与 ASD 发病相关,而肠道菌群对大脑功能调节的重要性突破也说明了肠道菌群具有干预和治疗 ASD 的潜力。肠道菌群的改变可通过微生物代谢物、免疫调节和与大脑直接相互作用促进 ASD 症状。越来越多研究表明,食物疗法、益生元、益生菌及 FMT 在改善 ASD 的病症状方面具有重要作用,因而以肠道菌群为靶点可对 ASD 患者有巨大治疗作用。然而,肠道菌群在人体内作用机制仍不清楚,其代谢产物功能和作用对人体的影响仍需进一步探索。肠道菌群作为治疗载体目前还受到许多技术限制,研究样本量及特异性生化指标或生物标志物不足,缺乏充分随机对照研究等。相信随着基因组学及代谢组学发展,开展 FMT 临床疗效前瞻性队列相关研究,能进一步促进完善 ASD 评估和治疗体系,为临床诊疗提供更多理论支持和依据。

(李 宁 田宏亮)

参 考 文 献

［1］ 李宁,田宏亮,陈启仪,等.菌群移植治疗肠道疾病 2 010 例疗效分析.中华胃肠外科杂志,2019,(9):861-868.

［2］ Yuen RK,Thiruvahindrapuram B,Merico D,et al. Whole-genome sequencing of quartet families with autism spectrum disorder. Nature medicine,2015,21(2):185-191.

［3］ Doernberg E,Hollander E. Neurodevelopmental Disorders(ASD and ADHD):DSM-5,ICD-10,and ICD-11. CNS spectrums,2016,21(4):295-299.

［4］ Soke GN,Rosenberg SA,Hamman RF,et al. Brief Report:Prevalence of Self-injurious Behaviors among Children with Autism Spectrum Disorder-A Population-Based Study. Journal of autism and developmental disorders,2016,46(11):3607-3614.

［5］ 五彩鹿自闭症研究院.中国自闭症教育康复行业发展状况报告.Ⅲ.北京:华夏出版社,2019.

［6］ Brondino N,Fusar-Poli L,Rocchetti M,et al. Complementary and Alternative Therapies for Autism Spectrum Disorder. Evidence-based complementary and alternative medicine:eCAM,2015,2015:258589.

［7］ Buie T,Campbell DB,Fuchs GJ,et al. Evaluation,diagnosis,and treatment of gastrointestinal disorders in individuals with ASDs:a consensus report. Pediatrics,2010,125 Suppl 1:S1-18.

［8］ Cani PD. Human gut microbiome:hopes,threats and promises. Gut,2018,67(9):1716-1725.

［9］ Donaldson GP,Lee SM,Mazmanian SK. Gut biogeography of the bacterial microbiota. Nature reviews Microbiology,2016,14(1):20-32.

［10］ Bolte ER. Autism and Clostridium tetani. Medical hypotheses,1998,51(2):133-144.

［11］ 段云峰,吴晓丽,金锋.自闭症的病因和治疗方法研究进展.中国科学:生命科学,2015,45(9):820-844.

［12］ Finegold SM,Summanen PH,Downes J,et al. Detection of Clostridium perfringens toxin genes in the gut microbiota of autistic children. Anaerobe,2017,45:133-137.

［13］ Bibbo S,Ianiro G,Gasbarrini A,et al. Fecal microbiota transplantation:past,presentand future perspectives. Minerva gastroenterologicae dietologica,2017,63(4):420-430.

［14］ Wishart DS. Emerging applications of metabolomics in drug discovery and precision medicine. Nature reviews Drug discovery,2016,15(7):473-484.

［15］ MacFabe DF. Enteric short-chain fatty acids: microbial messengers of metabolism, mitochondria, and mind: implications in autism spectrum disorders. Microbial ecology in health and disease, 2015, 26:28177.

［16］ Schneider S, Wright CM, Heuckeroth RO. Unexpected Roles forthe Second Brain: Enteric Nervous System as Master Regulator of Bowel Function. Annual review of physiology, 2019, 81:235-259.

［17］ Dinan TG, Cryan JF. Gut-brain axis in 2016: Brain-gut-microbiota axis-mood, metabolism and behaviour. Nature reviews Gastroenterology & hepatology, 2017, 14(2):69-70.

［18］ Onore C, Careaga M, Ashwood P. The role of immune dysfunction in the pathophysiology of autism. Brain, behavior, and immunity, 2012, 26(3):383-392.

［19］ Jia F, Wang B, Shan L, Xu Z, Staal WG, Du L. Core symptoms of autism improved after vitamin D supplementation. Pediatrics, 2015, 135(1):e196-198.

［20］ Strati F, Cavalieri D, Albanese D, et al. New evidences on the altered gut microbiota in autism spectrum disorders. Microbiome, 2017, 5(1):24.

第三十章

肠道微生态与尿路结石

第一节 尿路结石患者肠道微生态特征

尿路结石(urolithiasis)是泌尿外科的常见病之一,是泌尿系统各部位结石病的总称,其常见的临床症状有反复发作的肾绞痛,伴随恶心、呕吐、肉眼血尿、尿路感染等,严重者可导致尿源性脓毒血症及肾衰竭从而危及生命。根据结石成分,尿路结石主要分为五大类:草酸钙类、磷酸钙类、磷酸镁铵类、尿酸类及胱氨酸类。

近年来随着饮食结构的改善,泌尿系结石的发病率居高不下,仍有增加趋势。据2007—2010年美国国民健康与营养调查显示,美国尿路结石发病率由5.2%增长到8.8%,相较于50年前增长了4倍。我国也是世界上三大结石高发地区之一,据调查显示,我国2011—2019年尿路结石发病率为10.63%,南方地区更为多发。随着治疗技术的进步,多种治疗尿路结石的微创手术越发普及,多数患者手术后均能取得良好的治疗效果,但尿路结石复发率依然居高不下。调查显示,若尿路结石患者术后不予以规范治疗,10年内结石复发率可高达50%,给患者带来了沉重的生理、心理及经济负担。

尿路结石发病受遗传因素和环境因素共同影响,多种代谢性疾病如代谢综合征、糖尿病、高血压等与尿路结石均有密切关系,随着对尿路结石病因研究的逐渐深入,结石的代谢危险因素越来越为泌尿外科临床医师重视,而代谢性疾病与肠道菌群即肠道微生态密不可分。多项研究均证实了尿路结石患者与正常人的肠道微生态存在明显差异。

草酸钙类结石在泌尿系结石中占比超过80%,其形成与体内草酸代谢相关,人体内草酸来源有两个:自身代谢产生的草酸和从食物中获取的草酸。这两种途径产生的草酸几乎全部通过尿液来排泄。健康状态下,体内肠道对草酸的分泌和吸收保持动态平衡。人体内缺乏降解草酸的酶,故体内草酸的代谢主要依赖体内的草酸代谢细菌,其中产甲酸草酸杆菌可以将肠道内的草酸分解为甲酸和CO_2后通过粪便排出体外,减少肠道对草酸的吸收,还可以通过刺激草酸转运体来抑制草酸从细胞内转运进入肠道,从而减少尿液中的草酸,最终减少草酸钙结石的形成,而体内产甲酸草酸杆菌的缺乏则是尿路结石发病的危险因素之一。

但部分研究表明产甲酸草酸杆菌在尿路结石患者与非尿路结石患者体内的分布并无显著差异,产甲酸草酸杆菌对于尿路结石的形成有显著的抑制作用。意大利帕尔马大学通过对52名尿路结石患者和48名非尿路结石患者的肠道菌群进行研究发现,在尿路结石患者与非尿路结石患者中,产甲酸草酸杆菌的含量差异较小。进一步通过宏基因组测序(metagenome sequencing)来寻找具有编码草酸代谢酶基因的细菌,发现甲酰辅酶A转移酶和草酰辅酶A脱羧酶这两种草酸代谢酶在尿路结石患者中表达显著弱于非尿路结石患者。因此,尿路结石的发病可能与产草酸代谢酶菌群显著相关,而不仅限于某单一菌种的作用。

纽约大学医学院的一项研究通过对美国肠道项目超过8 000名参与者的肠道菌群样本分析发现,肠道菌群中与产甲酸草酸杆菌相关的微生物之间存在着复杂的网络结构,肠道菌群之间存在着复杂的相互关系。

过去的多项研究对于产甲酸草酸杆菌在尿路结石形成中的作用存在着不一致的结果,这些差异可能是由于以下原因造成的:①研究选取的人群存在差异。尿路结石的发生与人群的饮食习惯及所处的地理位置均有着密切的联系。以中国为例,南方地区结石发病率要显著高于北方地区,其中一个原因就是南方地区饮食中有着丰富的绿叶蔬菜,而蔬菜中草酸含量较高。②大部分已发表的研究基于传统的细菌培养、PCR、实时荧光定量 PCR(real-time quantitative PCR,qPCR) 及 16S rRNA 基因扩增子变性梯度凝胶电泳等手段。这些研究只能涉及大量微生物中的小部分。③得出研究结论的标准定义不同。部分研究没有区分原发尿路结石和复发尿路结石,部分研究没有区分患者尿路结石的种类,部分研究仅对草酸钙结石患者进行研究。

单一的产甲酸草酸杆菌在胃肠道内的分布并不能完全解释尿路结石的形成,肠道菌群对于尿路结石的影响是通过多种细菌互相影响形成的复杂网络结构进行的,尤其是含有草酸代谢相关酶的细菌。含有草酸代谢相关酶的细菌相互作用,共同调节着体内草酸代谢的平衡。

随着高通量测序技术的发展,多项研究证实肠道菌群与一系列代谢疾病有着密切关系,其中也包括尿路结石。美国爱因斯坦医学院的一项研究通过对总计 29 名尿路结石患者肠道菌群进行基因测序发现,结石患者肠道菌群中有多达 178 种独特的细菌,其中,拟杆菌属和普雷沃菌属占比最大,两者在尿路结石患者肠道菌群样本中总计占 42%,在非尿路结石患者肠道菌群样本中总计占 45%。拟杆菌属在尿路结石患者肠道菌群中更为丰富,而普雷沃菌属在非尿路结石患者肠道菌群中更为丰富。通过多因素分析显示,拟杆菌属对于尿路结石的形成是危险因素,而普雷沃菌属则有着相反的影响。

广西医科大学的一项研究发现尿路结石患者和非尿路结石患者体内的产甲酸草酸杆菌、乳杆菌、双歧杆菌的相对丰富度没有显著差异,但尿路结石患者体内的肠杆菌属丰富度要显著高于非尿路结石患者。研究进一步将尿路结石患者分为单一成分尿路结石患者和复杂成分尿路结石患者,二者体内肠杆菌属的相对百分比没有显著差异,但是复杂成分尿路结石患者体内的肠杆菌属(尤其是大肠埃希菌)丰度要高于非尿路结石患者及单一成分尿路结石患者。该研究还发现尿路结石患者肠道菌群中的促炎症细菌(如巨单胞菌属、考拉杆菌属、埃希菌属、萨特氏菌属等)丰度要高于非尿路结石患者,而其中的大肠埃希菌和铜绿假单胞菌在尿路结石患者和非尿路结石患者体内的丰富度存在显著差异,上述两种细菌可能成为尿路结石潜在的生物标记。

随着抗生素的广泛应用,人们发现口服抗生素对于肠道微生态的维持有着复杂的影响。早期研究表明,采用口服抗生素进行抗幽门螺杆菌治疗的患者体内产甲酸草酸杆菌的数量相比正常人群更少。同时,口服抗生素会引起肠道菌群丰富度和多样性的减少,进而影响体内的肠道菌群之间的相互作用。此外,多种口服抗生素对尿路结石有着长期的影响,且口服抗生素的年龄越小,影响越明显。因此口服抗生素引起的肠道微生态的失调,是尿路结石发病的危险因素之一。

尿路结石的形成有着复杂的病理学原因,随着对尿路结石病理学研究的深入和研究技术的发展,尿路结石与肠道微生态之间的相互影响为进一步揭示尿路结石的成因、寻找新的治疗方案开辟了崭新的研究方向。体内草酸、钙、柠檬酸代谢是一个复杂的过程,有理由相信,与之相关的肠道细菌远不止目前发现的几种。尽管目前对于肠道微生态在尿路结石发病中的作用的研究还处于初级阶段,还没有与肠道菌群相关的有效可行的尿路结石治疗方案。但随着研究的不断深入,越来越多与尿路结石形成有关的肠道菌群会被揭示,相信未来针对肠道菌群的调整,一定会在尿路结石的预防和治疗中扮演重要的角色。

第二节　尿路结石患者泌尿系统微生态

尿路结石是一种全球流行的复杂疾病,受遗传和环境等因素的影响。微生物可能在泌尿系统结石的发病机理中起重要作用,同时,尿路结石的形成使尿液淤滞而易并发感染,而结石作为异物致使病菌的侵入和繁殖,造成泌尿系统微生态的改变。长期以来人们一直认为细菌可以促进鸟粪石的形成,然而,细菌在更常见的草酸钙和磷酸钙结石发育中的作用尚未得到广泛研究。一些研究结果确实表明尿路结石和细菌之间可能存在关联,包括泌尿系结石患者的较高的尿路感染率和很多结石患者的结石细菌培养阳性,这些结石就包括草酸钙和磷酸钙结石。

以往泌尿科医生很少需要考虑细菌对泌尿系统感染以外的疾病,随着微生态学的迅速发展,包括微生物培养及检测技术的发展,越来越多的证据表明在人体的许多部位定植着微生物,其中包括曾被一度认为是无菌的泌尿系统。传统的尿液的细菌培养用于分离和鉴定与泌尿系统感染相关的病原体,例如大肠埃希菌和粪肠球菌等需氧、快速生长的微生物,而那些像棒状杆菌,乳杆菌和解脲支原体等厌氧或很难培养的微生物则很少从泌尿道中分离鉴定出来。泌尿系统微生态是一个较为复杂的系统,该微生态中存在着多个与肠道系统不同的独特的微生物群,它们与宿主和环境之间构成了相互制约、相互协调的体内平衡微生态,对于维持泌尿系统的健康至关重要。由于微生物代谢产物和微生物其他作用方式,位于肾、膀胱和尿道部位的微生物可能对泌尿系统健康产生深远影响,这种影响包括正面的和负面的,已有研究发现患有泌尿系统结石的人群与健康人群的尿道微生物菌群之间存在显著性差异,表明泌尿系统微生物群与肾结石形成之间存在一定的联系。

比较结石患者和健康对照人群的泌尿系统微生态的差异时,发现乳杆菌科细菌和肠杆菌科细菌具有显著差异,其中乳杆菌科细菌主要见于正常对照人群,而肠杆菌科细菌主要见于结石患者,以往研究表明泌尿道乳杆菌科细菌和肠杆菌科细菌分别对泌尿系统保护和致病作用。另外可以突出尿路结石与泌尿系统微生态之间联系的例子是抗生素的使用,美国宾夕法尼亚大学的研究者 Tasian 等发现在 3~12 个月内服用过 5 类口服抗生素(磺胺类、头孢菌素类、喹诺酮类、硝基呋喃类和广谱青霉素类)中的任何一类与肾结石的发生风险升高显著相关,可能的原因是抗生素的使用改变了肠道微生态的组成,尤其是减少能够降解草酸的一类细菌的定植,如草酸杆菌。另外抗生素的使用也会使泌尿系统微生态的组成发生改变,泌尿系统微生态中具有保护作用的乳杆菌属细菌减少,而增加致病菌肠杆菌科细菌的定植。

对于结石患者,泌尿科医生常常给予预防性地使用低剂量的抗生素来预防结石导致的复发性感染,但是这种治疗策略可能会导致耐药细菌的产生,破坏了正常泌尿系统微生态的稳定性,使致病菌能够更好地侵入尿路上皮,作为脓毒症和感染的来源。同时,抗生素造成的泌尿系统微生态稳定性的改变致使尿液中的代谢产物发生改变,例如,在一项动物实验中显示,通过抗生素治疗抑制大鼠体内微生物群,治疗组与对照组大鼠之间的尿代谢特征有着显著的差异。尽管很多代谢物包括微生物的代谢物通过泌尿道排泄,但是这些代谢物与尿路结石的具体关系尚不明确,有待进一步的研究。

为了比较草酸钙和磷酸钙相关结石中微生物群和膀胱尿液中的微生物群的组成差异,研究者通过收集输尿管镜手术中的结石样本和膀胱尿液样本,并通过 16S rRNA 基因测序检测细菌,结果显示,52 名患者中有 29 名患者的结石中检测到了细菌的存在,其中 12 名患者的结石中存在优势菌群的富集,经过培养分离后这些优势菌群包括葡萄球菌属、肠杆菌属、埃希菌属、棒状杆菌属和乳杆菌属。尿路结石和尿液中微生物群之间的差异可能表明某些细菌有助于尿路结石的发生。

众所周知,饮食习惯可以影响泌尿系感染和尿路结石的风险。对于尿路感染的患者,持续较高的水量摄入是一个很简单但是很重要的建议。事实上,较高水量摄入患者的尿液中大肠埃希菌和粪肠球菌的初始沉积速率显著增加,且较高水量摄入可以稀释尿液中抑制微生物沉积的因子,促使这些因子失效,最终导致感染或尿路结石患者泌尿微生态发生改变。

此外,病毒组(virome)可能对维持泌尿系统微生态很重要。病毒组被定义为感染寄宿在宿主体内的真核细胞,细菌和古微生物的病毒,以及来源于病毒的遗传物质的集合。类似于微生物组中细菌的特征,病毒组可以在整个人体中被发现,其中包括泌尿系统。然而,不像细菌中的 16S rRNA,由于病毒是由 DNA 或 RNA 编码的,并且由于病毒基因组高度多样性,当前技术的局限性和缺乏通用标记物,到目前为止,关于病毒体对泌尿系统微生物群的影响知之甚少。

影响尿路结石患者的泌尿系统微生态的因素还包括性别差异,尿路结石发病率在男性中比女性更高,泌尿系统微生态和尿路结石一样有着性别差异,可能是由男性与女性间解剖结构、激素和局部防御的差异所导致。由于个体差异,同一年龄,同一性别的结石患者个体间的泌尿系统微生态存在很大差异。

未来,泌尿科医生需要更多地考虑微生物群落对尿路结石患者疾病的预防、诊断和治疗所产生的潜在影响,可以为预测患泌尿结石疾病的风险提供新方法,并能够为研发新的来治疗尿路结石和预防尿路结石复发提供新的策略。

第三节　微生态对尿路结石形成的影响

尿石症是一种同时受遗传和环境因素影响的疾病。研究显示,在尿路结石的众多发病因素中,遗传因素占 56%,其他影响因素包括饮食、运动、工作及生活环境等。微生态指的是在人体定植并形成复杂群落的大量微生物群体。在功能上,它与宿主人体细胞通信并执行各种生物过程。近年来,多种研究已表明肠道微生物群可影响尿液成分,进而影响尿路结石的发病率。饮食和生活方式的改变会影响肠道微生物组的基因组成和代谢活动。这些细菌种群变化的影响与肥胖、心血管疾病、过敏及代谢综合征等疾病的发病率有关。这一连串的影响意味着肠道微生物组也可能影响水分的吸收与分泌,进而导致结石形成。

大多数结石主要由草酸钙组成。自 20 世纪 70 年代,人们陆续发现肠道内产甲酸草酸杆菌(*Oxalobacter formigenes*,Oxf)、大肠埃希菌、粪肠球菌、乳杆菌、迟缓真杆菌、双歧杆菌、雷氏普罗威登斯菌等均可不同程度的降解草酸,因而,用细菌作为益生菌治疗结石受到了越来越多的关注。在这类肠道菌群中,Oxf 是被研究最多的菌株。除了 Oxf 专门降解草酸外,其余肠道定植菌均为条件性降解草酸,且 Oxf 转化草酸效率最高。

流行病学显示,在全世界有很大比例的人群被 Oxf 定植。在美国成年人中,Oxf 的定植率约在 38%～62% 之间。在印度,Oxf 定植率约为 60%;韩国人的 Oxf 定植率约为 77%。Oxf 在幼儿阶段时即定植于人体。一项对乌克兰儿童的横断面研究显示,在 6～9 个月以下的婴儿中无法检测到 Oxf,1 岁左右的儿童肠道中开始检测到 Oxf 定植。到 3～4 岁时,所有儿童都表现出 Oxf 定植。随着年龄增长,8～12 岁儿童 Oxf 的定植程度下降。

Oxf 在不同人群中显示出不同的定植率,可能是结石形成的影响因素之一。有研究者认为,若肠道微生物群缺失 Oxf,结肠对草酸盐的吸收增加,可导致尿草酸盐增加,进而导致结石的形成。为了验证该设想,Kaufman 等进行了一项病例对照研究,共纳入了 247 名反复患有草酸钙结石的成年患者及 259 名年龄、性别及生活方式相匹配的无结石人群。对两组取粪便培养显示,病例组患者 Oxf 的定植率为 17%,而对照组为 38%。多因素分析显示,在控制人种、草酸盐摄入量及抗生素使用等因素的影响后,Oxf 定植率与肾结石的发病率呈强烈负相关,Oxf 定植的人群结石形成风险下降 70%。对比两组 24 小时的尿液结果显示,肾结石的发病风险与尿草酸盐含量成正比。这些结果表明,Oxf 的定植可降低草酸盐的肠道吸收,减少草酸钙结石的形成。

Oxf 定植率与肾结石的发病率呈负相关,表明 Oxf 可能是肾结石的病因之一。但 Oxf 的定植与尿石症、高草酸尿症之间的具体生物学及分子学机制尚未被阐明。动物实验证明 Oxf 的定植在动物模型中能减少尿草酸盐的排泄。Sidhu 等人研究发现,在大鼠中,Oxf 的定植导致尿草酸盐含量减少。在原发性高草酸尿的小鼠模型中,Oxf 可诱导肠内草酸盐分泌,最终减少尿液中草酸排泄。Hatch 等将人和大鼠的 Oxf 定植于小鼠,发现 Oxf 可通过诱导远端结肠分泌草酸盐的方式与结肠上皮相互作用,促使尿草酸盐排泄减少。

多种疾病会导致 Oxf 定植率较低,包括炎性肠病,复发性肾结石,病态肥胖及囊性纤维化(CF),而这些疾病都与草酸钙结石有关。因此,研究此类疾病患者的 Oxf 定植情况,有助于了解 Oxf 与高草酸尿症及尿石症的关系。一项囊性纤维化患者尿草酸盐排泄的研究支持了该观点。CF 常导致肾结石的患病率增加,同时 CF 患者由于容易发生肺部感染,因此常需接受多个疗程的抗生素治疗,进而影响了 Oxf 的定植。在这项调查中,对照组 21 例非 CF 患者有 71% 被 Oxf 定植,而病例组 43 例 CF 患者仅有 16% 被 Oxf 定植。病例组中 Oxf 定植正常的 7 名 CF 患者尿草酸盐排泄正常,而未定植的 36 名患者中有 53% 患有高草酸尿症,证实了 Oxf 的定植可以防止高草酸尿症的假说。

维持 Oxf 定植需要高浓度的外源草酸盐,因此鉴定 Oxf 源性的与草酸代谢有关的生物活性因子可能有重要的临床意义。Donna Arvans 等人进行了一项研究,将人结肠细胞 Caco-2 BBe 细胞及 ^{14}C 标记的草酸盐置于实验组 Oxf 条件培养基(conditioned medium,CM)上,对照组为嗜酸乳杆菌的条件培养基。与对照组相比,Oxf 条件培养基显著刺激草酸盐吸收。加热处理或使用蛋白酶处理此培养基后,这种生物活性完全消失。对此培养基进行选择性超滤,结果显示 Oxf 衍生的生物活性因子具有 10 000~30 000u 的分子量。用蛋白酶抑制剂 H89 或阴离子交换抑制剂处理此培养基后,此培养基诱导的草酸盐转运被完全阻断;敲除草酸盐转运蛋白 SLC26A6 后,此培养基诱导的草酸盐转运亦被完全阻断。在 I 型原发性高草酸尿的小鼠模型中,Oxf 条件培养基的直肠给药能显著降低尿草酸盐排泄并刺激远端结肠分泌草酸盐。因此,Oxf 衍生的生物活性因子可刺激肠细胞中的草酸盐转运,此类生物活性因子具有治疗高草酸尿的潜质。另有研究成功使用 Oxf 对无菌小鼠进行单一定植,表明 Oxf 的存活不需要依靠其他生物条件。并且,与无菌小鼠相比,这些单定植小鼠的尿草酸盐排泄显著减少。这一研究结果提示 Oxf 有作为益生菌使用,治疗高草酸尿、预防草酸钙结石形成的可能性。

由于草酸钙肾结石的预防方式有限,因此在胃肠道内重新定植 Oxf 可能成为预防草酸钙肾结石的新方法。在人体内,给予 Oxf 可以同时减少尿中草酸盐排泄及草酸盐/肌酐的比率。使用 Oxf 后,I 型原发性高草酸尿伴肾功能不全患者的尿液中,草酸盐排泄减少 20%~50%,但停止治疗后草酸盐排泄再次增加。Siener 等人发现 Oxf 降低了经肠道吸收的草酸盐浓度,这可能是由于尿草酸盐排泄量的减少。但也有实验结果显示,对于高草酸尿症患者或进食大量草酸盐的患者来说,Oxf 降低尿草酸盐的效果显著,但对轻度高草酸尿症患者而言,Oxf 降低草酸盐的效果不明显。综上所述,Oxf 在预防草酸钙肾结石方面仍有争议,但满足一定的条件后可以达到预防效果。

目前,关于肠道微生物与结石形成之间的关系仍尚未明了,但目前的研究成果对今后的研究方向具有高度的启发性。微生态对尿路结石的影响仍处于早期研究阶段,而测序技术和分析工具的进步为解决这类问题提供了新的思路及方法。迄今为止,还没有关于尿液中的非致病细菌与尿路结石的研究。所有 Oxf 相关的动物研究都是通过改变饮食的方法诱导 Oxf 定植,进而改变啮齿类模式动物的微生物群。但人类微生物群和饮食习惯与啮齿类模式动物存在显著差异。因此为了使这类研究更贴近人类本身,还需要寻找更具代表性的动物模型。尿石症也与肥胖具有相关性。而肥胖与口腔和肠道微生态失调相关。尿石症也与代谢综合征,尿液中尿酸、草酸、钙等的代谢量增加及柠檬酸盐水平降低有关。在今后的研究中,Oxf 外的肠道菌群失调也是重要的研究方向之一。

尿路结石病因复杂,尿石症的预防一直是临床工作中的难点。因此,研究微生物群对尿石症的影响,将为尿路结石的诊断、治疗及预防提供新的思路和方法。

(许云飞)

参 考 文 献

[1] Scales CJ,Smith AC,Hanley JM,et al. Prevalence of kidney stones in the United States. Eur Urol,2012,62(1):160-165.

[2] Wang W,Fan J,Huang G,et al. Prevalence of kidney stones in mainland China:A systematic review. Sci Rep,2017,7:41630.

[3] Attanasio M. The genetic components of idiopathic nephrolithiasis. Pediatr Nephrol,2011,26(3):337-346.

[4] Abratt VR,Reid SJ. Oxalate degrading bacteria of the human gut as probiotics in the management of kidney stone disease. Adv Appl Microbiol,2010,72.

[5] Siener R,Bangen U,Sidhu H,et al. The role of Oxalobacter formigenes colonization in calcium oxalate stone disease. Kidney Int. 2013;83(6):1144-1149.

[6] Arvans D,Jung YC,Antonopoulos D,et al. Oxalobacter formigenes-Derived Bioactive Factors Stimulate Oxalate Transport by Intestinal Epithelial Cells. J Am Soc Nephrol. 2017;28(3):876-887.

[7] Tang R,Jiang Y,Tan A,et al. 16S rRNA gene sequencing reveals altered composition of gut microbiota in individuals with kidney stones. Urolithiasis,2018,46(6):503-514.

[8] Zampini A,Nguyen A H,Rose E,et al. Defining Dysbiosis in Patients with Urolithiasis. Sci Rep,2019,9(1):5425.

[9] Stern JM,Moazami S,Qiu Y,et al. Evidence for a distinct gut microbiome in kidney stone formers compared to non-stone formers. Urolithiasis,2016,44(5):399-407.

[10] Liu M,Koh H,Kurtz ZD,et al. Oxalobacter formigenes-associated host features and microbial community structures examined using the American Gut Project. Microbiome,2017,5(1):108.

［11］ Ticinesi A,Milani C,Guerra A,et al. Understanding the gut-kidney axis in nephrolithiasis:an analysis of the gut microbiota composition and functionality of stone formers. Gut,2018,67(12):2097-2106.

［12］ Lee JA,Stern JM. Understanding the Link Between Gut Microbiome and Urinary Stone Disease. Curr Urol Rep,2019,20(5):19.

［13］ Kharlamb V,Schelker J,Francois F,et al. Oral antibiotic treatment of Helicobacter pylori leads to persistently reduced intestinal colonization rates with Oxalobacter formigenes. J Endourol. 2011;25(11):1781-5.

［14］ Suryavanshi MV,Bhute SS,Jadhav SD,et al. Hyperoxaluria leads to dysbiosis and drives selective enrichment of oxalate metabolizing bacterial species in recurrent kidney stone endures. Sci Rep,2016,6:34712.

［15］ Batagello CA,Monga M,Miller AW. Calcium Oxalate Urolithiasis:A Case of Missing Microbes? J Endourol,2018,32(11):995-1005.

［16］ Kharlamb V,Schelker J,Francois F,et al. Oral antibiotic treatment of Helicobacter pylori leads to persistently reduced intestinal colonization rates with Oxalobacter formigenes. J Endourol,2011,25(11):1781-1785.

［17］ Barnett C,Nazzal L,Goldfarb DS,et al. The presence of Oxalobacter formigenes in the microbiome of healthy young adults. J Urol,2016,195(2):499-506.

［18］ Tasian GE,Jemielita T,Goldfarb DS,et al. Oral Antibiotic Exposure and Kidney Stone Disease. J Am Soc Nephrol,2018,29(6):1731-1740.

第三十一章

肠道微生态与膀胱癌

第一节　膀胱癌概述

　　膀胱癌(bladder cancer,BCa)是泌尿系统最常见的恶性肿瘤之一,发病率呈逐年上升趋势,全球每年估计有549 000例新发病例和200 000例死亡病例。膀胱癌在男性新发恶性肿瘤中居第6位,在男性肿瘤死亡率中居第9位;男性膀胱癌的发病率和死亡率分别为9.6/10万和3.2/10万,而女性膀胱癌的发病率和死亡率约为男性的四分之一。据统计,全球膀胱癌发病率存在地域差异,其中南欧、东欧、非洲、中东和北美部分地区最高,亚洲和非洲等欠发达地区最低。膀胱癌的组织学细胞类型具有明显地域特征,在北美和欧洲,95%~97%的病例是尿路上皮癌;在非洲60%~90%是尿路上皮癌,而10%~40%是鳞状细胞癌。由于存在地方性血吸虫感染,埃及的鳞状细胞癌发病率最高。

　　根据肿瘤组织是否浸润膀胱肌层组织,膀胱癌通常可以分为非肌层浸润性膀胱癌(non-muscle-invasive bladder cancer,NMIBC)和肌层浸润性膀胱癌(muscle-invasive bladder cancer,MIBC)。NMIBC病灶局限于黏膜层和黏膜下层,这部分患者约占初诊患者的70%~75%,主要采取经尿道膀胱肿瘤电切辅以术后膀胱内灌注治疗的治疗方案。但接受这些治疗后NMIBC的5年复发率仍高达50%~70%,且有10%~15%进展为MIBC。MIBC约占每年初诊膀胱癌病例的25%,具有易复发、易转移、进展快、病死率高等特点。MIBC的治疗方式主要有经尿道膀胱肿瘤电切术,根治性膀胱切除术加盆腔淋巴结清扫术,新辅助及辅助放化疗。大量临床研究显示,根治性膀胱切除术加盆腔淋巴结清扫术辅助化疗可以降低约25%~30%的复发率,提高15%~20%的5年生存率,并使患者生活质量得到较大改善。目前膀胱癌化疗方案包括GC(吉西他滨联合顺铂)方案、MVAC(氨甲蝶呤、长春新碱、阿霉素、顺铂)方案、CMV(氨甲蝶呤、长春新碱、顺铂)方案等。对于MIBC,即使经过膀胱全切为主的综合治疗,预后依然不佳,其中50%~70%的患者会在2年内出现复发,5年肿瘤特异性生存率仅为50%左右。

　　膀胱癌的发生受遗传调控,患者一级亲属患有尿路上皮癌,其发病风险是普通人的两倍。在女性和非吸烟者中,遗传因素导致的患病风险更高,其发病与家庭二手烟暴露风险无关。膀胱癌的遗传风险影响了尿路上皮癌发生发展的所有阶段,但与膀胱癌发病年龄无关。遗憾的是,目前没有明确的孟德尔遗传模式,这使得经典连锁研究领域机会渺茫。但有多种低外显率基因可以遗传,使机体对致癌危险因素的暴露更为敏感,增加了膀胱癌形成的风险。来自欧美的全基因组关联分析(genome-wide association study,GWAS)数据显示,包括 NAT2 和 GSTM1 等多个易感基因与增加膀胱癌发病风险相关,基于国内人群的GWAS研究发现 CWC27 为国人膀胱癌的易感基因。

　　吸烟是诱发膀胱癌的主要危险因素,促使膀胱尿路上皮癌发病风险增加2~6倍,烟草吸入量和持续时间与风险增加呈线性相关。除了皮肤和肺部,膀胱是受职业致癌物质影响的主要内脏器官。环境致癌物可通过环境吸入或皮肤黏膜吸收诱发膀胱癌,主要致癌物是与DNA结合的芳香胺。长期接触芳香胺、多环芳烃和氯化烃等化学产品是膀胱癌致病的第二大危险因素,约占所有病例的10%。这种类型的职业暴露主要发生在加工油漆、染料、金属和石油产品等工业生产中。从事以上工种的工人膀胱癌总体发病风险增加30%,其中橡胶工人患膀胱癌风险最高。

　　大部分人体摄入后的饮食及其代谢物经尿液排出,并与尿路上皮特别是膀胱上皮长时间接触,因此饮食因素在膀胱癌形成中起重要作用。研究表明,地中海饮食富含水果蔬菜可显著降低尿路上皮癌发病风险。水果和蔬菜(特别是柑橘类水果、苹果、浆果、西红柿、胡萝卜和十字花科蔬菜)含有丰富的抗氧化微量营养素,可显著预防膀胱癌发生;而促进膀胱癌发生有关的饮食因素主要包括烤肉、猪肉、高脂肪食物、腌制泡菜、大豆和香料等。同样,咖啡和茶饮用者中膀胱癌发病率也较高,这可能与饮用咖啡或茶类人群同时伴有吸烟或其他不良饮食习惯有关。

总之,膀胱癌的发生发展与遗传、环境和饮食因素等密切相关。深入研究膀胱癌发生发展的分子生物机制,可为膀胱癌早期诊断提供新的分子标志物,并有望为膀胱癌临床治疗提供新的分子治疗靶点,具有重要的科学研究价值和医疗经济意义。

第二节 肠道微生态与膀胱癌的发生

宿主遗传和环境因素是人们普遍认为导致癌症发生的重要病因,但近些年来的开展的各项研究均表明癌症和微生物之间关系密切,大约有20%的恶性肿瘤与微生物密切关联。动物研究表明肠道微生物组可以激活或产生致癌代谢物,对胃肠道局部产生影响并可波及远处其他器官。微生物引起肿瘤恶性转化的潜在机制包括慢性炎症、遗传毒性和细菌毒力。

泌尿科医师很少将微生物因素在除感染性疾病以外的泌尿系统疾病中纳入考量范围。传统上,尿液的细菌培养主要用于分离和鉴定与尿路感染发展有关的病原体,泌尿系统感染常见且易于培养鉴定的需氧、快速生长的致病菌,如大肠埃希菌和粪肠球菌。而常规培养技术较难从泌尿道中分离出生长缓慢的厌氧微生物包括棒状杆菌、乳杆菌和解脲支原体等。随着检测技术的不断发展更新,PCR和16S rDNA测序技术的进步可以进一步鉴定难以培养的微生物种群,以上微生物已在多项研究中被鉴定为泌尿系统感染的元凶。越来越多的证据表明,定植在人体多个部位(包括泌尿道)的微生物(传统观念认为健康个体的泌尿道是无菌的)在维持泌尿系统健康中起重要作用。研究发现泌尿道微生物群在健康人群和泌尿科疾病人群之间存在显著差异。远离肾脏、膀胱和尿道部位的微生物由于其代谢产物和其他作用,会对泌尿系健康产生深远影响。近期众多研究表明,与身体其他部位的肠道和阴道的微生物种群相比,泌尿系统具有独特的菌群微生态。

在一项基于16例健康人群尿液微生物的高通量测序结果发现,女性的尿液微生物以放线菌门(*Actinobacteria*)和拟杆菌门(*Bacteroidetes*)为主。

膀胱癌尿路上皮癌患者尿液中微生物菌群与健康人群相比有显著差异。Xu等通过16S rDNA测序技术对8例膀胱癌患者和6例正常对照的尿液菌群进行研究,表明链球菌属在膀胱癌中有更高丰度。Popovic等通过对12例膀胱癌患者和11例正常对照患者尿液进行测序,与结直肠癌相关的梭菌属在膀胱癌中有所富集。膀胱癌其他研究结果也揭示,相比健康人群膀胱癌患者中不动杆菌属、厌氧球菌属和鞘氨醇杆菌属明显富集。螺旋藻、卟啉菌和拟杆菌的丰度在高复发、高进展风险的膀胱癌患者中显著升高,这些菌群的改变是膀胱癌风险分层的潜在生物标志物。尿液中的部分微生物影响膀胱癌发生发展的可能机制是微生物生成的蛋白酶直接作用于膀胱上皮,而这些蛋白酶可以作为外源性致病因素直接破坏膀胱上皮组织,与此同时尿液中微生物可经过破损的上皮组织引起机体炎症反应、免疫应答、氧自由基生成等,最终导致膀胱癌的发生。

人体中的菌群代谢会产生许多致癌物,这些致癌物被血液吸收,并经尿路过滤储存而排出体外。另外,共生微生物菌群的部分种群同样能够隔离和吸附诱发膀胱癌的危险因素,包括重金属和其他有毒物质。但菌群代谢产物对泌尿菌群本身具有哪些影响,以及肠道菌群在膀胱癌发生发展中的具体作用,目前尚不清楚,有待进一步研究阐明。

第三节 肠道菌群失衡促进膀胱癌发生发展的机制研究

研究者尝试探索肠道微生物种群和泌尿道恶性肿瘤的关联,发现部分共生肠道微生物可通过结合尿道恶性肿瘤相关的镉等重金属化合物来达到降低肿瘤发病风险的作用,但肠道微生物与泌尿系统恶性肿瘤间的联系及特定病理生理学机制还有待进一步探讨。

肠道菌群影响机体肿瘤发生发展的主要作用机制有：①肠道菌群影响肿瘤细胞的增殖与凋亡；②肠道菌群参与机体免疫系统的调节；③肠道菌群影响机体的代谢；④其他潜在机制，包括慢性炎症诱导、细菌遗传毒性和细菌毒力等。研究表明，结直肠癌、胃癌、肝癌、肺癌等肿瘤中均存在肠道菌群失调的现象。肠道菌群种类繁多，组成一个庞大而复杂的微生态系统，与宿主一同进化，构成一个"超级生物体"。因此，肠道菌群失调对机体的影响并不仅仅局限在肠道系统内，同样存在"远端效应"，即肠道菌群失衡产生的信号可经过肠屏障或菌群代谢物等途径对肠道系统以外的器官产生影响。

菌群失调与体内致病菌、抗生素滥用、吸烟、激素和饮食习惯等相关。Savin 等研究发现吸烟可能会诱发多种肠道炎症性疾病，其机制可能是吸烟减少了肠道菌群的多样性。多年的流行病学及临床研究显示，膀胱癌的发生发展主要与环境有关。吸烟是膀胱癌最重要的危险因素，约占病例的 50%。烟草烟雾中含有多种芳香胺和多环芳烃，它们通过排泄物（尿液，粪便等）排出体外。同时饮食因素也与膀胱癌的发生密切相关。多项研究结果指出，新鲜蔬菜水果的摄入与膀胱癌的发生呈负相关，低脂膳食可降低膀胱癌发病风险。但是，具体是膳食中哪种成分影响膀胱癌发生发展及其潜在作用机制目前并没有得出一致结论。此外，多项临床病例对照研究结果指出，长期摄入含乳酸菌的发酵乳制品可降低膀胱癌复发风险。但目前尚无针对肠道菌群紊乱与膀胱癌发生发展的具体研究，其相关分子机制仍需要进一步研究验证。

第四节　肠道菌群在膀胱癌治疗中的地位和作用

人类微生态平衡对于维持身体各部位健康与发展状况至关重要，局部的微生态平衡通常受制于宿主的营养供应、pH、氧气浓度和其他生存因素，但决定泌尿菌群平衡的主要因素尚需要进一步研究探讨。现有研究表明微生物对宿主出生后免疫系统建立及终身有效性保持方面作用显著。泌尿道内部存在特有免疫细胞表明泌尿菌群在诱发免疫系统中具有重要作用。

细菌还能够与众多环境毒素相互作用，如重金属、多环芳烃、农药、曲霉毒素和塑料单体等。特定毒素产生后通过肾脏过滤从血流中去除，它们在膀胱内暂时储存为泌尿菌群和毒素相互作用及改变化合物提供了充足时间，增加毒素诱发疾病风险，包括认知功能障碍、肾脏病变和泌尿道肿瘤。

在其他暴露的黏膜部位，如肠道、口腔中，共生细菌在维持宿主体内稳态方面是必不可少的，因此我们推测其在膀胱中可能存在相似关系。有趣的是，泌尿菌群中发现了乳杆菌，尤其是乳酸菌。研究证明，乳酸菌与纤连蛋白结合的亲和力比阴道标本中提取的其他乳杆菌更强。此外，众多共生菌和益生菌菌株显示通过抑制 NF-κB 途径及降低 IL-6 和 IL-8 炎症水平来减轻机体黏膜炎症反应，而这些相互作用可能增强或降低卡介苗的临床治疗效果。微生物群通过与卡介苗竞争结合纤连蛋白及局部微生物群相互作用来改变宿主机体免疫反应，从而影响卡介苗的临床疗效，这有望将来能通过增强或抑制膀胱微生物群途径来达到提升卡介苗治疗效果的新策略。

在一项双盲及安慰剂对照的随机试验中，口服干酪乳杆菌可降低浅表性膀胱癌的复发，尽管该治疗机制未得到进一步论证，但这些发现已在其他多项临床研究中得到证实，但该疗法是否优于卡介苗或与卡介苗灌注治疗存在协同作用仍需进一步临床研究加以验证。尽管益生菌与免疫系统间相互作用已得到很好验证，但关于益生菌与患者肠道菌群间相互作用仍存在许多疑问。浅表性膀胱癌患者是否存在肠道微生物营养不良，益生菌应用是否通过调控肠道菌群结构紊乱来达到进一步治疗其他系统疾病，这些问题有待进一步去研究阐明。

毫无疑问，菌群微生态与泌尿系统健康和疾病发生发展密切相关，但具体作用机制仍未明确阐明。在未来研究过程中，明确微生物组对泌尿系统稳态的精准影响，将是进一步深入理解泌尿系统疾病发生发展的关键，并为泌尿科疾病未来靶向诊疗提供新的治疗策略。

第五节　益生菌在预防和治疗膀胱癌中的应用价值及前景

近年来，科学界对于微生物研究呈爆发式增长，菌群微生态相关研究逐渐成为抗癌研究前沿。从发现微生物与疾病的关联性，因果关系的探究进一步到相关机制的深入研究，促使了微生物学从基础到临床诊断治疗的转化,其中益生菌的抗肿瘤作用尤为值得关注。益生菌的最佳定义是"在宿主机体中通过植入或定植足够数量的有益菌群来达到调控机体菌群结构组成而发挥对宿主有益作用的菌群制剂"。益生菌不仅可以调节微生态感染的发生率,还能通过调整肠道菌群结构来调控机体免疫、抗炎、致癌物失活、抗氧化、诱导肿瘤细胞凋亡等机制来降低结直肠癌和非结直肠癌的发病风险。由于黏膜免疫系统的存在,益生菌和发酵产品的口服给药可以影响人体不同的黏膜部位。当肠道菌群受到刺激后,B 细胞和 T 细胞可以从淋巴结迁移到呼吸系统、胃肠道系统、生殖泌尿道黏膜,以及外分泌腺如泪腺、唾液腺、乳腺和前列腺等部位发挥免疫效应。

益生菌的作用机制可分为三大类。①抗菌活性:通过降低管腔内的 pH 及分泌特异性蛋白来阻止致病菌的黏附和入侵。②增强黏膜屏障功能:增强屏障完整性,增加黏液产生。③免疫调节:影响上皮细胞细胞因子分泌和存活,影响树突状细胞、单核细胞、巨噬细胞和淋巴细胞等免疫细胞的活性,益生菌还能通过调节宿主免疫系统,发挥预防肿瘤发生发展的作用。对小鼠进行益生菌灌胃能激活乳腺免疫系统发挥抗肿瘤作用,刺激免疫系统发生高水平的巨噬细胞活化,高表达肿瘤坏死因子-α(TNF-α)。共生的双歧杆菌能提高机体抗肿瘤免疫力,并提高抗程序性死亡配体 1(programmed death-ligand-1,PD-L1)肿瘤免疫疗法的效果。同时,细胞毒性 T 淋巴细胞相关抗原 4(cytotoxic T lymphocyte-associated antigen-4,CTLA-4)的抗肿瘤免疫疗法也依赖肠道微生物作用。研究表明,当某种肿瘤小鼠肠道中没有微生物存在时,则 CTLA-4 治疗无效;反之,如果小鼠肠道存在有某些特定的拟杆菌,如脆弱拟杆菌、惰性拟杆菌,抗癌药疗效会显著提升。Sivan 等证明肠道菌群可介导抗 PD-L1 反应,应用双歧杆菌"治疗性进食"可改变树突状细胞活性并增强对肿瘤治疗的 CD8$^+$T 细胞反应来调节抗 PD-L1 疗效。在对治疗有良好肠道菌群反应的患者及对治疗有反应的粪便移植的无菌小鼠中,全身免疫和抗肿瘤免疫均得到增强。在另一项研究中,Vétizou 等观察到无菌小鼠的肿瘤对 CTLA-4 阻滞剂无反应,这种缺陷可通过肉毒杆菌灌胃来纠正。这项研究通过菌群调节免疫力揭示了细菌在治疗 CTLA-4 中的关键作用。PD-1/PD-L1 抑制剂治疗转移性尿路上皮癌的疗效可能与肠道或膀胱微生物菌群有关,但此方面机制需要进一步去研究完善。

益生菌在膀胱肿瘤中的抗肿瘤作用目前鲜有报道,第一个验证其作用是通过喂食干酪乳杆菌(Lactobacillus casei,Lc)动物模型证实了益生菌抑制小鼠膀胱癌的形成。鼠李糖乳杆菌 GG(Lactobacillus rhamnosus GG,LGG)在膀胱癌的小鼠模型中也延缓了疾病的进展,通过将 LGG 引入饮食可显著延迟肿瘤发展并降低小鼠平均肿瘤负荷,早期饲喂 LGG 的四分之一荷瘤小鼠呈现无瘤现象,而延迟饲喂 LGG 的对照荷瘤小鼠均出现肿瘤。

一项膀胱癌临床治疗研究中引入了益生菌治疗,对罹患多发性或复发性 G1~G2 级非肌层浸润性膀胱癌受试者在接受经尿道膀胱肿瘤切除术(trans urethral resection of bladder tumour,TURBT)后,每天分三次口服 1g 干酪乳杆菌制剂,其中含有约 $1×10^{10}$ 个活菌,完成疗程后进行平均 427 天的随访。研究显示,实验组患者 50% 无复发生存期是对照组的 1.8 倍。另一项大型双盲试验(其中招募了 138 名患者)中,干酪乳杆菌治疗组和对照组之间的 50% 无复发生存期并无显著差异。但无复发间隔和 1 年的无复发累积间隔相较对照组明显增加。其他临床研究中,与单独的膀胱内灌注表柔比星相比,口服干酪乳杆菌联合膀胱内灌注表柔比星治疗可显著降低 TURBT 后膀胱肿瘤的复发率。

益生菌还有改善患者化疗毒性副作用的潜力,肠黏膜炎是接受化疗的癌症患者常见的副作用。有文献报道,通过摄入乳酸杆菌和双歧杆菌等益生菌,可恢复应激小鼠结肠紧密连接屏障的完整性。接受免疫检查点抑制剂的患者常见的副作用包括胃肠道和肝脏并发症,例如药物损伤性肝炎、腹泻和肠道炎症反应。而肠道菌群中拟杆菌的丰度增加与免疫检查点抑制剂引起的结肠炎的抵抗有关。这为益生菌干预减少癌症免疫治疗后的结肠炎并发症提供了新思路,通过调节肠道微生态可以改善免疫疗法的功效和副作用。益生菌还可直接影响化学疗法的效果。Gui 等人发现用顺铂和干酪乳杆菌治疗的小鼠肿瘤更小,存活率更高。在基因表达水平,干酪乳杆菌上调了 IFN-γ、颗粒酶 B(GZMB)和穿孔素 1 的表达。因此益生菌联合疗法可增强顺铂的抗生长和促凋亡作用。环磷酰胺(CTX)的主要疗效是刺激抗肿瘤免疫反应。Viaud 等发现 CTX 改变了小肠微生物群的组成,并诱导某些革兰氏阳性细菌,如约氏乳杆菌(Lactobacillus johnsonii)、嗜酸乳杆菌(Lactobacillus acidophilus)转移至次级淋巴管。这些转移的细菌刺激辅助性 T 细胞 17(T helper 17 cell,Th17)的特定亚群和记忆性 Th1 免疫反应,调节小鼠模型对 CTX 抗肿瘤治疗的反应。

此外,研究表明,在用抗生素治疗的荷瘤小鼠中,肺炎链球菌(*Streptococcus pneumoniae*)干预可恢复 CTX 的治疗反应。此外,该研究表明,粪肠球菌对 CTX 治疗是有益的,且肺炎链球菌可增加肿瘤内 $CD8^+$/Treg 的比例。可以将含有粪肠球菌或其代谢产物的益生菌与环磷酰胺等化疗药共同施用,以提高化疗效果。人体中最具代表性的共生细菌植物乳杆菌(*Lactobacillus plantarum*)的上清液通过逆转抗癌药的耐药性增强了 5-氟尿嘧啶(5-FU)对结肠癌的治疗效果,抑制 Wnt/β-catenin 信号传导来达到抗癌效果。以上研究表明,微生物代谢物除可以减少化疗不良反应外,还可用于提高化疗效果,但对于未来益生菌在膀胱癌治疗及预后中如何发挥作用,其具体分子机制仍需进一步研究探索。

(姚旭东)

参 考 文 献

[1] Bray F,Ferlay J,Soerjomataram I,et al. Global cancer statistics 2018:GLOBOCAN estimates of incidence and mortality worldwide for 36 cancers in 185 countries. CA Cancer J Clin,2018,68:394-424.

[2] Siegel RL,Miller KD,Jemal A. Cancer statistics,2019. CA Cancer J Clin,2019,69:7-34.

[3] Dobruch J,Daneshmand S,Fisch M,et al. Gender and Bladder Cancer:A Collaborative Review of Etiology,Biology,and Outcomes. Eur Urol,2016,69:300-310.

[4] Smith ZL,Christodouleas JP,Keefe SM,et al. Bladder preservation in the treatment of muscle-invasive bladder cancer (MIBC): a review of the literature and a practical approach to therapy. BJU Int,2013,112:13-25.

[5] van de Putte EE,Mertens LS,Meijer RP,et al. Neoadjuvant induction dose-dense MVAC for muscle invasive bladder cancer:efficacy and safety compared with classic MVAC and gemcitabine/cisplatin. World J Urol,2016,34:157-162.

[6] Raza SJ,Wilson T,Peabody JO,et al. Long-term oncologic outcomes following robot-assisted radical cystectomy:results from the International Robotic Cystectomy Consortium. Eur Urol,2015,68:721-728.

[7] Dong C,Hemminki K. Modification of cancer risks in offspring by sibling and parental cancers from 2,112,616 nuclear families. Int J Cancer,2001,92:144-150.

[8] Moore LE,Baris DR,Figueroa JD,et al. GSTM1 null and NAT2 slow acetylation genotypes,smoking intensity and bladder cancer risk:results from the New England bladder cancer study and NAT2 meta-analysis. Carcinogenesis,2011,32:182-189.

[9] Freedman ND,Silverman DT,Hollenbeck AR,et al. Association between smoking and risk of bladder cancer among men and women. JAMA,2011,306:737-745.

[10] Inoue-Choi M,Hartge P,Liao LM,et al. Association between long-term low-intensity cigarette smoking and incidence of smoking-related cancer in the national institutes of health-AARP cohort. Int J Cancer,2018,142:271-280.

[11] Cumberbatch MGK,Jubber I,Black PC,et al. Epidemiology of Bladder Cancer:A Systematic Review and Contemporary Update of Risk Factors in 2018. Eur Urol,2018,74:784-795.

[12] Bravi F,Spei ME,Polesel J,et al. Mediterranean Diet and Bladder Cancer Risk in Italy. Nutrients,2018,10(8):1061.

[13] Fankhauser CD,Mostafid H. Prevention of bladder cancer incidence and recurrence:nutrition and lifestyle. Curr Opin Urol, 2018,28:88-92.

[14] Wong SH,Zhao L,Zhang X,et al. Gavage of Fecal Samples From Patients With Colorectal Cancer Promotes Intestinal Carcinogenesis in Germ-Free and Conventional Mice. Gastroenterology,2017,153:1621-1633.

[15] Tsoi H,Chu ESH,Zhang X,et al. Peptostreptococcus anaerobius Induces Intracellular Cholesterol Biosynthesis in Colon Cells to Induce Proliferation and Causes Dysplasia in Mice. Gastroenterology,2017,152:1419-1433.

[16] Schwabe RF,Jobin C. The microbiome and cancer. Nat Rev Cancer,2013,13:800-812.

[17] Xu W,Yang L,Lee P,et al. Mini-review:perspective of the microbiome in the pathogenesis of urothelial carcinoma. Am J Clin Exp Urol,2014,2:57-61.

[18] Wu P,Zhang G,Zhao J,et al. Profiling the Urinary Microbiota in Male Patients With Bladder Cancer in China. Front Cell Infect Microbiol,2018,8:167.

[19] Fahmy N,Lazo-Langner A,Iansavichene AE,et al. Effect of anticoagulants and antiplatelet agents on the efficacy of intravesical BCG treatment of bladder cancer:A systematic review. Can Urol Assoc J,2013,7:E740-E749.

[20] Chen F,Zhang G,Iwamoto Y,et al. BCG directly induces cell cycle arrest in human transitional carcinoma cell lines as a consequence of integrin cross-linking. BMC Urol,2005,5:8.

第三十二章

肠道微生态与肾癌

第一节 肾癌概述

肾细胞癌(renal cell carcinoma,RCC,简称肾癌)是起源于肾实质泌尿小管上皮系统的恶性肿瘤,占肾脏恶性肿瘤的80%~90%。肾癌可见于各个年龄段,高发年龄为60~70岁,也可见于儿童,发病率随年龄的增长而增加。男性和女性肾癌发病率的比值约为2∶1,肾癌在男性肿瘤中居第六位,占男性全部肿瘤诊断的5%;肾癌在女性肿瘤中居第十位,占女性全部肿瘤诊断的3%。全球范围内肾癌每年发病率4/10万,在欧洲、北美和澳大利亚发病率最高,而在印度,日本、非洲和中国发病率较低。根据2018年中国国家癌症中心数据,2014年中国肾癌发病率为4.99/10万。

肾脏是腹膜后器官,被腹腔内脏器和腰背肌肉所包绕,因此肾细胞癌往往不易早期发现,临床潜伏期较长,发现时多进展为晚期阶段。肾癌最常见的临床表现为血尿、腰痛和腹壁肿块,但只有10%的患者表现为典型的三联征。大约40%的患者出现血尿或腰部疼痛等独立症状。血尿多为间歇性无痛的肉眼血尿,腰部疼痛多为钝痛,也可出现血块堵塞引起的输尿管绞痛。30%的肾癌患者还可出现副肿瘤综合征,包括发热、贫血、体重减轻、高血压、盗汗、高钙血症、红细胞增多症、非转移性扩散引起的肝酶升高等。约2%~3%的病例还可出现精索静脉曲张,提示左肾静脉血栓形成。部分患者可因肾癌转移症状为首发症状来就诊,比如骨痛、骨折、咯血。

肾癌的实验室检查主要包括血尿常规、肝肾功能等,用于评估患者基本情况及后续治疗措施,尚无明确的特异肾癌肿瘤标志物。肾癌的诊断主要依赖影像学检查,超声是早期筛查手段,发现肾脏肿瘤的敏感性较高。进一步诊断首选的成像方法是腹部CT扫描和增强扫描,也是肾癌诊断和肾癌随访的重要工具,亦是发现肾脏肿瘤敏感性和特异性较高的诊断手段。在大多数情况下,增强实性肿块提示肾癌,亦可用于肾细胞癌的分期评估。磁共振成像在显示肾静脉和下腔静脉受累情况、周围器官受侵犯程度,及在鉴别良性肿瘤或囊性占位等方面优于CT,而且对放射性材料过敏或有禁忌证的患者也可采用。其他影像学方法包括正电子发射断层成像、X线平片、放射性骨扫描等可为肾癌诊断提供不同的诊断或评估依据。肾肿瘤穿刺活检已可通过微创的方法来鉴别良性和恶性肾肿块,提供组织学和病理学的"金标准"依据。

根据肾癌肿瘤组织细胞的形态学特点并结合基因改变及肿瘤起源将肾癌分为以下十种亚型:透明细胞肾细胞癌、乳头状肾细胞癌、肾嫌色细胞癌、肾集合管癌、未分类肾细胞癌、多房囊性肾细胞癌、肾髓质癌、Xp11.2易位癌、肾癌合并神经母细胞瘤,以及黏液性管状和梭形细胞癌。在上述十种亚型的肾癌中,透明细胞肾细胞癌最常见,约占肾细胞癌的85%,其起源于肾近曲小管,胞质透明疏松,肿瘤内有丰富的血管分布,具有囊性及实性结构,坏死或囊变发生率较高;其次乳头状肾细胞癌,又称嗜色细胞癌,占肾癌的10%~15%,乳头状肾细胞癌源自肾近曲或远曲小管上皮细胞,好发于皮髓质交界。

肾癌的发病机制并不明确,可能与以下危险因素相关:①遗传因素。大部分肾癌为散发,少部分为遗传因素所致。最常见的是由于染色体3q25的*VHL*基因突变,导致肿瘤抑制因子VHL蛋白功能障碍;也有报道VHL基因附近3q21的*PBRM1*基因、位于3P的*BAP1*基因及*SETD2*基因突变也可能和肾癌相关。②年龄和性别。肾癌的发生率和年龄相关,40岁以后随着年龄的增长肾癌发病风险逐渐增加,不同性别肾癌发病率也存在差异,在中国男性发病率为6.09/10万,女性肾癌发病率为3.84/10万,男性患病率是女性的 1.58 倍。③生活方式。吸烟、饮酒、饮食、运动、肥胖均与肾癌相关。据报道吸烟者的肾癌的风险是正常人的 2~3 倍;BMI>35kg/m² 的人群患肾癌的风险是正常人的为 1.8 倍;体育运动通过减少体重、血压、代谢相关的不利因素可降低肾癌的发病率。④其他基础疾病。高血压、糖尿病、慢性肾功能不全、肾囊肿、尿路结石、肝脏疾病等也与肾细胞癌的发生相关。⑤药物。非那西丁的使用与肾盂和尿路肿瘤的风险增加有关;抗高血压的药物的使用,尤其噻嗪类利尿剂可使肾癌的患病风险增加 1.4~2 倍。⑥环境因素。如职业接触化合物如镉、石棉、三氯乙烯等石油副产品,以及砒霜等毒物也能增加肾癌的患病风险。⑦其他危险因素,比如放射治疗、其他肿瘤的影响、肠道微生物紊乱等。

第二节　肠道微生态和肾癌的发生

人体内寄生着极其复杂的生物群落。细菌、古菌、病毒和真核微生物等都栖居在人体,构成了由约 $4×10^{13}$ 个细胞组成的微生物群。人体微生态系统包括口腔、皮肤、泌尿和胃肠道,其中因为肠道微生态的复杂性和多样性使其处于核心部分。微生物群在基因、蛋白质及其代谢产物层面上影响宿主的健康和疾病。微生物结构稳定对人类的健康和疾病转归产生巨大影响。它们将难消化的食物发酵成人体可吸收的代谢物并有助于人体必需营养素合成,同样也能去除机体有毒化合物,抵御病原体入侵,免疫系统刺激,参与机体代谢调控。这些功能大多数是相互关联,并与机体状态紧密联系在一起。

近年来,宿主和肠道微生物的相互作用一直是研究热点。大量的研究已经证实这些复杂的相互作用不仅仅是局限于肠道疾病,在非肠道疾病中也扮演着重要的角色。在肾脏疾病领域中,已经发现肠道微生物和慢性肾脏疾病有着千丝万缕的联系。肠道微生物被认为是尿毒症毒素的重要来源,其代谢产物如酚类、吲哚类和胺类会导致尿毒症毒性加重。肠道微生物和肾癌的相关性研究并不多,肠道微生物和肾癌发生机制仍然处于探索阶段。我们已经证实肥胖和糖尿病等都是诱发肾癌的高危因素,而肠道微生态紊乱在影响这些高危因素中发挥重要作用。

肥胖的定义是脂肪组织的过量积累。在哺乳动物中,当热量摄入超过能量消耗时,多余卡路里将以脂质的形式储存。大量流行病学研究显示体重指数(BMI)的增加与多种癌症之间关联显著,但是肥胖如何导致肾癌发病风险增加的分子机制尚不清楚。脂肪组织由含有脂质的脂肪细胞部分和血管基质部分组成,血管基质部分含有前脂肪细胞、内皮细胞、巨噬细胞及其他免疫细胞。当人体处于肥胖状态下,脂肪细胞的大小和数量增加,基质-血管部分释放炎症介质如 IL-6、PAI-1、TNF-α。IL-6 的水平与 BMI 指数成正相关,通过激活 JAK-STAT 信号转导途径来促进肿瘤增殖和转移。PAI-1 是尿激酶型纤溶酶原激活物和组织型纤溶酶原激活物的主要抑制剂,在脂肪组织中高水平分泌,纤溶酶原是细胞外纤溶酶的前体,是血管生成的关键成分。纤溶酶原的激活可导致细胞外重塑增加,是癌症产生发展的关键过程。肥胖状态下机体所发生的改变都会增加肾癌患病风险。而近年来肠道微生态研究发现肠道微生物群是影响脂肪储存和肥胖的重要因素。目前肠道微生物群介导的肥胖的机制途径主要有四种:能量产生吸收的变化、代谢途径的变化、微生物诱导的炎症反应及大脑和行为的变化。相关假说提出:肥胖机体的肠道微生物群从食物中提取能量的能力比正常或者偏瘦个体更强,这可能是因为肠道微生物将难消化的膳食发酵成可吸收的单糖和短链脂肪酸,这些短链脂肪酸会在肝脏中转化成脂质。在动物模型中显示,肠道微生物增加营养吸收也可能与梭菌属的丰度增加有关。研究表明,在无菌小鼠中,多枝梭菌可增加空肠黏膜中的葡萄糖转运蛋白 2 和回肠黏膜中的脂肪酸转位酶的表达,这两者都可能导致碳水化合物和脂肪的吸收增加。因此,肠道微生态可能通过增加患者脂肪组织的积累来增加肾癌的发病风险。

代谢性疾病随着生活水平的提高在全球范围内呈现迅猛增长。糖尿病是肾癌发生的确切危险因素。一项针对瑞典住院患者的回顾性队列研究显示,糖尿病患者中有 267 例肾癌患者,肾癌患者在排除性别、高血压等影响因素下肾癌的患病风险都超过 50%。另一项针对女性的大型前瞻性研究也显示 2 型糖尿病与肾癌风险增加显著相关。糖尿病是由于胰岛 B 细胞分泌胰岛素不足或者是外周组织产生胰岛素抵抗导致血糖水平升高。因此现在多数观点认为糖尿病与肾癌之间产生关联很可能是由于机体在糖尿病状态下存在不可逆的慢性高胰岛素血症。胰岛素充当促进肿瘤细胞增殖的生长因子并刺激 IGF-1 的分泌。另外,高血糖可能会有致癌作用,癌组织的核心特征之一是葡萄糖高消耗。近年来肠道微生物已经成为 2 型糖尿病的重要研究领域。2004 年发现无菌小鼠体重相对常规小鼠较轻,将常规小鼠的粪便移植到无菌小鼠中会导致其体重增加并降低无菌小鼠的血糖水平。在肥胖人群和代谢综合征患者中也观察到了该现象,将正常个体的粪便移植到代谢综合征患者体内六周后,观察到胰岛素敏感性明显改善。细菌的代谢产物和细菌与宿主之间免疫系统的反应往往是代谢异常的始动因素。此外,肠道微生物群的变化会影响宿主的饱腹感并通过调控肠道激素分泌来调节血糖水平。比如说胰高血糖素样肽-1(GLP-1)。GLP-1 是由小肠和远端结肠的 L 细胞分泌的一种激素。肠道微生物群在 2 型糖尿病的进展中起到重要的作用,进而影响肾癌的发生发展。

肠道微生物群目前在肾癌当中的研究并不多,缺乏足够的科学证据来支持肠道微生态与肾癌的发生有关。

第三节　肠道菌群失衡促进肾癌发生发展的机制研究

健康人群的肠道菌群分类有 1 000 种以上,细菌在肠道各个节段有不同的数量种类分布,通过传统的细菌培养法只能鉴定出其中的 20%,这无疑对科学研究造成困难。随着近年来实时荧光定量 PCR、荧光原位杂交(fluorescence in situ hybridization,FISH)、基因芯片及宏基因组学等分子生物学技术的进步,肠道微生态研究得到飞速发展。在这些技术支持下,肠道菌群失衡的表现及致病机制得到了具体阐述,其特征包括双歧杆菌、嗜酸乳杆菌及普雷沃菌等益生菌显著减少,而机会致病菌如短状杆菌、肠杆菌科、肠杆菌科、盐单胞菌科、莫拉氏菌科、涅斯捷连科氏菌、多囊菌科、假单胞菌科及发硫菌属家族等明显增多。而益生菌和机会致病菌在分类及数量上的失衡给恶性肿瘤的发生发展造成不同的影响,但关于肾癌发生发展与肠道微生态联系至今仍缺乏充分研究。

一、肠道微环境的改变介导炎性通路活化和免疫环境异常

肠道微环境中的免疫细胞及其产生的细胞因子、生长因子会激活相关信号通路,并进入血液循环继而对全身系统造成影响,导致上皮细胞损伤加重、上皮细胞修复失调,最终产生恶变。如 Wnt、Notch、TGF-β 等,影响上皮细胞自我更新;激活转录因子 NF-κB 和 STAT3,影响组织修复和免疫稳态;激活 MAPK 和 Akt/PKB 通路,影响细胞有丝分裂和生存。此外,肠道菌群失衡会诱发非致病细菌转位,产生毒素并直接影响机体免疫稳态,使其向致癌相关的免疫过程转变。细菌毒素与模式识别受体特异性结合,如 Toll 样受体和 NOD 样受体,激活相应信号通路,引起趋化因子、炎性因子和抗菌肽的表达,促进肿瘤细胞增殖、抑制肿瘤细胞凋亡、抑制抗肿瘤免疫反应、加快肿瘤细胞侵袭转移和促进肿瘤血管新生等恶性生物学行为,进一步促进癌症进展和恶化。

二、肠道菌群失衡产生致癌毒素

机会致病菌数目增多和分布异常的肠道菌群失衡与肠源性毒素产生直接相关,因此,也被称为产尿素酶菌群、产内毒素菌群及产代谢毒素菌群等。肠道菌群失衡后,代谢能力的改变归因于肠道厌氧菌产生一系列代谢酶,这些酶通过作用于不同的底物,如胆汁酸、脂肪酸等,产生致癌物质。细菌代谢产生的致癌毒物主要包括硫化氢、活性氧族(ROS)、次级胆汁酸等,有明显的致癌作用。有研究发现,结肠癌患者体内硫化氢含量明显高于健康者,硫化氢诱导癌症的形成主要通过诱导 DNA 损伤、自由基释放、黏膜炎症、黏膜过度增生,同时抑制细胞色素氧化酶及丁酸盐利用,影响黏液合成和 DNA 甲基化。活性氧族氧化损伤持续诱导 DNA 突变是诱发结肠癌症最重要的因素之一。高水平的粪便胆汁酸已经被证实与人类结肠癌高发人群密切相关。肠道菌可以产生次级胆汁酸,尤其是高脂饮食的条件下,梭菌属通过 7α 脱羟基作用,产生次级胆汁酸,次级胆汁酸影响有丝分裂过程,诱导 DNA 损伤,并且可以诱导活性氧族产生,增加癌症发生风险。另外,有研究发现,由于肠道通透性增加,细菌内毒素通过门脉系统进入循环可诱发肝癌。与内毒素结合的受体为 Toll 样受体(TLR),它存在于各类肝脏细胞中,当 TLR4 激动时,可上调 NF-κB 通路以

产生炎症因子和趋化因子,诱发肝癌。肠道菌群失衡产生的毒素被机体吸收后,通过肾脏代谢会产生上述类似病理过程,促进肾癌的发生发展。

三、细菌在肿瘤组织中特异性聚集

恶性肿瘤的发生发展与肠道菌群失衡之间有着非常紧密的联系,研究发现,肿瘤组织中细菌的浓度远远高于正常组织,细菌可以在肿瘤病灶部位特异性聚集定植。肿瘤缺氧微环境为厌氧菌的生长提供良好条件,同时肿瘤组织异常的血管和组织间隙高压限制免疫成分(粒细胞、抗体、血清补体等)随血流进入,保护细菌逃避机体的免疫杀伤,成为细菌的免疫"避难所"。由此可见,肿瘤组织特殊的微环境将导致大量细菌生长,而过度增殖的细菌可以通过与肿瘤细胞竞争性争夺营养从而抑制肿瘤的生长,同时细菌某些特殊的代谢产物可以直接干扰细胞的正常周期,间接促进肿瘤细胞的增殖和干扰肿瘤细胞凋亡,促进肿瘤的恶化和进展。

通过总结归纳肠道菌群失衡促进肾癌发生发展的可能机制,我们可以发现通过干预肠道菌群来治疗肾癌成为可能。

第四节 肠道菌群在肾癌治疗中的地位和作用

人们通过对微生物群的不断研究发现,微生物群从维持机体局部屏障稳态到调节机体代谢、造血、炎症、免疫等系统功能,来调控机体生理功能。在上皮屏障和无菌组织中,微生物群也参与癌症发生发展和扩散。最近,微生物菌群尤其是肠道微生态,对调节癌症治疗效果和降低化疗药毒副作用,受到越来越多学者及临床工作者的关注。

在正常生理条件下,由于黏液层对微生物的渗透性较差及肠屏障的存在,阻止肠道有害菌群移位,维持机体健康。而目前常见的癌症治疗中铂类药物治疗、全身照射(total body irradiation,TBI)、环磷酰胺(CTX)和抗细胞毒性 T 淋巴细胞相关抗原 4(cytotoxic T lymphocyte-associated antigen 4,CTLA-4)均会对黏液层造成损伤,破坏肠屏障完整性,使细菌能够穿透上皮下固有层,从而引起一些毒性副反应。但与此同时,在给予接受过继 T 细胞治疗前的患者进行 TBI 时发现,肠道微生物群通过 Toll 样受体 4(TLR4)信号激活树突状细胞,维持被转移 T 细胞的增殖和细胞毒性功能。此外也发现,接受 CTX 治疗的患者发生 CTX 诱导肿瘤细胞的免疫细胞死亡,诱导产生抗肿瘤致病性辅助性 T17 细胞(pathogenic T helper 17,pTh17)、辅助性 T 细胞 1(T helper 1 cell,Th1)和细胞毒性 T 淋巴细胞(cytotoxic T lymphocytes,CTL)。这些信息都提示我们肠道微生物群在肿瘤治疗中扮演着举足轻重的角色。

目前肾癌的治疗方式繁多,根据患者的不同病理分型和疾病分期可以选择手术治疗和非手术治疗。早期肾癌的治疗方式仍然以手术为主,然而对于晚期肾癌手术治疗已无法得到根治效果,以综合治疗为主,主要包括靶向治疗和免疫治疗。其中以小分子多靶点受体酪氨酸激酶抑制剂为代表的靶向药物应用较广泛,如舒尼替尼和卡博替尼,主要作用靶点为血管内皮生长因子受体(vascular endothelial growth factor-receptor,VEGF-R)。值得注意的是近年来许多研究发现肠道微生物群能够影响抗 VEGF 治疗的疗效。众所周知,抗 VEGF 治疗的毒性副作用为腹泻,在一项对肾癌患者抗 VEGF 治疗的初步研究中,在有腹泻副反应的患者粪便中存在普雷沃菌属的丰度差异。而在低危肾细胞癌患者中,使用覆盖拟杆菌属的抗生素可以改善无进展生存期(progression-free survival,PFS),这表明肠道菌群的改变会影响靶向治疗的预后。除了靶向治疗,免疫治疗也逐渐成为肾癌治疗重点研究方向。并且随着程序性死亡受体 1(programmed cell death protein 1,PD-1)和抗细胞毒性 T 淋巴细胞相关抗原 4(cytotoxic T lymphocyte-associated antigen 4,CTLA-4)在肿瘤免疫学机制上的进展,联合使用 PD-1 单克隆抗体和 CTLA-4 单克隆抗体已成为肿瘤免疫检查点封锁的重要治疗手段。将对免疫检测点抑制剂敏感的肾癌患者的新鲜粪便移植到无菌小鼠中,可转移动物模型中患者抗 PD-1 反应的表型。然而抗生素的应用可明显减弱以上表型,更体现了肠道菌群在免疫治疗中的重要作用。另一项队列研究观察了 67 位肾癌患者在第一次使用抗 PD-1 免疫疗法后 2 个月内服用抗生素(β-内酰胺酶抑制剂、喹诺酮类及大环内酯类)。对不同肿瘤类型的已知危险因素进行多变量分析后发现,接受抗生素治疗的患者 PFS 仍然显著缩短。有研究证实嗜黏蛋白阿克曼菌(*Akkermansia muciniphila*)与免疫治疗和反应相关,当作为益生菌补充剂提供给抗生素干预的小鼠模型时,其可以恢复恢复 PD-1 的免疫治疗效力。Sivan 等人也发现肠道微生物群中双歧杆菌的存在促进了小鼠抗肿瘤免疫,而抗 PD-L1 治疗可协同增强这种免疫。除了 PD-1 单克隆抗体,CTLA-4 单克隆抗体治疗肾癌也与肠道微生物群有着密切的联系,抗 CTLA-4 免疫治疗促进抗肿瘤和抗共生细菌免疫。对特定属的抗共生免疫,如伯克霍氏菌属和拟杆菌属(脆弱拟杆菌),均能辅助抗肿瘤反应。

因此,我们可以了解肠道菌群在肾癌治疗中的地位和作用变得越发显著。但是我们仍然无法理解肠道菌群的组成和功能是如何影响癌症治疗的。一旦确定了每种临床条件下最有利微生物群组成,下一个挑战将是如何精准改善患者体内微生物群结构。例如,研究表明,患者可以将一种修饰过具有治疗效果和稳定性的微生物群进行重新克隆来对抗耐抗生素的病原体,达到临床最佳治疗效果。我们最终希望在将来开发一种细菌或多种细菌配比,既能降低药物全身毒性,又能促进抗癌治疗。因此,针对肾癌和其他疾病中的微生物群很可能成为下一个精确和个性化医疗的前沿领域。

第五节　益生菌在预防和治疗肾癌中的应用价值及前景

随着生活水平及环境的改变,肾脏肿瘤疾病的发病率逐年增加,预防和治疗恶性肿瘤发生发展成为临床工作的重点。对于肾癌的治疗,临床通常采用手术、放疗和化疗三个主要治疗方法,但上述治疗在给患者身体带来巨大痛苦的同时,也因众多放化疗并发症给患者及家庭带来了沉重的精神负担。随着医疗技术的发展,以及医学模式的转变,对于肾脏肿瘤,其预防及对于放化疗所引起并发症的治疗也越来越受到重视。随着近年来对益生菌的研究逐步深入,它对人体健康的积极作用也越来越引起人们的注意,尤其是益生菌抗肿瘤的研究及应用已经引起食品科学、微生物学、预防医学及微生态学等诸多学科的重视及探究。临床上,益生菌不仅可以控制感染,同样在调节机体免疫水平发挥重要作用,在恶性肿瘤包括肾癌的预防治疗及化疗并发症治疗方面也具有较高的临床价值及应用前景。

益生菌可吸收有害物质,抑制致癌物质对人体的攻击。且其代谢产物,如氨基酸,小分子肽类及多糖类物质一定程度上可抑制肿瘤细胞的生长。益生菌在肠道内可改善肠道内微环境,进而可有效抑制肠道内致癌物质的生成,从而降低肿瘤发生概率,具有一定预防肿瘤发生风险的效果。

益生菌在前期的研究中被发现可以有效增强自然杀伤(NK)细胞的杀伤作用,有研究表明 NK 细胞不需要抗原的刺激,也不依赖于抗体的作用,可杀伤多种肿瘤细胞,又能在预防治疗肿瘤发生中起到一定作用,对肾癌等恶性肿瘤有很好的抑制作用。也有研究表明益生菌可增强巨噬细胞所代表的机体非特异性屏障作用,进而通过巨噬细胞产生的 NO 和超氧化物等可溶性因子杀灭细菌和肿瘤细胞。对于肾癌患者的营养补充,临床上通常采用肠外营养的方式来对肾癌患者进行营养补充,长期的肠外营养会引起肠道绒毛的萎缩及并发感染,加重机体损伤。基于此,有专利提出根据肾癌患者体质特征,一种可供肾癌患者食用的含有益生菌的微生态特殊膳食,通过益生菌的抗炎作用,进而提高机体的免疫力,起到抑制肿瘤的作用。适合肿瘤患者尤其是正处于接受放化疗阶段的患者食用。

对于肾脏肿瘤的治疗,化疗发挥着越来越重要的作用,在提高肿瘤患者的生存质量方面发挥着重要的作用。化疗相关性腹泻(chemotherapy-induced diarrhea, CID)是化疗常见的并发症,可导致严重的腹泻,对患者的生活造成很大的影响,发病率甚至高达 50%~80%。因为腹泻,CID 进而可导致机体出现水电解质紊乱、恶病质,甚至出现脱水表现,严重可危及患者生命。CID 的机制目前认为是由于化疗药物作用于胃肠道黏膜,进而抑制小肠的分泌功能,肠道内酶活性降低,进而易出现肠道内感染。另外,化疗药物可以破坏肠细胞,使胃肠道原有结构发生改变,进而诱发 CID。还有对于化疗药物的应用,也会引起肠道菌群的紊乱,肠道菌群数量及种类发生改变,也会引起 CID。益生菌的应用,可有效与胃肠道黏膜结合,与胃肠道致病菌形成竞争关系,进而抑制致病菌的生长,调节胃肠道功能紊乱,提高机体免疫力,同时益生菌也具有抗氧化的作用,可明显减轻患者因化疗所引起的胃肠道黏膜的损伤。另外有研究表明,益生菌可修复胃肠道黏膜,改善肠屏障,进而恢复胃肠道功能,在一定程度上可有效降低 CID 的发生率。

相信在不久的将来,随着对益生菌抗肿瘤机制研究的深入,益生菌及益生菌制剂在肾癌的防治方面一定具有广泛的应用前景,必将成为人类战胜肾癌的有力武器。

（彭　艾）

参 考 文 献

[1] Patel PH, Srinivas S. Epidemiology of Renal Cell Carcinoma. Kidney Cancer. Springer Berlin Heidelberg, 2012.

[2] Siegel RL, Miller KD, Jemal A. Cancer statistics, 2018. CA: A Cancer Journal for Clinicians, 2018, 68(1) : 7-30.

[3] National Health Commission of the People's Republic of China. Chinese guidelines for diagnosisand treatment of renal cell carcinoma 2018 (English version). Chin J Cancer Res, 2019, 31(1) : 29-48.

[4] Rosenkrantz AB, Matza BW, Portnoy E, et al. Impact of size of region-of-interest on differentiation of renal cell carcinoma and renal cysts on multi-phase CT: Preliminary findings. European Journal of Radiology, 2014, 83(2) : 239-244.

第三十三章

肠道微生态与感染

第一节 概 述

人体肠道中生存着大量的微生物,各类微生物与宿主形成了一种互惠共生的关系。一方面大量的共生微生物为人体提供了丰富多样的酶功能库,协助人体进行复杂多样的物质代谢,宿主则为微生物提供了营养物质和生存环境;另一方面肠道微生物在保持肠道黏膜完整性、机体免疫平衡、抵御病原侵袭等多种生理功能的发挥中有重要的作用。肠道中寄居的绝大多数微生物与宿主互惠共生,但其中也有一小部分被称为"机会致病菌"(opportunistic pathogen)的微生物,在宿主免疫力降低、生境改变等特定环境条件下成为致病菌。比如幽门螺杆菌(*Helicobacter pylori*)在具有白细胞介素-1β(IL-1β)基因高表达基因型的宿主中更容易导致胃癌。此外,鼠疫耶尔森菌、脑膜炎球菌、行性感冒病毒(简称"流感病毒")、人类免疫缺陷病毒(HIV)等致病微生物的侵袭可能直接导致感染性疾病的发生。

在应对病原性微生物侵袭时,肠道微生物、病原微生物及宿主免疫系统之间所形成的关系最终决定了宿主的健康状态。这种平衡直接或间接的通过肠道微生物的定植抗力(colonization resistance)来维持。肠道微生物可以通过生态位竞争、营养竞争、抗菌肽抑制、噬菌体杀灭等方式直接与外源微生物发生作用,抵御外源微生物的定植;同时,也可以促进宿主黏膜免疫系统的成熟与功能的发挥,并通过刺激肠道上皮激活免疫反应,间接保护宿主免受病原微生物的侵袭及感染。采用基因组学和微生物组学方法研究人体微生态在宿主感染过程中的作用和功能,我们称之为"病理基因组学(Pathogenomics)"。本章将重点阐述人体肠道微生态在病原体感染机体过程中的作用机制。

大量的研究表明,肠道微生物的结构、丰度与多种感染性疾病的发生、发展及药物治疗等方面都有非常密切的关系,例如,利用特征菌群能够对病原菌的易感性、病程、药物疗效等方面进行有效的预测,通过补充益生菌、益生元或肠道菌群移植等微生态干预措施可预防和协助治愈感染性疾病。

研究主要是通过健康人群和感染性疾病人群肠道微生物组成和丰度等方面的相互比较,使我们认识了肠道微生态与感染性疾病之间存在的相互作用关系。但肠道微生物-免疫-感染性疾病是一个复杂的相互作用的网络,目前对三者之间互作的机制认识得还非常有限。借助微生物组学、免疫组学、代谢组学等多组学技术,以及动物模型实验及临床数据分析,感染微生态研究方向已更多的集中于肠道微生态在机体免疫或感染状态下的功能和机制研究。以期通过对肠道微生物在人体健康和疾病状态下所扮演角色的深刻认识,更好地为调节肠道微生态,预防和治疗感染性疾病服务。

第二节 肠道微生态与消化道感染

一、霍乱弧菌感染

霍乱弧菌(*Vibrio cholerae*)是人类霍乱的病原体,也是最早被发现其感染与肠道微生物有密切关系的一种菌。该菌主要通过被污染的水源或食物经口传播,尤其是在自然灾害或战争发生后容易流行,并具有很高的死亡率。例如,2010 年海地地震后的两年中,共有超过 60 万人被感染,并导致了超过 7 000 人死亡。霍乱弧菌在进入人体小肠后,能够依靠鞭毛的运动,穿过肠黏膜表面的黏液层,并借由菌毛黏附于上皮细胞,并在肠黏膜表面迅速繁殖,并产生霍乱肠毒素。该毒素主要作用于肠上皮细胞和肠腺,并导致剧烈的呕吐、腹泻、失水等症状。

研究发现在肠道菌群中拟杆菌属(*Bacteroides*),普雷沃菌属(*Prevotella*),瘤胃球菌属(*Ruminococcus*),粪杆菌属(*Faecalibacterium*)等属细菌的丰度与霍乱弧菌的感染存在显著的相关关系。小鼠实验表明,*R. obeum* 能够很好的抑制霍乱弧菌的定植生长,*R. obeum* 的 *luxS* 基因表达产物自诱导物合成酶能够合成霍乱弧菌的群体感应分子自诱导物2(autoinducer-2,AI-2),该分子能够抑制霍乱弧菌的增殖。霍乱弧菌的主要毒力调节因子基因 *toxT* 及 *toxR* 的表达能够被胆汁酸强烈抑制,也使得其编码霍乱毒素的毒力基因 *ctx* 和 *tcpA* 的表达被抑制。但是在这种情况下其鞭毛调节蛋白基因 *flrA* 表达则被上调,使其运动能力大幅度增强,帮助其穿过肠壁黏液层,与肠上皮细胞直接接触。

目前研究已表明,霍乱弧菌可通过多种机制逃避宿主的定植阻遏系统。主要包括:①吸收利用肠道菌群代谢产生的乙酸盐增强其毒力,同时乙酸盐的消耗会导致宿主胰岛素信号传导途径的紊乱,增加宿主易感性;②对于噬菌体的侵袭,能够产生膜泡吸引噬菌体的黏附;③调节外膜蛋白,使肠道中具有杀菌作用的胆酸不能够进入到菌体中;④能够产生黏蛋白酶,破坏肠壁黏液层。

二、艰难梭菌感染

艰难梭菌(*Clostridium difficile*)是一种专性厌氧菌,有数据显示 2%~15% 的健康人群携带有该细菌。但在长期服用抗生素的情况下,艰难梭菌能够在肠道内大量繁殖,引起艰难梭菌感染(*Clostridium difficile* Infection,CDI),其临床表现有自限性的腹泻、便血、假膜性小肠结肠炎,严重者甚至死亡。其 30 天致死率能达到 13%。为何有人能够无症状携带该细菌,而有人却会导致严重的疾病,目前的研究表明,这可能与肠道微生态的状态有关。研究表明艰难梭菌基因组毒力岛(pathogenicity island)中包含有两个主要的致病基因 *TcdA*、*TcdB*,在使用抗生素导致肠道微生态失衡的情况下,上述几种毒素基因的表达都会明显的升高。

抗生素的过度使用破坏肠道微生态平衡,为肠道内艰难梭菌的过度繁殖创造了条件。CDI 患者与健康人相比,其肠道微生物组成有明显的差异;而复发 CDI 患者与首次发病的 CDI 患者相比,其肠道微生物组成的差异更加显著。具体来说,相对于健康群体,其微生物多样性显著下降,主要是拟杆菌门(Bacteroides)和厚壁菌门(Firmicutes)细菌丰度明显降低,而机会致病菌较多的变形菌门(Proteobacteria)细菌则明显增多。

肠道微生态的失衡损害了机体对病原体的定植阻遏能力,目前对于抗生素损害定植阻遏导致 CDI 的具体机制仍不十分明确,可能的解释有以下几种:①缺乏多样性的肠道微生物群对于营养物质的竞争力较弱;②使用抗生素后,胆酸和胆酸盐代谢发生障碍,这促进了艰难梭菌孢子萌发和生长;③正常肠道微生物中某些细菌能够产生细菌素、抗菌肽等物质,该类物质能够直接杀死艰难梭菌及其孢子。

三、鼠伤寒沙门菌感染

鼠伤寒沙门菌(*Salmonella typhimurium*)是一种重要的人类食源性病原菌,在全世界每年会导致上百万人的感染。大多数健康人感染后都表现为自限性的肠炎性疾病,但也可能会导致菌血症甚至死亡,尤其是对于婴幼儿或其他免疫力低下人群。鼠伤寒沙门菌基因组中包含有两个毒力岛,分别是 *SPI1* 和 *SPI2*。*SPI1* 主要跟其导致肠炎及细胞侵袭能力有关;*SPI2* 是其细胞内寄生所必需的元件。

动物实验表明,内源共生肠道微生物能够抵抗沙门菌的感染,而预先口服抗生素类药物破坏肠道微生态则会导致小鼠对鼠伤寒沙门菌易感性增加、病理损害增强。在人群实验中,也发现了类似的现象,有抗生素治疗史的人群受到沙门菌感染的风险增大。拟杆菌属(*Bacteroides*)细菌能够限制鼠伤寒沙门菌的感染,进一步的研究表明,这主要是由于拟杆菌属细菌代谢产生的次级代谢产物丙酸盐能够破坏鼠伤寒沙门菌细胞质 pH 平衡,抑制该病原菌在肠道内的定植和生长。

肠道中的胆酸盐和脱氧胆酸盐能够有效地抑制鼠伤寒沙门菌侵袭力相关基因的表达。然而,鼠伤寒沙门菌也进化出了能够抵御胆酸杀菌作用的能力。在亚致死剂量的胆酸存在条件下,该细菌能够改变部分毒力相关基因的表达,并表现出对致死剂量胆酸的耐受性。

鼠伤寒沙门菌还能够通过引起炎症反应改变肠道微生物组成,并抑制正常肠道菌群的生长,从而帮助该病原菌在群落竞争中获得生长优势。主要的机制为,其诱发宿主发生的炎症能够使肠道中的丁酸盐产生菌减少,丁酸盐缺乏情况下,肠上皮细胞转而利用糖酵解途径获取能量,其副产物为乙酸,而乙酸可作为鼠伤寒沙门菌生长非常重要的营养物质。

四、肠道病毒感染

包括脊髓灰质炎病毒(*Poliovirus*)、诺沃克病毒(*Norwalk virus*)和轮状病毒(*Rotavirus*)等在内的多种肠道病毒都能够引起胃肠道疾病,在全世界每年都能造成大量儿童感染。多项研究表明肠道微生物在肠道病毒感染过程中发挥着非常重要的作用。肠道病毒能够利用肠道微生物帮助其进行侵袭,目前已报道的机制主要有两种:①直接促进病毒感染,主要包括病毒颗粒在细菌内稳定存在,促进病毒对目标细胞的附着。②肠道菌群使宿主的抗病毒免疫反应滞后,从而促进病毒的感染。

脊髓灰质炎病毒与细菌共培养能够增加该病毒的热稳定性及其对受体表达细胞的吸附性。机制研究表明,细菌的脂多糖(lipopolysaccharide,LPS)或其他多糖分子结合在脊髓灰质炎病毒表面能够增加病毒颗粒在稀释的含氯漂白剂中的存活时间,病毒稳定性的增加有利于其在人群中的传播。此外,相对于单独的脊髓灰质炎病毒,结合有 LPS 的病毒颗粒能够更加高效的与其目标细胞结合。

诺沃克病毒感染人体细胞需要特定的组织血型抗原(histo-blood group antigen,HBGA)多糖分子作为识别受体。近期的研究工作表明一些能够表达该类多糖分子的细菌能够帮助诺沃克病毒附着并侵染人体细胞。例如,经细菌滤膜过滤后的诺沃克病毒对 B 细胞的感染能力降低。将表达 H 型 HBGA 的阴沟肠杆菌(*Enterobacter cloacae*)与诺沃克病毒共培养能够增强其对 B 细胞的侵染能力,而不能表达该多糖分子的大肠埃希菌则不能帮助诺沃克病毒侵染 B 细胞。

此外,肠道微生物对于机体的抗病毒免疫反应也有非常重要的影响。实验表明,肠道菌群被清除的小鼠在轮状病毒感染后 IgA、IgG 等抗病毒抗体水平显著高于正常个体。因此,肠道菌群可能对于抗病毒抗体的产生有抑制作用。肠道菌还能够抑制 γ 干扰素的产生,从而促进诺沃克病毒对细胞的侵染。

第三节　肠道微生态与其他感染性疾病

一、结核分枝杆菌感染

肺结核是由结核分枝杆菌(*Mycobacterium tuberculosis*,MTB)引起的慢性传染病,目前全世界有约四分之一的人群感染有结核分枝杆菌,但其中只有 5%～10% 的感染者在其一生中会发展成为活动性肺结核。虽然药物敏感性肺结核能够在 6 个月抗生素治疗中被治愈,但由于患者依从性、耐药性产生等问题,使得治疗效果并不尽如人意。根据 2018 年世界卫生组织统计的数据,全世界平均每年有约 940 万新增感染者,每年约有 130 万人因肺结核死亡;同时在 HIV 阳性患者中,有约 30 万人因并发肺结核而死亡。在结核分枝杆菌暴露后,不同的个体可能会产生三种不同的生理状态:免疫清除、潜伏感染或者活动性肺结核。其中有相当一部分人虽然长期暴露在结核分枝杆菌环境中,但其结核菌素实验及 γ 干扰素检测结果都显示为阴性,这表明有些人群对结核分枝杆菌的感染有较强的抵抗力。

肠道微生物通过肠道黏膜对人体的天然免疫和适应性免疫功能具有非常重要的影响。肠道微生物的差异可能会影响结核分枝杆菌感染后的最终生理状态。肺结核初发、复发患者与健康人群的肠道微生物构成比较发现,病理状态下肠道微生物的构成发生了显著的变化,研究表明肠道菌群多样性可能跟肺结核疾病进展有相互作用关系。小鼠实验表明,肠道微生物的变化能够改变小鼠对结核分枝杆菌的易感性,例如通过抗生素去除小鼠肠道微生物后会显著的增加结核分枝杆菌的感染性,对肺部的损伤及结核分枝杆菌在直肠、肝脏中的散播。同时可检测到小鼠体内调节性 T 细胞(regulatory T cells,Treg 细胞)数目增加,

CD4T$^+$细胞数目减少,而在经过肠道菌群移植后则能够使其恢复对结核分枝杆菌的抵抗力,降低病理损害。

此外,肺结核的抗生素治疗会迅速并长久的影响肠道微生物的构成及功能,最终可能会影响到治疗的效果及治愈后的复发感染率。临床结果和动物实验表明,利福平(rifampicin,R)、异烟肼(isoniazid,I)、吡嗪酰胺(pyrazinamide,P)、乙胺丁醇(ethambutol,E)联合治疗能够显著的改变肠道菌群构成与丰度。在治疗过程中梭菌属(Clostridiales)细菌显著的减少,而丹毒丝菌目(Erysipelotrichales)、放线菌门(Actinobacteria)细菌显著的增加。小鼠在 RIP 药物联用后引起的肠道微生物失调能够持续至停药三个月后;对于经过 6 个月 RIPE 标准化治疗的肺结核人群,这种菌群的失调至少会持续至愈后 1.2 年。肺结核患者经过抗生素治疗治愈后其复发风险明显地高于正常人,这种现象也可能与肠道菌群失调存在一定的关系。

肠道微生物如何影响结核发生风险及疗效的机制目前并不十分明确。其可能的机制包括:①肠道菌群影响免疫细胞分化及功能,可能影响宿主抵抗结核分枝杆菌的能力及对治疗的响应;②肠道菌群可能影响治疗药物的代谢及疗效;③肠道菌群产生的某些代谢物可能会影响结核分枝杆菌的生长增殖。例如,细菌代谢纤维素类食物产生的短链脂肪酸(short fatty acid,SCFA)能够诱导肺部组织产生抗炎症细胞因子,诱导 Treg 细胞的功能,可能会降低机体对结核分枝杆菌的抵抗力。

二、流感病毒感染

流行性感冒(简称"流感")是由流行性感冒病毒(Influenza virus,简称"流感病毒")引起的急性呼吸道传染病,其主要通过飞沫或接触传播。其临床症状一般表现为发烧、咳嗽、流鼻涕、头痛、咽喉疼痛、肌肉痛、四肢乏力等。流感病程通常呈自限性,无并发症的患者约 5～10 天可自愈。但也可能发生重症感染或引起并发症,少数重症病例可因呼吸或多脏器衰竭而死亡。该病的高危人群主要为老年人,婴幼儿,孕产妇或有哮喘、心脏病等慢性疾病者。世界范围内主要的流行株为甲(A)型流感病毒和乙(B)型流感病毒。由于流感病毒表面抗原变异迅速,目前并没有长效流感疫苗用于预防流感。

临床观察发现,人在感染流感病毒后常常会出现胃肠炎症状,但研究表明,这种胃肠炎症状并非流感病毒与肠道直接作用引起的,肺部在受到流感病毒感染后刺激产生产 IFN-γ 的 CD4$^+$T 细胞,其在被招募至小肠后改变了肠道菌群的结构。肠道菌群结构的改变刺激肠上皮细胞产生 IL-15,随后刺激了 Th17 细胞的分化,导致肠道内发生炎症损伤。也有研究称流感病毒诱导肺部产生的 I 型干扰素能够导致肠道菌群紊乱,主要表现在严格厌氧共生菌的减少和变形菌门细菌的增加,这种肠道微生态的紊乱可能会进一步增加沙门菌感染的机会。

临床和动物实验表明肠道菌群的改变能够最终对流感的恢复产生正面或负面的影响。抗生素去除肠道菌群后会增加流感病毒感染导致的肺部损伤。例如,在服用抗生素清除肠道菌群的情况下,流感病毒感染的小鼠不能够激发天然或适应性免疫反应,导致其不能够在肺部产生足够水平的 CD4$^+$ 和 CD8$^+$T 细胞,而这种免疫紊乱能够在肺部或肠道补充 Toll 样受体(Toll-like receptor,TLR)的配体后恢复正常。另外,使用益生菌或益生元则能够增强免疫功能,降低流感病毒导致的损害。多项益生菌研究结果表明,使用双歧杆菌属(Bifidobacterium)或乳杆菌属(Lactobacillus)的细菌能够激活 Th1 介导的抗病毒免疫反应,同时抑制 Th2 相关免疫细胞的活性。

三、人类免疫缺陷病毒感染

人类免疫缺陷病毒(human immunodeficiency virus,HIV)是引起艾滋病的病原体,是感染人类免疫细胞、引起人类免疫缺陷的一种逆转录病毒。目前还没有能够治愈艾滋病的药物,但通过规范的治疗,已可以很好地控制感染者病情的发展。艾滋病主要通过性传播、血液传播或共用受污染的注射器传播,也可通过妊娠、分娩及哺乳等过程发生母婴垂直传播。

HIV 的感染会损害 CD4$^+$T 细胞从而引起严重的免疫系统功能障碍,并导致多种天然和适应性免疫功能细胞的缺失,这其中也包括黏膜免疫相关功能细胞的缺失,比如 Th17、Th22 等。除此之外,HIV 的感染还能够导致肠上皮细胞凋亡和胞间连接紧密性降低。这些肠道黏膜的损伤及免疫力的降低能够引起肠道菌群结构的变化及部分细菌定植位置的改变,这也可能是艾滋病患者并发慢性炎症反应和一些慢性并发症(如心脏病、慢性肾病、慢性肝炎、骨质疏松等)的重要因素。

HIV 的感染能够导致肠道菌群结构的改变,大量的研究表明健康人群、HIV 阳性人群及接受了抗病毒治疗的人群之间的肠道微生物群体结构之间存在显著的差异。HIV 感染者相对于正常人,其肠道菌群多样性降低,而抗病毒治疗也并不能够使肠道菌群恢复至健康人状态,然而三者之间具体的菌群结构的差异在不同报道之间并不一致。目前利用益生菌做 HIV 感染辅助治疗的研究表明,治疗过程中服用双歧杆菌属(*Bifidobacterium*)、乳杆菌属(*Lactobacillus*)、链球菌属(*Streptococcus*)细菌能够显著的增加患者 $CD4^+T$ 细胞计数,同时降低 $CD8^+CD38^+HLA-DR^+T$ 细胞分泌的一些炎症因子。对肠道微生物调节机制的阐释可能为未来 HIV 的预防及治疗提供新的方法和手段。

四、呼吸道合胞病毒

呼吸道合胞病毒(respiratory syncytial virus,RSV)是一种季节性病原体,能够导致两岁以下儿童发生严重的病毒性支气管炎。据报道,2015 年全球 5 岁儿童因 RSV 致急性下呼吸道感染死亡人数约为 59 600。且有研究表明,儿童的 RSV 感染可能跟哮喘的反复发作相关。尽管在首次感染后会诱发抗体和 T 细胞免疫反应,但是 RSV 的重复感染仍时有发生,即使没有发现 RSV 表面蛋白多糖有明显的抗原变异,目前仍没有可有效预防 RSV 感染的疫苗。RSV 进化出了多种方法能够逃避宿主免疫,其能够利用 RSV NS-1 和 NS-2 逃避蛋白宿主 I 型干扰素(IFN-1)抗病毒途径。

肠道微生物组成的改变及 SCFA 在肠道内浓度的变化与 RSV 易感性相关。妊娠妇女增加水果和蔬菜(富含能够被肠道微生物转化为 SCFA 的膳食纤维)能够有效预防新生儿 RSV 感染。动物实验也显示膳食纤维能够促进机体产生 Th1 细胞,增强对抗 RSV 感染的免疫保护作用。还有研究表明纤维食物及 SCFA 对于过敏、炎症性疾病及呼吸道感染具有保护作用。

动物实验发现高纤维饮食在 RSV 感染中的保护作用主要依赖于肠道微生物及其代谢产物乙酸盐。高纤维饮食的小鼠肠道微生物中毛螺菌属(*Lachnospiraceae* spp.)发生显著的富集,该菌也常常在人体肠道中被分离获得,尤其是婴幼儿肠道中最为多见。同时补充该属细菌与纤维素食物可以发现血清中乙酸盐水平的增高。肠道菌代谢膳食纤维产生的乙酸盐主要通过调节 GPR43 和干扰素受体(IFNAR)激活 IFN-β 发挥抗病毒活性。

第四节　肠道菌群调节感染发生发展的机制研究

在健康人体中,肠道菌群通过多种机制抵御病原微生物的侵袭与繁殖。目前的研究发现肠道微生物对于病原微生物的定植阻遏机制包括直接和间接两种方式:①间接的方式是通过调节和激活宿主的免疫通路,改变上皮细胞和免疫细胞功能,进而促进抗菌作用(图 33-1);②直接的方式是通过生态位和营养物质竞争,产生抗菌物质,保护肠壁屏障完整性,噬菌体调节等。

一、激发机体免疫活性

免疫系统是由天然免疫与适应性免疫共同组成的能够赋予机体对外界复杂多变环境强大的适应能力的复杂功能网络。肠道微生物对于免疫功能的诱导、激活,免疫平衡的保持等具有非常重要的作用。反过来说,免疫系统的状态也影响着肠道微生物的组成,抵御外来物种的定植,保持肠道微生态的平衡状态。

人体免疫反应能够在肠道微生物的作用下被激活或抑制,并影响肠道中微生物的生长和定植(图 33-1)。肠道共生微生物来源的相关分子与 Toll 样受体相互作用,诱导骨髓中性粒细胞的分化、靶向转移并发挥抑制感染的作用。肠壁内巨噬细胞在共生微生物的诱导下产生 IL-1β、IL-23、IL-6 等细胞因子能够有效地激活肠黏膜 Th17 细胞发挥抗菌作用;而 IL-10 及微生物来源的短链脂肪酸则能够诱导 Treg 细胞的分化,调节肠道处于免疫平衡状态。肠道微生物还能够诱导肠内派尔集合淋巴结细胞分泌肠道共生微生物特异性 IgA,产生的 IgA 被转移至肠黏膜,防止肠道微生物穿过肠上皮细胞层。在艰难梭菌感染中,固有淋巴细

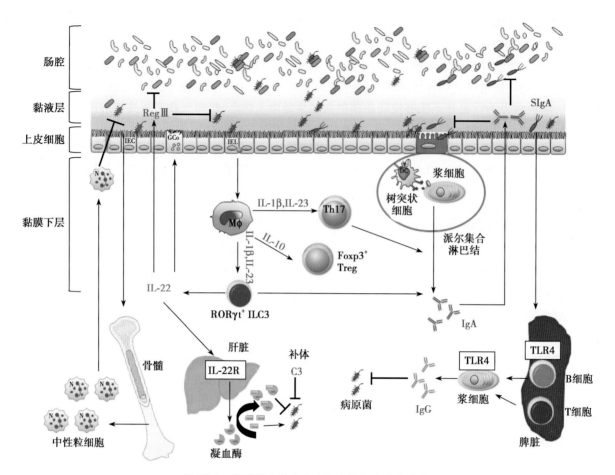

图 33-1　肠道微生物在宿主抗感染免疫中的作用

RegⅢ:抑菌凝集素;SIgA:分泌型免疫球蛋白;Foxp3⁺Treg:Foxp3⁺调节性 T 细胞;RORγt⁺ILC3:RORγt⁺固有淋巴细胞 3 亚群;TLR4:Toll 样受体 4

胞肠道 3 型天然淋巴细胞(group 3 innate lymphoid cell,ILC3)产生的 IL-22 还能够诱导肝实质细胞产生凝血酶和补体 C3,帮助机体清除异位感染的细菌。某些革兰氏阴性菌还能诱导脾中的浆细胞产生 IgG,用于抵御共生微生物或病原菌的感染。

二、分泌抗菌物质

肠道微生物能够代谢产生多种抗菌效应的物质,主要包括短链脂肪酸(short fatty acid,SCFA)、胆汁酸和细菌素。

短链脂肪酸主要是细菌发酵人体不能消化的碳水化合物产生的,主要包括乙酸盐、丙酸盐和丁酸盐。在正常情况下,肠上皮细胞能够通过乙酸盐的 β 氧化获取能量,这也使得肠腔内能够维持厌氧环境,有利于维持肠道微生态平衡。短链脂肪酸能够通过影响细胞质 pH 影响细菌代谢功能。研究表明,在较低 pH 条件下,离子化的短链脂肪酸能够扩散进入某些细菌细胞质,使细胞质酸化,损害细菌的生物代谢途径,进而抑制细菌的生长。

肝脏分泌的胆汁酸在进入肠腔后,在肠道细菌(主要是梭菌属细菌)的作用下能够转变为次级胆汁酸、脱氧胆酸和石胆酸。脱氧胆酸对多种病原性细菌均具有细胞毒性,比如金黄色葡萄球菌(*Staphylococcus aureus*)、多形拟杆菌(*Bacteroides thetaiotaomicron*)、艰难梭菌(*Clostridium difficile*)、双歧杆菌(*bifidobacteria*)、乳杆菌属(*lactobacilli*)等。此外还发现 *C. scindens* 能够有效地将初级胆汁酸转化为次级胆汁酸并利用其抵御艰难梭菌的感染。

细菌素是特定细菌产生的毒性短肽,能够抑制其他细菌在肠道中的定植和生长。其作用机制主要包括干扰细菌核酸代谢或使细菌细胞膜表面产生形成空洞从而杀死细菌。细菌素按照来源基本的可分为,革兰氏阳性菌产生的细菌素和革兰氏阴性菌产生的细菌素。革兰氏阳性菌产生的细菌素主要由产生乳酸相关菌（例如乳球菌属和乳杆菌属）或链球菌属（*Streptococcus*）细菌产生。例如唾液乳杆菌（*Lactobacillus salivarius*）唾液亚种（菌株 UCC118）产生的 Abp118 能够直接杀死食源性细菌单核细胞性李斯特菌（*Listeria monocytogenes*）。革兰氏阴性菌产生的细菌素主要由肠杆菌科（*Enterobacteriaceae*）细菌产生。例如大肠埃希菌（*E. coil*）Nissle1917 能够产生细菌素 M 和 H47，这两种细菌素能够显著的抑制鼠伤寒沙门菌的生长。

三、营养竞争

部分细菌生长需要相似的营养物质，因此某些细菌能够通过营养竞争抑制其他细菌的生长。多项关于大肠埃希菌的研究表明了营养竞争在人体抵御病原性细菌感染的重要性。例如，小鼠实验表明肠道中本身的大肠埃希菌能够跟致病性的肠出血性大肠埃希菌（EHEC O157：H7）竞争利用脯氨酸及糖类，从而抑制致病性大肠埃希菌的生长。鼠伤寒沙门菌在肠道定植时需要大量的铁离子，使用能够有效吸收铁离子的大肠埃希菌 Nissle 1917 可以有效地抑制鼠伤寒沙门菌在肠道内的定植。

四、保持肠壁屏障完整性

肠壁屏障是肠道抵御外部细菌定植和侵袭的第一道屏障，由黏液外层、黏液内层、肠上皮细胞层及免疫屏障等组成。其中黏液内层紧密地附着在肠上皮细胞上，形成了一道物理屏障，阻止细菌与上皮细胞的直接接触。肠道共生微生物主要生存在黏液外层，饮食中缺乏细菌能够利用的碳水化合物会使黏液层变薄，增加病原菌定植的机会。比如，碳水化合物的缺乏会导致黏蛋白降解菌（嗜黏蛋白阿克曼菌、粪拟杆菌等）利用黏液层作为营养物，最终可能导致上皮细胞与细菌之间的直接接触。黏液内层的损伤还可以通过补充长双歧杆菌（*Bifidobacterium longum*）进行修复，这种修复可能是由于其能够刺激肠上皮细胞，加快肠壁黏液层的产生。

五、噬菌体调节

噬菌体是地球上数量最多的微生物，也大量的存在于人体肠道中。噬菌体能够特异性抑制或杀灭一种或几种细菌，而对其他的共生微生物则影响很小，在未来有可能发展成为抗生素的替代品。一方面，某些烈性噬菌体能够直接杀死某些特定的病原菌。小鼠及兔子实验表明，预防使用噬菌体混合液能够有效降低霍乱弧菌（*Vibrio cholerae*）在肠道内的定植效率并防止发生腹泻。另一方面，噬菌体能够帮助共生菌获得竞争优势。比如粪肠球菌（*Enterococcus faecalis*）V583 在噬菌体 φV1/7 帮助下能够杀死其他类型的粪肠球菌，从而占据生态位。

目前对于肠道菌群与感染发生发展的关系研究并不全面和深入，而且很多的研究都是基于实验动物进行，未来在深入研究两者互作机制的基础上还需要更多的临床研究的支持。

第五节　肠道微生态在感染性疾病预防和治疗中的应用

基于肠道微生态调节的感染预防与治疗的主要目的在于预防病原菌的侵袭与定植，促进病原菌的清除。目前的方法主要包括三种：益生菌与益生元、肠道菌群移植及噬菌体治疗。

一、益生菌与益生元

益生菌是指能够单独或添加在食物中食用，并对宿主健康是明确有益的一类微生物。服用益生菌（probiotics）抗感染的机制主要有两种，一是通过营养、生态位的竞争抑制病原菌的生长增殖，预防和治疗感染性疾病。小鼠实验表明无毒性的艰难梭菌能够抑制毒性艰难梭菌的增殖，并能够显著地降低其再次受感染的概率。二是通过产生抗菌肽等抗菌物质直接抑制病原菌生长。有实验表明，益生菌还能够产生与上皮细胞受体结合的凝集素样物质，从而阻断病原菌与上皮细胞的直接接触。

益生元是指人体不能吸收利用，但能够刺激肠道内一种或多种细菌生长，并对宿主健康有益的复杂多糖类物质。临床应用表明,益生元的使用能够有效降低婴幼儿感染性疾病的发生率,减少抗生素的使用量。益生元通过多种机制抑制病原菌增殖,减少感染性疾病的发生。一方面,益生元作为细菌的发酵底物能够促进某些有益菌的生长。比如多种双歧杆菌属细菌能够降解低聚半乳糖、低聚果糖,进而利用降解产物进行自身生长代谢。益生元能够通过提供生长底物促进特定类群的细菌生长繁殖,通过生态位竞争抑制病原菌的增殖。另一方面,益生元代谢后的主要产物是短链脂肪酸,短链脂肪酸能够调节宿主免疫状态或直接抑制病原性细菌的生长繁殖。此外,益生元也可能通过直接与上皮细胞表面受体结合,抑制病原性细菌对上皮细胞的黏附作用。

全世界每年会有 50 万~90 万新生儿因为败血症而死亡,尤其是在发展中国家比较高发。近期印度的一项随机、双盲临床试验表明,相对于服用安慰剂组,口服含有植物乳杆菌和低聚果糖的合生元(益生菌和益生元的合剂)的新生儿败血症的发生及死亡风险能够降低 40% 左右。

二、肠道菌群移植

肠道菌群移植是将健康供体的粪便混悬液移植到患者体内,用以调节肠道微生态平衡,治疗因肠道菌群失调引起的各种疾病。过去十年中,该疗法由于其对于治疗复发难治的肠道艰难梭菌感染的显著效果而受到人们的广泛关注。此外,多项临床试验表明,该疗法对于其他一些多重耐药性细菌的肠道内感染也有较好的疗效。比如耐万古霉素的肠球菌、多重耐药的金黄色葡萄球菌、β-内酰胺类抗生素抗性的肠杆菌等引起的肠道内感染。

肠道菌群移植治疗感染性疾病的机制目前还不是很明确,依据目前的研究结果,可能的机制有以下几种:①供体的菌群移植进入受体后恢复了患者本身肠道菌群结构平衡及功能缺陷;②供体粪便中的细菌代谢产物对宿主的影响;③噬菌体的植入对病原菌的杀伤和对菌群结构的调节作用。

三、噬菌体治疗

噬菌体自 1915 年被发现以来,就被尝试应用于临床感染性疾病的治疗,并在霍乱的治疗中显示出了较好的治疗效果。但是随着抗生素的发现与发展,由于抗生素易于制备、疗效显著,噬菌体治疗安全性顾虑等因素,该方面的研究逐渐被放弃。近年来,由于超级耐药菌的产生及新型抗生素的匮乏,噬菌体疗法又逐渐回归人们的视野。例如一项噬菌体治疗多重耐药铜绿假单胞菌引起的慢性中耳炎的临床试验表明该疗法显著的效果及安全性;另外一项 Ⅰ/Ⅱ 期临床试验在欧洲三个国家展开以评估噬菌体治疗烧伤合并铜绿假单胞菌和大肠埃希菌感染的有效性和安全性。

虽然以上的几种方法在均在临床实践中显示出一定的应用价值,但是其作用的机理复杂且尚不明确。这影响了其目前临床应用范围和深度,其安全性也需要更进一步的评估。作为新型的疗法,其具有目前抗生素抗感染疗法所不具备的优良特性。随着研究的进一步深入,未来必定会在感染性疾病的预防和治疗中发挥重要的作用。

(朱宝利)

参 考 文 献

[1] El-Omar EM, Carrington M, Chow WH, et al. Interleukin-1 polymorphisms associated with increased risk of gastric cancer. Nature, 2000, 404(6776):398-402.

[2] Hsiao A, Ahmed AM, Subramanian S, et al. Members of the human gut microbiota involved in recovery from Vibrio cholerae infection. Nature, 2014, 515(7527):423-426.

[3] Jacobson A, Lam L, Rajendram M, et al. A Gut Commensal-Produced Metabolite Mediates Colonization Resistance to Salmonella Infection. Cell host & microbe, 2018, 24(2):296-307.

[4] Eade CR, Hung CC, Bullard B, et al. Bile Acids Function Synergistically To Repress Invasion Gene Expression in Salmonella by Destabilizing the Invasion Regulator HilD. Infection and immunity, 2016, 84(8):2198-2208.

[5] Gillis CC, Hughes ER, Spiga L, et al. Dysbiosis-Associated Change in Host Metabolism Generates Lactate to Support Salmonella

Growth. Cell host & microbe,2018,23(1):54-64.

［6］ Jones MK,Watanabe M,Zhu S,et al. Enteric bacteria promote human and mouse norovirus infection of B cells. Science,2014, 346(6210):755-759.

［7］ Namasivayam S,Maiga M,Yuan W,et al. Longitudinal profiling reveals a persistent intestinal dysbiosis triggered by conventional anti-tuberculosis therapy. Microbiome,2017,5(1):71.

［8］ Chen CJ,Wu GH,Kuo RL,et al. Role of the intestinal microbiota in the immunomodulation of influenza virus infection. Microbes Infect,2017,19(12):570-579.

［9］ Nowak P,Troseid M,Avershina E,et al. Gut microbiota diversity predicts immune status in HIV-1 infection. AIDS,2015,29 (18):2409-2418.

［10］ Lu W,Feng Y,Jing F,et al. Association Between Gut Microbiota and CD4 Recovery in HIV-1 Infected Patients. Frontiers Microbiol,2018,9:1451.

［11］ Buffie CG,Bucci V,Stein RR,et al. Precision microbiome reconstitution restores bile acid mediated resistance to Clostridium difficile. Nature,2015,517(7533):205-208.

［12］ Deriu E,Liu JZ,Pezeshki M,et al. Probiotic Bacteria Reduce Salmonella Typhimurium Intestinal Colonization by Competing for Iron. Cell host & microbe,2013,14(1):26-37.

［13］ Desai MS,Seekatz AM,Koropatkin NM,et al. A Dietary Fiber-Deprived Gut Microbiota Degrades the Colonic Mucus Barrier and Enhances Pathogen Susceptibility. Cell,2016,167(5):1339-1353.

［14］ Gerding DN,Meyer T,Lee C,et al. Administration of spores of nontoxigenic Clostridium difficile strain M3 for prevention of recurrent C. difficile infection:a randomized clinical trial. JAMA,2015,313(17):1719-1727.

［15］ Panigrahi P,Parida S,Nanda NC,et al. A randomized synbiotic trial to prevent sepsis among infants in rural India. Nature, 2017,548(407).

［16］ Salmond GP,Fineran PC. A century of the phage:past,present and future. Nat Rev Microbiol,2015,13(12):777-786.

第三十四章

肠道微生态与小儿腹泻及功能性便秘

第一节　小儿肠道微生态的特点

小儿肠道菌群主要来源于母体。从胎儿至儿童期,肠道菌群经历动态变迁。分娩方式、喂养方式、抗生素的使用是导致小儿肠道菌群发生改变的主要影响因素;同时菌群的结构亦受到生活环境、食物、药物、疾病等多种因素影响并在 3 岁左右趋于稳定。荷兰一项研究分析了 281 位 6~9 岁儿童的肠道菌群后发现:儿童菌群结构总体上与成人相似;按优势菌属可分为 3 种肠型,分别是:enterotype 1,拟杆菌(肠)型(*Bacteroides*);enterotype 2,普氏菌(肠)型(*Prevotella*);enterotype 3,瘤胃球菌(肠)型(*Ruminococcus*);它们各有独特的菌群组成和功能特性,如仅在 E1 和 E2 肠型中发现高纤维饮食与低胰岛素水平呈负相关。肠道菌群的平衡与健康息息相关。与成年人一样,肠道菌群的失衡存在于儿童阶段的多种疾病。目前已经揭示,肠道内疾病如便秘、食物过敏、抗生素相关性腹泻的患儿存在不同程度的菌群失衡;而肠道外疾病如哮喘、肥胖、糖尿病、营养不良的患儿的肠道菌群与正常儿童相比亦存在差异。微生态干预手段,如益生菌、益生元、合生元和粪菌移植正作为一种新的治疗方式应用于疾病的防治中。本章将重点就肠道微生态与小儿腹泻及功能性便秘的相关研究展开叙述。

第二节　肠道微生态与小儿腹泻

一、小儿腹泻的临床特点

小儿腹泻是重要的世界公共卫生问题之一。世界卫生组织 2017 年数据显示,每年全球发生约 17 亿例小儿腹泻,导致 52.5 万例 5 岁以下儿童死亡,是造成 5 岁以下儿童死亡的第五大原因。其中轮状病毒为主要病原体。我国小儿腹泻病例占腹泻病总例数 50% 以上,在各地区、各季节均会发病,并呈夏冬两季高峰的"双峰分布"特征。其中夏季主要由细菌性病原引起,常见于 3~5 岁儿童;冬季主要由病毒引起,轮状病毒和诺沃克病毒为最常见的病原体,主要出现在 2 岁以下的婴幼儿中。

根据病因小儿腹泻可分为感染性和非感染性(图 34-1)。感染性因素主要包括:①细菌感染,如食品加工和处理过程中的细菌污染,常见病原体包括志贺菌、大肠埃希菌、沙门菌和耶尔森菌等;②病毒感染,这也是造成儿童腹泻疾病负担的主要原因,其中轮状病毒常见于中国多地区的儿童病例。

非感染性因素主要包括:①饮食及营养因素,能量和蛋白质不足是发展中国家儿童慢性腹泻的危险因素。长期处于营养不良状态可导致肠道菌群失调甚至引起消化功能低下,从而容易发生腹泻。此外,微量元素的缺乏在一定程度上影响着儿童腹泻的发病。腹泻冬季发病率较高,可能与冬季阳光少,儿童维生素 D 缺乏有关。母乳喂养可以保护儿童免受肠

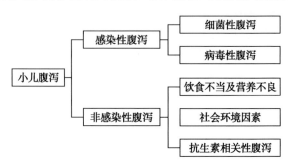

图 34-1　小儿腹泻的分类

道致病菌的侵害,非母乳喂养或部分母乳喂养的婴儿患腹泻的风险较纯母乳喂养的婴儿高。目前多数研究均支持母乳喂养是 2 岁以下儿童预防腹泻的一个重要途径和干预措施。断奶过程中的喂养不当是婴幼儿时期腹泻的常见原因,辅食添加应当循序渐进,过早或过晚添加辅食均会增加腹泻的患病风险。乳糖不耐受或牛乳蛋白过敏是中国新生儿和 6 月龄以下婴儿非感染性腹泻最常见的原因。②社会环境因素,中国人口众多,地域差异较大,儿童腹泻患病率在地区间的差距较大。居住在农村、看护人文化程度低的儿童腹泻的患病风险更大。缺乏清洁可靠的饮用水是儿童腹泻发病的重要因素,饮用水处理是降低腹泻患病率和死亡率的重要措施。轮状病毒疫苗的引入使高收入地区儿童腹泻死亡率降低 6.8%。尽管中国已引入轮状病毒疫苗,但尚未纳入计划免疫当中。另外良好的居住环境是防止病原体传播从而有效降低疾病发生率的有效途径。由于儿童肠道尚未发育完全,容易受抗生素类药物的影响,致使肠道菌群紊乱而引起抗生素相关性腹泻(antibiotic-associated diarrhea,AAD)。

由于腹泻易造成儿童营养不良、生长发育迟缓、认知障碍,而这些症状又会使儿童腹泻加重或影响其痊愈,形成恶性循环。腹泻严重者可导致水、电解质紊乱,若治疗不及时,甚至会威胁患儿的生命安全。

二、小儿腹泻与肠道微生态

作为一种儿科常见临床症状,小儿腹泻既可作为原发病出现也可作为伴随症状出现。小儿腹泻与肠道微生态失衡具有一定相关性。一方面,各种原发病引起的肠道菌群紊乱会导致腹泻发生;另一方面,肠道微生态异常若不及时纠正,可能会导致病情迁延不愈或延长治疗的时间。一项研究通过粪便样本的16S rRNA 测序,对 20 名患有重度或复杂急性肠胃炎(acute gastroenteritis,AGE)儿童的肠道菌群与 20 名健康儿童进行了对比,发现重度 AGE 患儿的肠道菌群 α 多样性较正常对照和轻中度患儿显著下降;而轮状病毒感染 AGE 患儿的菌群多样性显著低于诺沃克病毒感染患儿。另一项研究对 10 名 3~4 岁因轮状病毒感染继发急性感染性腹泻的患儿进行了 5 天鲍氏酵母菌 CNCM I-745 口服干预,发现在干预 3 天后所有患儿停止腹泻。该研究还发现,试验开始前患儿肠道菌群较健康儿童有显著差异,而在干预后差异逐渐消失;患儿肠道菌群 α 多样性在干预前 5 天中降低,在第 10 天及第 30 天时升高。上述结果说明急性腹泻期间患儿的肠道微生态失衡,但随着病情的转归会出现菌群结构的恢复。此外,腹泻作为克罗恩病的一项重要的临床表现,其肠道菌群结构也存在差异。来自我国的一项研究揭示克罗恩病患儿存在粪便菌群失调,与健康儿童粪便菌群相比,克罗恩病患儿表现出菌群多样性低、菌群代谢功能改变、多条代谢通路下调的特征;同时发现粪便中肠球菌属等潜在机会致病菌富集而许多产生短链脂肪酸的菌属则显著缺乏。非感染性腹泻同样也存在肠道微生态失衡。例如,长期缺铁性贫血在撒哈拉以南的非洲国家婴儿及儿童中十分常见,通过添加微量营养素粉末(micronutrient powder,MNP)能够降低缺铁性贫血的风险,然而 MNP 提供的铁元素剂量太高则会导致肠道内益生菌减少,破坏了益生菌形成的肠道屏障并诱发肠道炎症,导致腹泻风险增加。而另一项临床研究也从侧面证实了这一点。该研究发现婴儿口服抗生素的同时应避免补充铁元素。原因为补充铁元素会改变抗生素对肠道菌群的影响,降低抗生素对潜在肠道致病菌的效力,并增加腹泻的风险。

三、小儿腹泻的肠道微生态治疗

目前在小儿腹泻的治疗中,补液维持循环血容量、预防电解质紊乱是临床治疗的第一要务。对于部分感染性腹泻,可以予以抗生素处理;对于非感染性腹泻,主要是治疗原发病,以及补液、蒙脱石散止泻等对症处理。益生菌纠正菌群失衡作为小儿腹泻的微生态治疗目前在临床中还只处于辅助地位。但随着对肠道微生态与小儿腹泻研究的深入,肠道微生态治疗可能会作为一种重要的手段用于小儿腹泻的预防和治疗。

随着抗生素在儿童疾病中的广泛使用,AAD 在儿童中已成为一种常见病和多发病。一项纳入 23 项1989—2012 年来自 14 个国家涵盖 3 938 名儿童的临床随机对照试验的荟萃分析,发现益生菌与较低的AAD 发生率显著相关,多数研究关注了鼠李糖乳杆菌 GG 株(Lactobacillus rhamnosus GG,LGG)或布拉氏酵母菌(Saccharomyces boulardii)。另一项纳入 6 项随机对照试验(共 1 298 名患者)的荟萃分析对克劳氏芽孢杆菌(Bacillus clausii)治疗儿童急性腹泻的效果进行比较研究,发现益生菌干预可显著减少患儿的腹泻持续时间(平均减少9.12小时)和住院时间(平均减少0.85天),可作为儿童急性腹泻的治疗方法,安全性良好。多数临床研究认为在急性感染性腹泻中可以使用益生菌,但特异性菌株的安全性及有效性未被考虑,荟萃分析表明,鼠李糖乳杆菌GG可缩短腹泻时间1.05天,但结果存在异质性,而益生菌作为口服补液盐的辅助治疗用于儿童急性感染性腹泻是合理的。队列研究揭示目前虽然益生菌主要适应证是抗生素相关的腹泻和艰难梭菌感染,但对特定疾病的改善作用缺乏足够证据。例如,在美国一项研究中,943名3~48月龄的儿童在确诊急性胃肠炎后,连续5天(2次/d)摄入10^{10}CFU/ml的鼠李糖乳杆菌GG或安慰剂,两组之间的腹泻和呕吐中位持续时间均无显著差异,表明鼠李糖乳杆菌GG并未对急性胃肠炎的治疗产生作用。一项纳入18项随机对照试验(共4 208名受试者)的荟萃分析显示,鼠李糖乳杆菌GG治疗儿童急性胃肠炎的效果与安慰剂或不治疗相比,不影响粪便体积,但可减少20小时腹泻持续时间。此外,益生菌的使用也应考虑个体差异,益生菌的肠道定植存在个体差异,且益生菌可能会延迟抗生素后肠道菌群的重建。欧洲儿科胃肠病学、肝病学和营养学会(ESPGHAN)对益生菌和益生元预防小儿院内腹泻的临床研究进行系统研究综述,建议选择功效已通过随机对照试验验证,出自质量控制规范的制造商,有明确成分和含量的益生菌,推荐可使用鼠李糖乳杆菌GG预防儿童院内腹泻。

病毒性感染是导致2岁以下婴幼儿腹泻的主要原因,临床治疗中也经常使用益生菌辅助治疗。但益生菌可能尚无法达到锌剂的疗效。一项纳入146名6个月至2岁的患有病毒性腹泻患儿的临床研究,比较了锌剂和益生菌的治疗效果发现,入院的第三天,益生菌组和锌剂组腹泻婴幼儿比例分别为100%和76.1%,益生菌组持续腹泻的相对风险是锌剂组的1.31倍;入院的第四天,益生菌组和锌剂组腹泻婴幼儿比例分别为80.0%和47.8%,益生菌组持续腹泻的相对风险是锌剂组组的36.4倍;治疗后并发症的发生率,益生菌组为35.5%,锌剂组为2.6%,具有显著差异。另一项研究分析了轮状病毒感染的婴儿口服益生菌长双歧杆菌BORI及嗜酸乳杆菌AD031的效果,发现益生菌组的婴儿腹泻持续时间显著短于安慰剂组;在发热持续时间、腹泻频率、呕吐频率等症状上,益生菌组与安慰剂组无显著性差异,但益生菌干预有缓解上述症状的趋势。因此对于病毒性感染导致的腹泻可以使用锌剂和益生菌作为首选治疗,效果优于一般治疗方式。

第三节　肠道微生态与小儿便秘

一、小儿便秘的临床特点

小儿便秘在临床上较为常见,但目前尚无法明确定义。小儿排便次数在生长发育过程中变化很大;而且小儿就诊多不能准确自述病情,依赖于父母观察和转述,为临床诊治带来一定困难。此外,和成人便秘的诊治相比,部分临床检查对小儿并不不适合,甚至带有一定创伤性;且成人便秘的临床用药也不完全适合小儿。因此,在临床实践中小儿便秘的治疗具有一定局限性。小儿便秘中功能性便秘占90%以上。导致其发生的因素包括饮食、遗传、代谢等。其中,饮食是导致便秘形成的一个重要因素。另外,小儿自控意识尚比较薄弱,亦容易造成排便不规律或不排便。排便习惯训练是首要强调的小儿便秘治疗方式。另外,部分患儿虽可采用药物治疗,但由于小儿肠道功能尚未完全发育成熟,在治疗方案选择上需要谨慎。对于因肠狭窄、肛门狭窄或先天性巨结肠等器质性疾病引起的便秘,神经性便秘如脊髓栓系综合征或其他原因引起的便秘经严格保守治疗失败的患儿,应考虑针对病因行外科手术治疗。目前小儿便秘的治疗指南尚不完善,仍需探索新的治疗手段。

二、小儿便秘与肠道微生态关联

肠道菌群对于维持肠道动力具有十分重要的作用,目前主流观点认为:①肠道菌群可通过发酵食物改变肠道pH来调节肠道运动,因为低pH环境可促进肠道蠕动;②肠道菌群通过产生气体影响肠道平滑肌收缩,例如二氧化碳、氢气、甲烷等气体,其中呼出气甲烷含量在慢传输型便秘儿童是升高的,经治疗后便秘好转患儿呼出气甲烷含量减少;③肠道菌群代谢产物可通过调节肠道渗透压来增加肠内容物;④肠道菌群代谢产物可直接作用于肠道平滑肌,如粪球菌、柔嫩梭菌代谢产生丁酸。目前越来越多证据提示小儿便秘与肠道微生态的失衡具有直接的因果关系。

抗生素对便秘的影响是多方面的。相关的动物实验研究发现无菌小鼠的肠道蠕动时间较正常小鼠延长,无菌状态下出生的小鼠由于缺乏肠道微生物会导致其肠道形态学和功能出现异常,例如肠道内容物传输时间延长、肠肌层神经细胞改变、肠道肌肉功能不协调和肠道质量减轻等。另外抗生素的使用可造成肠道菌群的紊乱,使用了广谱抗生素的小鼠,肠道革兰氏阴性菌显著减少,肠道 Toll 样受体 4 下调,导致胃肠动力降低,引起排便次数减少。一项历时超过 11 年的队列研究通过问卷调查分析了 566 例受试者,结果显示抗生素的暴露可能会增加功能性胃肠病的发病率。另外通过给小鼠移植便秘患者粪菌,小鼠表现出便秘症状,单位时间内排便减少、肠道运动减弱,其肠道组织中 5-羟色胺(5-HT)水平显著降低、与肠道通过时间成反比,肠道菌群失调,肠道屏障功能受损。上述结果提示肠道菌群的失衡是导致便秘发生的重要原因。

对便秘儿童肠道菌群的研究也处于不断摸索的过程中。便秘患儿的肠道菌群结构与正常儿童通常存在不同。早期研究采用培养的方法发现便秘儿童粪便中梭菌属和双歧杆菌属细菌比健康儿童显著升高。有研究以 8 例便秘和 14 例非便秘的肥胖儿童为对象,通过 16S rRNA 测序法测定肠道菌群,结果发现两者菌群结构存在显著差异。另一研究选取 76 名功能性便秘的患儿及 61 名健康儿童进行回归分析,结果显示鉴别功能型便秘患儿与健康儿童的肠道菌群差异的准确性为 82%。其中,脆弱拟杆菌(*Bacteroides fragilis*)、卵形拟杆菌(*Bacteroides ovatus*)、长双歧杆菌、副拟杆菌属(*Parabacteroides*)在功能型便秘患儿中增加,finegoldii 另枝菌属(*Alistipes finegoldii*)在功能型便秘患儿中减少。巴西一项对 79 名儿童肠道菌群的研究发现,慢性便秘儿童每毫克粪便中的乳杆菌浓度比对照组儿童的少。因此,理论研究与临床试验都揭示了肠道微生态的紊乱与小儿便秘的发生具有一定的相关性。

三、小儿便秘的肠道微生态治疗

目前国内在小儿便秘的治疗中,如益生菌、乳果糖、四磨汤、开塞露等均为常见的临床用药,而益生菌和益生元在临床治疗中的应用逐渐开始增多。诸多临床研究发现,微生态治疗手段可以改善儿童的便秘。一项纳入 36 名患有便秘的婴儿进行低聚果糖治疗的临床试验发现该制剂可改善婴幼儿便秘相关症状(产生软便的频率增加,排便用力和/或难以排便的次数减少,口-肛门通过时间缩短),但与对照组相比治疗效果尚未表现出统计学意义。另一项多中心的研究招募了荷兰和波兰两国的 160 名 3~16 岁便秘儿童(每周排便<3 次),通过食用含动物双歧杆菌 DN-173010 的酸奶或对照乳制品,证明含乳酸双歧杆菌 DN-173010 的发酵乳干预 3 周可有效地增加功能性便秘儿童的排便次数。此外,一项双盲随机多中心的对照临床试验发现配方奶粉中添加婴儿双歧杆菌(*Bifidobacterium infantis*)CECT7210 可减少婴儿腹泻事件和降低便秘发生率。粪菌移植(FMT)作为一种新型的微生态治疗方式,目前已应用在成人顽固性便秘的治疗中。国内的一项临床研究通过纳入 60 名患有慢传输型便秘(STC)的成人患者进行 FMT 治疗,发现较传统治疗方法,其临床治愈率提高 30%,且未发现严重不良反应。但是,目前粪菌移植未应用于儿童的便秘治疗中,安全性评价是重要的临床考量。在目前的治疗方法中,肠道微生态治疗仍然是一种重要的治疗手段。

目前国内也在逐步开展小儿便秘的微生态治疗的相关临床研究。如将四磨汤作为一种辅助治疗可以改善小儿便秘的症状。乳果糖作为国内小儿便秘的一线临床用药,既可以作为渗透性泻剂使用,又可以作为益生元使用。其在联合其他益生菌使用时效果更佳:如一项枯草芽孢杆菌(*Bacillus subtilis*)二联活菌联合乳果糖治疗儿童功能性便秘近远期疗效观察研究发现,联合应用时近期疗效显著,可有效改善患儿症状;远期疗效可降低疾病复发风险。另一项布拉酵母菌(*Saccharomyces boulardii*)联合乳果糖对儿童功能性便秘患者血清脑肠肽的调节作用的研究发现,联合使用时发现该制剂能降低患儿复发率,相比于单独使用更好地提高了血清 P 物质和神经降压素水平,进而促进肠道蠕动。但目前研究尚不能有效阐明益生元、益生菌和合生元对排便频率、大便失禁、排便疼痛和排便困难的显著改善作用。亦尚无直接证据支持益生元、益生菌(包括罗伊氏乳杆菌 DSM 17938 和 LGG)可治疗小儿便秘。主要原因包括实验方法限制了证据的质量、治疗方式(益生菌的菌株和剂量、服用方式、摄入的剂量和持续时间、主要疗效等)存在异质性,仍需高质量的临床研究做进一步探索。

综合目前的临床实践与研究进展,小儿腹泻和便秘作为一种常见的功能性胃肠道疾病与肠道微生态的失衡具有紧密关联,但微生态治疗在临床实践中一般作为辅助手段,尚不是一线治疗方式。

对于小儿腹泻,由于其病因不尽相同,导致微生态治疗所发挥的作用也有所差异。从目前研究来看,微生态治疗对于急性胃肠炎及病毒性感染导致的腹泻作用有限,可作为辅助治疗。但这一干预手段对抗生素相关性腹泻具有很好治疗作用。目前研究最为广泛的是鼠李糖乳杆菌GG。不同的益生菌具有不同的作用机制和肠道定植能力,对于不同类型的腹泻可能具有不同的效果,因此其临床应用需要更多严谨的临床试验证明。

微生态手段治疗小儿功能性便秘的效果已被国内外各类临床研究所证实。根据不同的研究结果,无论是作为单一治疗方式还是作为辅助治疗手段,都具有良好的临床效果,从婴幼儿到儿童阶段均有临床研究的支持。但目前,国内外的小儿便秘治疗指南中尚没有将其作为一线治疗。其原因一方面可能是目前临床研究存在偏差,另一方面因为益生菌、益生元种类繁多,剂量使用在各个临床研究中没有统一的标准。这些问题导致研究结论存在偏差,无法形成临床指导意见。

综上,小儿功能性胃肠道疾病的微生态治疗在目前研究的基础上还需要进一步规范化并引入更高质量的临床研究进行证实。

(杨 蓉)

参 考 文 献

[1] Abbasi J. Are probiotics money down the toilet? Or worse? JAMA,2019,321(7):633-635.

[2] Barraclough H. Question 2 Probiotics in acute infectious diarrhoea:should we run with it? Arch Dis Child,2017,102(8):782-785.

[3] Escribano J,Ferre N,Gispert-Llaurado M,et al. *Bifidobacterium longum* subsp *infantis* CECT7210-supplemented formula reduces diarrhea in healthy infants:a randomized controlled trial. Pediatr Res,2018,83(6):1120-1128.

[4] Francavilla R,Cristofori F,Indrio F. Indications and recommendations by societies and institutions for the use of probiotics and prebiotics in paediatric functional intestinal disorders. J Pediatr Gastroenterol Nutr,2016,63 Suppl 1:S36-37.

[5] Hojsak I,Szajewska H,Canani RB,et al. Probiotics for the prevention of nosocomial diarrhea in children. J Pediatr Gastroenterol Nutr,2018,66(1):3-9.

[6] Ianiro G,Rizzatti G,Plomer M,et al. *Bacillus clausii* for the treatment of acute diarrhea in children:A systematic review and meta-analysis of randomized controlled trials. Nutrients,2018,10(8):1074.

[7] Johnston BC,Goldenberg JZ,Parkin PC. Probiotics and the prevention of antibiotic-associated diarrhea in infants and children. JAMA,2016,316(14):1484-1485.

[8] Koppen IJ,Benninga MA,Tabbers MM. Is there a role for pre-,pro-and synbiotics in the treatment of functional constipation in children? A systematic review. J Pediatr Gastroenterol Nutr,2016,63 Suppl 1:S27-35.

[9] Paganini D,Uyoga MA,Kortman GAM,et al. Iron-containing micronutrient powders modify the effect of oral antibiotics on the infant gut microbiome and increase post-antibiotic diarrhoea risk:a controlled study in Kenya. Gut,2019,68(4):645-653.

[10] Paganini D,Uyoga MA,Zimmermann MB. Iron fortification of foods for infants and children in low-income countries:Effects on the gut microbiome,gut inflammation,and diarrhea. Nutrients,2016,8(8):494.

[11] Souza DDS,Tahan S,Weber TK,et al. Randomized,double-blind,placebo-controlled parallel clinical trial assessing the effect of fructooligosaccharides in infants with constipation. Nutrients,2018,10(11):1602.

[12] Tabbers MM,Chmielewska A,Roseboom MG,et al. Effect of the consumption of a fermented dairy product containing *Bifidobacterium lactis* DN-173 010 on constipation in childhood:a multicentre randomised controlled trial (NTRTC:1571). BMC Pediatr,2009,9:22.

[13] Tian H,Ge X,Nie Y,et al. Fecal microbiota transplantation in patients with slow-transit constipation:A randomized,clinical trial. PLoS One,2017,12(2):e0171308.

[14] 牟娅妮. 儿童功能性便秘和抗生素的关系. 国际儿科学杂志,2019,46(3):159-161.

[15] 唐琼,龙毅,杨丽娜. 5 岁以下儿童腹泻影响因素研究进展. 中国公共卫生,2020,36(7):1109-1112.

[16] 杨蓉,秦环龙. 生命早期肠道菌群的变迁及相关影响因素研究进展. 中华临床营养杂志,2018,26(2):121-124.

第三十五章

肠道微生态与造血干细胞移植

第一节　造血干细胞移植概述

　　骨髓是人体主要造血器官,其产生的造血干细胞具有自我更新和增殖分化的功能,从而维持正常成熟的血液细胞的数量及功能的稳定。造血干细胞移植(hematopoietic stem cell transplantation,HSCT)是患者先接受超大剂量放疗或化疗(通常达致死剂量),有时联合其他免疫抑制药物,以清除体内的肿瘤细胞、异常克隆细胞,摧毁患者的免疫功能,然后再回输采自自身或他人的造血干细胞。这是重建正常造血和免疫功能的一种治疗手段,是近半个世纪以来人类在治疗恶性肿瘤方面取得的最重要的突破之一。20 世纪 90 年代以来,随着生物医学基础理论和临床技术研究的不断进步,HSCT 技术日趋成熟、安全、有效,已经成为白血病、淋巴瘤、多发性骨髓瘤、骨髓增生异常综合征及重型再生障碍性贫血等血液疾病最有潜力的治疗手段。此外,在系统性红斑狼疮、多发性硬化等自身免疫性疾病及遗传性疾病治疗方面亦展现出显著的疗效。

　　造血干细胞移植有多种分类方法。根据供体来源,可分为自体造血干细胞移植(auto-HSCT)、同基因造血干细胞移植(同卵双生兄弟或姐妹之间,syn-HSCT)和异基因造血干细胞移植(allo-HSCT)。其中,按照供者与患者有无血缘关系,异基因移植又可分为亲缘供者造血干细胞移植和无关供者造血干细胞移植。在亲缘供体移植中,根据供受体人类白细胞抗原(human leukocyte antigen,HLA)配型的结果,可分为人类白细胞抗原全相合造血干细胞移植和人类白细胞抗原不全相合造血干细胞移植。此外,按照干细胞种类,又可分为外周血造血干细胞移植、骨髓移植及脐带血造血干细胞移植。由于外周血造血干细胞移植有采集方便、造血重建恢复较快及对供者损伤小等优势,已逐步取代骨髓移植(图 35-1、图 35-2)。

　　自体造血干细胞移植主要用于骨髓或外周血未受累的中、高危淋巴瘤和多发性骨髓瘤等疾病,以及某些危险程度较低的急性白血病患者。自体造血干细胞移植时,造血干细胞来源于自身。这样做的优势是

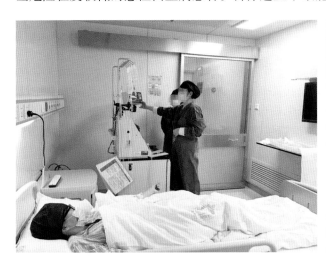

图 35-1　外周血造血干细胞采集实景图

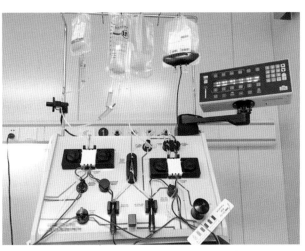

图 35-2　外周血造血干细胞采集仪器

不受供者来源限制,不会发生移植物排斥和移植物抗宿主病(graft versus host disease,GVHD),造血重建和免疫重建快,移植并发症少,移植相关死亡率低,移植后生活质量好。但是,因为缺乏移植物抗肿瘤作用及移植物中可能混有残留的肿瘤细胞,故复发风险相对高。

对于急性白血病等恶性血液疾病而言,疾病原发于骨髓、外周血已经受累,或者造血干细胞出现先天遗传缺陷,后天获得性损伤的血液病,如重型再生障碍性贫血、骨髓增生异常综合征、地中海贫血等疾病,则需进行异基因造血干细胞移植。近年来,由于造血干细胞移植技术的进步,对急性白血病的疗效不断提高。根据国际血液和骨髓移植研究中心(Center for International Blood and Marrow Transplant Research,CIB-MTR)总结的 2006—2016 年移植数据提示,成人急性淋巴细胞白血病患者在 CR1 期(first complete remission)进行人类白细胞抗原全相合造血干细胞移植或无关供者异基因造血干细胞移植,其 3 年期无病生存率(disease-free survival,DFS)分别为(61±1)%和(58±1)%;急性髓细胞性白血病患者 CR1 期人类白细胞抗原全相合造血干细胞移植或无关供者异基因造血干细胞移植后 3 年 DFS 分别为(54±1)%和(52±1)%。异基因造血干细胞移植对骨髓增生异常综合征的疗效亦非常显著。CIBMTR 报道的数据显示,处于进展期的骨髓增生异常综合征患者接受亲缘或无关供者异基因移植后 3 年的 DFS 分别为(45%±1)%和(41%±1)%。异基因造血干细胞移植对于非恶性血液病的作用机制是重建正常免疫功能,而对于恶性血液肿瘤患者,其作用机制则概括为两个方面:①可增大放疗和化疗剂量,达到最大杀灭肿瘤细胞的目的;②造血干细胞来源于正常供者,无肿瘤细胞污染,且植入的异基因干细胞具有过继免疫抗肿瘤效应,移植后复发率低,长期 DFS 高。但是,开展异基因造血干细胞移植的一个重要前提是需寻找到 HLA 配型合适的供者,因此受供者来源限制,且移植后易发生移植物抗宿主病(GVHD),需要长期应用免疫抑制剂。因此,异基因造血干细胞移植出现严重感染等移植相关并发症的风险高,移植相关死亡率(transplant-related mortality,TRM)亦高,部分长期生存者的生活质量较差。

综上所述,造血干细胞移植是目前最有希望治愈某些严重血液疾病的技术手段,但移植后感染和GVHD 等并发症一直是移植疗效的难题,也是移植医生面临的重要课题。

第二节　造血干细胞移植导致的并发症与肠道微生态

近年来,肠道微生态与机体疾病的相关性受到广为关注,近期已揭示肠道微生物、肿瘤和机体免疫平衡间的密切关系。在骨髓移植(造血干细胞移植)领域,现已证实肠道微生态失衡可增加异基因移植患者GVHD 的发生率及感染率,肠道微生物多样化水平低的患者 TRM(53%)明显高于肠道微生物多样化水平中等(23%)及高(9%)的患者,3 年总体生存率(36%)较后两者亦明显降低(分别为 60%和 67%)。因此,肠道微生物在上述 HSCT 并发症的发生发展中起到非常重要的作用。本节分别就移植后并发症和肠道微生态紊乱之间的关系进行阐述。

一、移植后感染与肠道微生态

在 HSCT 后,短期内患者处于粒细胞缺乏状态、造血重建后出现肠道 GVHD,以及广谱抗生素应用等多种因素均可破坏肠道微生态平衡,引起免疫重建延迟及功能缺陷。此时占据优势的肠道病原菌可通过受损肠黏膜进入血液,增加败血症风险。健康供者肠道微生物分布主要以厚壁菌、拟杆菌、变形杆菌及放线菌为主,缺乏肠球菌。移植前,患者的肠道菌群组成与健康供者相似,移植后肠道微生物演变为以肠球菌、链球菌、变形杆菌为主的肠道微生态,而厚壁菌等其他共生菌明显减少。以肠球菌为主的肠道微生态可增加万古霉素耐药肠球菌败血症的风险,变形杆菌为主的肠道微生态则增加了革兰氏阴性菌败血症风险。研究显示,当肠道微生物以某种细菌为主时,50%移植患者在 1 周内(中位时间)发生了优势菌败血症。

预防性使用抗生素对患者肠道菌群影响很大。抗生素可消灭患者体内大多数机会致病菌,但同时也使机体的肠道微生态失衡,损伤或抑制了正常肠道菌群。这些因素均严重影响益生菌的定植,导致益生菌数量减少,其保护作用和生物拮抗作用减弱,从而使机会致病菌有机会在肠道大量繁殖,所致的感染性腹泻是造血干细胞移植过程中的主要并发症之一。其中,艰难梭菌(*Clostridium difficile*)是厌氧革兰氏阳性芽孢杆菌,属肠道机会致病菌,与抗生素相关性腹泻有关。艰难梭菌感染引起的腹泻也被称为艰难梭菌相关性腹泻(*C. difficile* associated diarrhea,CDAD)。正常的肠道菌群能有效抑制艰难梭菌的繁殖,而抗生素能破坏肠道菌群,使具有对抗艰难梭菌作用的特异性厌氧菌(乳杆菌等)被抑制,从而导致肠道艰难梭菌过度繁殖,并产生毒素,引起肠道炎症。研究指出约90%以上的CDAD患者发病前1~2周使用过各种抗生素。一项研究曾对44例造血干细胞移植合并腹泻患者进行肠道菌群检测,发现CDAD患者肠道菌群总菌数明显低于正常对照组,且CDAD患者的乳杆菌、双歧杆菌、肠杆菌、拟杆菌等的丰度均明显低于艰难梭菌阴性腹泻患者和健康组。这些结果说明上述菌群失调是艰难梭菌性肠炎发病的重要因素。乳杆菌、双歧杆菌是肠道内重要的共生细菌,当大量应用抗生素后,这两种菌种数量会明显下降,对机会致病菌的抑制减弱,使艰难梭菌、肠球菌、肠杆菌、白念珠菌等占据优势,导致腹泻等症状。移植前化疗药物亦可使患者肠道艰难梭菌定植率提高2倍以上。此外,预处理放化疗对肠道黏膜造成损伤,肠道完整性和免疫结构遭到破坏,屏障受损,改变了共生菌赖以生存的微环境。肠道菌群多样性降低,导致由微生物相关分子模式(microbe-associated molecular pattern,MAMP)活化途径介导产生的细胞因子减少,抗菌多肽分泌降低,对肠球菌的抑制作用降低;肠道帕内特细胞分泌防卫素水平也降低,肠道免疫系统选择性杀灭非共生菌群的能力下降。这些因素都会使患者发生肠道感染的风险增加。

二、移植物抗宿主病与肠道微生态

GVHD的病理过程可分为3个阶段:①预处理造成的组织损伤,包括肠道黏膜上皮细胞、肝细胞;②抗原提呈细胞提呈抗原,引起供者T细胞活化和克隆性T细胞扩增;③供者活化的T细胞及其他免疫细胞释放IL-1、TNF-α、IL-2等各种炎症性细胞因子,并对靶器官造成损伤,从而引起皮肤、肝脏及肠道等组织器官特有的临床表现。

肠道微生态系统失调是诱发allo-HSCT后肠道GVHD的一个重要因素。移植预处理对肠道微环境有显著影响。移植前大剂量放化疗预处理在消灭肿瘤细胞、促进造血干细胞植入的同时,也损伤了肠黏膜屏障,刺激宿主组织分泌炎性细胞因子,促进肠道细菌或其产物穿过肠道上皮进入全身血液循环,引起感染和败血症,为GVHD的发生提供了条件。预处理方案的差异对肠道的影响不同,清髓性预处理患者的肠道渗透性增加,减低剂量预处理患者则无此表现。预处理放疗剂量与肠道屏障功能受损程度呈正相关。以上这些预处理带来的肠道微环境变化促使了肠道GVHD发生和发展。

肠道微生物多样性与GVHD密切相关。动物模型中,在allo-HSCT后的两周内,肠道微生物多样性显著降低,发生GVHD时更为明显。移植后患者肠道微生物主要以某种单一细菌为主,肠球菌数量增加最为常见,其释放的毒素能加重肠黏膜上皮细胞损伤。移植后早期发生肠道微生态失调,尤其肠球菌超过20%的患者,移植后发生GVHD风险明显增加;在接受移植后未发生肠道GVHD患者中,仅21%患者出现肠球菌增加,而发生急性肠道GVHD的患者中肠球菌增加者高达74%。某些特定共生菌在肠道炎症调节中发挥重要作用,例如粪便中厚壁菌门(*Blautia*)的减少与急性GVHD的发生率和死亡率升高相关;肠道内乳杆菌有抗炎作用,可降低GVHD的发生,移植前使用抗生素去除肠道乳杆菌可导致严重的GVHD,再次口服乳杆菌则能够减轻GVHD和降低死亡率;艰难梭菌感染更易发生移植早期严重的GVHD,而肠道共生菌中的毛螺菌科细菌则可降低艰难梭菌感染概率。由此可见,维持肠道菌群多样性对减轻移植后肠道GVHD起到关键作用。肠道微生物多样化水平低的患者发生GVHD后需要激素治疗,但是激素治疗无效的概率高,并且GVHD相关死亡率高,且肠道微生物多样性越低,死亡风险越高。因此,肠道微生物多样性变化可作为移植后GVHD患者预测死亡的因素之一。

肠道菌群及其代谢产物在介导肠道免疫耐受中发挥着重要作用。肠道微生物可促进CD4⁺T细胞向Treg细胞及Th17细胞分化。Treg细胞在调控炎性反应、抑制过度免疫方面起关键作用。肠道共生菌比例减少可导致Treg细胞生成减少,加重GVHD。梭菌属的Ⅳ型和ⅩⅣa型梭菌可通过上调TGF-β促进Treg细胞生成;厌氧梭菌减少可导致肠道损害增加GVHD发生的概率,移植相关死亡率升高,而预防性补充厌氧梭菌则可降低GVHD症状和相关死亡率。丁酸盐是一种短链脂肪酸(short-chain fatty acid,SCFA),为肠道微生物的主要代谢产物,能下调促炎性细胞因子IL-6和TNF-α,上调抗炎性细胞因子IL-10,抑制淋巴细胞增殖,并上调 Fas 分子,促使 T 淋巴细胞凋亡、抑制其在炎性肠黏膜处聚集。肠道微生物及 SCFA 还通过上调肠道归巢分子及 Foxp3$^+$,诱导肠道 Treg 细胞生成。肠道菌群改变可导致丁酸盐水平下降,从而加重 GVHD,而补充丁酸盐可改善 GVHD 症状,为肠道 GVHD 的治疗提供了新思路。此外,肠道微生物降解色氨酸所形成的吲哚类物质可促进肠道共生菌生长,杀伤肠道杆菌及某些球菌,抑制白念珠菌生长,促进 T 淋巴细胞向 Th2 细胞分化。肠道菌群多样性降低使上述肠道微生物代谢产物减少,其抗炎和免疫耐受作用下降,肠道感染和 GVHD 风险增加。此外,肠道菌群的吲哚代谢产物可通过 I 型干扰素诱导的信号通路,降低肠上皮损伤,减少经上皮的细菌易位和炎性细胞因子产生,保护和修复由于移植预处理(放化疗)和急性 GVHD 带来的肠道炎症和损伤,减轻 GVHD 程度及降低相关死亡率,且不影响移植物抗肿瘤反应,为有 GVHD 风险的移植患者提供了新的治疗选择。

预处理使肠道的免疫结构及免疫细胞暴露于更多的病原微生物环境中,机体产生的炎症反应更为强烈,为 T 淋巴细胞的异常活化、GVHD 的发生提供了有利条件。预处理放疗还可使机体其他组织或者器官的细菌易位到肠组织中,可导致肠组织中中性粒细胞的募集,介导局部炎症反应,加重 GVHD。同时,发生肠道 GVHD 时,肠道固有淋巴细胞的数量减少及其分泌的 IL-22 水平降低,导致肠道干细胞减少、又使肠道上皮完整性受损。此时,可产生肠道干细胞生长因子的帕内特细胞亦受到破坏,细胞数及其分泌的 α-防御素均减少,导致致病菌增加,后者通过受损肠黏膜进入血液循环,进一步刺激炎性细胞因子产生,从而加重 GVHD,且对相关治疗反应差。这导致患者非复发死亡率升高,总生存率明显降低,是 HSCT 不良预后的影响因素。

第三节　肠道微生态干预在造血干细胞移植治疗中的应用

人类肠道微生物能够维持肠道内环境的稳定和微生态平衡;同时,肠道菌群及其代谢产物能活化 T 细胞和 B 细胞等免疫细胞,参与机体免疫调节。GVHD、感染和肿瘤复发是 HSCT 主要的并发症,显著影响移植疗效。移植后并发症与宿主的免疫系统密切相关。肠道内环境稳定是一个动态的过程,在很大程度上依赖于肠道菌群,肠道菌群的调节作用则主要通过调节性 T 细胞进行。在 HSCT 过程中,预处理方案及广谱抗生素的使用,营养的改变及供体免疫细胞衍生的免疫重建等因素的共同作用下,造成肠道内环境紊乱,肠道菌群的多样性减少和稳定性被打破。发生感染、移植物排斥和 GVHD 时,肠道微生物种群和多样性呈现出发育不良状态,而服用益生菌可以有效调节肠道微生物菌群,减少移植后并发症的发生率。形成微生物菌群的先天免疫系统的一个重要因素是宿主来源的抗菌肽。这类抗菌肽有选择地消除不共栖生物,同时保护共栖生物。肠道共生菌能刺激肠道上皮产生抗菌肽,杀死致病菌和真菌。实验已经证实,口服合成抗菌肽可以恢复肠道微生态,重塑宿主免疫系统,降低 HSCT 患者感染风险,同时保持移植物抗白血病效应。近年来,肠道菌群和免疫治疗关系研究证实了肠道菌群在抗癌治疗中的重要作用,有益的肠道菌群可增强肿瘤免疫治疗效果。树突状细胞(DC)是目前发现的功能最强的抗原提呈细胞,它在抗肿瘤免疫应答中发挥关键作用。双歧杆菌能通过增强 DC 细胞的活化,提高抗 PD-L1 单抗对荷瘤小鼠的疗效;而拟杆菌、脆弱拟杆菌和洋葱伯克霍尔德菌可增加 Th1 免疫应答,促进瘤内 DC 的成熟,恢复小鼠对 CTLA-4 单抗的抗癌反应。这些研究得出一致结论:肠道菌群的多样性越好,免疫治疗效果越好。上述结果为 HSCT 后调节和维持肠道微生态平衡和减少肿瘤复发提供了关键依据。综上这些研究成果,均提示通过改变肠道微生态系统来恢复肠道内环境的平衡,可能是防治 HSCT 并发症的新方法。

益生菌是一类对宿主有益的活性微生物,常见种类包括双歧杆菌和乳杆菌。益生菌的主要作用机制有:①恢复正常肠道共生菌群,重塑微生物构成,改善肠道微生态平衡;②直接抑制致病菌生长;③促进免疫应答,上调抗炎细胞因子和 IgA 水平;④保护肠道屏障。临床研究显示,乳杆菌可以减少 allo-HSCT 后患者体内肠球菌的数量,降低肠道细菌发生易位和引起感染的风险,提高移植后患者生存率;移植后艰难梭菌感染且肠道微生物明显失调的患者,在接受抗生素治疗的同时口服益生菌后,艰难梭菌毒素检测均转阴;益生菌还可明显降低患者放射性腹泻的发生率。此外,造血干细胞移植前给小鼠注入氨苄西林可导致 GVHD 加重,而如果后续给予约氏乳杆菌(*Lactobacillus johnsonii*),则可通过抑制肠球菌增殖而降低 GVHD

的致死率。另一项研究中,移植前后给小鼠口服乳杆菌,可减轻受鼠急性 GVHD 程度并降低死亡率。说明肠道菌群的改变对 GVHD 的发生发展起重要的作用。细菌脂多糖主要来源于革兰氏阴性菌,可通过受损黏膜屏障进入血液循环,是 allo-HSCT 后急性移植物抗宿主病(acute graft versus host disease,aGVHD)的主要诱因之一。乳杆菌可使受鼠脾脏 CD3$^+$T 淋巴细胞绝对值明显下降,脂多糖刺激后脾细胞释放 IFN-γ 的水平下降,继而易位至肠系膜淋巴结的微生物减少。

益生元是难以被人体消化的碳水化合物和纤维素,可被肠道微生物分解代谢,影响肠道微生物的结构及功能,在肠道发酵产生 SCFA。SCFA 可促进辅助性 T 细胞释放抗炎细胞因子,对革兰氏阴性菌、白念珠菌(Candida albicans)等潜在的病原微生物的生长起到遏制作用,并增加 Treg 细胞生成。临床资料显示,应用益生元能明显缩短移植患者中重度腹泻持续时间,并提高移植患者 100 天存活率。因此,益生元在肠道感染防治及免疫调节功能方面发挥重要作用。

粪菌移植(fecal microbiota transplantation,FMT)是近年来发展起来的一种新型技术。它是将健康人粪便中的功能菌群移植到患者胃肠道内,重建肠道微生态,治疗肠道及肠道外疾病。现有数据提示在非 HSCT 患者中进行 FMT 治疗后有效率达 90%。FMT 未来可能用于 HSCT 后患者肠道感染的防治。患者的肠道菌群移植预处理阶段的大剂量放化疗导致不同程度的肠黏膜炎,预防性应用抗生素使肠道微生态环境遭到破坏,严重影响益生菌的定植。已知艰难梭菌在 HSCT 患者的发病率高达 25%,且增加移植后患GVHD 的风险。FMT 可提高肠道菌群多样性,一方面与艰难梭菌竞争营养物质,干预其毒性因子的合成,直接造成其丰度下降,另一方面通过有益菌的细菌素、代谢产物诱导宿主免疫间接抑制艰难梭菌。有研究者对 7 例 HSCT 后艰难梭菌感染患者进行了 FMT,其中 5 例患者正在接受免疫抑制治疗,4 例患者需要长期口服万古霉素治疗。平均随访时间 265 天,结果显示,所有患者腹泻均有好转,其中 6 例(85.7%)未再出现艰难梭菌感染,1 例患者在 FMT 后 156 天口服抗生素后复发,接受第 2 次 FMT 后未再复发,且其中的 1 例胃肠道 GVHD 患者在 FMT 后逐渐减少了全身的免疫抑制治疗,随访期间患者均未出现严重并发症。FMT 还可用于治疗 HSCT 后肠道 aGVHD。在 allo-HSCT 过程中,FMT 可用于恢复丢失的肠道共生菌,治疗激素难治型或激素依赖型 GVHD。有研究人员应用 FMT 治疗肠道Ⅳ级 GVHD 患者,3 例患者中有 2 例腹泻症状消失、GVHD 完全缓解。另外一组研究应用 FMT 治疗 3 例激素难治型 GVHD 及 1 例激素依赖型 GVHD 患者,3 例达完全缓解,1 例腹泻症状明显缓解,激素应用量明显减少;FMT 后达完全缓解的患者肠道菌群以拟杆菌属、乳杆菌属、双歧杆菌属和普拉梭菌等有益菌占主导地位,且 4 例患者进行 FMT 后体内 Treg 细胞绝对值和 Treg/CD8$^+$T 的比值较 FMT 前均升高。尽管 FMT 已成为治疗肠道 GVHD 的新策略,但粪便成分中 55% 是微生物,其中既包含有益菌,也包含致病菌。因此,关于粪菌移植用于免疫功能低下的 HSCT 患者的安全性有待进一步研究和评估。一项关于对免疫功能低下的患者(包括接受免疫抑制剂治疗的溃疡性结肠炎患者、接受器官移植患者及进行化疗的患者)进行 FMT 治疗艰难梭菌的多中心回顾性研究提示,这些具有潜在高风险的患者并未发生 FMT 相关感染并发症。该研究证明了 FMT 在严重免疫功能低下患者中的安全性。未来还可以通过移植前保存患者自身粪便用于移植后自体移植,以及使用多种非致病微生物组成的微生物群移植等手段保证 FMT 的安全性。

综上所述,增加益生菌、益生元的应用及 FMT 等手段可在一定程度上保护肠道菌群多样性,降低 allo-HSCT 后并发症的发生风险,并改善患者预后。

(侯　军　施菊妹)

参 考 文 献

[1] Andermann TM,Rezvani A,Bhatt AS. Microbiota manipulation with prebiotics and probiotics in patients undergoing stem cell transplantation. Curr Hematol Malig Rep,2016,11(1):19-28.

[2] Chen Y,Zhao Y,Cheng Q,et al. The role of intestinal microbiota in acute graft-versus-host disease. J Immunol Res,2015,2015:145859.

[3] Eriguchi Y,Nakamura K,Hashimoto D,et al. Decreased secretion of Paneth cell alpha-defensins in graft-versus-host disease.

Transpl Infect Dis,2015,17(5):702-706.

[4] Goeser F,Schlabe S,Ruiner CE,et al. Non-invasive fecal microbiota transplantation for recurrent *Clostridium difficile* infection in a patient presenting with hypertensive disorder post interventionem. Z Gastroenterol,2016,54(10):1143-1146.

[5] Gopalakrishnan V,Spencer CN,Nezi L,et al. Gut microbiome modulates response to anti-PD-1 immunotherapy in melanoma patients. Science,2018,359(6371):97-103.

[6] Hanash AM,Dudakov JA,Hua G,et al. Interleukin-22 protects intestinal stem cells from immune-mediated tissue damage and regulates sensitivity to graft versus host disease. Immunity,2012,37(2):339-350.

[7] Honda K,Littman DR. The microbiota in adaptive immune homeostasis and disease. Nature,2016,535(7610):75-84.

[8] Jenq RR,Taur Y,Devlin SM,et al. Intestinal *Blautia* is associated with reduced death from graft-versus-host disease. Biol Blood Marrow Transplant,2015,21(2):1373-1383.

[9] Jenq RR,Ubeda C,Taur Y,et al. Regulation of intestinal inflammation by microbiota following allogeneic bone marrow transplantation. J Exp Med,2012,209(5):903-911.

[10] Kabat AM,Srinivasan N,Maloy KJ. Modulation of immune development and function by intestinal microbiota. Trends Immunol, 2014,35(11):507-517.

[11] Lee YJ,Arguello ES,Jenq RR,et al. Protective factors in the intestinal microbiome against *Clostridium difficile* infection in recipients of allogeneic hematopoietic stem cell transplantation. J Infect Dis,2017,215(7):1117-1123.

[12] Mathewson ND,Jenq R,Mathew AV,et al. Gut microbiome-derived metabolites modulate intestinal epithelial cell damage and mitigate graft-versus-host disease. Nat Immunol,2016,17(5):505-513.

[13] Routy B,Le Chatelier E,Derosa L,et al. Gut microbiome influences efficacy of PD-1-based immunotherapy against epithelial tumors. Science,2018,359(6371):91-97.

[14] Scardina TL,Kang Martinez E,Balasubramanian N,et al. Evaluation of risk factors for *Clostridium difficile* infection in hematopoietic stem cell transplant recipients. Pharmacotherapy,2017,37(4):420-428.

[15] Schwab L,Goroncy L,Palaniyandi S,et al. Neutrophil granulocytes recruited upon translocation of intestinal bacteria enhance graft-versus-host disease via tissue damage. Nat Med,2014,20(6):648-654.

[16] Spindelboeck W,Schulz E,Uhl B,et al. Repeated fecal microbiota transplantations attenuate diarrhea and lead to sustained changes in the fecal microbiota in acute,refractory gastrointestinal graft-versus-host-disease. Haematologica,2017,102(5): e210-e213.

[17] Staffas A,Burgos da Silva M,van den Brink MR. The intestinal microbiota in allogeneic hematopoietic cell transplant and graft-versus-host disease. Blood,2017,129(8):927-933.

[18] Taur Y,Jenq RR,Perales MA,et al. The effects of intestinal tract bacterial diversity on mortality following allogeneic hematopoietic stem cell transplantation. Blood,2014,124(7):1174-1182.

[19] Webb BJ,Brunner A,Ford CD,et al. Fecal microbiota transplantation for recurrent *Clostridium difficile* infection in hematopoietic stem cell transplant recipients. Transpl Infect Dis,2016,18(4):628-633.

[20] Weber D,Jenq RR,Peled JU,et al. Microbiota disruption induced by early use of broad-spectrum antibiotics is an independent risk factor of outcome after allogeneic stem cell transplantation. Biol Blood Marrow Transplant,2017,23(5):845-852.

第三十六章

肠道微生态与肿瘤

肠道微生态与肿瘤的关系早在 20 世纪就被注意到,并逐渐成为研究的焦点。1950—2020 年有关肠道微生态与肿瘤的研究论文约 5 300 篇,且发表数量逐年增加,特别是从 2013 年前后开始相关研究数量成指数增加(图 36-1),这可能与 2013 年报道的肠道菌群影响肿瘤免疫治疗有关。本章首先介绍肠道菌群对肿瘤发生、发展和治疗的影响,其次基于菌群对肿瘤的影响作用,介绍肠道微生态在肿瘤诊断和治疗中的应用。

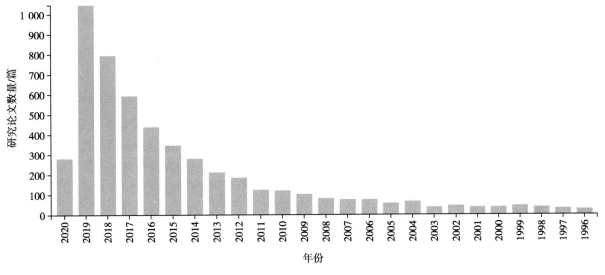

图 36-1　肠道微生态与肿瘤的研究论文发表情况

第一节　肠道菌群对肿瘤发生、发展和治疗的影响

一、菌群、免疫与肿瘤生物环境

肠道菌群通过调节机体免疫平衡和"肿瘤生物环境(tumor organismal environment, TOE)"影响肿瘤的发生、发展和预后。"TOE"的概念从肿瘤微环境(tumor microenvironment, TME)衍生而来,与 TME 的区别在于,TOE 不仅包括病灶局部的肿瘤细胞、免疫细胞、成纤维细胞、瘤内微生物和细胞代谢产物,还包括与肿瘤发展密切相关的全身免疫系统、造血循环系统、代谢和肠道菌群。变异的细胞可通过隐藏新抗原、表达免疫抑制因子(如 PD-L1、CD80 和 CD86)和诱导免疫细胞功能障碍等途径,影响免疫细胞正常的增殖分化(如 CD8$^+$T 细胞、Treg 细胞、Th 细胞等),使 TME 处于免疫抑制状态,这是肿瘤形成和增殖的重要因素。

肠道菌群可通过各种方式对机体免疫和 TME 产生影响,包括:①肠道细菌定植在瘤内直接作用于组织细胞;②肠道菌群通过调节 TME 局部和全身免疫反应影响肿瘤;③菌群通过分泌代谢产物或其他蛋白

233

物质,吸收入血对肿瘤局部或全身造成影响。以上 3 种方式并不是互斥的,即同种细菌可能通过不同方式影响肿瘤,涉及同一条信号通路的途径也有可能包括了不止一种作用方式。研究表明肠道菌群对免疫系统和肿瘤组织有双向调控作用,既可激活免疫亦可抑制免疫,既可抑癌亦可促癌,其中肠道菌群通过病原体相关分子模式(pathogen-associated molecular pattern,PAMP)被识别,影响免疫细胞的分化,以及对 Th17 和 Treg 等细胞比例的调节是其影响免疫系统的重要机制。肠道菌群的这种作用使得它成为 TOE 重要的一部分,很大程度上影响了肿瘤的发生发展及对各种治疗(尤其是免疫治疗)的敏感性。

二、肠道菌群对肿瘤发生发展的影响

(一) 肠道菌群的促癌作用

某些致病菌能直接或间接造成宿主基因损伤或干扰细胞复制,主要途径包括:细菌毒素直接造成 DNA 损伤;细菌毒素造成抑癌基因降解;产生氧化物诱导 DNA 突变;干扰细胞增殖通路。在肠道微生态紊乱的情况下,致病菌复制增加并释放大量毒素,诱导宿主细胞 DNA 断裂、基因组不稳定,进而有利于肿瘤的发生和发展。幽门螺杆菌产生的细胞毒素相关蛋白 A(cytotoxin-associated protein A,CagA)是第一个被证明参与人类癌症发生的细菌蛋白。大肠埃希菌产生的 colibactin 和细胞膨胀致死毒素(cytolethal distending toxin,CDT)与胃肠道上皮细胞接触,可造成 DNA 双链损伤,最终导致肿瘤形成。福氏志贺菌分泌的肌醇磷酸酶 D(inositol phosphate phosphatase D,IpgD)和半胱氨酸蛋白酶样毒力基因 A(cysteine protease-like virulence gene A,VirA),幽门螺杆菌分泌的 CagA 可诱导宿主细胞抑癌基因 p53 降解,从而促进癌症的发生与发展。具核梭形杆菌产生的 FadA 黏附素和脆弱拟杆菌产生的金属蛋白酶毒素(MP 毒素)都能够直接或间接地与宿主的上皮钙黏素(E-cadherin)相互作用,从而破坏细胞间的连接并激活 β-连环蛋白信号通路,增加癌细胞的增殖。幽门螺杆菌和脆弱拟杆菌都能够激活宿主的精胺氧化酶,进而产生过氧化氢和活性氧(reactive oxygen species,ROS),粪肠球菌可产生细胞外超氧化物等扩散到宿主细胞中,氧化环境增加了宿主细胞 DNA 突变的可能性,引起 DNA 损伤积累。

致病菌也可通过抑制宿主免疫反应帮助肿瘤增殖。具核梭形杆菌(*Fusobacterium nucleatum*,Fn)产生的毒力因子 Fap2 可抑制宿主的自然杀伤(natural killer,NK)细胞,募集髓样抑制细胞,帮助肿瘤微环境维持免疫抑制状态。有些细菌如梭菌属可以上调 Treg 细胞的数量,使 IL-10、TGF-β 等抗炎细胞因子释放增加,介导免疫抑制。产肠毒素脆弱拟杆菌能诱导髓系抑制细胞分化与 Treg 细胞扩增,抑制 T 细胞的抗肿瘤效应,同时亦可增加 IL-17 的分泌促使炎症反应,加速结肠癌的发展。有研究表示幽门螺杆菌可促进胃上皮细胞分泌 PD-L1 逃脱 T 细胞的识别。

肠道菌群(主要是梭菌属)参与胆汁酸代谢途径,将初级胆汁酸,如胆酸(cholic acid,CA)、鹅脱氧胆酸(chenodeoxycholic acid,CDCA)代谢生成次级胆汁酸,如脱氧胆酸(deoxycholic acid,DCA)、石胆酸(lithocholic acid,LCA),调节肿瘤免疫。肝脏通过门静脉暴露于肠道微生物和菌群代谢产物中,初级胆汁酸可上调 CXC 趋化因子配体 16(CXCL16)表达,使得表达 CXC-趋化因子受体 6(CXCR6)的活化自然杀伤 T 细胞在肝脏募集,表达更多的 γ 干扰素,抑制肝癌的发生和转移,次级胆汁酸的作用则相反,用万古霉素杀灭革兰氏阳性梭菌可强化初级胆汁酸的作用。胆汁酸在结肠癌的发展中也起到重要作用,DCA 可通过增加 ROS 的生成促进氧化应激,诱导肠上皮细胞 DNA 损伤。法尼醇 X 受体(farnesoid X receptor,FXR)是一种在肝脏和肠道中高度表达的胆汁酸核受体,本身具有抗炎作用,也可介导自噬,FXR 功能受损可能上调 Wnt 通路促进肿瘤发生。巨噬细胞是调节肿瘤相关炎症的关键因素,其中 M1 型巨噬细胞高表达 IL-12,有促炎作用,可激活适应性免疫系统,M2 型巨噬细胞表达 IL-10,并强化 Treg 细胞,抑制 Th17 和 Th1 细胞,抑制炎症和免疫。G 蛋白偶联胆汁酸受体 1(GPBAR1)受体在回肠和结肠高表达,调节巨噬细胞的比例,GPBAR1 的激活则会引起 IL-10/IL-12 的比例增加,使 M2 型巨噬细胞浸润增加,从而调节肿瘤相关炎症状态。反之胆汁酸的水平对肠道菌群也有影响,给小鼠喂饲 CA 导致肠道厚壁菌门/拟杆菌门(*Firmicutes/Bacteroidetes*)比例增加,部分胆汁酸受体也与肠屏障通透性和肠道细菌异位有关。

(二) 肠道菌群的抑癌作用

与致病机制不同,肠道菌群对癌症的抑制作用多是通过调节机体免疫反应或生成代谢产物实现的。

部分细菌可通过激活 TOE 的免疫状态起到抑制癌症作用,细菌表达的鞭毛蛋白、脂多糖(lipopolysaccha-ride,LPS)等通过病原体相关分子模式(PAMP)与肠上皮细胞及树突状细胞(dendritic cell,DC)表面的 Toll 样受体(Toll-like receptor,TLR)结合,诱导 T 细胞分化,机体释放细胞因子,产生炎症反应进而激活免疫系统,同时影响辅助性 T 细胞 1/细胞毒性 T 细胞 1(Th1/Tc1)细胞反应,作用于抗肿瘤免疫监视。非产毒性脆弱拟杆菌、伯克霍尔德菌和乳杆菌等可诱导 DC 成熟,提高 IL-12 水平,促进肿瘤免疫。海氏肠球菌和肠道巴恩斯氏菌能通过增加瘤床中 $CD8^+T$ 细胞的浸润协助对抗肿瘤。而沙门菌则可通过下调肿瘤细胞表面 PD-L1 的表达从而增加 T 细胞浸润,减少 T 细胞自噬,打破 TME 的免疫抑制状态。在对前列腺癌的研究中发现,大肠埃希菌能够定向定植在前列腺癌灶,并可增加肿瘤浸润免疫细胞,如 $CD8^+T$ 细胞、Th17、DC、巨噬细胞和 NK 细胞等,减少 Treg 细胞与血管内皮生长因子浓度从而激活肿瘤免疫。

短链脂肪酸(short-chain fatty acid,SCFA)是肠道菌群通过发酵食物底物产生的一系列脂肪酸,包括乙酸、丙酸、丁酸、戊酸、异丁酸等,其中丁酸被广泛认为可对结肠炎症和癌变有抑制作用。丁酸盐可作为组蛋白脱乙酰酶(HDAC)抑制剂,上调组蛋白 H3 乙酰化(H3ac)水平和目标基因如 *Fas*、*P21*、*P27* 的表达,抑制结直肠癌(CRC)和淋巴瘤的生长。丁酸盐也可上调细胞 TLR4 表达与 MAPKs 和 NK-κB 磷酸化,激活 T 细胞介导的肿瘤免疫反应。在结肠癌组织细胞系中 SCFA 受体 GPR109A 表达水平受到抑制,补充 GPR109A 激动剂丁酸或烟酸均可诱导结肠癌细胞的自噬,SCFA 与受体 GPR43 结合后同样有诱导自噬的作用。SCFA 还可激活 NLRP3 炎症小体,或通过多种途径调节结肠 Treg 细胞水平,从而抑制慢性炎症导致的癌变。细菌分泌的其他产物如生物素可有利于肿瘤免疫监视,干酪乳杆菌分泌的铁蛋白能够激活 JNK 途径触发肿瘤细胞的凋亡。

三、肠道菌群影响免疫治疗

已有研究发现,肿瘤免疫治疗的效果依赖于肠道中合适菌群的存在。抗生素的使用影响免疫治疗的效果,有学者做了一项荟萃分析,该研究纳入了 19 项临床研究共 2 740 例患者,对接受免疫治疗和使用抗生素的情况进行分析,得出在接受免疫治疗前、后使用抗生素与总体生存率呈负相关,且这种影响与癌症类型、免疫治疗方案及地域无关。这种关联的产生,可能是因为抗生素破坏了正常免疫应答所需要的菌群结构,为了验证正确的肠道菌群在免疫治疗应答中的决定性作用,Routy 等人给模式鼠分别种植了 MCA-205 肉瘤和 RENCA 肾癌,移植了无应答患者粪便的无菌鼠对免疫治疗不敏感,而将应答患者的粪便移植给无菌鼠后,免疫治疗对肿瘤生长起到了明显的抑制作用。类似的结果在 Matson 的实验中也得到验证,接受了黑色素瘤患者粪便移植的荷瘤小鼠,对 PD-1/PD-L1 抑制剂的敏感性与相应的供体患者大致相同。可见对于不同的癌症种类,合适的肠道菌群是免疫治疗起作用的基础,但怎样的组成结构才叫作"合适的肠道菌群",目前并没有统一的认识。有学者利用宏基因组学研究了接受免疫治疗的黑色素瘤患者,发现疗效与普拉梭菌和普雷沃菌等丰度正相关,与卵圆形拟杆菌和活泼瘤胃球菌等丰度呈负相关,而 Matson 等人则发现,在应答患者肠道中长双歧杆菌、屎肠球菌和产气柯林斯菌属等富集。文献中报道的差异结果,可能与临床样本量、患者居住地、采样和测序过程及肠道微生物组本身的复杂程度有关。

关于肠道菌群影响免疫治疗的机制,目前尚不清楚,但总体上与菌群对肿瘤微环境和系统免疫功能的调控有关。有文献报道对 PD-1 抑制剂敏感的黑色素瘤患者肠道菌群 α 多样性较高,粪杆菌属富集,并且系统免疫和肿瘤特异性免疫功能均增强。接受了应答患者粪便移植的无菌小鼠对免疫治疗表现出较高的敏感性,移植的菌群激活了 TME 的免疫状态,使 TME 中表达 $CD45^+CD11b^+Ly6G^+$ 的固有效应细胞浸润增加,表达 $CD11b^+CD11c^+$ 的髓样抑制细胞浸润减少;接受无应答患者粪便移植的小鼠则对免疫治疗表现出抵抗,肿瘤组织中 $RORγTh17^+T$ 细胞浸润增加,并且脾脏中的免疫细胞数量失衡,这意味着不利的肠道菌群不仅帮助肿瘤维持了免疫抑制环境而且还导致了宿主整体免疫系统紊乱。

肠道中存在一少部分特殊的细菌,它们对肿瘤免疫起到关键性的作用,是对免疫治疗有益的细菌,在这里把它们称为"有益菌"。有研究发现 Akk 菌(*Akkermansia muciniphila*)可诱导树突状细胞分泌 IL-12 并招募 $CCR9^+CXCR3^+CD4^+T$ 细胞向瘤床聚集,上调 CD4/Foxp3 的比值,增强肿瘤免疫,抗生素处理或无应答患者粪便移植造成的免疫治疗抵抗可通过单纯喂饲 Akk 菌得到逆转。类似的细菌还有脆弱拟杆菌,无论是它本身还是它分泌的脂多糖,或是针对它的特异性 T 细胞,均可强化 CTLA-4 抑制剂的抗肿瘤效应。Sivan 等人阐述了小鼠模型中,双歧杆菌能够增强树突状细胞功能,增强抗肿瘤免疫,并提高 PD-L1 抑制剂治疗恶性黑色素瘤的效果,双歧杆菌的抗癌效果与单独使用 PD-L1 抗体相当,联合使用几乎可以完全阻止肿瘤生长。对这些"有益菌"的鉴别和功能研究可能有利于免疫增效剂的开发,用于肿瘤治疗的辅助干预措施。

第二节　肠道微生态在肿瘤诊断和治疗中的应用

一、肠道菌群作为肿瘤诊断和预后的生物标记物

(一) 特征菌群作为生物标记物预测癌症诊断

研究表明部分癌症患者肠道微生态与健康人相比存在显著差异,特征性菌群及代谢产物的特征性改变可能成为癌症早期筛查诊断的生物标记物。目前研究最多的是 CRC。利用特征性肠道微生物构建 CRC 诊断模型粗略可分为以下 4 种:以具核梭杆菌 Fn 为主的个别菌种作为生物标记;以 3 个以上的细菌组合为生物标记;包含病毒、真菌或代谢产物等为生物标记;以及上述微生态标记结合粪便免疫化学实验(FIT)等化学检测联合构建的预测模型。以受试者工作特征曲线下面积(the area under the receiver operating characteristic curve,AUC)评价模型准确性,上述模型的 AUC 大多在 0.80~0.98。有文献针对粪便 Fn 单个指标的预测准确度进行荟萃分析,该指标对 CRC 和腺瘤的预测灵敏度分别为 71% 和 36%,与 FIT 检测相当。Fn 与共生梭菌联合预测早期 CRC 灵敏度高于 FIT 和癌胚抗原检测,Fn 与双歧杆菌、普拉梭菌丰度的比值也可成为 CRC 的生物标记(AUC=0.943),对 Ⅰ 期 CRC 预测灵敏度达 90%(AUC=0.804)。来自我国香港的团队用实时荧光定量 PCR(qPCR)技术检测 Fn 和微小小单胞菌的特征基因丰度,可预测早期 CRC(AUC=0.84)。Coker 等利用 16 种真菌作为生物标记,对于 CRC 的诊断预测 AUC 为 0.74~0.93。Nakatsu 等以 22 种病毒作为生物标记可一定程度上预测出 CRC 患者。以上不同研究构建的预测模型不完全相同,但所报道的 CRC 生物标记菌株多来自梭杆菌科、韦荣球菌科、梭菌科、普雷沃菌科、瘤胃菌科和紫单胞菌科等,且与较高的次级胆汁酸合成基因丰度有关。多项荟萃分析报告粪便微生物作为 CRC 诊断模型的准确性和稳定性,其中 Thomas 等分析不同来源的 7 个队列数据,经交叉队列验证,以粪便菌群组合为生物标记的 CRC 诊断模型平均 AUC 为 0.84,对比于健康人腺瘤预测模型的平均 AUC 为 0.79,这意味着肠道菌群结构和丰度异常有可能成为 CRC 筛查的指标之一。

肠道菌群还有可能帮助预测肝细胞癌(HCC)、胆管癌、肺癌等肿瘤。Ren 等研究了来自中国东部、中部和西北部患肝细胞癌患者粪便中的菌群,发现放线菌门(Actinobacteria)、吉米菌属(Gemmiger)、副拟杆菌属(Parabacteroides)等富集,产丁酸菌减少,以差异最大的 30 种菌属作为生物标记物,区分早期和晚期 HCC 的 AUC 分别为 0.77 和 0.80。肝内胆管细胞癌患者肠道内细菌乳酸菌(Lactobacillus)、放线菌属(Actinomyces)、消化链球菌科(Peptostreptococcaceae)和另类斯卡多维亚氏菌属(Alloscardovia)富集,其中乳酸菌和另类斯卡多维亚氏菌属的丰度与牛磺熊脱氧胆酸的血浆-粪便含量比值呈正相关,以该两种菌作为生物标记物诊断,从肝细胞癌、肝硬化患者和健康人中区分出肝内胆管细胞癌的 AUC 分别为 0.968、0.965 和 0.987。早期肺癌患者肠道菌群中注释为拟杆菌属、链球菌属和韦荣球菌属的 13 条操作分类单元(OUT)序列丰度与健康人群存在显著差异,以该 13 条 OUT 序列为生物标记物预测早期肺癌 AUC 为 0.764~0.976。

(二) 特征菌群作为生物标记物预测肿瘤治疗效果

一些癌症的预后也与肠道菌群密切相关,对特异性微生物的鉴定与检测有可能帮助预测疗效与预后。其中研究最多的仍是 CRC。肿瘤组织 Fn 丰度较高的 CRC 患者预后可能较差,Yamaok 等根据 Fn 拷贝数构建Ⅳ期 CRC 总体生存期预测模型,AUC 达 0.83,将每纳克 DNA 含 4.9 拷贝 Fn 作为临界值,灵敏度与特异度分别达 90.9% 和 88.9%。有研究发现,Fn 可通过调节自噬诱导肿瘤对化疗产生耐受性,以 Fn 为生物标志物预测 CRC 化疗后复发 AUC 为 0.78,预测效果优于美国癌症联合委员会的癌症分期。

造血干细胞移植(hematopoietic stem cell transplantation,HSCT)是治疗血液系统肿瘤重要的免疫疗法

之一,术后感染、急性移植物抗宿主病(acute graft-versus-host disease,aGVHD)甚至死亡是与之相关的严重不良反应。接受同种异体 HSCT 的儿科患者术后不同程度并发症除了与术前免疫指标相关外还与肠道菌群有关,并发重度 aGVHD 患者和高死亡风险患者肠道乳杆菌科丰度较高;无或并发轻度 aGVHD,低死亡风险患者专性厌氧菌如瘤胃菌科丰度较高,术后炎症反应与兼性厌氧菌如肠杆菌科富集有关,肠道菌群联合免疫指标的合理应用,可以提前预测患者接受 HSCT 后的并发症程度与风险。另一项研究基于毛螺菌科、消化链球菌科等 42 种细菌丰度创建了一种肠道菌群组成评分,以该评分为参照预测 aGVHD 的 AUC 达到 0.887~0.904。

由于免疫治疗的效果产生依赖于合适的肠道菌群,所以鉴别出代表"合适的肠道菌群"组成的生物标记物,有利于免疫治疗效果的早期预测。Chaput 等人对接受易普利姆玛(一种 CTLA-4 抑制剂)治疗的转移性黑色素瘤患者进行随访研究,发现肠道菌群组成中厚壁菌门占优势的患者产生更好的疗效和更高的免疫相关结肠炎发生率,并且机体免疫系统倾向于激活状态。研究者鉴定出四种代表性菌株分别为 *Faecalibacterim*、*Gemmiger*、*Clostridium XIVa* 和 *Bacteroides*,以它们作为生物标记物建立模型可一定程度上预测易普利姆玛的疗效,AUC 达到了 0.895。还有研究报道,免疫检查点抑制剂(ICI)治疗所致结肠炎与粪便菌群代谢通路相关,以聚胺转运通路,维生素 B_1、维生素 B_2、维生素 B_5 的合成通路为生物标记物,预测免疫治疗后结肠炎发生率可达到 70% 的敏感性和大于 80% 的特异性。利用菌群特征预测 ICI 治疗可能的疗效与不良反应,在一定程度上有助于临床方案的选择和不良事件的预防。基于现有的研究,不同文献报道的特异性菌群及预测模型的准确性有所差异,这可能因患者特征和研究方法存在异质性,尽管如此,肠道菌群作为癌症诊断和判断预后的生物标记物仍具有一定可行性,更多的临床研究需要开展,以达到模型的优化和标准的统一。

二、靶向肠道微生态干预辅助肿瘤治疗

(一) 微生态干预辅助免疫治疗

肠道微生物的作用模式与肿瘤免疫有着多处相似:①肠道微生物与突变的癌细胞都可被机体识作"非己",微生物通过 DAMP 与 PRR 结合从而激活固有免疫,突变的癌细胞亦可被 PRR 识别或者不通过 DAMP 途径激活固有免疫;②微生物感染与肿瘤均可引起炎症反应,炎症既可消灭感染也可杀灭肿瘤,而长期感染引起的慢性炎症又可促进肿瘤的发生(如:幽门螺杆菌感染、乙肝病毒感染等)。肠道菌群激活 PRR 后,机体释放细胞因子与干扰素,从而产生炎症反应、免疫激活或免疫抑制,以及影响辅助性 T 细胞 1/细胞毒性 T 细胞 1(Th1/Tc1)细胞反应从而作用于抗肿瘤免疫监视。故而肠道菌群在肿瘤免疫治疗及肿瘤疫苗领域被寄予厚望。

临床上用于菌群干预的手段主要为合理使用抗生素、益生菌、益生元及菌群移植。已有部分动物实验表明,补充有益菌或菌群移植可提高肿瘤免疫治疗的敏感性,将有益菌或者合适的粪便菌群制成药剂,有望应用于临床辅助治疗。Tanoue 等人从健康人粪便中分离出 11 株细菌,在小鼠中联合使用可诱导分泌 IFN-γ 的 CD8⁺T 细胞,增强 ICI 治疗效果,并且不引起结肠炎,该结果目前已处于临床转化的试验阶段。Seres Therapeutics 与帕克癌症免疫疗法研究所合作,在 MD 安德森癌症中心开展该公司的口服活菌鸡尾酒药物 SER-401 与 PD-1 抑制剂联用治疗晚期转移性黑色素瘤患者的研究,该研究目前处于临床试验 Ⅰb 阶段。菌群移植是一种较为彻底的菌群干预手段,它可以重塑患者的肠道菌群,Wang 等人给接受了免疫抑制剂治疗后出现结肠炎的患者进行菌群移植,在内镜下观察到黏膜的愈合,相关病例 2018 年在 *Nature* 子刊上报道。另有团队给原本对于 PD-1 抑制剂不敏感的恶性黑色素瘤患者移植敏感患者的粪便菌群,再次进行免疫治疗取得了较好的临床疗效。基于免疫治疗与肠道菌群的关系,根据肠道菌群特征为患者制定个性化免疫治疗方案可能成为优化肿瘤治疗的方法。更多的临床研究正在进行,clinicaltrials.gov 网站上已注册 10 余项。

(二) 生物合成工程菌的开发与应用

近年来纳米技术与基因编辑技术逐渐成熟,有些细菌被制成癌症疫苗。最经典的成功例子就是卡介苗的使用,卡介苗是由减毒牛型结核分枝杆菌悬浮液制成的活菌苗,可募集 CD4⁺ 细胞、CD8⁺T 细胞及

NK 细胞,从而起到抗肿瘤作用。以李斯特菌、沙门菌为载体构建的癌症疫苗,基于芽孢杆菌、乳酸菌构建的"人造细菌"等,可激活固有免疫和特异性免疫体现抗肿瘤效应。

还有些菌株可被用来当作药物载体,强化药物的抗肿瘤效果。相关文献报道表明,PD-1 抗体和 CT-LA-4 抗体的基因装载到沙门菌里,可提高药物运送效率,实现多种免疫治疗的联合使用,提高疗效。有团队将工程化改造的非致病性大肠埃希菌菌株内包装抗 CD47 的纳米抗体,可特异性地在肿瘤微环境中裂解后释放抗体,在小鼠淋巴瘤模型中可增强肿瘤浸润 T 细胞活化,抑制肿瘤生长转移并延长小鼠生存期。有研究者将载有 5-氟尿嘧啶的纳米材料包被在罗伊氏乳杆菌中,实现口服药物结肠直肠缓慢释放。还有将改造后的噬菌体与包裹伊立替康的纳米材料结合,可靶向抑制 Fn 的生长,提高 CRC 化疗效果且不增加肝肾毒性。由于细菌自身具有活动与增殖能力,将细菌作为药物运送载体可以更好地实现靶向给药及药物的持续释放;同时巧妙地运用细菌、免疫系统与癌细胞的相互作用,可能使得免疫治疗的效果得到很大提升。但这项技术存在一定的风险,如可能发生细菌性感染、无法控制的增殖、生物安全隐患,以及细菌免疫与肿瘤免疫的相互影响等。

有关肠道菌群、免疫和肿瘤的相互作用关系已有较多文献报道,基础和临床研究结果显示了菌群调控对肿瘤治疗的积极作用,然而怎样利用肠道微生态提高肿瘤治疗有效性及其机制的研究尚未成熟。当前研究的应抓住几个要点:①鉴定影响肿瘤治疗的关键菌群;②进一步阐明菌群增强免疫治疗的机制;③在临床研究中验证肠道微生态干预对肿瘤治疗的作用;④结合纳米技术与微生物技术开发"人造抗癌菌",最终实现肿瘤的精准化治疗。

(秦环龙　张雪莹)

参 考 文 献

［1］Chaput N,Lepage P,Coutzac C,et al. Baseline gut microbiota predicts clinical response and colitis in metastatic melanoma patients treated with ipilimumab. Annals of Oncology Official Journal of the European Society for Medical Oncology,2017,28(6):1368.

［2］Dubin K,Callahan MK,Ren B,et al. Intestinal microbiome analyses identify melanoma patients at risk for checkpoint-blockade-induced colitis. Nature Communications,2016,7:10391.

［3］Fiorucci S,Distrutti E. Bile Acid-Activated Receptors,Intestinal Microbiota,and the Treatment of Metabolic Disorders. Trends Mol Med,2015,21(11):702-714.

［4］Gur C,IbrahimY,Isaacson B,et al. Binding of the Fap2 protein of Fusobacterium nucleatum to human inhibitory receptor TIGIT protects tumors from immune cell attack. Immunity,2015,42(2):344-355.

［5］Han L,Zhao K,Li Y,et al. A gut microbiota score predicting acute graft-versus-host disease following myeloablative allogeneic hematopoietic stem cell transplantation. Am J Transplant,2020,20(4):1014-1027.

［6］Ingham AC,Kielsen K,Cilieborg MS,et al. Specific gut microbiome members are associated with distinct immune markers in pediatric allogeneic hematopoietic stem cell transplantation. Microbiome,2019,7(1):131.

［7］Jian Yang,Dongfang Li,Zhenyu Yang,et al. Establishing high-accuracy biomarkers for colorectal cancer by comparing fecal microbiomes in patients with healthy families. Gut Microbes,2020,11(4):918-929.

［8］Jun Yu,Qiang Feng,Sunny Hei Wong,et al. Metagenomic analysis of faecal microbiome as a tool towards targeted non-invasive biomarkers for colorectal cancer. Gut,2017,66(1):70-78.

［9］Jia X,Lu S,Zeng Z,et al. Characterization of Gut Microbiota,Bile Acid Metabolism,and Cytokines in Intrahepatic Cholangiocarcinoma. Hepatology,2020,71(3):893-906.

［10］Joana R Lérias,Georgia Paraschoudi,Eric de Sousa,et al. Microbes as Master Immunomodulators:Immunopathology,Cancer and Personalized Immunotherapies. Frontiers in Cell and Developmental Biology,2019,7:362.

［11］Konishi H,Fujiya M,Tanaka H,et al. Probiotic-derived ferrichrome inhibits colon cancer progression via JNK-mediated apoptosis. Nat Commun,2016,7:12365.

［12］Lara-Tejero M,Galán JE. A bacterial toxin that controls cell cycle progression as a deoxyribonuclease I-like protein. Science,2000,290(5490):354-357.

［13］Qiaoyi Liang,Jonathan Chiu,Yingxuan Chen,et al. Fecal Bacteria Act as Novel Biomarkers for Noninvasive Diagnosis of Colorectal Cancer. Clinical cancer research:an official journal of the American Association for Cancer Research,2017,23(8):2061-2070.

［14］Ren Z,Li A,Jiang J,et al. Gut microbiome analysis as a tool towards targeted non-invasive biomarkers for early hepatocellular carcinoma. Gut,2019,68(6):1014-1023.

［15］Takeshi Tanoue,Satoru Morita,Damian R Plichta,et al. A defined commensal consortium elicits CD 8 T cells and anti-cancer immunity. Nature,2019,565(7741):600-605.

［16］TaChung Yu, Fangfang Guo, Yanan Yu, et al. Fusobacterium nucleatum Promotes Chemoresistance to Colorectal Cancer by Modulating Autophagy. Cell, 2017, 170(3): 548-563.

［17］Vétizou M,Pitt JM,Daillère R,et al. Anticancer immunotherapy by CTLA-4 blockade relies on the gut microbiota. Science,2015,350(6264):1079.

［18］Yanxia Guo,Yu Chen,Xiaoqing Liu,et al. Targeted cancer immunotherapy with genetically engineered oncolytic Salmonella typhimurium. Cancer Letters,2020,469:102-110.

［19］Yinghong Wang,Diana H Wiesnoski,Beth A Helmink,et al. Fecal microbiota transplantation for refractory immune checkpoint inhibitor-associated colitis. Nature Medicine,2018,24(12):1804-1808.

［20］Ye B,Stary C M,Li X,et al. Engineering chimeric antigen receptor-T cells for cancer treatment. Molecular Cancer,2018,17(1):32.

［21］Zheng Y,Fang Z,Xue Y,et al. Specific gut microbiome signature predicts the early-stage lung cancer. Gut Microbes,2020:1-13.

第三十七章

肠道微生态与中药研究

传统中医理论是中医学诊断和治疗疾病的基础,虽然在几千年的历史长河中,未曾出现微生态这一名词,但是传统中医理论如天人相应学说、阴阳学说、正邪学说等无论是在对人体的认识上,还是指导临床诊断治疗的思路上均有相通之处。21世纪的医学模式正向着"社会-心理-生物-环境"这一综合趋势发展,现代自然科学发展的总趋势愈来愈证明中医药学传统理论合理内涵的科学性。祝世讷教授认为,中医学的许多原理都包含着微生态的内容和机理,中医药在对人体一些疾病的治疗过程中,是以调整微生态失衡,间接排除病原体来达到治疗目的,但中医学在兼顾微观的同时,更注意整体的把握,而微生态学的研究主要集中在微观世界,因此,研究传统中医理论与微生态学的关系具有承前启后的作用,并为进一步运用医学微生态的观点与方法研究中医理论提供了前提条件。

第一节　中药传统医学概述

中国古代医学家接受了"天人合一"思想,把生物与环境视为一个整体,将其引入到中医学中,确立了"人与天地相应"的指导思想,认为人体是一个有机的统一整体,自然界的变化可以引起人体的相应改变。这种内外环境的统一性、联系性,机体自身的整体性、稳定性的观点是中医学中蕴涵的生态医学思想,在此思想的指导下,阴阳、五行、八卦等哲学思想和理论也被引入医学,结合当时对人体解剖、生理、疾病及治疗的认识,构筑了中医学理论的框架,创造了中国传统医学体系,并且用这种指导思想来研究和认识人体的结构、功能、疾病的发生发展与防治。这便是中医学与微生态学起源上存在着统一性,即均统一于宏观生态学的微观应用。我国学者梅汝鸿教授等将中医学与微生态学进行了系统比较发现:中医学起源于古代宏观生态观,其主要体现在天人合一的思想;而微生态学起源于近现代宏观生态观,主要体现在生物与环境的统一思想。中医学将人体结构按五脏系统分类,认为阴阳平衡、形与神俱是健康的表现;而阴阳失调则导致疾病的发生,治疗时要调整阴阳扶正祛邪。微生态学按微生态系统进行分类,认为微生态平衡是健康的表现,而微生态失调则导致疾病发生,治疗时要进行微生态调整。

一、关于中医微生态学

微生态学的崛起使中医学有了与之共鸣的学科,两者在观念和理论上具有一定的统一性,这为正确认识与发展中医学提供了新的科学思路与方法,并使现代科学、方法和技术在中医学研究中有了用武之地。许多学者试着将微生态学的原理和方法运用于中医学研究,并取得了一些成果,但尚未形成完整的理论体系。我们认为中医微生态学是指运用微生态学的原理和方法研究、充实和发展中医理论,并指导临床实践的科学。

中医许多原理,特别是天人相应、正邪交争、阴阳失调、气机失常及脏腑的许多病症都包含着微生态学的内容和机制。研究表明中药和针灸的起效过程在一定程度上都介入和利用了微生态系统的功能。将微生态学的理论和方法移植和应用到中医领域的研究,为继承和发扬古老的中医文化提供了一个新的视点。

二、研究中医微生态学的用途

微生态学的引入引起了医学观念的更新,其中的许多观点在中医学中早有论述。如对病因学的认识,用微生态学的观念和方法研究中医,使得让我们困惑的许多中医理论找到现代自然科学的解释,如中医学整体观强调人与天地相应、阴阳学说强调"阴平阳秘,精神乃至",以及邪正病因学说等,都蕴涵着微生态学方面的原理。可以用微生态学内外环境统一论来解释中医学的整体观,用微生态平衡理论来解释阴阳学说及邪正病因学说。另外对医学观念的更新,为对病因学的认识、对健康与疾病的认识、对养生的认识等方面提供新的视角,通过中医微生态研究,逐步充实发展中医学基础理论。

研究表明许多中药是通过微生态系统的一定作用而发生疗效的,利用中医微生态的观点可以解释中药的多种类型的双向调节作用,临床药效与药理实验的不一致性,西药药理难以解释的疗效作用等。中药的实验研究发现,大多数中药都不同程度地具有抑菌作用,而在临床治疗中表现出的抗菌消炎作用往往与其实验结果并不一致。例如,对清热解毒药物的研究已证实,多数药物体外虽能抑菌,但有效浓度要很高,而在体内很难达到这样的高浓度;有的药物体外抑菌作用不明显,但在体内可转化成抑菌物质;同一种药物对不同病原体或同一病原体的不同时期,治疗效果有很大的差别。这些情况都提示,中药疗效的发挥还有更深刻、更复杂的机制,其中就包括与微生物的相互作用。因此微生态系统的作用是中药取效的重要环节。中药取效过程利用了微生态系统的功能,研究中医微生态可以更深入地研究中药,为中药现代化提供理论与实验依据。

第二节　中药对肠道微生态代谢的影响

人体肠道存在着约 $4×10^{13}$ 个细菌,约为人类基因规模的 100 倍。正常情况下,这些微生物适应了肠道生存环境,构成一个由微生物、宿主、环境三者之间呈生态平衡的统一体,对正常肠道功能的运转起到重要作用,任何对上述平衡起破坏作用的致病微生物的侵入都会导致胃肠道疾病的发生。

许多中药都是非常好的微生态调节剂,而且中药的临床疗效都需要通过体内的微生态系统起作用。如番泻叶、芦荟口服后在上消交道几乎不被吸收,但是在结肠部位受到肠道内细菌的分解,分解后的产物才是真正的泻下延性成分,具有通便作用。另外许多中药都可以促进体内有益菌的增殖,抑制有害菌的增殖,单味药如黄芪、枸杞子、五味子、刺五加、阿胶等,复方如四君子汤、人参合剂等均是理想的微生态调节剂。黄芪可以调节肠道的微生态平衡,对于肠道菌群的影响,中药神曲和双歧杆菌活菌的作用是相同的,经统计学检验无显著性差异。黄连、黄柏合剂能够促进阴道乳杆菌生长,对阴道菌群失调具有调整作用,同时对阴道黏膜有一定的修复功能。中药猪苓的主要成分猪苓多糖,和许多低聚糖的作用相似,它不仅能起到益生元的作用,还可提高机体的免疫机能。扶正固本中药的作用特点是从机体的整体出发,调整机体的综合功能,增强机体免疫力,通过扶正固本,调动机体潜在的抗病因素,这种综合作用可能是中药合剂调整菌群失调的重要机制之一。

中药作为中医治疗的主要手段,其给药途径是由口服经过消化道,这实际上介入了微生态系统,是通过微生态系统的一定作用而产生疗效。

一、肠道菌群对药物代谢的特点

肠道菌群在药物代谢的类型和功能上有其自身的特点。从某种意义上说,肠道菌群对药物的代谢可以看作是肝脏的补充或拮抗作用。肝脏具有药物的分解和合成功能,经肝脏代谢后,大部分药物的相对分子质量和极性增加,容易被排出体外。肠道菌群几乎都是分解反应,从而使药物的相对分子质量降低,极性减弱,脂肪溶解度增加,此过程往往伴随着疗效和毒性的增强。一些临床药物,如乳果糖、磺胺类、吡啶等,只有在被肠道菌群代谢激活后,从其非活性前体中释放出来,才具有药理活性和治疗价值。肠道菌群对药物的代谢受多种因素影响,它们的代谢作用不仅与某些细菌本身有关,还与它们所生活的宿主的特定环境有关。物种差异、抗生素的饮食和使用、代谢适应和酶抑制等特都是需要纳入考虑的因素。此外,肠道内多种细菌的协同作用决定了菌群的药物代谢反应。

二、肠肝循环

中药是一种多成分体系药物,多以口服形式给药,肠内正常菌群在中药代谢上起的作用更重要。

中药在口服给药后,主要由消化道下部的肠道菌群加工转化,然后经肠道选择性吸收进入肝脏。其中部分随血液循环输送到人体各器官,直接或间接影响生理活性物质的变化而产生功效。其余的代谢物通过胆汁排出,再次进入肠道,与肠道菌群接触。这个过程就是中药的肠肝循环。肠道菌群的药物代谢反应也是导致口服给药与肠外给药药物代谢命运不同的主要因素之一。

三、肠道菌群代谢酶与药物代谢

肠道菌群在生命活动中产生许多代谢药物的酶,不同类型的细菌可以产生不同的酶来催化不同类型的药物代谢反应,如水解、还原、芳构化、杂环裂解、脱羧、脱卤、脱烷基等,这些反应大多是非合成反应。最常见的酶催化水解反应是将复合物从肝脏和胆囊汁排出至肠道,肠道菌群有其对应水解酶,水解物通过门静脉返回肝脏。消化道下结肠多为厌氧菌,还原反应主要为酶反应,如偶氮染料和硝基衍生物被还原为氨基模拟物。未来,更多的肠道微生物酶及酶促反应将被揭示在中药与酶的关系的研究中。

四、中医药作为微生态调节剂的机制研究

在研究中药作为微生态调节剂的过程中发现,有的中药在体外实验既不杀菌也不抑菌,而服用后却有解热消炎之良效,原因在于这类中药进入机体后不是直接抑制和杀灭病原菌,而是间接的促进正常菌群的生长,使正常菌群充分发挥生物拮抗作用,提高定植抗力,抑制致病菌的生长繁殖。也可以说这类中药是通过调整微生态失衡而治病的。这不仅与中医治病"调整阴阳,扶正祛邪"的传统理论一致,而且也用现代科学手段为其提供了科学依据。正如我国微生态学创始人魏曦教授所预言:"中医四诊八纲是从整体出发,探讨人体平衡和失调的转化机制,并通过中药使失调恢复平衡,因此我相信,微生态学很可能成为打开中医奥秘大门的一把金钥匙。"

中药成分复杂,除有直接药理作用的有效成分外,中药还含有蛋白质、脂类、微量元素、维生素等营养成分。研究表明,中药的药效学物质基础主要是低聚糖、多糖类成分。低聚糖又称寡糖,是由 3~9 个单糖经糖苷键缩聚而成的低分子糖类聚合物。由于人体肠道内没有水解这些低聚糖的酶,因此它们经过小肠时不能被消化而直接进入大肠,被双歧杆菌高选择性地酵解利用。双歧杆菌又通过分泌 o-半乳糖苷酶将低聚糖分解为乙酸和乳酸,降低肠内 pH 和电位,进一步促进双歧杆菌生长,抑制肠杆菌、拟杆菌等有害菌,从而改善肠道微物态失调,保持微生态平衡。多种中药含有低聚糖,如地笋的主要成分为糖类,其中泽兰糖、棉子糖、水苏糖三种低聚糖的含量占地笋含糖量的 60% 以上。地黄的主要成分为水苏糖,生地黄中水苏糖含量能占其含糖量的 50% 以上。炮制过程中,水苏糖以脱半乳糖及脱果糖的方式生成其他寡糖—棉子糖和甘露三糖。多糖是一类天然大分子,广泛存在于动物、植物和微生物细胞中,是构成生命的四大基本物质之一。研究发现,多种中药多糖类成分能促进益生菌的增殖。黄芪多糖、党参多糖、马齿苋多糖、猪苓多糖、金樱子多糖均能促进肠道双歧杆菌、乳杆菌等益生菌生长及提高肠内容物挥发性脂肪酸含量,抑制肠道潜在致病菌生长繁殖。另外,三七总皂苷对上呼吸道菌群失调及局部免疫力低下有一定的调节作用。

研究发现,一些单味药如枸杞子、五味子、刺五加、茯苓、阿胶等,复方如四君子汤、肉蔻四神丸等是理想的微生态调节剂。此外,发现中医药在调节人体微生态过程中,不仅能起到益生元的作用,还可提高机体的免疫机能,从而达到调整阴阳,扶正祛邪的作用,能起到"高者抑之,下者举之,有余者损之,不足者补之"的效应,具有"已病治病,未病防病,无病强身"的特点。而且,中药药源丰富,生产成本较低,副作用小,稳定性强,还可以与抗生素同用,达到边抗边调的目的。

第三节　肠道菌群失衡对中药疗效的影响

在微生态平衡时,正常微生物对人体表现为生理作用;但在微生态失调时,则表现为病理作用。微生态失调是"正常微生物群之间与正常微生物群与其宿主之间的微生态平衡在外环境影响下,由生理性组合转变为病理性组合的状态"。

微生态失调、免疫功能紊乱属中医学"邪气"范畴。中医学"邪气"包括了一切可导致人体功能紊乱、

内外环境失衡的因素。当人体受到某些异常因素影响时可使微生态平衡受到干扰和破坏,出现微生态失调,微生物发生定性、定量或定位的改变,微生物系统的生物屏障作用被削弱,外籍菌或致病菌入侵、定植、增殖,微生物的一些作用由生理型转变为病理性,形成微生物的致病机制,产生病原微生物,微生态系统由"正气"状态向"邪气"状态转化。从免疫学角度考察,病原微生物、外来抗原物质等与由于免疫功能失调而产生的自身抗体、免疫复合物等均归属于"邪气"。前者为外邪,后者为内邪。其具体表现为菌群密集度增高、菌群多样性降低、优势细菌发生改变,致病菌增加。①菌群密集度增高,在呼吸道感染发生时,呼吸道的菌群密集度显著增高。②菌群多样性降低,呼吸道感染发生时,菌群多样性降低。因菌群多样性低,菌群内不同细菌之间的相互作用弱、菌群稳定性低,易随某些微环境参数的变化而发生变化,抵抗外源性微生物定植的首要因素——机体防御能力下降。③优势菌群减少,致病菌增加。由于微生态失调,机体的免疫功能和定植抗力下降,使外籍菌和致病菌有可乘之机,在体内定植而致病。有研究表明慢性支气管炎急发期患者致病菌检出以铜绿假单胞菌、白色念珠菌、金黄色葡萄球菌、乙型溶血性链球菌为主;呼吸道致病菌分离以铜绿假单胞菌和白念珠菌两种机会致病菌为主。

第四节　肠道菌群在中药治疗中的地位和作用

从微生态学的角度来看,感染是病原微生物引起的人体异常反应。其是否发病不仅取决于病原微生物,更取决于人体的微生态平衡,以及进入人体的病原微生物激活人体免疫机能的状态。在微生态学理论指导下的微生态调控,可使体内微生物群体由失调恢复平衡,同时影响和激活人体免疫机能,使微生态恢复平衡状态。

在方法论原理上,中医学与微生态学是统一的。他们都把系统的平衡与非平衡状态作为认识的出发点,调节过程追求和应达到的最终状态与结果。两者区别仅仅在于:中医学的"邪正"发病学说以"邪正消长"的理论模型来指导分析病变的过程与相互关系,以一些"类"概念来分析推导人体病变的平衡与非平衡状态;微生态学从微观角度认识事物,以微观的物质变化及数据作为分析事物平衡与非平衡状态的依据。

人体微生态平衡与中医"邪正"相争机理的相关性,体现于人体内菌群及免疫功能的平衡和非平衡关系中,通过运用微生态学原理与方法来研究中医"邪正"发病学说,可以从微观层面揭示"邪正"发病学说的物质基础及其变化规律,进而促进微生态学和中医药学的结合与发展。外邪入侵,正气奋起抗邪,常表现为邪正激烈相争,随后邪退正虚或邪恋正虚。与之相应的是,人体的内环境(微生态和免疫功能)也发生相应变化,邪盛时期以微生态菌群失调变化为主,正虚时期以免疫功能异常或低下为主。

建立科学的中医邪正发病学研究理论模型,从细胞分子水平阐释中医邪正学说的科学建立,适用于研究中医学"邪正相争"发病学机理的人体免疫、微生态学主要数据指标体系。建立具有现代科学内涵的中医邪正发病学的理论模型。这种研究涉及的领域较广,学科较多。有研究者以中医"邪正"发病学的传统理论为基础和研究对象,依据免疫学及微生态理论,以循证医学的方法与思路,检测患者及健康人的免疫和微生态指标。通过计算机进行荟萃分析判别,筛选并确定若干相关的可揭示中医学"邪正相争"发病学机理的免疫和微生态检测指标,以期得出一套系统、完整、客观的对"邪正"发病学的定性与定量评价方法,建立科学的中医邪正发病学研究理论模型。从细胞分子水平解释中医邪正发病学说,为预防保健、临床诊断、养生康复、筛选研制新药提供新的理论、思路与依据。

总之,微生态的研究已经证明,微生态系统是人体健康与疾病的重要基础,在生理、病理、预防、治疗中都具有重要的地位和作用。中医学应当借鉴和运用微生态学的理论和方法,开辟人体微生态领域的新研究。

第五节　益生菌在协同中药治疗中的应用价值及前景

医学从治疗医学、预防医学已经发展到现代的保健医学,它必须以生态医学为理论基础,其主要思想为无病保健、未病预防、有病治疗,这是医学发展的必然规律。在人体疾病发生与发展的认识上,中医学与微生态学都把系统的平衡与非平衡状态作为认识的出发点。中医早在两千多年前就认识到预防疾病的重要性,提出了"治未病"的预防思想,指出"圣人不治已病治未病",所谓治未病,包括未病先防和既病防变两个方面的内容。与此相应的是,微生态学防治理论的原理与方法论也是调节人体微生态环境的"平衡"。根据微生态学的理论,将来自宿主生理性细菌制成的微生态制剂,可恢复与修复调整机体的正常菌群,从而达到保健预防和治疗目的,中医预防疾病的核心是调整,微生态疗法也重在调整,因此,两者的保健观是相似的,可相互借鉴。

益生菌是指通过改善微生态平衡而发挥有益作用,达到提高宿主健康水平和健康状态的微生物。近年来,国内外研制了许多益生菌制剂,其基本的指导思想是,用少量正常微生物群成员,经过人工繁殖,制成活菌制剂,然后再使其回到本来环境,发挥其自然的生理作用。目前应用于人体的益生菌有双歧杆菌、乳杆菌、肠球菌、酵母菌、枯草杆菌等。目前益生菌制剂在保健品市场和药品市场的应用已经十分广泛。益生菌的主要功能有:提高人体肠道抗病力防治肠道感染性疾病,改善维生素的代谢,减少肠道致癌物和癌症诱变物质的产生,抗肿瘤作用,降低胆固醇,缓解便秘,刺激机体的免疫活性,增强吞噬细胞活力,促进胃肠蠕动等。

益生菌与中药有协同增效作用,中药-益生菌复合微生态制剂可发挥益生菌和中药的协同作用,提高机体免疫力。益生菌或者中药单独使用,都有一定的抗菌作用,但当中药与益生菌协同发酵后,中药中抗菌物质比单独使用更易溶出;同时,益生菌受到中药促增殖作用的影响,加快生长繁殖的速度,更有利于其产生抗菌物质。与传统抗生素相比,微生物制剂具有无污染、无残留、增强机体免疫力、提高机体抗病力等优点,中药则具备天然、毒副作用小、不易在生物体内残留、长期使用不易产生抗药性等优点。

(游 捷 尹 芳)

参 考 文 献

[1] 蔡子微. 中医学的本质是生态医学. 医学与哲学. 1999.

[2] 小桥恭一. 消化道生态学. 日本,富士医科大学出版社,1994.

[3] 袁杰利. 肠道菌群与微生态调节剂. 大连海事大学出版社,1996.

[4] 崔丽娟,罗仁,赵晓山. 中医治未病思想与亚健康状态的关系. 中国临床康复.2005.

[5] 李庆生,袁嘉丽,陈文慧. 中医学"正气"应包括微生态与免疫平衡. 云南中医药大学学报,2005.

[6] 王仰宗. 天人合一生态环境与疾病. 中华实用中西医杂志,2005,18(3):430-433.

[7] 康白,李华军. 微生态学现代理论与应用. 上海科学技术出版社,2012.

[8] Feng WW,Ao H,Peng C,et al. Gut microbiota,a new frontier to understand traditional Chinese medicines. Pharmacol Res,2019,142:176-191.

[9] Jiang DJ,Zhang L,Cao YD,et al. Application of gut microbiotain research of Chinese medicines. China Journal of Chinese Materia Medica,2016,41(17):3218-3225.

[10] Lyu G,Xia LI,Zheng gang S. Simple analysis about the correlation of intestinal flora and transformation and transportation of spleen in TCM. Journal of Pediatrics of Traditional Chinese Medicine,2017,2:27-29.

[11] Xu Z,Liu T,Zhou Q,et al. Roles of Chinese Medicine and Gut Microbiota in Chronic Constipation. Evid Based Complement Alternat Med,2019,(7):9372563.

[12] Yifan KE,Fangxiao MA,Zhong J,et al. Study on the Difference of Intestinal Flora in 19 Patients with Ulcerative Colitis of Different Traditional Chinese Medicine Syndromes[J]. Journal of Traditional Chinese Medicine,2019,(22):51-57.

肠道微生态技术篇

第三十八章

肠道微生态制剂的常用制备技术

第一节　微生态制剂及制备技术概述

本章中的微生态制剂又称为微生态调节剂。中华预防医学会微生态学分会发表的《中国消化道微生态调节剂临床应用共识(2016版)》指出,微生态调节剂是一个内涵比较广泛的术语,具体应包括活菌体、死菌体、菌体成分、代谢物及生长促进物质。国内外较为一致的意见是将微生态调节剂划分为益生菌(probiotics)、益生元(prebiotics)和合生元(synbiotics)三部分,其中益生菌为主要的微生态制剂。本章重点介绍益生菌制剂的常用制备技术。

目前市场上除有极少部分益生菌制剂应用于临床外,绝大部分的益生菌产品为功能食品或保健食品。无论作为何种产品形式,不同地区和国家都具有严格的法规管理体系来规范其开发、生产和销售。普遍接受的益生菌定义是:服用一定数量后,对宿主起有益作用的活的微生物。该定义强调益生菌必须是活的微生物,死菌及其代谢产物则不包括在内。可见,"有益菌株""活菌数量""稳定性"是益生菌制备的关键技术指标。目前许多研究证据证实"活菌数量"与"有效性"呈正相关。

益生菌新产品的开发、生产和销售必须严格遵守相关的法规要求。对于临床用益生菌制剂,各个国家都有药品管理办法,法规要求非常清晰。益生菌功能食品或保健食品需遵循相关食品的法规,而有关益生菌食品的健康声称许可,不同国家却有不同的法规要求。加拿大卫生部和意大利卫生部分别于2009年和2013年出台了食品中的益生菌的一般健康声称指南,允许广泛食用的益生菌,即乳杆菌(*Lactobacillus*)和双歧杆菌(*Bifidobacterium*),每天食用10亿个以上的活菌,可以在产品标签上标注保护肠道健康功能。在我国,为在产品标签上标注健康功能,需要遵守《保健食品管理办法》。该办法对用于保健食品的益生菌类作了如下规定:益生菌是指能促进肠道菌群生态平衡,对人体起有益作用的微生物。依据此办法,益生菌保健食品可获得调节肠道菌群、增强免疫力的功能声称。在美国,可以对功能食品或膳食补充剂进行结构与功能方面的商业宣传,但益生菌食品还未获得任何健康声称许可。2007年7月1日起欧盟实施的《关于食品营养和健康声称》的1924/2006号条例要求,所有益生菌食品的健康作用宣传必须经过欧洲食品安全局的科学性评估,并提交欧盟公开发布(或拒绝)。虽然多个相关产品,包括市场上商业化著名的益生菌菌株,均按要求给欧盟提交了健康声称所需资料,但截至2019年10月因缺乏有效研究证据,还没有一个益生菌菌株的健康作用宣传获得许可。

益生菌制剂的制备技术主要围绕"有益菌株""活菌数量"和"稳定性"三大指标开展研究、开发和生产。"有益菌株"是产品开发的基础,其研究内容主要包括以下阶段:①菌株分离,包括样本的采集、菌株的分离、生理生化和分子生物学鉴定等;②体外筛选,包括菌株的安全性、技术性能和功能评价等;③动物实验评价,即安全性和有效性研究;④临床研究,即安全性和有效性的人群试食研究。上述工作一般由高校、科研机构、企业研发部门完成,基于上述研究形成了有益菌株开发前的文件,包括安全性和有效性的文件等,同时发表论文、申请专利等知识产权保护等。为了使"有益菌株"实现产业化,必须推进"活菌数量"和"稳定性"的开发和生产,"活菌数量"是益生菌的特征指标,也是"有益菌株"发挥有效性的基础,"稳定性"特指在生产过程中菌种的生物学、遗传学特性的稳定,以及产品在货架期内活菌的稳定。这些工作需要在专业的益生菌生产企业完成,主要制备技术包括以下内容:①合适的胁迫处理技术筛选生产用菌种;

②发酵培养技术生产高密度发酵液;③离心收集菌体;④干燥技术生产高活菌数和高稳定性的冻干菌粉;⑤高质量的益生菌产品,包括菌种名称、菌株保藏号、活菌的数量和稳定性、污染物和微生物控制指标等。

第二节 常用菌种的分离筛选

一、常用菌种的来源

人体肠道,主要是与人体共生的肠道生理性细菌或原籍菌,是益生菌的主要来源之一。人体肠道栖息着1 000多种细菌,它们被称为肠道菌群。肠道菌群的各成员之间保持共生或拮抗关系,并随着人生长发育、营养变化、生育和年龄增长而发生生理性演替。这些微生物在体内构成微生态平衡,与人的健康及疾病关系密切相关。当这些正常的肠道菌群受宿主及外在环境影响,其种群数和菌量、活性发生了异常或定位转移时,这些微生态群落中就容易接纳外来菌,使原先的平衡遭到破坏并产生致病性。肠道菌群成员可分为三大类:①与人体共生的生理性细菌。它们为专性厌氧菌,是肠道的优势菌群,其中乳杆菌和双歧杆菌是生理性细菌的重要成员并与人体终生相随,是主要的益生菌来源,具有抑制致病菌、合成维生素、促进营养吸收和免疫调节等共性作用。②与人体共栖的机会致病菌。此类微生物以兼性厌氧菌为主,为肠道非优势菌群,如肠球菌(*Enterococcus*)、肠杆菌(*Enterobacteriaceae*)等,在肠道微生态平衡时是无害的,一旦失调就具有侵袭性,对人体有害;③病原菌。大多为过路菌,长期定植的机会少,微生态平衡时,这些菌数量少,不会致病,如果数量超出正常水平,则可引起人体发病,如变形杆菌(*Bacillus proteus*)、假单胞菌(*Pseudomonas*)和魏氏梭菌(*Clostridium welchii*)等。

传统发酵食品,含有丰富的有益微生物,是益生菌的又一主要来源。自人类的祖先从狩猎、采集转到农业耕作上时,就习惯将多余的食物储存起来。这导致各类微生物在食物上不断地繁殖,其中包括各种发酵过程:它们将食物分解成各种代谢产物,并使食物中富含大量有益微生物,从而延长食物的储存时间,使食物更容易被人体消化吸收。19世纪后期,法国微生物学家巴斯德证实了发酵过程是细菌和酵母菌导致的,其中乳杆菌、链球菌(*Streptococcus*)、片球菌(*Pediococcus*)及酵母菌(*Yeasts*)是传统发酵乳制品、泡菜、香肠、豆制品、酒、面包等的主要微生物,也是有长期食用历史的安全菌种,这些微生物已经广泛地应用于食品的发酵加工中,也有些作为益生菌开发。

二、常用菌种的分离筛选

常用菌种的分离筛选主要基于以下几个标准:①菌株来源于人体或传统发酵食品,食用安全;②菌株应具有较强的耐酸和耐胆汁盐性能,口服后能够通过或部分通过胃部到达肠道;③代谢产物具有抑菌活性;④菌株能够定植或暂时定植于肠道,对此,人们仍有质疑,但不可否认,绝大多数益生菌经口服后,能够暂时定植于肠道,且来源于人体的益生菌更易于在人体肠道定植;⑤良好的技术性能,如菌株具有良好的传代稳定性和发酵能力,可以实现工业化生产。

(一)菌种分离技术

菌种的分离过程包括以下步骤(图38-1):①首先采集新鲜样本(婴幼儿、健康人、长寿人群的粪便或传统发酵食品),厌氧保存,并立即送实验室进行下步菌种的分离;②用乳杆菌、双歧杆菌或其他有益微生物的琼脂平板选择性培

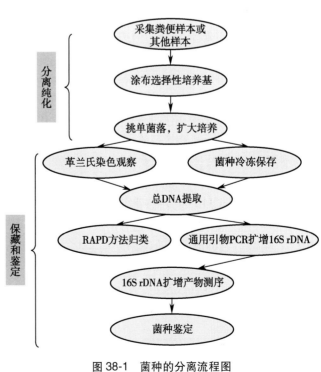

图38-1 菌种的分离流程图

养基直接从样本中分离获得单菌落;③挑单菌落转接到液体培养基,扩大培养,革兰氏染色,制成甘油管冷冻保存;④用乳杆菌、双歧杆菌或其他有益微生物的特异引物进行 PCR 扩增,对得到的特异性扩增片段的菌株初步确认为乳杆菌、双歧杆菌或其他有益微生物;⑤采用随机扩增多态性 DNA(Random Amplified Polymorphic DNA,RAPD)技术对上述初步确认的菌种进行归类;⑥挑选的每个类别的代表性菌株,对通用引物 PCR 扩增的 16S rDNA 片段进行测序;⑦基于测序结果鉴定菌种,例如在 GenBank 中经 BLAST 查找同源性最高的菌株。保藏的分离株则用于后续研究。

(二) 菌种安全性评估

由于益生菌的活菌特性,普遍认为的可能危害包括:①进入血液后引起的人体全身性感染(菌血症和感染性心内膜炎);②产生有害的代谢物对人体产生不良反应;③食用后对敏感个体产生免疫刺激作用;④长期食用后造成所携带耐药基因的分子播散。虽然由益生菌引起的菌血症,产生的有害代谢活性产物和个体免疫刺激作用发生率非常低,但随着抗生素的广泛使用,益生菌的耐药基因可能引起的转移风险目前成为最为关注的益生菌安全性问题。

乳杆菌和双歧杆菌通常被认定为是安全的(generally regarded as safe,GRAS)。即使如此,仍然要对分离获得的乳杆菌和双歧杆菌进行耐药性评估,以区分其是固有耐药或获得性耐药。固有耐药性是指细菌先天性的、对某一种或多种抗生素类物质具有耐药性,该抗性与细菌细胞的遗传进化有关,且不依赖于抗生素的存在,如:一些乳杆菌天生具有万古霉素耐药性。与固有耐药性不同,获得性耐药性是细菌在抗生素的巨大选择压力条件下,通过基因突变、潜伏基因的表达,或细菌通过转化、转导和质粒接合等方式获得抗性基因进而获得耐药性表型。为此,欧洲食品安全局特别制定了食品或饲料微生物针对不同抗生素的耐药折点(breakpoint)。该折点是通过研究不同抗生素在单个分类种或属的细菌群体中的最低抑菌浓度(minimum inhibitory concentration,MIC)的分布,最终设定出来的,其中包括乳杆菌和双歧杆菌对 9 种抗生素的 MIC。将乳杆菌和双歧杆菌分离株对 9 种抗生素的 MIC 值与折点进行比较,如果低于分界值,则该菌种对某抗生素敏感,反之,则该细菌具有某抗生素的耐药性。

(三) 菌种的耐酸和耐胆汁盐性能评估

益生菌制剂只有能够耐受胃酸和肠道内胆盐等物质的消化作用,口服后才能保证大量活菌到达肠道,才有可能对人体发挥促健康作用。因此,菌种的耐酸和耐胆盐性能是益生菌的重要能力之一,一般采用体外人工模拟胃液环境评估筛选菌株的耐受性。具体方法以乳杆菌为例进行说明。

将乳杆菌分离株接种于适宜的液体培养基中 37℃ 培养 16 小时后,于 4℃、2 500rpm 离心 10 分钟,收集菌体,磷酸盐缓冲液(PBS)洗涤后重悬于 PBS 中,取 1.0ml 细胞重悬液至 9.0ml pH 为 3.0 的无菌 PBS 中,37℃ 处理 0、1、2、3 小时后进行活菌计数分析,评估其耐酸能力。如图 38-2 所示,分离株在 pH 3.0 条件下处理 3 小时活菌数仅下降 0.2log CFU/ml,具有很好的耐酸能力。

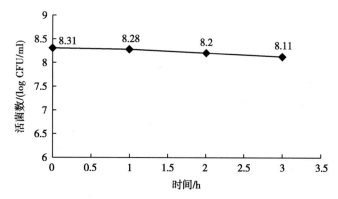

图 38-2 菌种的体外耐酸性能评估结果示例(以乳杆菌为例)

将乳杆菌分离株接种于其适宜的液体培养基中 37℃ 培养 16 小时后,于 4℃、2 500rpm 离心 10 分钟,收集菌体,磷酸盐缓冲液(PBS)洗涤后重悬于 PBS 中,取 1ml 细胞重悬液至 9ml 胆盐浓度分别为 0%、0.5%、1.0% 和 2.0%(g/L)的无菌 PBS 中,于 37℃ 处理 24 小时后进行活菌计数分析。如图 38-3 所示,胆盐浓度在 0%~0.5% 范围内,活菌数几乎没有下降;在 0.5%~1.0% 胆盐浓度范围内,活菌数下降小于 0.5 个数量级;而在 2.0% 胆盐中,活菌数下降较快。由于人体肠道中胆盐浓度低于 1%,故该乳杆菌在人体内具有很好的耐胆汁盐性能。

(四) 代谢产物的抑菌活性

抑菌活性是目前公认的益生菌的有效性之一。人体肠道中定植的乳杆菌和双歧杆菌等乳酸菌,有不

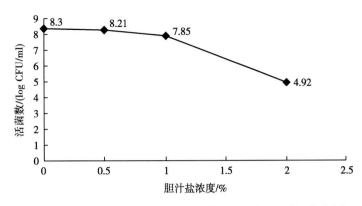

图 38-3　菌种的体外耐胆汁盐性能评估结果示例(以乳杆菌为例)

少菌种具有抑制病原菌、防止胃肠道感染等活性。益生菌的生物拮抗功能主要基于两种机制:一是产生酸性代谢产物(乙酸、乳酸、短链脂肪酸等)降低肠道局部 pH;二是产生具有广谱抗菌作用的物质如亲脂分子、细菌素、过氧化氢、二乙酰、乙醛等。这些物质对肠道内的大肠埃希菌(*Escherichia coli*)、沙门菌(*Salmonella*)、产气荚膜梭菌(*Clostridium perfringens*)等具有抑制或杀灭作用,减少有害物质的产生,降低内毒素,改善肝功能。益生菌产生不同的抗菌成分,对革兰氏阴性和革兰氏阳性菌有不同的作用,如乳杆菌产生的细菌素对革兰氏阳性菌有特异性的抑制,产生的有机酸对革兰氏阴性菌作用更明显。

　　细菌素作为广泛存在于益生菌中的抑菌物质,其研究比较深入。细菌素是由某些细菌在代谢过程中通过核糖体合成产生的一类具有抑菌活性的多肽或前体多肽,其抑菌范围不局限于同源的细菌,产生菌对其细菌素有自身免疫性。目前国内外对细菌素的研究较深入,已经发现了几十种细菌素,已被鉴定的细菌素有 Nisin、Lactacin、Lactocin、Helveticin、Fermenticin、Sakecin、Lacticin、Plantacin、Subticin 等,其中已被广泛应用的是乳酸链球菌素(nisin),也称尼生素。Klaenhammer 把细菌素分为两类,一类是仅对相关菌有抑制作用的窄抗菌谱细菌素,抑菌限于同种不同株;另一类是具有广谱抗菌活性的细菌素,它们对致病菌如肉毒梭菌、李斯特菌等都有抑制作用。基于分子量、热敏感性和是否含有修饰性等因素,可将细菌素分为四类:①小分子热稳定肽;②大分子热不稳定蛋白,可以作为抗原,使机体产生抗体;③羊毛硫菌素类;④依赖于两个或两个以上小肽分子协同作用的细菌素。整体来说,细菌素与抗生素的主要不同在于前者含有蛋白成分且抑菌谱较窄。

　　乳酸菌中的乳杆菌和双歧杆菌均有细菌素被鉴定,乳杆菌细菌素的研究较多。乳杆菌的抗菌作用除了细菌素外,常常由酸、乳过氧化物酶、二乙酰、过氧化氢等末端产物引起。目前已知的乳杆菌细菌素有 plantaricin A、plantaricin B、plantaricin C、plantaricin S、plantaricin T、plantaricin BN、sakacin A、sakacin M、sakacin P、lactocin S、curvacin A、brevicin、helventicin J 等 20 多种。它们的分子量、生化特性、敏感范围及作用方式差异较大,如 lactacin F 的分子量仅为 2 500U,cascicin 80 则高达 42 000U;helventicin V-1829 仅耐温和热(45℃,120min),brevicin 则能够耐 120℃至少 60min;plantaricin B 和 bavaracin MN 适合在固体培养基中产生,而 lactocin 27 在液体和固体培养基中均可产生,其他细菌素则适合在液体培养基中产生;cascicin 80、plantaricin BN 和 bavaracin MN 的抑菌谱很窄,仅抑制与产生菌同种的其他菌株,而其他乳杆菌细菌素抑菌谱较广。

　　双歧杆菌的抑菌作用被认为是,其可在肠道内优先定植间接排挤有害菌,合成产物中的短链脂肪酸(主要为乙酸和乳酸)直接抑制有害菌或者降低 pH 形成不利于有害菌的生存环境。也有学者认为双歧杆菌细菌素在杀菌过程中发挥了重要作用,但这方面的研究较少。目前已知的双歧杆菌细菌素包括 Bididin(分离自两歧双歧杆菌,是一种热稳定的抗体)、Bifilong(分离自长双歧杆菌,热稳定,广谱抑菌)及从其他菌种中分离出的类似产物等。对双歧杆菌细菌素的研究还局限于细菌素本身的性质和抑菌实验的探讨上,其生化特性、遗传特性、基因调控、生理作用机理、毒理实验,以及应用开发都需要更深入的研究。

　　总体上来说,益生菌分泌的可能抑菌物质主要包括有机酸(乙酸、乳酸等)、细菌素(小分子多肽和大分子蛋白质)和其他小分子(过氧化氢、乙醛等),不同的菌种依靠分泌不同的抑菌物质产生抑菌作用。

（五）益生菌能够定植或暂时定植于肠道

一般认为,益生菌黏附于肠上皮细胞表面,定植形成稳定的菌群,对宿主发挥营养、代谢、免疫、抗衰老等一系列生理作用,黏附是其发挥生物屏障功能的基础。同时,黏附也是感染性细菌致病的第一步,如果能抑制病原菌对人体细胞的黏附,往往能抑制病原菌的致病作用。因此,研究益生菌的黏附及其对病原菌黏附的抑制作用,将有助于进一步探讨益生菌的生物屏障机制,对益生菌制剂的研究与开发具有非常重要的意义。

肠道黏膜层主要含有糖蛋白或黏蛋白、糖脂、免疫球蛋白和电解质等,为具有保护肠道免受机械损伤、阻止细菌感染的机械屏障和生物屏障。黏蛋白的糖残基是细菌细胞膜受体的配体,其结合方式与肠道健康功能密切相关。乳杆菌和双歧杆菌是最常用的益生菌,这两个属都是革兰氏阳性乳酸菌,且具有共同的细胞表面分子,如脂磷壁酸(LTA)、表面层相关蛋白(SLAPs)和黏膜结合蛋白(Mubs)等,这些表面分子对与肠道黏膜层的结合发挥了重要的作用。

特定双歧杆菌的黏附定植与人的年龄密切相关,在2个月婴儿肠道中的黏附能力(11.5%)明显高于6个月婴儿(8.6%)和成年人(4.2%),这种定植差异性可能与不同年龄段人群肠道黏膜的组成不同相关。

第三节　常用菌种的生产要求

生产用菌种应为国家相关法规允许使用的菌种,一般应为来源明确、并已委托专业的菌种保藏机构长期保存的菌株。

一、菌种鉴定

对于乳杆菌和双歧杆菌,可参照轻工业行业标准 QB/T 5165—2017《食品用乳酸菌鉴定技术指南》,方法如下:

（一）菌体形态特征观察

简单染色或革兰氏染色后在显微镜下观察菌体形态。乳杆菌属菌种常见形态特征为:形态多样,呈长杆状、弯曲杆状或短杆状,无芽孢。双歧杆菌属菌种常见形态为:形态多样,呈短杆状、纤细状或球形,可形成各种分支或分叉形态。

（二）生理生化特性鉴定

采用细菌鉴定试剂盒鉴定菌种。

（三）遗传特性鉴定

1. 乳杆菌　以细菌通用引物 S1 扩增 16S rDNA 全长约 1 500bp(表 38-1),扩增产物测序后序列比对。或以乳杆菌属特异性引物 S2 扩增 16S rDNA 部分序列约 500bp(表 38-1),扩增产物测序后序列比对。

2. 双歧杆菌　以双歧杆菌属特异性引物 S4 扩增 16S rDNA 部分序列约 900bp(表 38-1),扩增产物测序后序列比对。

二、菌种种子批管理

生产用菌种管理应采用种子批管理系统,包括原始种子批、主种子批和工作种子批。

（一）原始种子批

原始菌种应标明菌种来源、历史和生物学特性,并经充分鉴定后,委托专业的菌种保藏机构长期保存。原始菌种经鉴定后应及时冻干,并设置适宜的保存期限,到期应重新筛选、复壮、再保存。原始种子批用于制备主种子批。

（二）主种子批

原始种子在适宜的培养基上,经活化、传代后冻干保存,并通过镜检观察、生化鉴定和遗传特性鉴定合格后可作为主种子批。从原始种子批到主种子批传代不应超过 10 代。主种子批用于制备工作种子批。

表38-1 乳杆菌和双歧杆菌遗传特性鉴定用引物及PCR扩增条件

引物名称	序列	PCR反应体系	PCR反应程序
S1	5'-agagtttgatcctggctcag-3' 5'-acggctaccttgttacgactt-3'	10×PCR缓冲液(Mg^{2+} Plus)5μl,模板1μl,引物各0.4μmol/L,Taq DNA聚合酶1.5units,dNTPs 0.2mmol/L,无菌双蒸水补充至50μl	95℃预处理5min、95℃变性1min、55℃退火1min、72℃延伸1min 30s,30个循环后,72℃延伸10min,最后冷却到4℃保存
S2	5'-ggaaacag(a/g)tgctaa tac-cg-3' 5'-caccgctac acatggag-3'	10×PCR缓冲液(Mg^{2+} Plus)5μl,模板1μl,引物各0.4μmol/L,Taq DNA聚合酶1.5units,dNTPs 0.2mmol/L,无菌双蒸水补充至50μl	95℃预处理5min、94℃变性1min、51℃~61℃退火1min(每个循环后降低0.5℃,20个循环);94℃变性1min、58℃退火1min、72℃延伸2min,23个循环后,72℃延伸4min,最后冷却到4℃保存
S4	5'-ataatgcggccgcacgggcggtgtg-trc-3' 5'-taatagcggccgcagcmgccgcg-gtaatwc-3'	10×PCR缓冲液(Mg^{2+} Plus)5μl,模板1μl,引物各0.4μmol/L,Taq DNA聚合酶1.5units,dNTPs 0.2mmol/L,无菌双蒸水补充至50μl	94℃预处理4min、94℃变性1min、45℃退火1min、72℃延伸1min,执行30个循环后,72℃延伸4min,最后冷却到4℃保存

（三）工作种子批

主种子批在适宜的培养基上经活化、传代后,经甘油管保存,作为工作种子批。从主种子批到工作种子批传代不应超过5代。工作种子批经遗传特性鉴定和纯度检验合格后方可用于生产。

第四节 常用菌种的发酵培养技术

实现高密度发酵培养是近年来发酵工业的重要目标与方向之一,也是益生菌能否以尽可能低的成本实现规模化生产的关键因素。而影响益生菌高密度培养的因素非常多,如菌体生长所需的营养物质、发酵过程中各种代谢产物甚至生长抑制物的积累、溶氧浓度、培养温度、发酵液的pH、补料方式及发酵液流变学特性等。目前,国内外实现益生菌高密度培养的技术主要有补料分批培养、透析培养及膜过滤培养等。

补料分批培养是根据菌株初始培养基和生长的特点,在分批培养的某个阶段以某种方式间歇地或连续地补加新鲜培养基,使菌体及其代谢产物的生产时间延长的培养方式。例如,采用补料分批培养法对德氏乳杆菌(*Lactobacillus delbruckii*)进行高密度培养,获得了较高的菌体密度,菌体干重达到3.9g/L,较分批培养提高43.8%。

透析培养是通过半透膜有效地去除培养室中有害代谢产物,同时向培养液提供充足的营养物质的培养方式。Osborne在1977年首次将透析用于乳杆菌培养,获得了1×10^{11}CFU/ml的高菌体密度,相当于30~40g/L(细胞干重)。

膜过滤培养则是在培养装置上附加一套膜过滤系统,用泵使发酵液流过过滤器,将菌体截留,滤液流出培养体系,同时添加新鲜培养基的培养方式。有研究开发了一种搅拌陶瓷膜反应器用于乳酸乳球菌高密度发酵,产菌量可达140g/L。

在以上所述培养技术中,补料分批培养可以减轻底物抑制,并降低染菌概率和避免遗传不稳定性,最终达到细胞高密度培养。该培养方式只需一步改进发酵工艺就可投入生产,因此现今它已被广泛地应用于研究和生产的发酵工艺中,特别应用于各种微生物的高密度培养。而结合透析和膜过滤的补料分批培养方式在实验室中应用得较为成功。有报道采用该技术可使得保加利亚乳杆菌的实验室发酵水平达到18.6g/L(细胞干重),由于有效分离了乳酸副产物,发酵结束时菌体的存活率超过95%。但目前该工艺在大规模工业化生产中应用还有一段距离,尚需在该工艺进行中,对其试放大;并开发相关成套设备,以推进该工艺在产业化中的应用。

第五节 常用菌种的干燥技术

益生菌的有效性与活菌数量及其稳定性关系非常密切,为提高益生菌的存活能力和稳定性,菌种以干燥低温休眠方式更易于活菌保存。研究多以益生性状整合技术和代谢调控策略等措施开发高稳定性能的益生菌,并探索应用喷雾干燥技术制备益生菌活菌粉。虽然喷雾干燥技术可应用于益生菌的干燥,但对绝大多数菌株而言,以下两种技术为当前的产业化应用和开发的热点。

一、冻干活性保护技术

该技术已广泛应用于益生菌活性保护并开发了大规模生产工艺。由于冻干过程中不可避免因为冰晶形成及细胞膜局部脱水过度等造成对细胞膜的机械损伤,影响细胞活性甚至导致细胞的死亡。冻干保护剂的选择和配比对于提高益生菌的存活率和稳定性具有重要意义。

目前,国内外使用的冻干保护剂主要有脱脂乳、麦芽糖糊精、可溶性淀粉等大分子保护剂,含有多个羟基的糖醇类小分子物质,如甘油、蔗糖、乳糖、葡萄糖、海藻糖、山梨醇,以及抗氧化剂,如抗坏血酸、半胱氨酸、大豆黄酮和皂苷等。由于单一抗冻保护剂均有其优缺点,保护剂的配比对于保护菌体活性非常重要,但是不同的微生物由于表面组成不同,对于冻干保护剂的选择和配比有一定的要求。另外,冻干工艺的优化对益生菌存活率的提高也具有重要意义。

二、微胶囊制备技术

随着益生菌健康作用的深入人心,益生菌不仅应用于冷链保存产品中,还可以开发应用于饼干、麦片、糖果、奶粉等常温保存的产品中,为此,提高益生菌的加工、贮存及口服到达肠道的活菌稳定性能,微胶囊制备工艺应运而生,现已有多个益生菌公司拥有专利技术。近年来,微胶囊制备技术的研究热点主要有以下内容:

(一) 喷雾干燥法

处理量大,适宜工业化生产,但包埋率低,乳酸菌分散不均匀,另外,微胶囊生产过程中,高温易使菌损伤较大,死亡率高,对益生菌细胞具有很高要求。

(二) 流化床法

条件温和,操作简单,但微胶囊生产过程中的空气对菌粉中的抗氧化剂影响很大,不利于菌的后期稳定性。

(三) 挤压法

挤压法颗粒包埋效果好,但该方法产率较低,所制得的菌粉水分较高。

(四) 界面聚合法和相分离凝聚法

界面聚合法使用的交联剂对菌体的活性影响较大,而相分离凝聚法实现工业化极其困难。另外,这两种方法包埋所得的菌粉中水分含量均太高,不利于菌的稳定性。

(五) 双层包埋法

先在益生菌表面包覆蛋白质、糊精等大分子物质,然后再在外面包覆具有肠溶性的胶体,并进行冷冻干燥。这样可使益生菌受损较少,菌粉水分也较低,从而稳定性得到大大提高。另外,双层包埋技术与冷冻干燥工艺直接耦合,节省工序,降低了生产成本。加工过程中如何保证活菌损耗少,且成品水分低、确保绝大多数活菌到达肠道是该工艺技术成功的关键。

第六节 益生菌制剂的质量要求

目前市场上的益生菌制剂有多种形式,从传统的发酵食品、保健食品或补充剂到药品。作为药品的益生菌制剂必须遵循生物制剂中的微生态制剂的质量要求,生产设施和质量按《药品生产质量管理规范》要求实施;作为保健食品的益生菌制剂必须遵循《益生菌类保健食品申报与审评规定》,生产设施和质量按《食品生产许可管理办法》要求实施;作为食品的益生菌需遵循《可用于食品的菌种名单》,其生产设施和质量需按《食品生产许可管理办法》要求实施。

无论何种产品形式,必须满足以下几点共性的质量要求:①菌种来源、名称及鉴定报告;②菌株号,并在专业保藏机构保存;③生产日期及货架期内产品的活菌数,现在越来越多的益生菌产品以固体制剂,如片剂、胶囊、粉末等形式存在,以确保活菌稳定;④推荐的保存方法,温度越低越利于活菌稳定,但随着技术的发展,室温保存也能保证稳定性能;⑤推荐剂量,虽然一般推荐每天食用 10 亿至 100 亿个活菌,但近年来,越来越多的研究认为,活菌数量与有效性呈正相关。

（杭晓敏）

参 考 文 献

[1] Anekella K,Orsat V. Optimization of microencapsulation of probiotics in raspberry juice by spray drying. LWT-Food Science and Technology,2013,50:17-24.

[2] Cassani L,Gomez-Zavaglia A,Simal-Gandara J. Technological strategies ensuring the safe arrival of beneficial microorganisms to the gut:From food processing and storage to their passage through the gastrointestinal tract. Food Res Int,2020,129:108852.

[3] de Vrese M,Schrezenmeir J. Probiotics,prebiotics,and synbiotics. Adv Biochem Eng Biotechnol,2008,111:1-66.

[4] Doron S,Snydman DR. Risk and safety of probiotics. Clin Infect Dis,2015,60 Suppl 2:S129-134.

[5] Douillard FP,de Vos W M. Biotechnology of health-promoting bacteria. Biotechnol Adv,2019,37:107369.

[6] Govender M,Choonara YE,Kumar P,et al. A review of the advancements in probiotic delivery:Conventional vs. non-conventional formulations for intestinal flora supplementation. AAPS PharmSciTech,2014,15:29-43.

[7] Makinen K,Berger B,Bel-Rhlid R,et al. Science and technology for the mastership of probiotic applications in food products. J Biotechnol,2012,162:356-365.

[8] Pandey KR,Naik SR,Vakil BV. Probiotics,prebiotics and synbiotics- a review. J Food Sci Technol,2015,52:7577-7587.

[9] Sanders ME. Probiotics in 2015:Their scope and use. J Clin Gastroenterol,2015,49 Suppl 1:S2-6.

[10] Shokryazdan P,Faseleh Jahromi M,Liang JB,et al. Probiotics:from Isolation to application. J Am Coll Nutr,2017,36:666-676.

[11] Vyas U,Ranganathan N. Probiotics,prebiotics,and synbiotics:gut and beyond. Gastroenterol Res Pract,2012,2012:872716.

[12] Yadav R,Shukla P. An overview of advanced technologies for selection of probiotics and their expediency:A review. Crit Rev Food Sci Nutr,2017,57:3233-3242.

[13] 中华预防医学会微生态学分会. 中国消化道微生态调节剂临床应用专家共识(2016 版). 中华临床感染病杂志,2016,9:193-206.

第三十九章

益生菌、益生元及合生元制剂的临床应用

第一节　益生菌制剂临床应用概述

随着对肠道菌群与人体健康关系研究的深入,益生菌制剂在肠道相关疾病中的应用越来越广泛。国内外对益生菌制剂的临床效果都进行了循证评价并制定了应用指南或共识意见。

2014年,由国际益生菌和益生元科学协会(International Scientific Association for Probiotics and Prebiotics, ISAPP)就益生菌的应用发表了专家共识意见。其中,应用广泛、临床研究多的核心益生菌是乳杆菌(*Lactobacillus*)和双歧杆菌(*Bifidobacterium*),其更多的是在食品或补充剂中应用,而非临床药品,并给出了2个一般健康功能的应用意见,即支持健康的消化道和健康的免疫系统功能。其中前者有大量采用相同菌种不同菌株、高质量多中心的临床研究证据,证明益生菌能够通过非菌株特异性地对感染性腹泻、抗生素相关性腹泻、便秘、肠易激综合征、腹痛腹胀、溃疡性结肠炎和坏死性小肠结肠炎等消化道疾病有改善功能。而在支持健康的免疫系统方面,如改善过敏、湿疹等症状,相关研究还不太多,可能存在菌株特异性机制。对于其他的健康功能,如对生殖系统、口腔、肺、皮肤和菌-肠-脑轴-中枢神经系统等的健康作用,益生菌也展现出非常好前景,但仍需深入研究。

耶鲁大学和哈佛大学先后于2005年、2008年、2011年及2015年制定更新了益生菌的临床应用专家共识意见,给出了包括乳杆菌、双歧杆菌、布拉酵母菌(*Saccharomyces boulardii*)、大肠埃希菌(*Escherichia coli*)Nissle 1917等四大类菌种在肠道疾病(腹泻、肠易激综合征、炎性肠病、坏死性小肠结肠炎、放射性肠炎)、免疫疾病(免疫反应、过敏性湿疹)、阴道炎及肝病等中的应用意见。

2016年,中华预防医学会微生态学分会首次制定了《中国消化道微生态调节剂临床应用专家共识(2016版)》,给我国药品用微生态制剂,包括乳杆菌、双歧杆菌、肠球菌(*Enterococcus*)、链球菌(*Streptococcus*)、芽孢杆菌(*Bacillus*)、酪酸梭菌(*Clostridium butyricum*)和布拉酵母菌等七大类菌种,在肠道疾病(抗生素相关性腹泻、肠易激综合征、炎性肠病、结直肠癌)、幽门螺杆菌(*Helicobacter pylori*)相关性胃炎、非酒精性脂肪肝和代谢性疾病、肝硬化、肝衰竭与肝移植等疾病中的应用意见。

2017年,世界胃肠病学组织(World Gastroenterology Organisation, WGO)更新发布了益生菌和益生元的全球指南(World Gastroenterology Organisation global guidelines, probiotics and prebiotics, 2017),给出了包括乳杆菌、双歧杆菌及其发酵酸奶,以及混合菌制剂、肠球菌、链球菌、芽孢杆菌、布拉酵母菌、大肠埃希菌Nissle 1917等七大类菌种在肠道疾病(腹泻、炎性肠病、肠易激综合征、乳糖不耐症、坏死性小肠结肠炎、功能性便秘)、抗生素联合使用清除幽门螺杆菌感染、肝病、免疫反应等疾病中的应用意见。

欧洲初级保健肠胃病学会(European Society for Primary Care Gastroenterology, ESPCG)2013年首次发布、2018年更新的《益生菌在下消化道症状管理中的应用国际共识》,给出了益生菌对下消化道,包括腹痛、腹泻、腹胀、便秘等的应用意见。该共识认为,特定的益生菌可以减轻肠易激综合征患者的胃肠道症状,预防由抗生素和幽门螺杆菌根除治疗引发的腹泻,并显示了良好的安全性。

2019年中华医学会老年医学分会制定了《肠道微生态制剂老年人临床应用中国专家共识(2019)》,给我国药品用微生态制剂(包括乳杆菌、双歧杆菌、肠球菌、链球菌、芽孢杆菌、酪酸梭菌和布拉酵母菌等七大类菌种)对老年人常见的肠道疾病(炎性肠病、肠易激综合征、急性感染性腹泻、抗生素相关性腹泻、慢性

便秘)、肝硬化、肿瘤放化疗、代谢性疾病及老年危重症中的应用意见。

乳杆菌和双歧杆菌广泛应用于食品、补充剂或药品中。且不同的菌株通过类似机制发挥同样临床疗效,而非菌株的特异性作用机制。欧洲食品安全局也发表声明,认为酸奶改善乳糖不耐受患者的乳糖消化能力归功于酸奶发酵剂的 2 种菌——保加利亚乳杆菌(*Lactobacillus bulgaricus*)和嗜热链球菌(*Streptococcus thermophilus*)共同产生乳糖酶,而非具体菌株的特异性作用。加拿大卫生部和意大利卫生部分别于 2009年和 2013 年出台了食品中的益生菌的一般健康声称指南,允许广泛食用乳杆菌和双歧杆菌,每天食用 10亿个以上的活菌,具有肠道健康功能,而非具体菌株的特异性功效。耶鲁-哈佛《益生菌的应用共识意见》及世界胃肠组织《益生菌和益生元的全球指南》均对乳杆菌和双歧杆菌的混合制剂进行了循证评价,显示其有意义的临床疗效,特别在炎性肠病和肝病中的应用。

布拉酵母菌是最常用的酵母益生菌,主要给出了其在腹泻及降低幽门螺杆菌治疗相关副作用中的应用。大肠埃希菌 Nissle 1917 对缓解溃疡性结肠炎有临床疗效。我国药品用微生态制剂使用的菌种还有芽孢杆菌,如地衣芽孢杆菌(*Bacillus licheniformis*)、蜡样芽孢杆菌(*Bacillus cereus*)、凝结芽孢杆菌(*Bacillus coagulans*)和枯草芽孢杆菌等(*Bacillus subtilis*),以及酪酸梭菌,主要在肠易激综合征、肝病等疾病中的应用。

第二节　益生菌的作用机理

益生菌核心特征在于其有益健康的功能属性。几十年来,益生菌的功效具有菌株特异性是科学研究的基石。毫无疑问,确实只有少数菌株具有一些重要的作用机理,但是,随着科学研究的进步,有越来越多的证据证明某些种属的益生菌具有共性的作用机理,一些临床效果也证实了这些机理,提示益生菌的功效还是具有属水平、种水平或亚种水平的特异性。虽然人群试验对证实益生菌的功效是必要的,但是,如果一个菌株属于深入研究的种属、且通过共性的作用机理发挥健康功效,那这个菌株即使没有人群功效性的研究,也应该符合益生菌的最低标准,表 39-1 为乳杆菌和双歧杆菌共性的健康作用机理。

表 39-1　乳杆菌和双歧杆菌共性的健康作用机理

健康作用机理	革兰氏阳性菌	双歧杆菌	双歧杆菌-某些种	乳杆菌	乳杆菌-某些种
代谢产乙酸和乳酸		√			
代谢产乳酸				√	
表面相关蛋白					√
黏膜结合蛋白			√	√	
脂磷壁酸	√				
Toll 样受体	√				
植酸酶依赖的菌毛蛋白			√		√
纤维连接蛋白					√
乳糖肽					√
CpG DNA			√		√
合成维生素			√		√

"√"表示该菌的健康作用机理

从宿主角度来说,益生菌的有益健康作用机理主要表现为调节宿主共生菌群组成和活性、增强肠上皮屏障功能、调节免疫功能及系统代谢反应,以及通过中枢神经系统的信号传导机制(脑-肠轴)等。

（一）调节或至少暂时调节宿主共生菌群组成和活性

绝大多数益生菌是乳酸菌,如乳杆菌和双歧杆菌,具有广谱的抑制病原菌增殖活性,通过代谢产乙酸、乳酸等有机酸及细菌素等活性物质抑制致病菌,竞争性利用营养物质,以及改变肠道代谢产物,阻止病原菌入侵。还有一些乳酸菌通过消化能力,如消化乳糖的能力,改善由乳糖引起的肠道微生物紊乱。一些好氧的益生菌,如芽孢杆菌则是通过消耗肠道内氧气建立无氧环境调节肠道有益菌与有害菌的数量,以维持宿主共生菌群平衡。

(二) 增强肠上皮屏障功能

增强肠上皮屏障功能主要包括增强肠道紧密连接功能而降低肠道通透性,以及改善肠上皮细胞增殖或抑制细胞凋亡两个方面的机制。

目前,体外多采用单层细胞模型,如 Caco-2 细胞、HT-29 细胞等,进行肠上皮屏障相关研究。益生菌增强肠道紧密连接功能以降低肠道通透性的机理主要包括以下几个方面:①益生菌可以提高单层细胞跨膜电阻、诱导一些紧密连接蛋白[如密封蛋白(claudin)、闭合蛋白(occludin)]等的分泌以降低细胞间通透性,增强紧密连接功能,保护肠上皮屏障;②也可以通过抑制多种细胞因子如 IL-6、IFN-γ、一氧化氮等的信号传导通路,调节紧密连接蛋白的表达,达到增强肠上皮屏障功能的目的;③还可以通过促进抗炎细胞因子 IL-10、TGF-β、IL-4 等的分泌,抑制炎症介质的分泌以阻止病原菌、促炎因子、内毒素等物质对紧密连接蛋白的破坏,抑制细胞因子信号通路介导的肠黏膜损伤,恢复肠黏膜屏障的完整性;④此外,益生菌还可以通过上调热休克蛋白 HSP72、HSP25 的表达发挥对紧密连接蛋白的保护作用,并通过活化 PI3k/Akt 信号通路增强上皮细胞屏障。

细胞凋亡是机体维持内环境稳态,去除异常细胞而发生的一种有序的细胞死亡,是机体正常的生理现象。当大量病原菌在机体肠道内增殖时,会引发肠上皮细胞的异常凋亡以促进病原菌破坏肠黏膜屏障,进入深层肠组织。益生菌可以通过抑制病原菌引起的肠上皮细胞凋亡,保护肠黏膜屏障,其作用机理主要包括以下 3 个方面:①病原菌感染后刺激机体产生 TNF-α、IFN-γ 等炎症因子,导致肠上皮细胞凋亡增加,益生菌通过抑制这些炎症因子的产生,阻断细胞凋亡;②益生菌通过活化 Akt/PKB 信号通路,抑制 p38/MAPK 的表达,调控凋亡基因如 Bcl-2 等的表达,抑制或阻断细胞凋亡;③益生菌还可通过调控凋亡基因和凋亡抑制基因如死亡受体、caspase 及 Bcl 等的表达,调节基因转录与蛋白质合成,从而阻断凋亡的发生。

(三) 调节免疫功能

所有益生菌都是与免疫系统的模式识别受体(如 Toll 样受体)相互作用而发挥免疫调节功效。主要通过与单核细胞、巨噬细胞和树突状细胞的相互作用,对免疫系统发生非特异性和特异性的影响,从而进一步调节辅助性 T 细胞和调节性 T 细胞的平衡或由 B 细胞产生抗体。

益生菌能增强非特异性免疫的功能,包括中性粒细胞的吞噬活性和 NK 细胞的细胞毒性,两种细胞的活化也可能与益生菌的抗感染和抗癌能力有关,而巨噬细胞是引起机体非特异性免疫的重要因素,可分泌细胞因子、促进免疫细胞的增殖、分化或增强免疫反应。益生菌也可激活 NK 细胞,如鼠李糖乳杆菌(Lactobacillus rhamnosus)能使人体内 NK 细胞数量增多,干酪乳杆菌(Lactobacillus casei)能增强 NK 细胞的细胞毒性。此外,益生菌的细胞壁成分如脂磷壁酸能刺激巨噬细胞通过表面吞噬作用受体如 Toll 样受体分泌 TNF-α 和 IL-10。

特异性免疫分为细胞免疫和体液免疫,细胞免疫是以淋巴细胞中的 T 细胞为核心的免疫应答反应,体液免疫是以特异性抗体(IgA、IgG、IgM 和 IgD)起主要作用的免疫应答反应。在特异性免疫中,益生菌通过刺激机体产生细胞因子来刺激 B 细胞分泌 IgA,增加机体 IgG 的分泌,抑制 IgE 的产生,活化辅助性 T 淋巴细胞和巨噬细胞等进行调节。益生菌的特异性免疫机制与菌株有关,不同菌株可以诱导产生不同的细胞因子。

(四) 调节系统代谢反应

除了在肠道的直接代谢反应外,益生菌还会诱导系统代谢反应,如通过胆盐水解酶活性调节饱腹感和内分泌,该作用机制取决于益生菌的胆盐水解酶活性,具有菌株特异性。

胆汁酸是胆固醇分解代谢的最终产物,其通过激活内源性法尼醇 X 受体(farnesoid X receptor,FXR)和胆汁酸 G 蛋白偶联受体信号通路,参与糖及脂类的代谢。胆汁酸激活 FXR 在肠道内刺激成纤维细胞生长因子 15/19 的合成参与脂质和碳水化合物的代谢,维持体内血脂、血糖和胆汁酸的平衡。益生菌可通过其胆汁酸水解酶活性影响胆汁酸代谢,可将初级胆汁酸转化为可活化的次级胆汁酸,激活饱腹感激素,发挥降低食欲、减少食物摄入量、促进体重减轻和内脏脂肪减少的有益作用;另外,可活化的次级胆汁酸还可刺激肠道细胞分泌胰高血糖素样肽-1,促进胰岛素分泌,调节内分泌功能,改善体内系统代谢反应。

(五) 通过中枢神经系统的信号传导机制

近年来,益生菌也被发现对中枢神经系统的信号传导显示出各种直接和间接的作用机制,如通过色氨酸相关产物、γ-氨基丁酸等改善大脑健康功效。

5-羟色胺作为一种抑制性神经递质,能够调节人类神经活动,产生令人愉悦的情绪,当人体内 5-羟色胺水平较低时便会引发抑郁。色氨酸为合成 5-羟色胺的前体物质,益生菌可以通过提高色氨酸合成来促进 5-羟色胺的合成;一些乳杆菌和双歧杆菌也能够分泌抑制神经递质的 γ-氨基丁酸,从而较好地缓解精神压力、调节情绪。

上述(一)至(三)作用机制研究较为深入,在某种程度上来说,也是益生菌的共性作用机制。(四)和(五)是近年来的研究热点,随着共生微生物对人体健康研究的深入,越来越多的研究发现微生物-肠-代谢、微生物-肠-脑轴与中枢神统相互关系,从而筛选益生菌以改善系统代谢和大脑健康。

第三节　益生菌制剂的临床应用

正如前述,多个共识意见均同意益生菌临床应用于肠道疾病中,对此内容,本节不再详述。这里重点介绍益生菌在幽门螺杆菌感染、肝病、免疫反应性疾病、代谢性疾病及与神经系统相关疾病的临床应用进展。

一、幽门螺杆菌感染

抗生素治疗幽门螺杆菌感染的同时,加用益生菌辅助治疗,可降低抗生素治疗的副作用、改善治疗的依从性、提高幽门螺杆菌的清除率、降低复发率等。2017 年世界胃肠组织出台了益生菌和益生元的全球指南给出了 7 个益生菌在幽门螺杆菌感染中的临床应用实例,具体见表 39-2。

表 39-2　益生菌在幽门螺杆菌感染中的临床应用实例

序号	菌种、低聚糖	剂量/d	推荐临床研究流行病学方法	临床应用效果
1	鼠李糖乳杆菌 GG	60 亿个	随机临床研究	降低一线治疗副作用
2	乳双歧杆菌(*Lactobacillus lactentis*) DSM15954、鼠李糖乳杆菌 GG	1 亿~100 亿个	随机临床研究	降低治疗副作用
3	罗伊氏乳杆菌(*Lactobacillus reuteri*) DSM17938	1 亿个	随机临床研究	降低左氧氟沙星二线治疗副作用
4	混合菌:嗜酸乳杆菌(*Lactobacillus acidophilus*)、保加利亚乳杆菌、两歧双歧杆菌(*Bifidobacterium bifidum*)、嗜热链球菌和低聚半乳糖	15 亿个	随机临床研究	改善序贯治疗依从性
5	嗜酸乳杆菌 粪肠球菌(*Enterococcus faecalis*) 枯草芽孢杆菌	500 万个 250 万个 5 000 个	非随机临床/随访研究	改善一线治疗清除率
6	布拉酵母菌 CNCM I-745	50 亿个	随机临床系统性回顾	降低治疗副作用
7	克菲尔酸奶(Kefir)	250ml	非随机临床/随访研究	降低治疗副作用

但是,益生菌制剂在幽门螺杆菌的辅助治疗临床效果可能与所用的益生菌菌株、抗生素种类、二者剂量和服用时间密切相关。

二、肝病

耶鲁-哈佛大学专家共识、《中国消化道微生态调节剂临床应用专家共识（2016 版）》及 2017 年世界胃肠组织益生菌和益生元的全球指南等均给出了益生菌在肝病中的临床应用意见，可一级预防和二级预防肝性脑病的发生、改善初发肝性脑病症状、下调转氨酶活性、改善胰岛素抵抗指数及非酒精性脂肪性肝病组织学活性指数等，具体见表 39-3，由表中可见，多个乳杆菌和双歧杆菌的混合菌制剂可预防肝性脑病、调节转氨酶活性等功能。

表 39-3　益生菌在肝病中的临床应用实例

肝病	菌种	剂量/d	推荐临床研究流行病学方法	临床应用效果
肝性脑病	混合菌：植物乳杆菌（*Lactobacillus plantarum*），干酪乳杆菌、嗜酸乳杆菌、保加利亚乳杆菌、婴儿双歧杆菌（*Bifidobacterium infantis*）、长双歧杆菌（*Bifidobacterium longum*）、短双歧杆菌（*Bifidobacterium breve*）、嗜热链球菌	1 亿个	随机临床研究	一级预防肝性脑病 二级预防肝性脑病
	酸奶（含有嗜热链球菌、保加利亚乳杆菌、嗜酸乳杆菌、双歧杆菌、干酪乳杆菌）	12 盎司（约 340g）	随机临床研究	改善初发肝性脑病症状
非酒精性脂肪性肝病	酸奶（含有嗜热链球菌、保加利亚乳杆菌、嗜酸乳杆菌、双歧杆菌）	300g	非随机临床/随访研究	下调转氨酶活性
	混合菌（干酪乳杆菌、鼠李糖乳杆菌、嗜热链球菌、短双歧杆菌、嗜酸乳杆菌、长双歧杆菌、保加利亚乳杆菌）和低聚果糖	1 000 万个	非随机临床/随访研究	下调转氨酶活性、改善胰岛素抵抗指数
非酒精性脂肪性肝炎（NASH）	保加利亚乳杆菌和嗜热链球菌	5 亿个	非随机临床/随访研究	下调转氨酶活性
	长双歧杆菌和低聚果糖	50 亿个	随机临床研究	下调转氨酶活性、改善非酒精性脂肪性肝炎（NASH）组织活力指数

三、免疫反应性疾病

肠道微生物是促进出生后免疫系统成熟和诱导免疫平衡的重要因素。肠道微生物信号刺激肠道免疫系统的发育，这一作用具有年龄依赖性，在生命早期尤其重要。遗传因素、产前母亲暴露环境、分娩方式、喂养方式等可能通过影响肠道微生物定植演替进而影响到以后许多免疫反应的结局。基于动物实验及临床试验，耶鲁-哈佛大学专家共识建议对于有过敏或哮喘家族史的儿童，在其母孕后期及婴儿期使用益生菌，可降低疾病风险，但缺乏证据推荐具体的菌株、剂量及疗程。临床试验使用的菌种有植物乳杆菌、乳双歧杆菌、约氏乳杆菌（*Lactobacillus johnsonii*）等。对于没有高危家族史的家庭并不作为常规推荐。同时耶鲁-哈佛大学专家共识还给出了鼠李糖乳杆菌 GG 和乳双歧杆菌可治疗和预防牛奶过敏性湿疹的临床应用意见。

四、代谢性疾病

肥胖是近 30 年来世界范围内增长速度最快的健康问题，肥胖患者比正常人更易受到 2 型糖尿病、高血压、脂代谢紊乱等疾病的威胁,但其发病机制尚不清楚。肠道微生物对能量代谢的调节作用逐渐引起肥胖、糖尿病等代谢紊乱性疾病领域专家们的关注,肠道微生物失调会增加肥胖、代谢综合征、糖尿病、脂肪肝等慢性疾病的发生风险。动物模型中,有些乳杆菌和双歧杆菌可以降低肥胖大鼠的血脂和空腹血糖,改善胰岛素抵抗相关指标,减轻脂肪肝症状,降低胆固醇等,通过多中心分析发现,补充益生菌可以初步预防高胆固醇血症,并可能降低心血管疾病的发病风险。有国外学者对孕妇直至哺乳期 9 个月婴儿进行研究,认为应用益生菌可以控制孕妇体重增加,降低一些妊娠并发症的发病风险,对婴儿的身体健康也起到保护作用。

正如表 39-3 所述,2017 年世界胃肠组织益生菌和益生元的全球指南等给出了益生菌特别是多个乳杆菌和双歧杆菌的混合菌对非酒精性脂肪性肝病的临床应用意见。《中国消化道微生态调节剂临床应用专家共识(2016 版)》同样也认为,鼠李糖乳杆菌、多个乳杆菌和双歧杆菌的混合菌等,可下调转氨酶活性、降低血清内毒素水平、改善胰岛素抵抗、减轻肝细胞脂肪变性。

五、神经系统相关疾病

神经系统主要由中枢神经系统和周围神经系统组成,肠道微生物对肠-脑轴信号传递具有重要作用,与肠道微生物相关的神经系统疾病包括自闭症、抑郁症、阿尔茨海默病、帕金森病、多发性硬化症等越来越引起研究人员的关注。肠道微生物-肠-脑轴是一个双向信息交流的通信网络,包括中枢神经系统、自主神经系统的交感神经和副交感神经分支、肠神经系统、神经内分泌和神经免疫通路及肠道微生物。肠道微生物通过肠-脑轴对大脑功能和行为进行调控,因此,沿着神经、激素和免疫途径的双向通信网络,大脑能够影响胃肠道的分泌、感觉和运动功能;相反,由内脏产生的信号也能够影响中枢神经系统的调控功能。目前有多项研究证实有些乳杆菌和双歧杆菌可以改善自闭症、抑郁症等神经系统相关疾病的症状,主要机制包括益生菌可产生多种代谢产物或分泌一些神经活性物质,影响大脑功能。

现有益生菌的临床应用共识未给出推荐用于神经系统相关疾病的益生菌,但肠-脑轴的相关性认为是一个潜在的研究方向。

第四节　益生元与膳食纤维定义

随着人类对自身肠道微生态在健康中作用的深入了解,肠道菌群已经成为全民健康关注的热点。目前的研究已经说明环境因素,特别是饮食在决定肠道菌群结构与功能方面扮演了最重要的角色。因此,益生菌、益生元、膳食纤维、功能糖等和饮食密切相关的组分成为了目前肠道菌群干预中的有效手段。大量的碳水化合物能够逃逸小肠部位的消化与吸收,在菌群调控中间起到了关键性的作用,因此在饮食和肠道微生态互作研究中,特殊功效的糖类碳水化合物是多年来关注的重点。目前功能性碳水化合物已经在食品、保健品和药品中获得了广泛的应用。特别是部分功能糖可以作为食品、保健品和药品中蔗糖的替代原料,降低食品中的蔗糖对特殊人群的影响。

功能性低聚糖、膳食纤维、益生元和 FODMAP 是相互关联但不尽相同的概念,在临床上面的应用领域不同。一般来讲,功能性低聚糖,是指由 2~10 个单糖通过糖苷键连接形成直链或支链的低度聚合糖,在人体肠胃和小肠内不被消化吸收而直接进入大肠作为肠道细菌发酵的碳源。功能糖的概念比较宽泛,包括低聚糖、膳食纤维和糖醇。膳食纤维是指人类植物性食物中不能被人类小肠酶水解的多聚糖,由大于 10 个单糖通过糖苷键连接形成,主要为植物细胞壁。功能性低聚糖和膳食纤维除了分子量的区别之外,来源也有差异。功能性低聚糖可以由化学合成制成,而大部分膳食纤维为天然的植物来源。膳食纤维是 20 世纪 70 年代后期提出来的概念,相比之下益生元概念的定义时间更晚,于 1995 年由 Gibson 和 Roberfroid 博士提出。在早期益生元定义中,益生元是指能够选择性地刺激特定肠道有益菌的生长、有益于宿主健康的非消化性食物成分。早期认定的有益菌主要为双歧杆菌和乳杆菌,目前有充分临床证据的益生元包括:低聚果糖、低聚半乳糖、菊粉等。2017 年国际益生菌和益生元科学协会(ISAPP)对益生元给出了最新的定义:由赋予健康益处的宿主微生物选择性利用的底物。该定义将益生元的概念扩展到可能包括非碳水化合物物质,应用于除胃肠道以外的身体部位,以及除食物之外的各种类别。尽管益生元的定义先后进行了多次修订,但主要特征大部分还是保留了下来。一是,成分必须不被人体消化酶消化;二是,必须在肠道中发酵;三是,它有选择性地刺激肠道有益细菌(乳杆菌和双歧杆菌)的生长和活性;四是,上述益生元成分的所有特性已在体外和体内研究中得到证实。

FODMAP 概念最早于 2005 年由澳大利亚莫纳什大学 Perter Gibson 博士提出,特指可以在肠道被快速发酵的单糖、双糖、寡糖和糖醇。其中 F 代表发酵(fermentable);O 代表低聚糖(oligosaccharides);D 代表二糖(disaccharides);M 代表单糖(monosaccharides);P 代表多元醇(polyols)。FODMAP 中间的单糖特指果糖。人体对果糖的吸收率受到饮食中葡萄糖的影响,在葡萄糖和果糖为 1:1 的基础上,人体对果糖的吸收率很高。如果果糖含量高于葡萄糖,大量的果糖会逃逸小肠吸收进入结肠成为肠道细菌发酵的底物。FODMAP 中间的多元醇主要包括山梨醇、木糖醇、甘露醇、麦芽糖醇等。研究证明高 FODMAP 饮食会诱导腹泻型肠易激综合征,部分炎性肠病患者加重腹泻、胀气、腹痛等临床症状。因此,在讨论功能性低聚糖应用时,要牢记作用机理,因病而议、因人而议,结合临床症状的特点灵活判断。

由于益生元概念主要强调的是寡糖或者多糖对肠道菌群的选择性影响,因此组成益生元的单糖组分、化学键结构和链长度直接影响到肠道菌群利用度。具体表现在对不同有益菌的增殖程度、有害菌受抑制程度、短链脂肪酸的产量与比例,以及气体产量等方面。如低聚半乳糖在产乳酸和乙酸量上最高,但其产气量却最少。在增殖双歧杆菌效果上,低聚木糖效果最佳,其次是低聚果糖,最后是低聚异麦芽糖。短链益生元大部分在回肠末端和升结肠部位被细菌发酵降解,而长链益生元可以达到降结肠和直肠。

膳食纤维的概念主要是指不被宿主小肠消化降解的多糖类纤维。人们通常将膳食纤维分为水溶性和非水溶性两大类,水溶性的膳食纤维包括果胶(pectin)、树胶(gum)、藻胶(algal polysaccharide)、豆胶(bean gum)和半纤维素(hemicellulose)等,而非水溶性的膳食纤维包括纤维素(cellulose)和木质素(lignin)等。聚葡萄糖(polydextrose)、抗性淀粉(resistant starch)、抗性糊精(resistant dextrin)也属于膳食纤维的范畴。各种膳食纤维分离纯化后的水溶性质与天然状态并不一定相同,水溶性质也与其生理功能无关。抗性糊精是由淀粉加工而成,是将焙烤糊精的难消化成分用工业技术提取处理并精炼而成的一种低热量葡聚糖,属于低分子水溶性膳食纤维。抗性淀粉是不被健康人体小肠吸收的淀粉及其降解物的总称,其水溶解性较差,常存在于某些天然食品中,如马铃薯、香蕉、大米等。抗性淀粉主要根据抗性淀粉的来源及其抗酶解性质分为 5 种类型:物理包埋淀粉(physically trapped starch,RS1)、抗酶解的天然淀粉颗粒(resistant starch granules,RS2)、老化回生淀粉(retrograded starch,RS3)、化学改性淀粉(chemically modified starch,RS4、RS5)。其中,RS5 是近年发现的一种新的抗性淀粉,它是直链淀粉与脂类形成的复合物。

大部分水溶性膳食纤维进入肠道后能够被肠道菌群降解,产生短链脂肪酸和气体。但是和益生元相比,膳食纤维对肠道菌群的影响缺乏选择性,不能选择性促进有益菌的生长。膳食纤维的功能主要集中在增加粪便含水量、改善便秘、代谢综合征等方面。特别要指出的是部分经典益生元也属于膳食纤维,如菊粉等。最近两年 Sonnenburg 等提出菌群可接触碳水化合物的概念很有新意,膳食纤维分类有望变得更为清晰合理。

功能性糖醇主要为多元醇类甜味剂,因为其具有热值低、不致龋齿、不会对糖尿病患者造成不适、性质稳定等特点,在国内外无糖食品、保健品和药品的市场中发展迅速。主要包括:木糖醇、赤藓糖醇、山梨醇、异麦芽酮糖醇、麦芽糖醇等。

第五节　益生元制剂的作用机理

一般认为,益生元产品主要通过三条途径影响机体健康:其一是发酵后的代谢产物(如乙酸、丙酸、丁酸等)直接参与了机体的生理代谢调节;其二是摄入后改变了肠道菌群结构,进而改变了肠道内小分子产物的合成(如吲哚、吲哚丙酸和色胺);其三是大分子量的益生元与膳食纤维可直接通过与水分子结合,使得肠道粪便膨胀,起到软化粪便,改善肠道功能的作用。但是,益生元的作用机理不仅局限于上述几点。最近有研究表明,菊粉和短链低聚果糖等在没有肠道菌群的参与下,可通过蛋白激酶 C(protein kinase C,

PKC)δ 依赖机制,诱导选择紧密连接蛋白(tight junction,TJ)的表达,增强肠道屏障的保护作用。

(一) 调节肠道菌群平衡

益生菌通过促进有益菌的生长,特别是双歧杆菌和乳酸菌的增殖,建立起消化道菌群屏障,减少胃肠道疾病的发生。而致病菌如大肠埃希菌、沙门菌、产气荚膜梭菌等因不能利用功能糖而导致饥饿死亡。有研究表明,益生元即使在腹泻、抗生素、应激等药物引起的肠道菌群紊乱后也能恢复肠道平衡。它可以通过选择性地刺激一组特定的细菌而恢复肠道微生态平衡。同时也可以通过间接刺激特定细菌产生代谢产物,为其他细菌创造有利生长的环境来实现。比如益生元刺激双歧杆菌产生乙酸,乙酸作为生长底物促进丁酸产生菌的生长,进而产生丁酸。要注意的是肠道菌群结构的改变与功能糖的摄入量有关,如低剂量膳食纤维虽然可以增加短链脂肪酸,但对菌结构改变几乎无贡献。一般认为,益生元与膳食纤维的种类摄入多样,更利于菌群平衡和健康。

(二) 免疫调节

因为益生元可被有益菌群利用,而有益菌群的代谢产物又能促进其消化、生长和增殖,从而刺激了肠道免疫器官生长,提高巨噬细胞的活性,提高机体抗体水平。研究表明,低聚果糖和菊粉无须改变肠道菌群,可直接调节宿主的激酶组以调控宿主的炎症响应,参与黏膜免疫。β-葡聚糖属于一类分子质量较高的多糖,主要来源于酿酒酵母、大麦、燕麦、真菌及海草,是酵母和真菌细胞壁的一种结构成分。大量研究表明,β-葡聚糖可以通过调节各种细胞因子的合成释放,清除自由基的方式来解除由药物(如环磷酰胺)所引起的免疫抑制作用,除此以外还展现出了更为广泛的免疫学活性,包括:激活巨噬细胞、树突状细胞和单核细胞,诱导一氧化氮(NO)的合成,调控与免疫反应相关的细胞信号传递,降低电离辐射对机体免疫力的损伤,促进免疫球蛋白的合成等。虽然确切的机制尚不清楚,但有证据表明益生元干预可降低 Th2 型免疫反应,从而降低过敏反应。

(三) 防御病原体

益生元可以防御病原体。其机制也是通过选择性地促进双歧杆菌、乳杆菌等益生菌的生长或活力,形成优势菌群进而竞争性地拮抗有害菌。或者通过其代谢作用产生大量的短链脂肪酸(降低肠道 pH)和细菌素等物质抑制有害菌的生长。在对老年人的研究中,连续摄入低聚半乳糖(galactooligosaccharides,GOS) 10 周,可诱导免疫功能的增加,显著增强吞噬活性和自然杀伤细胞的活性。

(四) 增加矿物质吸收

益生元经微生物发酵后可降低肠道 pH,提高矿物质溶解性,从而促进大肠中钙、镁等矿物质的吸收,甚至可以提高骨密度,对防止骨质疏松具有极为重要的意义。体外研究表明,补充益生元对钙、磷和骨代谢影响显著。食用可溶性玉米纤维可增加青春期女性的钙吸收,肠道紫单胞菌属的比例随着食用可溶性玉米纤维的增加而增加,钙吸收增加与梭菌属及未分类梭菌科的增加正相关。青少年食用低聚果糖和菊粉或低聚半乳糖的混合物会导致钙吸收量显著增加,并使矿化成骨。这种早期干预可以降低晚年骨质疏松症的发病率。不过这一结论仅来自动物实验,尚缺乏对人类的长期研究。此外,低聚糖对于铁的吸收也有促进作用。由于婴幼儿阶段对铁需求量很大,此阶段铁缺乏症发病率很高。早期人们采用含铁的营养素粉末进行婴幼儿铁补充,但吸收率低,而且可能增加其他疾病风险。研究表明,GOS 联合膳食铁摄入会显著增加铁吸收及铁生物利用度,还能降低肠道因铁摄入产生的不适感,并促进其他元素吸收。而且 GOS 摄入会增加肠道有益菌的代谢物,降低肠道 pH,促进矿物质溶解吸收,使其更加高效而安全。

(五) 改善肠道功能

肠道功能的改善通常是由于食用膳食纤维导致的粪便膨胀。水溶性的膳食纤维,特别是一些低聚糖和糖醇在肠道中以溶解的状态存在,这样可以改变肠道的渗透压,导致水流量的增加,起到软化大便的作用,使肠道内容物通过更容易。各类功能糖在肠道被利用后可产生气体、短链脂肪酸和乳酸盐,这些物质能影响消化道的运动性,从而有利于改善小儿和老人的便秘。动物研究表明,低聚糖发酵产生的短链脂肪酸(short-chain fatty acid,SCFA)可以调节肠道激素,进而调节肠道的局部运动反应。尽管服用低聚糖可显著改变粪便的稠度和排便频率,但目前有关低聚糖改变肠道动力功能的机制研究还很有限。

（六）代谢调节

关于益生元代谢效应的几个荟萃分析结果表明,益生元对人体的葡萄糖稳态、炎症和血脂状况有积极影响。目前,依据多个动物研究结果,普遍认为肠屏障功能受损可使炎症介质(如 LPS)从肠道转移到全身循环(被称为代谢性内毒素血症),是引发糖尿病和肥胖的主要原因之一,服用益生元能降低肠道通透性,减少循环内毒素,降低炎症反应和氧化应激。有研究表明,至少在体外,GOS 可直接刺激肠上皮细胞系中紧密连接蛋白的表达,并降低经上皮细胞的流量。益生元可通过 NF-κB 途径减少促炎性细胞因子,降低肠道通透性及氧化应激,从而有效地维持血糖平衡。益生元干预产生短链脂肪酸(SCFA),SCFA 可通过促进 L 细胞的 G 蛋白偶联受体(G-proteincoupled receptor,GPCR)活化,促进胰高血糖素样肽-1 及 YY 肽的释放,增加胰岛素分泌,降低胰高血糖素分泌。高脂饮食(HFD)改变肠道菌群而引起"肠漏"现象,促进代谢内毒素血症、异位脂肪沉积和低度全身炎症。使用绿茶提取物联合低聚异麦芽糖,可有效预防 HFD 诱导的小鼠肥胖与脂肪在肝及肌肉中的积累,并使空腹血糖、胰岛素、胰高血糖素和瘦素水平正常化。益生元可有效调节与脂质代谢相关的肝脏代谢组,预防 HFD 诱导的循环系统脂多糖及促炎因子的增加。

（七）对饱腹感的影响

胃肠道激素目前发现超过 40 种,与能量代谢密切相关的主要有:胃促生长素(ghrelin)、肥胖抑制素(obestatin)、胰多肽(pancreatic polypeptide,PP)、肽 YY(peptide YY,PYY)、胰高血糖素样肽-1(glucagon like peptide 1,GLP-1)及抑胃肽(gastric inhibitory peptide,GIP)等,PYY 是胃肠激素的一种,具有抑制食欲,产生饱腹感的生理作用,GLP-1 是经食物刺激后由肠道 L 细胞分泌的一种肠肽类激素。

SCFA 可以通过几种机制来调节食欲,如抗性淀粉(resistant starch,RS)在大肠中发酵后产生乙酸和丁酸能增强 GLP-1 和 PYY 分泌,而这两种激素能显著降低体重和脂肪累积,因为 GLP-1 和 PYY 是多效的肠源性激素,能够显著影响葡萄糖代谢和食欲,通过 RS 喂养肥胖小鼠的胰岛素敏感性得到了改善,并引起了肠道菌群微生态结构的变化,并且在无菌小鼠平行实验中也发现在没有微生物群的情况下,RS 介导的胰岛素水平也提高了,并且增强了 GLP-1 和 PYY 的表达量,这从分子水平解释了 RS 提高胰岛素敏感性的机制。

此外,肠内发酵产生的 SCFA 还可与特定的游离脂肪酸受体(FFAR)2 和 FFAR3 相互作用,调节肠促胰岛素-胰高血糖素样肽-1 的脂解和释放。这些受体存在于许多组织中,可能是低聚糖发酵与系统健康之间的关键环节。有研究表明,进入循环的 SCFA 也可以与脂肪组织上的 FFAR2 和 FFAR3 相互作用,从而刺激瘦素。根据对小鼠的一项研究,由益生元发酵形成的主要 SCFA 乙酸盐可以穿过血脑屏障进入下丘脑,促进厌食信号。

第六节　益生元和相关制剂的临床应用

近年来,由于临床上一些治疗手段,如大量新型高效抗生素、免疫抑制剂、放化疗法等的广泛使用,使人体正常菌群发生改变和失衡。为了使患者肠道菌群重新获得平衡,帮助患者加快治愈过程,各类功能性糖和益生元制剂的临床应用受到了关注和重视。现有研究已证实,益生元在预防或控制各类肠胃疾病、代谢性疾病、心脑血管疾病、骨质疏松等有着多方面的临床或保健功能。下面将对益生元的几个重要临床应用做详细阐述。

（一）消化系统疾病

1. 增加肠蠕动,减少便秘　益生元因不可在人体小肠降解和吸收进入结肠,因而具有渗透利泻作用;同时益生元在发酵过程产生的短链脂肪酸造成肠道环境酸化也刺激了肠蠕动增加。例如乳果糖,作为一种益生元,已成为临床常用的便秘治疗药物。此外,一些临床和动物实验提示其他种类的益生元同样有助便秘治疗。在世界范围内已经有二十几例的临床试验证实菊粉对排便频率、粪便稠度、排便时间均可产生显著的改善效果。研究发现,低聚半乳糖对排便频率、粪便硬度、排便容易度及腹痛有显著效果。此外,一项针对慢传输型便秘的研究,连续 3 天经鼻肠管行粪菌移植,随后 4 周每天吃 16g 果胶,进行 12 周随访,发现干预后患者的排便次数、大便性状都得到了改善,且无严重不良事件。针对菊粉在改善慢性便秘患者排便功能的一项临床荟萃分析结果表明,菊粉对大便次数、大便稠度、肠道运输时间、大便硬度等有积极的影响效果,但菊粉摄入不会改善疼痛和腹胀。目前益生元在缓解便秘方面的效果已经获得了临床上的肯定。

2. 预防肠道感染,抑制腹泻　肠道微生物群失衡和病原微生物数量增加是肠道感染的特征之一。在临床应用方面,现有大量临床研究已明确了益生菌在治疗肠道感染中的功效,而有关益生元对抗生素相关性腹泻、艰难梭菌感染所致腹泻和轮状病毒腹泻的治疗作用也受到了越来越多的关注。如关于艰难梭菌感染所致腹泻,Lewis 等进行的随机对照研究表明,摄取低聚果糖对艰难梭菌感染所致腹泻的治疗呈现积极作用。然而,Virk 等观察使用包含益生菌和低聚果糖的口服合生元产品,并未使高危地区人群的旅行者腹泻患者的疾病持续时间和相关抗生素用量出现显著减少。尽管有研究已经显示益生元对肠道微生物群的有益影响和潜在治疗效益,但推荐益生元预防或治疗腹泻的证据依然仍然需要补充。较少的研究数量表明,腹泻病因的差异与益生元种类、用量选择的差异都可能难以得出益生元对肠道感染有益效果的最终结论。果胶类可溶性膳食纤维似乎是应对腹泻最佳选择,益生元可能对预防和避免复发更为重要。

3. 改善炎性肠病和肠易激综合征症状　炎性肠病(inflammatory bowel disease,IBD)是一组来自具有多因素病因的消化道的炎性疾病,包括溃疡性结肠炎(UC)和克罗恩病(CD)。IBD 发病后除了正常的肠道微生物群不平衡之外,一些患者呈现共生微生物的过度反应性免疫应答被认为是疾病病因学中的重要因素之一。而益生元很可能在调节 IBD 微生物-免疫反应过程中发挥有益的作用,如 Lindsay 等研究显示 FOS 摄入可刺激 CD 患者粪便和黏膜双歧杆菌的生长,并使患者 Harvey Bradshaw 指数(HBI)从 9.8 降至 6.9。同样,一项系统性综述与荟萃分析也揭示,补充益生元对治疗 IBD 有益处。尽管益生元对 IBD 治疗作用的研究较少,但现有数据已暗示其对 IBD 治疗良好的应用前景。

肠易激综合征(IBS)是一种广泛流行功能性胃肠道疾病。该病人群中发病率比较高,常常严重影响患者的生活质量。目前,并无足够的证据支持膳食纤维在肠易激综合征(IBS)中的有效作用(车前草除外),益生元对于 IBS 的效果十分有限。相反,大量的研究确认低 FODMAP 的摄入可以改善肠易激综合征(IBS)和其他功能性胃肠疾病的症状,包括腹痛、腹胀、腹泻等。主要是 IBS 患者肠道菌群对 FODMAP 发酵后和正常人相比产生更多的短链脂肪酸和气体,同时 IBS 患者的内脏敏感性更高。另外,FODMAP 的高渗透性,也很容易吸收水进入大肠,改变排便习惯。

(二)代谢性疾病

受人们生活方式和生活环境的影响,肥胖、非酒精性脂肪性肝病和 2 型糖尿病等代谢性疾病的发病率越来越高,已成为威胁公众健康的一个重要问题。众多研究表明,摄入富含益生元和膳食纤维的饮食可影响患者食物摄入量、脂肪量、体重,以及血脂和血糖的代谢。

在一项随机双盲安慰剂对照试验中,纳入 14 名健康的超重至肥胖男性,分别摄入含有 24g 菊粉或麦芽糖糊精的高脂奶昔。研究发现,在餐后的 0~3h 之间,相比于对照组,摄入了菊粉的受试者脂肪氧化显著增加,血浆葡萄糖及胰岛素水平显著下降;摄入了菊粉的受试者血浆游离脂肪酸在餐后早期更高,餐后晚期则更低;摄入了菊粉的受试者血浆乙酸浓度增加,提示菊粉被发酵而产生短链脂肪酸;摄入的菊粉多转化为血浆中的短链脂肪酸及呼出的二氧化碳。同样,Nicolucci 等针对 7~12 岁超重或肥胖的健康儿童中进行的随机双盲对照研究也发现,益生元可减少超重或肥胖儿童的体脂并调整肠道菌群。最近的一项随机交叉试验也表明,饮食中添加菊粉丙酸酯或菊粉可改善超重和肥胖成年人的胰岛素敏感性,显著影响肠道菌群、血浆代谢物和全身炎症反应。此外,一项有意思的动物研究表明,给妊娠 SD 大鼠喂食低聚果糖,胰岛素抵抗得到改善,母鼠能量摄入减少,孕期体重降低,母鼠和后代肥胖被阻止。这为改善人类孕产妇和后代代谢状态提供有利临床证据。

在 2 型糖尿病干预方面,一项纳入 27 项研究的荟萃分析表明:抗性淀粉、抗性糊精、低聚果糖对改善 2 型糖尿病指标的效果最显著。对于非酒精性脂肪性肝病,有效的干预研究,大多限于动物研究,鲜有关于人体临床研究的报道。

(三)预防心血管疾病

心血管疾病形成的主要原因是胆固醇和甘油三酯过量。益生元和膳食纤维能有效降低血清胆固醇、甘油三酯,对于因血脂异常而引起的高血压、动脉硬化等一系列心血管疾病有较好的改善作用。

大连医科大学李华军团队的一项研究表明,补充 GOS 和岩藻多糖(fucoidan,FUC)改善了大鼠高脂饮食诱导的血清胆固醇、低密度脂蛋白胆固醇(LDL-C)、LPS 及总胆汁酸异常,并缓解了肝组织脂肪变性和主动脉弓损伤,增加了小肠中的胆固醇 7-α 羟化酶表达和胆盐水解酶(BSH)活性。过去认为,可溶性膳食纤维魔芋葡甘聚糖(KJM)具有降低 LDL-C 的作用,而且相比其他膳食纤维可能更强。Ho 等通过荟萃分析,系统评估 KJM 对 LDL、非低密度脂蛋白胆固醇(non-HDL-C)和载脂蛋白 B(ApoB)的影响。12 项试验表明,KJM 显著降低 LDL-C 和 non-HDL-C,但是 6 项试验表明 KJM 对 ApoB 无影响。最后该研究建议,每天摄入约 3g KJM,可以使 LDL-C 和 non-HDL-C 的水平分别下降 10% 和 7%。该研究为设计降低心血管风险的膳食干预方案提供了参考。同样,另外一项纳入 20 项试验的对抗性淀粉的荟萃分析研究也发现,抗性淀粉可显著降低血清中的总胆固醇及 LDL-C,且摄入抗性淀粉的持续时间越长(超过 4 周),总胆固醇及 LDL-C 的降低更加明显。高剂量的抗性淀粉摄入(每天超过 20 克)可降低甘油三酯的水平。乳果糖可改善血清糖脂代谢,显著降低小肠中 IL-17a 和 IL-22 的 mRNA 水平及血清中 IL-17a 和 IL-22 水平,缓解便秘,增加粪便钠排泄,降低肠道通透性,维持健康的肠道微环境,缓解高盐饮食引起的高血压。不过,有关益生元改善高血压的研究,大多都是基于动物研究,今后尚需得到更多临床方面的数据支持。

(四) 痛风与慢性肾病治疗

痛风的发生是由于体内产生尿酸过多及肾脏清除能力下降,导致体内尿酸蓄积,尿酸盐结晶在关节及各脏器沉积并引起炎症反应所致。痛风性关节炎急性发作期受遗传、饮食习惯代谢水平、炎症反应和免疫细胞等多个环节和水平调控。其中肠道微生物的影响是近来才发现的新机制。粪便代谢组学显示,痛风患者的肠道存在一系列代谢物的变化。肠道菌群是影响肠道代谢物差异的最大变量。

Vieira 等研究了高纤维饮食和乙酸盐(属于一种短链脂肪酸,由肠道菌群代谢纤维产生)对痛风小鼠炎症反应的影响。在小鼠膝关节内注射尿酸单钠(MSU)晶体可引起中性粒细胞内流和炎症性高痛觉。在高纤维饮食的动物中,MSU 晶体引起的炎症反应的发生没有发生改变,但高纤维饮食诱导炎症反应更快的消退,在动物实验中也得到了类似的结果。此外,最近 Koguchi 等的研究表明,试验膳食纤维能显著抑制大鼠血清尿酸浓度升高,并能抑制实验性高尿酸血症。

在慢性肾病治疗方面,有研究表明,高膳食纤维的摄入可以降低炎症和降低慢性肾脏疾病(chronic kidney disease,CKD)患者的死亡率。de Preter 等人利用低聚果糖和菊粉对 50 名健康个体进行试验,发现可以降低体内甲酚的排泄。同样,Meijers 等用低聚果糖和菊粉对 22 名血液透析(hemodialysis,HD)患者进行 4 周以上治疗,不断增加低聚果糖和菊粉的剂量,发现可以降低血浆中的硫酸对甲酚,但对硫酸吲哚酚没有影响。然而 Sirich 等在实验中增加膳食纤维,发现可降低血浆中结肠来源的硫酸吲哚酚和硫酸对甲酚,可能不需要通过加强透析治疗来去除这些物质,但是仍需要进一步的研究,以确定是否可以用于临床治疗。另一项针对抗性淀粉(resistant starch,RS)的研究表明,慢性肾脏疾病(CKD)患者体内苯乙酸、苯乙酰谷氨酰胺、对甲酚硫酸盐、马尿酸盐、吲哚乙酸、吲哚基硫酸盐、尿素和氮水平升高,补充 RS 可通过改变菌群结构及代谢物调控肠道功能、减少上述化合物,进而缓解 CKD。

最近,一项临床荟萃分析研究表明,益生元、益生菌和合生制剂补充干预,可降低肾小球滤过率、增加肌酐,但对二者的影响没有统计学显著性;相较安慰剂对照组,干预组可显著增加尿酸、降低尿素和血尿素氮。不过该研究提示,在大规模、设计良好的随机对照试验验证安全性和有效性前,在肾功能障碍或有肾衰竭风险的患者中,仍应谨慎使用益生元、益生菌和合生制剂。

(五) 骨骼系统疾病

在近二十年来,动物及人体研究均提示,益生元和膳食纤维可通过直接或间接作用促进骨形成,抑制骨吸收,增加骨密度及骨强度,从而发挥保护骨骼的作用。具体来说,益生元和膳食纤维主要从以下四个方面对骨骼产生影响:一是,益生元和膳食纤维能够促进钙离子吸收。动物研究发现,低聚果糖、菊粉不仅增加成年健康大鼠的钙吸收,而且还显著增加去卵巢大鼠的钙吸收,减少骨量丢失。人类研究中也发现补充低聚果糖可增加青少年的钙吸收,且持续 1 年补充低聚果糖有助于升高青少年骨密度。同样,Whisner 等提出,青少年女性摄入低聚半乳糖 3 周后,钙吸收量增大,肠道菌群中双歧杆菌的比例增高。二是,益生元对骨转换具有一定影响。GOS/FOS 混合制剂与钙剂合用时,可增加大鼠骨的矿化和骨密度,还可增加成骨细胞表面积。一项针对绝经后女性的随机干预试验表明,持续补充 FOS 24 个月,可降低血及尿中 I 型胶原羧基端片段、骨钙素等骨转换生化指标水平。三是,益生元具有改善骨强度的作用。低聚果糖、低聚半乳糖和菊粉具有增加健康大鼠及去卵巢大鼠骨强度的作用,低聚果糖和菊粉可增加小鼠及大鼠骨密度及骨小梁厚度。四是,益生元还能增强其他益于骨骼健康制剂的作用。低聚果糖可增强大豆异黄酮对去卵巢大鼠骨密度及骨强度的改善作用,益生元也可增加益生菌的骨保护作用。

（六）肿瘤防治

肿瘤的发生往往与生活习惯、饮食、遗传与环境息息相关,随着近几年来社会经济的不断发展,饮食成为与肿瘤发生关系最为密切的因素。欧洲临床营养和代谢学会(European Society for Parenteral and Enteral Nutrition,ESPEN)发布的肿瘤临床营养实践指南推荐在肿瘤患者的饮食成分中应适当添加膳食纤维,其中就包含了菊粉、果胶和甲基纤维素等。目前大多数肠内营养制剂中亦含有菊粉、果胶及纤维素,这些膳食纤维对调节肠道菌群、改善肠道炎症、促进黏膜修复、调控肠道免疫有着显著的效果。然而,2018 年 *Cell* 杂志发表了一项膳食纤维与肝癌关系的研究打破了这种观点。研究人员采用含 7.5%菊粉的饮食对鼠进行了长达半年的喂养,结果高达 40%的鼠竟然发生了肝癌,同时大部分小鼠出现了严重的胆汁淤积现象,且肝功能指标也出现了明显的异常。

不过,*Lancet* 杂志近期发表的一项系统回顾研究持有不同的观点。该研究回顾分析了近 40 年共 4 635 名成年人参与的 185 项观察性研究和 58 项临床试验,结论显示每天至少吃 25～29g 或更多的膳食纤维可降低肿瘤的发生,具体表现在食用更多了膳食纤维人群的乳腺癌、结直肠癌、子宫内膜癌、食道癌及前列腺癌的发生率明显低于膳食纤维食用量少的人群,并且食用膳食纤维最多的人全因死亡率降低了 15%～30%,结直肠癌发病率降低了 16%～24%。研究还显示了日膳食纤维摄入量每增加 8g,癌症的发生率可下降 5%～27%。膳食纤维之所以能降低各类癌症的发生是因为其在肠道中保留了大部分的结构,可增加饱腹感、控制体重及调节脂质胆固醇。该研究认为,当日膳食纤维摄入量在 25～29g 时,各种疾病风险降低得最为显著,日摄入超过 29g 可能会有更好的效果,这与目前《中国居民膳食营养素参考摄入量》推荐的膳食纤维日摄入量是一致的。因此,该研究认为摄入更多膳食纤维可对人体提供更大的保护。

所以,膳食纤维对肿瘤患者的影响可能有利有弊,应根据实际的情况合理地使用。当摄入的膳食纤维量控制在正常范围之内时,膳食纤维对人体的正面效应与摄入量正相关。而对肠道微生物失调或胃肠道功能不良的人群,是否应添加膳食纤维、添加何种、多少量膳食纤维,仍值得商榷。

第七节　益生元及相关制剂临床应用的注意事项及安全性

近年来,益生元和相关制品的发展很快,已有许多产品进入市场,有些在临床使用中也显示了良好的效果。不过,对于部分新近开发的益生元和膳食纤维原料,多数试验还处于安全性评估阶段,尚未得出非常可信的结论。

在有效性方面,有研究表明,一般患者服用 5g 乳果糖,就能体现出明显益生元作用。在安全性方面,由于功能性低聚糖大多是以很快的速度发酵,如服用超量容易产生太多的气体,出现腹胀、胃胀和腹泻等不适症状,甚至引发肠易激综合征。

21 世纪以来,人类面临着"膳食纤维鸿沟"的巨大挑战,该"膳食纤维鸿沟"是指在现代饮食方式中,人们很难按照推荐标准吃到足够量的膳食纤维,以至于一些肠道微生物消失,肠道菌群被破坏,肠道通透性增加,机体长期处于低度炎症状态,免疫力降低,进而引起各种慢性疾病。世界卫生组织推荐成人每天膳食纤维摄入量是 25～35g,但如今大多数地区的人均纤维摄入量已经不足 15g/d,而且鸿沟还在加大,美国达标人口还不到 3%。

用益生元和膳食纤维补充剂弥补天然食物纤维的缺口是一条广受关注的补救途径。然而,报道效果却大多差强人意,甚至出现不良反应,特别是长期单一纤维补充的伤害明显。原因是忽视了补充纤维的针对性和饮食的平衡性。现代人的饮食模式缺口最大的膳食纤维不是菊粉,不是抗性淀粉,也不是果胶,更不是低聚糖或发酵率很低的纤维素,而是半纤维素,尤其是谷物精加工过程近乎损失殆尽的木聚糖。在

"此起必然彼伏"的肠道微生态系统中,最有利于健康的膳食模式是食物多样、荤素搭配、粗细搭配、饮食定量。相应地,平衡膳食条件下的膳食纤维总量、多样性及种类之间的比例也应是平衡的。新添一种原本很少接触的功能性糖,肠道相应菌种便会很快大量繁殖起来,对应的拮抗菌种便受到限制。一个生理功能完整的肠道微生物种群生态,必须对应有一套源于平衡饮食的纤维组合才能实现。

富含膳食纤维的天然食物对健康的益处是十分肯定和无可争议的。研究表明,成人每天摄入的全麦如果大于90g,糖尿病风险平均下降51%,癌症风险下降17%,卒中和心血管疾病分别下降12%和22%,全因病死率风险下降15%。代谢综合征发病率与膳食纤维摄入量呈显著负相关,提高膳食纤维指数预防代谢综合征发病率的效果,远优于降低膳食饱和脂肪酸或胆固醇。

第八节　益生元与相关制剂的未来

益生元和膳食纤维缺乏是各类慢性病形成的重要原因,通过平衡膳食达到膳食纤维平衡是维持肠道微生态平衡、进而实现机体生理平衡的最好途径。益生元和膳食纤维作为功能性糖,由于其具有潜在的"有病防病"功能,且耐高温,性质稳定,生产成本低等优点而被世界所重视,现已成为各国家、厂商竞相开发生产的高科技产品。近年来我国开展的"国家公众营养改善项目"已把益生元列为重点推广的产品,同时膳食纤维的应用也在食品行业如火如荼地展开。据称全球功能食品60%以上的功能可以归到益生元和膳食纤维等功能性糖的健康作用上,例如消化道健康、口腔健康、体重控制及心血管健康等。

随着人们对饮食组分和肠道菌群关系的深入了解,现在发现人体对口服营养物质的代谢密切受到肠道菌群代谢的影响。个性化营养干预不应该仅仅考虑宿主基因层面的个性化差异,同时也要考虑个体之间肠道菌群结构和功能的差异。肠道菌群的肠型(enterotypes)和人类膳食结构之间的关系研究让个性化营养干预变为现实。根据肠道微生物优势菌群的差异可以将人类大致分为3种肠型:拟杆菌肠型、普氏菌肠型和瘤胃球菌肠型。拟杆菌属肠型主要和高脂、高糖等现代饮食有关,而普雷沃菌属肠型和摄入高膳食纤维量有关。由于不同肠型中拟杆菌和普雷沃菌的比例的不同,所拥有的多糖水解酶种类存在很大差异,因此临床上面采用益生元和膳食纤维干预必须考虑到肠道微生态中肠型的影响。例如在肥胖人群中同样采用含有阿拉伯木聚糖和β-葡聚糖的膳食纤维干预,普雷沃菌属肠型人群的减重效果明显好于拟杆菌属肠型。相反的,拟杆菌属肠型的肥胖人群采用益生元干预可能更加有效。

益生元和膳食纤维如何影响不同疾病状态下人体肠道微生态结构与功能是今后若干年的研发热点。特别需要指出的是,益生元概念的出现是在益生菌概念之后,也就是首先要确定人体肠道中间的益生菌或者有益菌,以此为基础开发可以刺激益生菌生长的有益物质。在过去的100年间,双歧杆菌和乳杆菌是公认的益生菌,益生元也是以促进双歧杆菌和乳杆菌生长繁殖的能力作为关键评价标准。随着人类对肠道菌群更多地了解,肠道中有益菌的种类也在不断地扩大。例如越来越多的证据表明肠道中多种丁酸产生菌,如 *Faecalibacterium prausnitzii*、嗜黏蛋白-艾克曼菌(*Akkmancia muciniphila*),在维持肠道菌群平衡、上皮细胞功能方面起到了重要的作用,开发新型益生元,特别是可以刺激丁酸产生菌生长的益生元已经成为新的研究方向。这也解释了在2017年益生元最新定义中,益生元的种类不再局限于功能性寡糖和多糖,部分黄酮和多酚类化合物也包括在其中。我们相信随着研究的深入,益生元的概念必将更加广阔,在疾病防治领域会起到越来越多的作用。

第九节　合生元制剂概述

伴随测序技术的发展和肠道菌群-人体健康研究的深入,人们发现联合使用益生菌和益生元效果更佳,合生元的概念便呼之欲出了。合生元又称合生素,是指益生元和益生菌的组合制剂,或再加入维生素、微量元素等。它既可以发挥益生菌的生理性细菌活性,又可选择性地快速增加这种菌的数量,使益生菌作用更显著持久。1995年,Gibson和Roberfroid引入了"合生元"一词来描述协同作用的益生菌和益生元复合物。这种组合的主要目的是提高益生菌在胃肠道中的生存能力。

合生元进入胃肠道后,可以选择性地促进宿主肠道内原有的一种或几种有益细菌生长繁殖、激活生理肠道微生物群的新陈代谢,通过有益菌的繁殖增多,抑制有害细菌生长,从而达到调整肠道菌群,促进机体健康的目的。合生元同时具有益生菌和益生元的特性,它们的产生是为了克服益生菌在胃肠道中可能存在的生存困难。因此,在单一产品中,这两种成分的适当组合应能确保比单独使用益生菌或益生元的活性有更好的效果。表 39-4 列出了在人类营养中最常用的合生元的例子。

表 39-4　人类营养中常见益生元和合生元的应用

益生元	合生元	益生元	合生元
菊粉	乳酸杆菌+菊粉	低聚乳果糖	乳酸杆菌+双歧杆菌+低聚果糖
低聚木糖	乳酸杆菌+链球菌+双歧杆菌+FOS	乳果糖	乳酸杆菌+双歧杆菌+菊粉
乳糖醇	乳酸杆菌+肠球菌+双歧杆菌+FOS		

第十节　合生元制剂的作用机理

合生元在人体组织中有许多有益的功能。它们的主要优势是对寄居在有机体中的微生物群的发展产生影响,以确保病原体和细菌之间的平衡,这是有机体正常功能所必需的。符合功能性食品生产和食品保存标准的微生物有助于抗生素治疗后肠道自然微生物群的恢复。合生元另一种功能是压制环境来源的致病性肠道微生物的活性,它可以有效抑制产气荚膜梭菌、空肠弯曲杆菌、沙门菌、大肠埃希菌、志贺菌、葡萄球菌、耶尔森菌等病原菌的生长发育,从而预防食物中毒。益生菌对消化过程、食物过敏的治疗、念珠菌和龋齿的积极作用已得到证实。合生元中的有效益生菌,如植物乳杆菌、罗伊氏乳杆菌,是 B 族维生素(B_1、B_2、B_3、B_6、B_8、B_9、B_{12})的天然生产者。它们还能提高免疫系统的效率,增强对维生素和矿物质化合物的吸收,刺激有机酸和氨基酸的生成。合生元中的益生菌成分还可以产生酶,如酯酶、脂肪酶和辅酶 A、泛醌、烟酰胺腺嘌呤二核苷酸(NAD)和烟酰胺腺嘌呤二核苷酸磷酸(NADP)。合生元中的益生元及益生菌代谢产物(嗜酸菌素、杆菌肽、乳酸菌素)也可能表现出抗致病菌、抗肿瘤和增加免疫能力的特性。

合生元中的益生菌可以通过以上这些作用机制维持肠道菌群平衡,进而对感染、肿瘤、代谢性疾病等具有一定的保护作用,但是这并不意味着每一种益生菌同时具有这四种特性,并构成对多种疾病的普遍治疗。在益生菌的作用中起重要作用的是物种和菌株的特性,结合使用多种作用机制的益生菌,可作为疾病治疗的新型辅助疗法。表 39-5 总结了合生元中有效成分的作用机制和效果。

表 39-5　合生元应用临床实例

编号	受试人群	合生元配方	干预时间	临床疗效
肥胖(obesity)				
1	153 名肥胖成年人	鼠李糖乳杆菌+CGMCC1. 372 4+菊粉	36 周	体重降低,瘦素减少,毛螺菌增加
2	70 名超重儿童和青少年	干酪乳杆菌+鼠李糖乳杆菌+嗜热链球菌+嗜酸杆菌+长双歧杆菌+保加利亚乳杆菌+FOS	8 周	腰围和 BMI 降低
3	77 名肥胖儿童	嗜酸杆菌+鼠李糖乳杆菌+两歧双歧杆菌+长双歧杆菌+粪链球菌+FOS	4 周	降低 BMI,降低血清 TC、LDL-C、氧化应激水平
胰岛素抵抗综合征(insulin resistance syndrome,IRS)				
4	38 名 IRS 患者	干酪乳杆菌+鼠李糖乳杆菌+嗜热链球菌+嗜酸杆菌+长双歧杆菌+保加利亚乳杆菌+FOS	28 周	空腹血糖和胰岛素抵抗水平明显改善

续表

编号	受试人群	合生元配方	干预时间	临床疗效
2 型糖尿病（type 2 diabetes）				
5	54 名 2 型糖尿病患者	干酪乳杆菌+鼠李糖乳杆菌+嗜热链球菌+嗜酸杆菌+长双歧杆菌+保加利亚乳杆菌+嗜热链球菌+FOS	8 周	胰岛素抵抗指数（HOMA-IR）和 TGL 血浆水平升高；血清 CRP 降低
6	81 名 2 型糖尿病患者	生孢梭菌+菊粉	8 周	显著降低血清胰岛素水平，HOMA-IR，稳定细胞功能
7	78 名 2 型糖尿病患者	生孢梭菌+菊粉	8 周	降低血脂水平（TAG，TC/HDL-C），升高血清 HDL-C 水平
8	20 名 2 型糖尿病患者	嗜酸乳杆菌+长双歧杆菌+低聚果糖	2 周	增加 HDL-C 和降低空腹血糖
非酒精性脂肪性肝炎（non-alcoholic steatohepatitis，NASH）				
9	20 名 NASH 患者	植物乳杆菌+保加利亚乳杆菌+嗜酸乳杆菌+鼠李糖乳杆菌+两歧双歧杆菌+菊粉	26 周	减少肝内甘油三酯（IHTG）
10	52 名 NASH 患者	干酪乳杆菌+鼠李糖乳杆菌+嗜酸乳杆菌+长双歧杆菌+保加利亚乳杆菌+FOS	30 周	降低 NF-κB 表达，降低 TNF-α 水平
消化道疾病				
11	76 名 IBS 患者	嗜酸乳杆菌+动物型双歧杆菌 B. animalis ssp. lactis BB-12+膳食纤维	4 周	肠易激综合征生活质量测试（IBS-QOL）总分提高了 18%，腹胀严重程度、排便满意度及 IBS 症状对患者日常生活的干扰评分均有显著改善
12	69 名青少年 Hp 感染患者	乳双歧杆菌 B. lactis B94+菊粉	2 周	抗生素治疗组的 20/34 人 Hp 阴性，合生元治疗组中有 27/35 人 Hp 阴性，组间差异无统计学意义
13	40 名溃疡性结肠炎 UC 患者	长双歧杆菌+车前草	4 周	合生元治疗后患者生活质量改善
特应性皮炎（atopic dermatitis，AD）				
14	90 名 AD 患者	短双歧杆菌 B. breve M-16V+低聚半乳糖（GOS）+低聚果糖（FOS）	12 周	减轻成年人 AD 严重程度，调节肠道菌群
15	40 名 AD 患者，包括成年人和儿童	干酪乳杆菌+鼠李糖乳杆菌+嗜热链球菌+嗜酸乳杆菌+B. infantis+保加利亚乳杆菌+FOS	8 周	改善幼儿 AD 严重程度
乳糖不耐受症（lactose intolerance）				
16	20 名成年男性和女性	乳酸杆菌+双歧杆菌+FOS	5 周	益生菌混合物的摄入改善了与乳糖不耐受患者乳糖负荷相关的胃肠道性能
结直肠癌（colorectal cancer，CRC）				
17	43 名腺瘤患者和 37 名 CRC 患者	鼠李糖乳杆菌+乳酸乳杆菌+菊粉	12 周	增加粪便中鼠李糖乳杆菌和乳酸乳杆菌含量，降低粪便中产气荚膜梭菌含量。腺瘤患者 IL-2 水平上调，CRC 患者 INF-γ 水平上调

第十一节 合生元制剂的临床应用

合生元不仅用于改善添加到食物或饲料中的有益微生物的生存状态，而且还用于刺激存在于胃肠道中的特定菌株的增殖。合生元对代谢健康的影响尚不清楚。应该提到的是，合生元的健康效应可能与益生菌和益生元的有机结合有关。考虑到大量的可能组合，合生元用于调节人体肠道微生物群的应用前景是光明的。

组成合生元配方时要考虑的是选择合适的益生菌和益生元，首先应当确保其在单独使用时对宿主的健康产生积极的影响。目前认为在控制单一变量的前提下确定一种益生元所具有的特性，并且对该物质产生有利的影响进行进一步探索是最适当的办法。益生元能够有选择性地刺激益生菌的生长，对健康有有益的影响，同时不刺激（或有限刺激）其他肠道正常菌群。

前面的章节讨论了益生菌和人类营养中最常用的益生元。目前市面上大多数合生元产品采用双歧杆菌/乳酸菌细菌与低聚果糖/菊粉组合。

现有研究表明益生菌主要在小肠和大肠中富集，而益生元的作用主要可在大肠中被观察到，两者的结合可能会产生协同作用。益生元可以作为底物参与益生菌菌株生长、发酵，并且可以和益生菌共同维持肠屏障功能的稳定。有研究表明，使用益生元后，益生菌对环境条件具有更高的耐受性，包括：耐氧、耐 pH 和能够适应肠道内的温度。然而，益生元作为一种外来能量源却能够使益生菌在这些方面具有更高的耐受性的作用机制还没有一个公认的看法。这些成分的组合催生了一批行之有效的合生元膳食补充剂。

益生菌与益生元的相互作用，可以调节肠道内的代谢活动，维持肠道生物结构，促进有益菌群的发育，抑制存在于胃肠道的潜在病原体。合生元会导致不良代谢物浓度的降低，以及亚硝胺和致癌物质的失活。它们的搭配使用能够显著增加肠道中短链脂肪酸、酮、二硫化碳和乙酸甲酯水平，这可能对宿主的健康产生积极的影响。至于它们的治疗效果，合生元的理想特性包括抗菌、抗过敏和抗自身免疫。它们还能调节肠道中的发酵过程，防止便秘和腹泻。事实证明，合生元可能在预防骨质疏松、降低血脂和血糖水平、调节免疫系统及治疗与肝功能异常相关的脑功能紊乱等方面具有很好的疗效。基于益生菌对肠道菌群的修饰，并选择适当的益生元作为其底物，共生作用机制及作用效果如图 39-1 所示。

合生元临床应用有以下益处：①乳杆菌属和双歧杆菌属数量的增加和肠道菌群平衡的维持；②改善肝硬化患者的肝功能；③提高免疫调节能力；④预防细菌移位，减少患者术后及类似干预措施中的院内感染

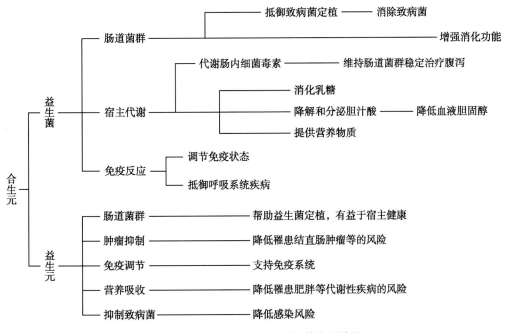

图 39-1 合生元的作用机制及其作用效果

发生率。

细菌代谢产物如脂多糖(LPS)、乙醇和短链脂肪酸(SFCA)肠内易位,通过肠-肝轴转运渗透到肝脏,同时 SCFA 还能促进肝脏三酰基甘油的合成和储存。这些过程可能会强化肝脏的解毒机制,导致肝内甘油三酯(intrahepatic triacylglycerol,IHTG)的积累,并加剧肝脏的脂肪变性。RCT 研究发现,给予非酒精性脂肪性肝病(non-alcoholic fatty liver disease,NAFLD)的成年受试者应用由 5 种益生菌(植物乳杆菌、保加利亚乳杆菌、嗜酸乳杆菌、鼠李糖乳杆菌、两歧双歧杆菌)和菊粉配制的合生元,6 个月内显著降低了患者 IHTG 水平。我们也知道 LPS 可以诱导促炎细胞因子,如 TNF-α,这些会增加非酒精性脂肪性肝病(NAFLD)患者的胰岛素抵抗程度和炎症细胞水平。在另一项持续 28 周的研究中,研究人员使用了一种含有益生菌(干酪乳杆菌、鼠李糖乳杆菌、嗜热链球菌、短双歧杆菌、嗜酸乳杆菌、长双歧杆菌、保加利亚乳杆菌)和低聚果糖的合生元制剂,共计纳入 52 名成年人。研究发现,补充这种共生物质可以抑制 NF-κB 的表达,减少 TNF-α 的产生。

在动物研究中,将含有鼠李糖乳杆菌和双歧杆菌及菊粉和低果糖的合生元添加到饮食中后,发现大鼠肠道 IgA 水平升高,同时其血液胆固醇水平和血压显著降低。此外,合生元还可以用于治疗肝脏疾病,显著提高提高钙、镁和磷的吸收。

Danq 等(2013)在一项荟萃分析中评估了合生元用于湿疹预防的研究,研究发现应用合生元可降低 2 岁以上婴儿湿疹的发生率,但给药后儿童的系统致敏性没有显著改变。

研究人员为了证实合生元的抗癌特性,使用一种包含低聚果糖与两种益生菌(鼠李糖乳杆菌和双歧杆菌)的合生元对结直肠肿瘤患者进行干预,同时观察到癌症患者和息肉切除后患者的肿瘤生物标志物(基因毒性、白细胞介素-2、干扰素等)的变化。研究结果表明,应用该合生元可降低结直肠癌的发病风险、降低 DNA 损伤、降低结肠腺细胞增殖率。同时合生元在代谢性疾病、内分泌疾病、消化道疾病及肿瘤等的治疗方面均有比较明显的疗效(表 39-5)。

第十二节　合生元制剂临床应用的注意事项及安全性

随着对益生菌和益生元研究的深入,合生元的应用已经从基础实验走向临床应用,临床适用的合生元由一定数量的活性益生菌加益生元组成,通过有选择地刺激和激活一种或有限数量细菌的新陈代谢,使宿主的健康受益,并改善肠道内益生菌丰度,通常这些合生元有基础研究的支撑,其安全性较好,较少有严重不良事件发生,若将产品定义为益生菌和益生菌的益生元,则还必须满足另一个条件,益生元有选择地支持益生菌成分的生长。

合生元的概念自 1995 年首次提出以来,就一直没有被重新定义。虽然它的定义随着益生菌和益生元定义的变化而演变,但其自身也需要一个更严格的框架。根据目前的定义,存在两种类型的合生元配比方法:①互补型配比,益生菌是根据对宿主的特定有益作用来选择的,而益生元是选择性地增加有益菌群成分和浓度;益生元可以促进益生菌的生长和活性,但只能间接地作为其目标范围的一部分。在临床使用合生元的时候,应当更加充分考虑到益生菌和益生元的协同作用,即益生菌的选择应当以宿主的特定有益作用为基石,而益生元的选择应当根据具体所选择的益生菌的生长和活动特点来进行决定。②益生元的选择应当以增加益生菌亲和力为原则,并能够帮助提高其在宿主中的生存和生长。它也可能增加有益菌的宿主微生物群的水平,但主要目标是增加摄入的益生菌的定植能力。

这两种方法可能直接或间接地符合合生元的定义。然而,这两种方法又有不同的含义。例如,互补的方法分别以益生菌和益生元提升宿主的健康为目标。正因为如此,每一种成分都必须以一定的剂量进行干预,以达到理想的效果。在大多数情况下,需要相对高剂量的益生元(成人一般超过 6g/d)来对肠道菌群进行干预。合生元作为一个复合产品,通过调节益生菌和益生元,提高益生菌生存能力和定植数量,且菌群的作用往往是多菌协同发挥效果,且容易受环境因素的影响,因此我们对益生菌和益生元的选择和搭配应当更加谨慎,更应注重有针对性的个体化的精准搭配辅助治疗疾病。

合生元是益生菌和益生元的混合物,这意味着每个成分的功效都将建立在同一个合生元配方上。合生元配方中的每一种益生菌和益生元都必须充分利用最新的可用技术。每种配比的标准应与益生菌和益生元的安全评价相结合,在体外和体内的疗效应当通过基础实验的检验。在确定益生菌前,还应确定选定益生菌的选择性刺激的特异性。通过对宿主肠道微生物的基因组学测序,可以获得益生菌在既定的底物上生长的情况,这是一种观测益生菌效果的方法。实验室中菌群生长曲线实验提供了有关益生菌的信息,以达到最高的生长速度和细胞产量的益生菌。然而,这些实验提供的信息是有限的,因为它们不能反映出该菌同宿主体内共生的肠道微生物相互作用的关系,也不能得到该菌同其他菌相互作用的模式。

通过指定 pH 进行粪便微生物分批培养,可以进一步了解这种共生行为及其作用机制。该方法允许在最小培养基上运行不同的组合,以指定益生元为唯一生长基质,所有试验使用同一批粪便样本接种。合生元配方中的益生菌和益生元成分应分别经过单独实验之后,再组合成为合生元配方一起测试。通过这些实验,我们可以很好地观察到,当单独使用益生菌或益生元时,合生元中的每种成分是否都能对肠道菌群产生调节作用,以及当它们组成合生元之后是否能发挥出更好的效果。最后可以基于干预后肠道菌群的改变情况、有益代谢产物的丰度对合生元中主要成分间作用的机制(协同或互补)进行进一步挖掘。

合生元的 RCT 必须在随机、双盲、安慰剂对照的基础上开展。理想情况下,应该遵循交叉设计,即志愿者从每个益生菌、益生元和合生元进行交叉干预,并进行严密监控,防止严重不良事件的产生。对于RCT 研究来说,益生菌最好选取生产日期较新的产品,可以最大限度保证益生菌的活力和在宿主的定植能力。

随着合生元的概念提出及益生菌和益生元在基础实验-临床验证流程的规范化,新合生元配方的体外和体内的研究有了一个有章可循的发展历程,新的合生元配方也渐渐从实验室走向临床一线应用,如炎性肠病(IBD)、结肠癌和肠易激综合征(IBS)的辅助治疗。然而,对于合生元的研究还处于一种萌芽状态,虽然进行了少量的初步体内研究,但几乎完全集中在慢性疾病管理方面。至今尚未有一套得到公认的合生元-疾病治疗标准,这也是有待进一步探究的内容。

(杭晓敏　王　欣　曹　展　张　扬)

参 考 文 献

[1] Ai Y,Hasjim J,Jane JL. Effects of lipids on enzymatic hydrolysis and physical properties of starch. Carbohydr Polym,2013,92: 120-127.

[2] Sonnenburg ED,Sonnenburg JL. Starving our microbial self:the deleterious consequences of a diet deficient in microbiota-accessible carbohydrates. Cell Metab,2014,20:779-786.

[3] Wu RY,Määttänen P,Napper S,et al. Non-digestible oligosaccharides directly regulate host kinome to modulate host inflammatory responses without alterations in the gut microbiota. Microbiome,2017,5:135.

[4] Beserra BTS,Fernandes R,Rosario VAD,et al. A systematic review and meta-analysis of the prebiotics and synbiotics effects on glycaemia,insulin concentrations and lipid parameters in adult patients with overweight or obesity. Clin Nutr,2015,34: 845-858.

[5] Bindels LB,Segura Munoz RR,Gomes-Neto JC,et al. Resistant starch can improve insulin sensitivity independently of the gut microbiota. Microbiome,2017,5:12.

[6] Bolognini D,Barki N,Butcher AJ,et al. Chemogenetics defines receptor-mediated functions of short chain free fatty acids. Nat Chem Biol,2019,15:489-498.

[7] Frost G,Sleeth ML,Sahuri-Arisoylu M,et al. The short-chain fatty acid acetate reduces appetite via a central homeostatic mechanism. Nat Commun,2014,5:3611.

[8] Van dBCM,Canfora EE,Kip AM,et al. The prebiotic inulin improves substrate metabolism and promotes short-chain fatty acid production in overweight to obese men. Metabolism,2018,87:25-35.

[9] Nicolucci AC,Hume MP,Martínez I,et al. Prebiotics Reduce Body Fat and Alter Intestinal Microbiota in Children Who Are Overweight or With Obesity. Gastroenterology,2017,153:711-722.

[10] Chambers ES,Byrne CS,Annette R,et al. Dietary supplementation with inulin-propionate ester or inulin improves insulin sensitivity in adults with overweight and obesity with distinct effects on the gut microbiota,plasma metabolome and systemic in-

flammatory responses:a randomised cross-over trial. Gut,2019,68:1430-1438.

[11] Zhang Z,Zhao J,Tian C,et al. Targeting the Gut Microbiota to Investigate the Mechanism of Lactulose in Negating the Effects of a High-Salt Diet on Hypertension. Mol Nutr Food Res,2019,63:e1800941.

[12] Duskin-Bitan H,Cohen E,Goldberg E,et al. The degree of asymptomatic hyperuricemia and the risk of gout. A retrospective analysis of a large cohort. Clin Rheumatol,2014,33:549-553.

[13] Sirich TL,Plummer NS,Gardner CD,et al. Effect of increasing dietary fiber on plasma levels of colon-derived solutes in hemo-dialysis patients. Clin J Am Soc Nephrol,2014,9:1603-1610.

[14] Singh V,Yeoh BS,Chassaing B,et al. Dysregulated Microbial Fermentation of Soluble Fiber Induces Cholestatic Liver Cancer. Cell,2018,175:679-694.

[15] Reynolds A,Mann J,Cummings J,et al. Carbohydrate quality and human health:a series of systematic reviews and meta-analyses. Lancet,2019,393:434-445.

[16] Halmos EP,Power VA,Shepherd SJ,et al. A diet low in FODMAPs reduces symptoms of irritable bowel syndrome. Gastroenterology,2014,146:67-75.

[17] Eslamparast T,Poustchi H,Zamani F,et al. Synbiotic supplementation in nonalcoholic fatty liver disease:a randomized,double-blind,placebo-controlled pilot study. Am J Clin Nutr,2014,99(3):535-542.

[18] Kumar S,Bansal A,Chakrabarti A,et al. Evaluation of efficacy of probiotics in prevention of candida colonization in a PICU-a randomized controlled trial. Crit Care Med,2013,41(2):565-572.

[19] Morovic W,Budinoff CR. Epigenetics:A New Frontier in Probiotic Research. Trends Microbiol,2020,11:S0966-842X(20)30101-3.

第四十章

菌群移植体系的建立与临床应用

第一节　标准化菌液的制备与质控

目前,欧洲、美国、澳洲均使用"手工 6 小时方案"制备供粪菌移植(fecal microbiota transplantation, FMT)的菌液,国内多家医院则采用"clean FMT 方案",两者在方法学上存在不少区别。clean FMT 即采用微滤加离心富集法,在微滤装置的基础上,经多级过滤直至微滤,然后反复离心洗涤,尽量去除食物来源的未消化残渣,以及真菌、病毒和细菌等不属于同类的微生物及微生物和宿主在肠道的可溶和不可溶性代谢产物,在 1 小时内实现粪菌的富集和纯化,这一步是至关重要的。在 clean FMT 方案中,通过纯化技术虽然这些代谢物质和破碎的微生物碎片也有一定治疗价值,但获取纯化的菌群非常重要,有利于降低不良反应。

粪菌制备的实验室有专属的净化空间,避免交叉感染。操作者在"看不见、摸不着、闻不到"的条件下完成操作。制备过程中缩短粪菌处理时间和氧暴露时间对于保存菌群功能非常重要,因为粪便菌群以厌氧菌为主。有研究显示,单独培养的普拉梭菌在暴氧环境中 2 分钟即死亡,这提示粪便菌群在空气中的长时间暴露会增加功能菌群的死亡。因此,在我们还不知道菌群离开肠道之后的存亡规律之前,最应该做的就是将这些菌群尽早的送到它们该去的地方(肠道)。将粪便从离开人体、实验室处理过程到输注至患者体内或制备成冻存粪菌的时间控制在 1 小时以内,我们将这种方案称为"粪菌移植 1 小时方案"(one-hour FMT protocol)。

粪菌库实验室的质控包括从捐赠者粪便中分离、纯化,到粪菌保存、使用和不良事件追踪等内容。其中,通过标准的操作流程和专业设备 GenFMTer 及其相关实验流程分离所得的粪菌终产物中细菌纯度达到 >99%。所获粪菌可立即用其新鲜状态治疗(供实验室所在医院内及时使用),也可冻存用于择期使用。制备结束时,同步保存粪菌样品以备样品溯源或研究。粪菌库提供用于治疗的成品至少包括捐赠者代号、剂量、制备日期、保质期、保存条件、制备人员、主诊医师等信息。推荐内镜医师采用下列简易方法评价质量,包括:①分离所得粪菌重悬液颜色应为乳黄色或淡黄色;②放大内镜下不可见异色杂质;③放大内镜下无可见颗粒。

当样本需要远程运输时,以干冰为保温介质,开箱时确保箱内干冰还存在。样本瓶从实验室冻存到医师使用时,必须处于密封状态,整个过程确保无开封、无异物进入等发生,这是避免极端生物安全事件的必需条件。医师或护士在使用冻存样品时,需要解冻、复温,具体按照所提供的操作说明书执行即可,一般在 45~60 分钟内完成输注前准备。

1. **粪便采集**　应采用无菌容器采集,检查粪便重量不少于 100g,性状为 Bristol 粪便性状评分标准中 3~5 分方为合格,立即进入菌液制作流程,或立即密封后 2~8℃保存,中途如需转运应使用冰盒。

2. **菌液制备与应用**

(1) 参考 2013 年《新英格兰医学杂志》推荐的国际 Amsterdam 菌液制备规范。采用智能微生物分离系统-粪便分析前处理仪,制备标准化肠道菌群移植菌液。

(2) 患者行肠道准备后,经上消化道途径(鼻肠管等)或下消化道途径(结肠镜等)行"标准化肠道菌群移植菌液"输注。

（3）治疗期间,密切观察患者生命体征及病情变化。

3. 实施流程

（1）选择健康菌群提供者,供体按照预约时间提供正常粪便,送至专门的标准化肠道菌群移植菌液制备室。

（2）制备者根据 Bristol 粪便性状评分评估患者粪便质量及重量,按照 100g 粪便对应 300ml 生理盐水的比例进行混匀,放置"粪便分析前处理仪"中进行处理。

（3）粪便分析前处理仪会按照预定模式进行处理:

1）微生物悬浮系统:将粪便和污泥等样品充分搅拌、混匀,使其中的微生物（如细菌）脱离出来,制成富含微生物的悬浮液。

2）微生物分离系统:逐级微滤微生物悬浮液,去除粪便等样品中的残渣。

3）微生物收集系统:收集去除残渣后得到的富含微生物的悬浮液。

4）除臭与动力系统:收集粪便等样品中散发出的挥发性气体,去除臭味,并为微生物悬浮液在系统内的流动提供动力。

5）液体灌注系统:为微生物稀释液、微生物悬浮液灌注提供动力。

（4）参照国际标准,"标准化肠道菌群移植菌液"制成后储存于-80℃深低温医用冰箱待用。

（5）临床菌液输注使用:

1）指导患者完成 FMT 肠道准备,放置鼻肠管在位。

2）保证操作室及工作台表面干净整洁,空气清新。

3）治疗前将所有物品准备齐全,避免因多次走动而增加患者等待时间及污染机会;菌液取出后应立即进行恒温水浴溶解（不超过十分钟）,使用统一外观的针管抽吸,所有事宜准备妥当后方可通知患者。

4）单一患者使用菌液务必保证"同一供体,同一批次",使用前护士站登记,经医护双人核对无误签字后方可输注。

5）严格遵循无菌操作原则（着手套、口罩、帽子）,单人单次输注均为一次性设备,不得重复使用。

6）抽吸后菌液输注时间控制在 3~5 分钟,输注完毕时加用 50ml 生理盐水冲洗鼻肠管,输注前后棉签消毒鼻肠管,保持鼻肠管整洁,全程关注患者有无不良反应发生。

4. 菌液质量管理与控制

（1）粪便制备前及菌液制备后,每次制作完成的菌液应随机抽样,行细胞计数及 16s rDNA 菌群测序,每 50ml 菌液中活细胞数应不小于 $2.5×10^{12}$ 个,同供体同批次样本应达到菌群组成一致,6 个月内同供体不同批次样本应达到菌群组成无显著性差异。

（2）采用细菌活性试剂盒进行染色,然后采用激光共聚焦显微镜观察,重点观察细胞死活（不同染色,通常活细胞绿色,死细胞红色）、聚集状态;可以直接进行死活细胞比例计数,同时可采用细菌计数板进行细菌总数计数;两者相结合,可以详尽分析,整个提取过程中每一步对肠道菌群数目和活性的影响。

（3）制备的菌液进行染色后,采用流式细胞术进行死活细胞比例计数。

（4）制备出的菌液经上述检测,满足标准后方可应用于临床。

"标准化肠道菌群移植菌液"制成后储存于-80℃深低温医用冰箱待用。如需制作菌群胶囊,则将上述过滤收集的菌液离心、取上清、重悬,加入冻干保护剂后混匀,预冻,迅速将冻结样品移入冷冻干燥机中冷冻干燥,冻干后的菌粉进行胶囊包装,过程中应使用耐酸胶囊壳（如耐酸羟丙甲纤维素胶囊壳）,根据患者个体情况应选用适宜该患者吞咽的胶囊型号,包装好密封保存。

5. 冻存与复融　菌液制备完成后可放置-80℃保存,6 个月之内使用不影响疗效;如放置-20℃保存,应在 1~4 周内使用。使用前放置室温复融,6 小时内输注;如使用水浴锅复融,则水温不得超过 37℃,为避免交叉感染,应使用密封膜封住盖子与管口之间的缝隙,开盖前擦干并酒精消毒。

美国食品与药物管理局（FDA）将 FMT 相关制品归类为"疫苗及相关生物制剂",并要求临床试验应按照新药规定实施,故参考我国原国家食品药品监督管理局(CFDA)及美国食品与药物管理局(FDA)对生物药品说明书的规范要求,制作完成的菌液应有独立包装与标签,其标签应包括以下内容,详见表40-1。

表 40-1　菌液制品标签内容与示例

标签内容	示例
名称	冷冻粪菌液
性状	褐色混悬液
规格	50ml
成分	水、氯化钠、粪菌及相关产物各占百分比
途径	肠道注射
警告	本品已有严重不良反应报道;本品仅限医院中使用
适应证或主治功能	复发性难治性艰难梭菌感染,或与肠道微生态紊乱有关的其他疾病传统治疗无效者
用法用量	复融后经鼻肠管、内镜或灌肠输注,50~100ml/次,具体应在医师指导下使用
不良反应	国内外已报道的轻度不良反应:可见自限性腹泻、腹胀、发热等;国内外已报道的严重不良反应:传播性耐药菌感染
禁忌证	相对禁忌证: (1) 肠道大面积溃疡、出血; (2) 移植通道梗阻; (3) 移植操作本身(内镜、置管、灌肠、经口饮食)的禁忌证; (4) 未通过伦理审核的临床试验或患者拒绝接受菌群移植; (5) 生命体征(体温、心率、血压、呼吸)不稳定; (6) 严重免疫系统紊乱; (7) 孕妇或哺乳期妇女
贮藏	−20℃
运输注意事项	干冰运输
生产日期	生产日期××××/××/××
有效期	有效期至××××/××/××
生产批号	××××-××××
生产部门	上海××医院肠道微生态诊疗中心
特殊人群使用方法	儿童、免疫抑制人群等请在医师指导下使用

第二节　供体的筛选与管理

一、供体来源选择

在菌群移植中,供体的选择是第一步,也是关键一步。早期的菌群移植大多是选择有亲缘关系的供体作为菌群移植的来源。如果患者无法找到有亲缘关系的供体,便会选择健康的志愿者作为供体。选定的志愿者通常是其他住院的人、医学院学生或住院医师。早期研究指出,由于有亲缘关系的供受体之间基因的相似性和共享的环境相近(这两个因素都会影响肠道菌群的多样性),而共享的环境还能降低新传染源转移到患者的风险,所以他们更倾向于选择有亲缘关系的供体。然而,无亲缘关系的健康志愿者也能成为供体,系统性研究和荟萃分析的结果都显示,有无亲缘关系的供体在菌群移植疗效上没有显著性差异。近年来,随着各地粪菌库的投建,无亲缘关系供体的使用量显著增。

菌群移植中选用亲缘与非亲缘供体的对比数据十分有限。随机对照试验中关于此推论的证据也是有限的。美国和芬兰的回顾性研究结果显示在菌群移植后的 8 周和 1 年,有无亲缘关系的供体其疗效结果均无显著性差异[有亲缘关系 vs 无亲缘关系供体的临床缓解率分别为 100% vs 78.6%(8 周)和 70% vs 92%(1 年)]。随机对照试验的结果显示使用有无亲缘关系供体进行菌群移植,或使用混合供体进行移植,其临床缓解率为 87%~96.2%。目前的证据表明,菌群移植的成功与否并不取决于供体和患者之间的关系。然而,为了更详细深入地探讨相关问题,当然应该设计更大规模的研究。

还有第三种供体选择,即自身供体,即当患者病情缓解时,留存粪便。当疾病复发时,当时留存的粪便可作为该患者的自身的治疗。粪便银行的建立,使这种个性化治疗的实施变得更加容易,但实用性和有效性还有待评估。无论选择谁作为供体,世界各地的菌群移植共识和临床工作组都强调,进行菌群移植之前,每个供体都应经过仔细和彻底的筛查。

总的来讲,供体与患者之间的亲缘关系不会影响菌群移植的疗效,使用无亲缘关系供体进行菌群移植能够较方便地从粪菌库获得资源。从有亲缘关系的人中筛选出合格供体可能需要数周时间,而通过使用粪便银行中已有的供体资源进行治疗,可以节省时间和资金。此外,粪便银行能减少医疗机构对供体筛选和处理的负担,降低菌群移植的使用门槛。

二、供体筛选六维标准

现有文献中供体筛选条件差异较大,结合相关指南与共识及临床治疗经验,制定筛选条件表格目录,见表 40-2。同时从生理、心理、个人史、稳定性、持续性、限食耐受性 6 个维度筛选管理供体。

表 40-2　供体筛选条目

血常规检查

1 ▶ 巨细胞病毒

2 ▶ EB 病毒

3 ▶ 甲型肝炎

4 ▶ 乙型肝炎病毒

5 ▶ 丙型肝炎病毒

6 ▶ 戊型肝炎病毒

7 ▶ 梅毒

8 ▶ 人类免疫缺陷病毒(HIV)-1 和 HIV-2

9 ▶ 痢疾阿米巴

10 ▶ 全血细胞计数

11 ▶ C 反应蛋白、红细胞沉降率

12 ▶ 白蛋白

13 ▶ 肌酐,电解质

14 ▶ 氨基转移酶,胆红素,γ-谷氨酰转移酶,碱性磷酸酶

特殊血液检查

15 ▶ 人类嗜 T 淋巴细胞病毒 Ⅰ/Ⅱ 型

16 ▶ 粪类圆线虫

粪便常规

17 ▶ 艰难梭菌

18 ▶ 肠道病原体(沙门菌,志贺菌等)

19 ▶ 弯曲杆菌,大肠埃希菌 O157∶H7,耶尔森菌,耐万古霉素肠球菌,耐甲氧西林金黄色葡萄球菌,革兰氏阴性多重耐药菌

20 ▶ 诺如病毒

21 ▶ 蓝氏贾第鞭毛虫和小隐孢子虫的抗原和/或耐酸染色检测

22 ▶ 单细胞生物(人酵母菌等)、蠕虫

23 ▶ 粪隐血试验

特殊粪便检查

24 ▶ 霍乱弧菌、李斯特菌

25 ▶ 孢子虫和小孢子虫的抗原和/或耐酸染色检测

26 ▶ 钙结合蛋白

27 ▶ 幽门螺杆菌粪便抗原

28 ▶ 轮状病毒

29 ▶ 多重耐药菌的检测

感染性疾病

30 ▶ HIV,梅毒,人类嗜 T 淋巴细胞病毒Ⅰ/Ⅱ型,疟疾,锥虫病,结核病的感染史或暴露史

31 ▶ 捐赠时难以控制的全身感染

32 ▶ 使用违禁药品

33 ▶ 危险性行为(匿名性接触;与性工作者、吸毒人员、HIV 携带者、病毒性肝炎患者、梅毒患者发生性行为;性工作者;性传播疾病史)

34 ▶ 曾接受过组织/器官移植

35 ▶ 最近(<12 个月)有输血

36 ▶ 最近(<6 个月)针刺伤

37 ▶ 最近(<6 个月)文身,打孔,打耳洞,针灸

38 ▶ 近期有卫生条件差的医疗服务

39 ▶ 有朊病毒所致疾病传播风险

40 ▶ 近期有寄生虫病或由轮状病毒、蓝氏贾第鞭毛虫和其他胃肠道相关微生物引起的感染

41 ▶ 最近(<6 个月)在热带国家、传染性疾病或旅行者腹泻高风险国家旅行

42 ▶ 最近(<6 个月)接种过减毒活疫苗,有传播风险的

43 ▶ 医护人员(排除多重耐药微生物传播的风险)

44 ▶ 动物工作人员(以排除人畜共患病传播的风险)

胃肠道疾病、代谢性疾病及神经系统疾病

45 ▶ 肠易激综合征,炎性肠病(IBD),慢性功能性便秘,乳糜泻,其他慢性胃肠道疾病的病史

46 ▶ 慢性全身性自身免疫性疾病致胃肠道受累的病史

47 ▶ 胃肠道癌症或息肉病的病史或高风险

48 ▶ 近期出现腹泻,便血

49 ▶ 神经系统/神经退行性病变的病史

50 ▶ 精神病史

51 ▶ 超重和肥胖(体重指数>25)

可能影响肠道菌群的药物史

52 ▶ 最近(<3 个月)接触抗生素,免疫抑制剂,化疗

53 ▶ 长期应用质子泵抑制剂

围捐赠期不良事件筛查

54 ▶ 新出现的胃肠道症状和体征,例如腹泻、恶心、呕吐、腹痛、黄疸

55 ▶ 新出现的疾病或一般症状,如发烧、咽喉疼痛、淋巴结肿大

56 ▶ 使用可能损害肠道微生物的抗生素或其他药物,上次筛选后有新的性伴侣或出国旅游

57 ▶ 最近摄入了对人体有害的物质

58 ▶ 在热带地区旅行,与人体血液接触(刺伤,伤口,打耳洞、打孔、文身),高危性行为

59 ▶ 捐赠期 4 周内周围的人(包括儿童)有腹泻(每天大便多余 3 次或水样便)

60 ▶ 捐赠期间有应激性事件发生可能影响心理状态

1. **生理** 主要依赖科学测量与实验室检测完成。

（1）年龄 18~60 岁，体重指数（body mass index，BMI）为 18.5~24.9kg/m²。

（2）血液学检测：血常规、肝肾功能、电解质、C 反应蛋白正常，肝炎病毒、HIV、梅毒、EB 病毒、巨细胞病毒、线虫、阿米巴等病原检测阴性。

（3）粪便检测：粪便常规检查正常，隐血实验阴性，艰难梭菌、弯曲菌、沙门菌、志贺菌、产志贺毒素大肠埃希菌、虫卵、囊泡、寄生虫、孢子、诺沃克病毒、轮状病毒等原学检测阴性，多重耐药基因（超广谱 β 内酰胺酶、碳青霉烯酶等）检测阴性。

2. **心理** 主要依赖定期访谈与量表完成。

（1）心理科医师或心理咨询师访谈认为目前心理状态良好。

（2）抑郁自评量表（self-rating depression scale，SDS）、焦虑自评量表（self-rating anxiety scale，SAS）、匹兹堡睡眠质量指数（Pittsburgh sleep quality index，PSQI）等评分正常。

3. **个人史** 主要依赖访谈与问卷完成。

（1）既往史：近 2 周未出现胃肠道不适，近 3 个月内未使用抗生素、抑酸剂、免疫抑制剂、化疗药等，无慢性疼痛症状，无消化系统手术史，无传染病史及传染病接触史，无过敏性疾病、自身免疫疾病、代谢性疾病、心脑血管疾病、神经系统或精神疾病史，无恶性肿瘤病史，未接受过生长激素、胰岛素、凝血因子等静脉注射。

（2）生活史：作息规律，饮食健康，家庭和睦，无不良性交，无吸烟、饮酒、吸毒等嗜好，无药物成瘾，近 6 个月未接种过疫苗或参加药物试验，近 6 个月未接受文身或出现皮肤破损，近 6 个月未去过热带地区。

（3）家族史：无胃肠道病变家族史，无恶性肿瘤家族史，无传染病家族史，无精神类疾病家族史等。

（4）其他：非孕期，非月经期。

4. **稳定性** 依赖生化检查及粪便微生物组测序完成。

（1）每 2 个月复查以上条目，仍然符合上述要求。

（2）每次捐赠的粪便均留样行 16s rDNA 测序，基因序列包括 9 个可变区和 10 个保守区，保守区序列反映了物种间的亲缘关系，而可变区序列则能体现物种间的差异。16S rRNA 基因测序以细菌 16S rRNA 基因测序为主，核心是研究样品中的物种分类、物种丰度及系统进化。通过检测 16S rRNA 的序列变异和丰度，结合已知的数据库信息，能够了解样品中细菌的分类鉴别及多样性信息，保证供体菌群组成及多样性稳定。

5. **持续性** 建立档案与随访系统。

供体应保证长期捐赠粪便，至少每周 2 次，每次不少于 100g。供体人群每两月或其他必要时进行全面系统体检，体检完全合格方能进行捐赠，如体检项目评估不合格，则应进行复查或暂时不纳入供体候选人群。

6. **限食耐受性** 通过限食实验完成。

部分患者存在食物过敏及食物不耐受（如鸡蛋、牛奶等），根据受体要求，相应供体需严格限制上述食物，以保证所捐赠粪便满足受体要求，一般在捐赠粪便前进行 1 周限食准备。如供体无法通过限食耐受性实验，则不可作为本次移植的捐赠者。

三、供体知情同意及个人健康承诺书

随着粪便银行和粪菌库在许多国家的逐步建立，供体的粪便样本和信息数据将会越来越大，在采集、管理、储备、共享、匿名化、访问资质方面，要充分尊重供体的知情同意权，供体管理者应该格外谨慎，确保隐私、遵守保密原则，使供体人群充分了解粪便捐赠的意义和价值，以积极主动配合捐赠工作。

每位供体签署相关知情同意及个人健康承诺书（图 40-1），如供体有身体不适或定期体检项目不通过者，如实上报，不作任何隐瞒，中心有权利随时终止供体捐赠关系。

上海市第十人民医院肠道微生态诊疗中心
供体知情同意及个人身体健康承诺书

本人＿＿＿＿＿＿＿郑重承诺：

1. 本人会严格依照中心所制定的筛选要求；同时从生理、心理、个人史、稳定性、持续性、限食耐受性等 6 个方面服从中心管理。
2. 如有身体不适或不符合上述规定状况发生，将如实上报中心，不作任何隐瞒，中心有权利随时终止供体捐赠合同。
3. 如有隐瞒病史愿意接受中心给予的任何处理，在捐赠过程中如出现任何由于身体疾病导致的后果，相关责任全部由我本人承担。
4. 我本人知晓同意并授权上海第十人民医院肠道微生态诊疗中心全权处理在捐赠粪便的采集、管理、储备、共享、匿名化、访问资质方面的管理办法。

特此承诺

承诺人：
年　　月　　日

图 40-1　供体知情同意及个人身体健康承诺书

四、超级供体的筛选

供体对菌群移植过程有很重要的影响，在不久前的一项研究中发现在某些情况下存在"超级供体（super-donor）效应"，即来自某个特定供体的菌群比其他供体有更好的治疗效果。Justin O'Sullivan 等发现，菌群移植在治疗艰难梭菌感染（CDI）时用不同供体都具有较高成功率。但是，在治疗炎性肠病（IBD）时，治疗效果受到了不同供体的影响，而且出现了"超级供体效应"，即来自某个供体的菌群移植效果明显比其他供体都要好。Moayyedi 等首次报道了超级供体效应，研究发现在菌群移植治疗后进入缓解期的 9 名溃疡性结肠炎患者中，有 7 名患者是从同一供体那里接受的 FMT。有研究指出，将供体的粪便汇集在一起有可能降低患者获得无效供体菌群的机会从而提高缓解率，于是在《柳叶刀》上有一项研究使用了这种多个供体混合的方法，这是迄今为止菌群移植用于 IBD 最大的随机对照试验。治疗组中给患者使用的菌群是来自多达七个不同的供体。多样性分析显示供体粪便混合物比单一供体粪便有更高的微生物多样性。而且对不同粪便批次治疗效果分析发现，含有某个供体的移植批次治疗效果是其他批次的两倍。

这些研究结果引起了 Justin O'Sullivan 及其同事的兴趣，于是他们试图通过调查找出究竟是什么原因可以促使某个供体成为最优的供体。研究发现供体肠道微生物群的高度多样性仍然是预测受体反应的关键因素，同时与某些疾病相关的特征细菌的转移也起着重要作用，如梭菌簇Ⅳ和ⅩⅣa 显示出是患者响应移植的指标。此外供受体之间菌群的兼容性也被认为是一个重要因素，例如受体对供体菌群的免疫应答，以及移植前受体肠道菌群的组成，这可以帮助解释为什么使用同一个供体的移植的受体表现出不同的肠道菌群组成。此外，除了供体和受体之间潜在的遗传差异外，受体的饮食和接触药物也可能影响菌群移植的长期疗效，为了保证菌群移植的长期效果，口服胶囊这种非侵入性的移植方式的应用将十分重要。影响菌群移植是否成功的因素见图 40-2。

总之，超级供体的存在尚未得到足够的研究支持，并没有完全适合所有人的唯一供体，但是更加个性

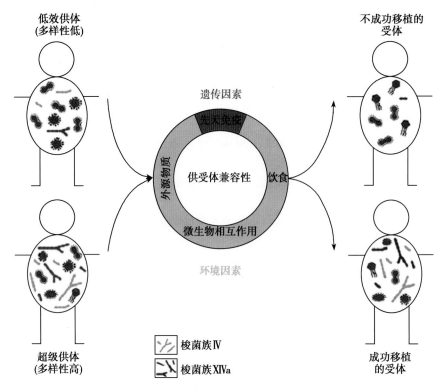

图 40-2 影响菌群移植是否成功的因素

化的方法、受体和供体之间更好地匹配,将会提高菌群移植的成功率并扩展菌群移植的应用。

　　由此可见,"超级供体"现象的背后实则是菌群与疾病的作用机制,"超级供体"的筛选即是从供体角度对疾病预后影响因素进行探索,最终走向精准化菌群干预。影响疾病预后的供体因素较为复杂,既涉及具有疾病特异性的功能菌株,又应考虑到生态系统间复杂的相互作用,一些较为"普适"的益生菌、代谢物等也有可能影响疗效。部分文献报道供体肠道菌群较高的多样性及 Akk 菌、产丁酸菌的丰度可能提高 FMT 的成功。同时部分疾病的预后可能受特定菌株丰度的影响,基于临床大数据寻找疾病预后相关的功能菌株也许会帮助筛选出该类疾病对应的"超级供体"。然而由于疾病特征及患者个体差异,与某种疾病相关的"超级供体"可能并不会提高另一种疾病的治疗成功率,即使治疗同种疾病,在部分患者中仍不能达到理想效果。故而个体化治疗方案的制定尤为重要,在菌群移植前对供体、菌液、患者实施菌群检测,结合疾病特征进行"疾病-菌液-受体"配型,甚至对菌液进行筛菌、发酵或添加,最终实现精准化菌群移植是今后发展的趋势。

第三节　菌群移植适应证与禁忌证

　　粪菌移植(faecal microbiota transplantation,FMT)是指将健康人粪便中的功能菌群移植到患者肠道内,重建新的肠道菌群,实现肠道内及肠道外疾病的治疗。目前已被临床医学指南及共识推荐用于治疗复发性或难治性艰难梭菌感染(clostridium difficile infection,CDI),除此之外,FMT 在消化系统的治疗如炎性肠病(inflammatory bowel diseases,IBD)、肠易激综合征(irritable bowel syndrome,IBS)、功能性便秘(functional constipation,FC)、肝硬化等;以及神经精神系统疾病如自闭、焦虑、抑郁症和帕金森病;代谢性疾病如糖尿病、肥胖症、脂肪肝和高脂血症;免疫性系统性疾病如肿瘤免疫、过敏性疾病及慢性疲劳综合征等病种的尝试中均显示出一定的临床疗效。截至 2019 年 7 月,国内外关于 FMT 用于临床疾病治疗相关研究报道超过 3 000 例,在 clinicaltrials.gov 网站注册的临床试验超过 380 例,但 FMT 具体实施尚缺乏统一的适应证标准。笔者通过查阅相关指南与文献,结合本团队 3 000 余例(40 000 余例次)的 FMT 治疗临床经验,现将

FMT 临床适应证和禁忌证总结如下：

1. 艰难梭菌感染　艰难梭菌感染（CDI）是唯一被临床指南明确推荐的适应证。菌群移植用于复发性艰难梭菌感染的治疗已先后被美国、欧洲、澳大利亚等国列入国家临床指南，2017 年中国医师协会检验医师分会感染性疾病检验医学专家委员会发布《中国成人艰难梭菌感染诊断和治疗专家共识》，其中也推荐了 FMT 用于治疗复发性 CDI。综合各国指南与共识，FMT 适用于二次或多次复发的 CDI、首次复发并再次复发风险大的 CDI 及难治性 CDI，而不应作为初发 CDI 的首选治疗，无论是单纯 CDI 还是合并有其他疾病（如 IBD）的 CDI，都应遵守以上原则选择治疗方案，同时应警惕与 FMT 相关的不良反应。

2. 除 CDI 之外的肠道疾病　FMT 用于除 CDI 之外的肠道疾病的治疗，尚缺乏足够的循证医学证据支持，故应以临床试验的方式开展，通过伦理审批，且只有当传统治疗无效时才考虑使用 FMT。目前有关研究较多的为溃疡性结肠炎（UC）、肠易激综合征（IBS）及功能性便秘，上海市第十人民医院肠道微生态诊疗中心（以下简称"本中心"）开展包括慢性便秘、非 CDI 的慢性腹泻、IBS、IBD、放射性肠损伤、动力障碍性肠梗阻如术后早期炎性肠梗阻和假性肠梗阻等疾病的 FMT 均取得良好疗效。

（1）溃疡性结肠炎：FMT 对治疗活动性 UC，至今国际报道了 6 项随机对照临床研究，临床缓解率为 24%～32%，其中 4 项研究结果显示 FMT 组缓解率高于安慰剂组 5%～9%，1 项研究报道了阴性结果，另 1 项研究得出 UC 症状缓解与肠道特定菌群及代谢物丰度与有关。基于以上数据及本中心治疗经验，FMT 有望成为治疗轻-中度 UC 的有效方式，当传统治疗无效时，可考虑行 FMT，但应警惕 IBD 加重或复燃的可能。由于肠道通透性增加、结肠溃疡可能会增加菌血症发生概率，故对于严重病变的活动期 IBD 应慎行或不行 FMT。

（2）克罗恩病：目前，主流的治疗方案均旨在抑制患者肠道自身免疫反应，治疗周期漫长，停药极其困难。患者及家属不但需面对长期药物治疗的不良反应，更是经济及心理上的沉重负担。我们认为，更合理的做法应是首先改变引起这种免疫反应的因素，即通过 FMT 重建肠道菌群，切断肠道免疫反应的源头，实现 IBD 的临床治愈。迄今为止，FMT 治疗 IBD 的临床试验相关文章共发表 39 篇。治疗 CD 的临床试验共 10 项，入组总人数 115 名，平均移植 1.01（1～2）次，平均随访时间 6.1（1～15）月，首次移植后缓解率 52.3%（95%CI：33.5%～70.8%），最终缓解率 47.5%（95%CI：29.4%～65.8%）。使用上消化道途径较结肠途径可获得更高的首次缓解率（CD：66.3% vs 27.1%，$p=0.012$；UC：43.3% vs 12.8%，$p=0.047$）。

（3）功能性便秘：有关 FMT 治疗功能性便秘的报道主要来自本中心的研究，均显示 FMT 对于功能性便秘有效率超过 50%，且治疗期间未发生严重不良反应。其中 2017 年一项 FMT 治疗慢传输型便秘的随机对照临床实验结果显示，随访 12 个月后 FMT 组治愈率为 36.7%，对照组治愈率 13.3%，提示 FMT 治疗效果优于传统保守治疗。本中心现已行 FMT 治疗便秘 1 360 余例，其中大部分为传统泻药无效、并发粪石性肠梗阻或手术后复发患者，病史复杂且存在较重精神负担，FMT 3 个月内临床有效率为 70.3%，12 个月的有效率仍可维持在 57.3%。本中心一项 FMT 治疗慢性便秘的 RCT 研究已经被英国菌群移植治疗指南所推荐。

（4）肠易激综合征：现有的荟萃分析报告及随机对照临床实验显示经鼻肠管或结肠镜输注菌液可能对治疗 IBS 有效，而口服胶囊未见明显疗效，暂无足够证据支持 FMT 对 IBS 有明显的疗效，故 FMT 治疗 IBS 仅能作为临床试验开展，特别是当传统治疗无效时，可考虑尝试经鼻肠管或结肠镜途径的 FMT。本中心已治疗肠易激综合征 119 例，3 个月内临床治愈率为 53.8%。

（5）慢性腹泻：除外以上疾病导致的腹泻，现今只有关于 FMT 有效缓解器官移植后腹泻及脓毒症后腹泻的零散报道，虽报道较少，但其意义重大，结合本中心治疗腹泻、放射性肠炎经验，FMT 有望成为一个新的有效治疗腹泻的手段。本中心最新一项关于菌群移植联合肠内营养支持治疗顽固性腹泻伴重度营养不良的疗效分析显示（数据未发表），经 6 个月随访，FMT 联合肠内营养治疗可有效减少腹泻次数、改善粪便性状，并改善 BMI、总蛋白、白蛋白、纤维蛋白和前白蛋白等营养指标。

3. FMT 与肿瘤免疫　肠道菌群在一定程度上决定了癌症的临床预后，调节肠道微生态可以帮助改善治疗效果并减少并发症。癌症患者治疗效果与肠道菌群组成有关,例如,肠道菌群组分中嗜酸乳杆菌的丰度影响奥沙利铂化疗效果,脆弱拟杆菌、长双歧杆菌丰度影响免疫检查点抑制剂疗效等。将治疗有效患者的粪便悬液引入荷瘤小鼠肠道,可提高免疫检查点抑制剂的疗效。菌群调节可以有效预防和缓解免疫相关性结肠炎。由于肠道菌群的作用在不同患者、不同癌肿、不同疗法中不尽相同,且机制尚不明确,故在精准化菌群调控实现之前,非特异性的干预方式例如益生元和菌群移植等是有意义的调控手段。有关菌群移植与肿瘤治疗的临床研究已在 clinicaltrials.gov 网站上注册(注册号:NCT03353402、NCT03819296 和 NCT03341143)。Wang 等给予接受了免疫抑制剂治疗后出现结肠炎的患者进行菌群移植,在内镜下观察到黏膜的愈合,这是第一例应用菌群移植成功治疗免疫相关性肠炎的报道。另有文章报道了菌群移植成功逆转 PD-1 抑制剂治疗恶性黑色素瘤的临床效果,这是有关菌群干预可能成为肿瘤治疗手段的一个重要进展。以上研究表明,包括菌群移植在内的肠道菌群调节,对于癌症及并发症的防治有一定应用前景,但真正的临床应用仍缺乏充足依据,应积极开展更多的临床试验。

(1) 适应证:所有菌群移植用于肿瘤及并发症的防治都应当以临床试验方式开展。当患者出现以下任一情况时,可尝试使用菌群移植:

1) 存在腹泻、便秘、腹胀等肠道功能紊乱。

2) 放疗、化疗、免疫治疗等出现的肠炎等并发症。

3) 结肠癌高风险,但尚未发展成为肿瘤或癌前病变已切除。

4) 其他证据可证明存在肠道菌群紊乱。

5) 正在接受正规抗肿瘤治疗但疗效差。

(2) 编者临床经验:本中心已行 FMT 超过 3 000 例,其中治疗肿瘤放疗后结直肠炎症患者 127 例。回顾性资料分析显示,患者随访至 3 个月、6 个月、36 个月的治愈率分别为 61.4%(78/127)、56.5%(48/85)与 47.6%(20/42),缓解率为分别为 16.5%(21/127)、15.3%(13/85)与 14.3%(6/42),不良反应以鼻肠管摩擦咽部导致的咽痛、恶心为主且多为自限性,未发生严重不良反应。

此外,放射性肠炎是肿瘤放疗常见并发症,常表现为便血、腹泻、排便困难、直肠不适等,暂缺乏有效治疗手段,编者临床经验及研究表明,菌群移植配合肠内肠外营养与药物灌肠的方法可有效缓解相关症状且安全性好,可进一步扩大样本量进行临床治疗尝试。

除此之外,本中心现治疗家族性肠息肉病患者 1 名,该患者为 21 岁男性,首诊时存在腹痛、腹泻、便血症状,肠镜示弥漫分布黏膜隆起性改变(多发性息肉)、局灶黏膜腺体癌变,行内镜下治疗后患者接受 2 个疗程 FMT,随访至 11 个月腹痛、便血症状消失,肠镜示多发性息肉减少、局灶低级别上皮内瘤变。家族性肠息肉病为常染色体显性遗传,大多数在 40 岁前发展为癌,常行手术切除以预防癌变,但长期预后差,针对该患者的治疗经验可能为菌群移植预防结直肠癌提供新的思路。

基于肠道菌群对肿瘤发生和预后的重要影响,肠道微生态治疗有望成为肿瘤防治的辅助手段。菌群移植为肠道干预的重要技术,然而肿瘤患者大多合并有营养不良、免疫力低下、肠道功能障碍等多种疾病,盲目行菌群移植可能有弊无利。在进行菌群移植之前,评估患者身体状况,并改善营养、恢复肠道通畅及提高免疫力很重要。本中心拥有成熟的置管技术、消化道造影技术、肠内肠外营养支持技术,以及自主研发的益生元及灌肠药物等,与菌群移植技术共同组成肠功能障碍治疗体系,为合并有肠道内外并发症的肿瘤患者的治疗提供技术支撑。但我们不是肿瘤专科,癌症的治疗应以规范的专科治疗为主,开展菌群移植相关临床试验需谨慎。

4. 肠道外疾病 由于"肠-脑-菌群轴"的机制,FMT 在缓解胃肠道症状的同时也观察到对神经系统症状如抑郁、焦虑、自闭症、帕金森及癫痫等的缓解,除此之外国际上也有关于 FMT 缓解肝性脑病、代谢综合征等的报道。FMT 治疗肠道外疾病的有效性,尚缺乏大样本随机临床对照试验的支持,但现有报道为进一步探索 FMT 适应证提供了依据,如传统治疗无效,特别是当肠道菌群扰动(如:病原菌感染、抗生素使用等引起菌群组成改变)是引起疾病或诱发症状加重的因素,则可考虑尝试包括 FMT 在内的肠道微生态治疗。根据本中心的经验,在治疗肠外疾病时,必须伴有胃肠道相关症状,如便秘、腹胀、腹痛、腹泻、消化不良和食物过敏等进行 FMT 治疗,其有效性更为确切。

(1) 帕金森病:胃肠功能障碍是帕金森病(PD)最常见的非运动性临床表现,也是 PD 最早期的迹象之一。目前已有很多研究报道了肠道菌群、肠黏膜屏障和肠神经免疫系统等在 PD 病理生理中的作用。通过对 PD 患者粪便和结肠黏膜的微生物分析表明,PD 患者的肠道菌群发生了显著变化。有的研究发现 PD 患者的拟杆菌增加,而厚壁菌门相对丰度降低,因此有人提出"促炎"失调假说,其特征是产"抗炎"丁酸的细菌减少,如布劳特氏菌属(*Blautia*)、粪球菌属和罗氏菌属,而"促炎"细菌(如青枯菌和粪杆菌属)增加。但是部分研究则发现 PD 患者的拟杆菌的相对丰度降低,而厚壁菌门没有明显变化。Felice 等人的研究表明,PD 患者中产短链脂肪酸(SCFA)的普拉梭菌减少,肠杆菌科细菌的丰度增加。部分研究表明 PD 患者的阿克曼菌、乳杆菌、双歧杆菌和 *Flavonifractor* 含量增加,而产 SCFA 的细菌(包括漆螺菌科)减少。此外,近期的两项研究显示,PD 患者中疣微菌科和乳杆菌科增加,巴恩斯氏菌科(*Barnesiellaceae*)、肠球菌科(*Enterococcaceae*)、普雷沃菌和韦荣球菌的相对丰度降低。这些研究中 PD 患者肠道微生物组成的差异可能是由于所研究的对象、方法及地理和临床背景(如平均年龄、疾病持续时间和用药状况)的不同所导致的。但这些研究都表明了 PD 患者的肠道微生态紊乱与 SCFA(肠道细菌产生抗炎代谢物)显著降低有关,进而可能会损害肠黏膜屏障,促进免疫炎症反应并改变肠道神经元网络,从而导致肠道运动失调。PD 患者肠黏膜屏障和肠道炎症的主要特征是促炎细胞因子和肠胶质细胞(EGC)激活增加;尤其是 EGC 的激活可能有助于促进肠道免疫炎症反应、导致肠道运动功能障碍,甚至还能通过肠-脑轴来促进神经炎症,进而导致中枢神经系统退行性变性。但是目前的这些研究结果暂不能得出肠微生态紊乱和肠屏障损伤、肠道炎症之间的直接相互关系。

目前仅有两项研究评估了 PD 患者肠微生态紊乱、肠黏膜通透性改变和肠道炎症或神经源性反应之间的相关性,而且是同一个 PD 患者队列。Forsyth 等人的第一项研究表明,在 PD 早期患者中,肠道通透性的增加与肠黏膜大肠埃希菌附着、组织氧化应激与肠道 α 突触核蛋白积聚有关。但是该研究存在一定的局限性,因为该研究是在一小群 PD 患者中进行的,且肠道通透性的增加比较温和。因此需要进行进一步的研究以更好地阐明异常的肠道通透性、肠道炎症和 PD 患者与 α 突触核蛋白积聚之间可能存在的相关性。在第二项研究中,长谷川等人发现在 PD 患者中肠道微生态紊乱与肠道通透性增加有关,肠道微生态紊乱以乳酸杆菌数量的增加和球状梭状芽孢杆菌、脆弱拟杆菌的减少为主要特征。综合上述研究结果,我们可以假设 PD 患者的肠道微生物组成的变化(主要是产 SCFA 的细菌减少)及肠道通透性的增加,可能会导致肠内炎症或神经源性反应并促进肌层神经元中 α 突触核蛋白的积聚,从而可能导致肠运动功能障碍、促进慢性周围性炎症、促进中枢神经系统的炎症和退行性变性。

综上所述,通过现有研究结果我们可以假设,肠道细菌-神经-免疫网络的变化除了可以导致肠道微生态紊乱之外,还可能导致中枢多巴胺能神经元退行性变性的发生和发展。然而,目前的证据暂不能得出肠微生态紊乱和肠屏障损伤、肠道炎症之间的明确因果关系。另外,肠道细菌-神经-免疫网络的变化所导致的中枢神经退行性变性的病理生理机制尚缺乏必要的证据。因此目前仍有许多问题悬而未决:肠道通透性的改变是否会导致 PD 肠道微生态紊乱,肠道炎症反应是否可以触发中枢神经系统的炎症。因此,未来的研究工作应更好地阐明肠道细菌-神经-免疫网络在 PD 动物模型及不同疾病阶段 PD 患者中的病理生理作用。

(2) 阿尔茨海默病:阿尔茨海默病(AD)是一种起病隐匿的进行性发展的神经系统退行性疾病。临床上以记忆障碍、失语、失用、失认、视觉空间技能损害、执行功能障碍及人格和行为改变等全面性痴呆表现为特征,病因迄今未明。浙大一院关于 AD 患者的临床研究表明,与轻度认知功能障碍患者及健康人群相比,AD 患者肠道菌群组成不同且多样性降低,厚壁菌门减少,变形菌门富集,且 AD 严重程度评分与菌群变化显著相关。AD 风险基因型与肠道菌群特点有关,肠道菌群可能可以缓解载脂蛋白 E(ApoE4)基因型个体的认知功能下降的症状。一项随机、双盲临床试验表明,AD 患者连续 12 周每天补充益生菌,可有效改善认知和代谢功能,益生菌或有望用于 AD 的防治。但是另有临床研究表明,益生菌无法改善严重阿尔茨海默病患者的认知及生化指标。所以,需进行系统详尽的动物及临床研究来进一步探索肠道菌群对 AD 的影响,以及 FMT 在 AD 治疗中的应用前景。

(3)焦虑症和抑郁症:越来越多的证据表明大脑与肠道菌群之间存在紧密的联系。一些动物研究表明,肠道菌群与压力和抑郁行为存在直接联系,而且在稳定期和发病期肠道菌群与脑功能之间均存在双向交流。这种交流可能主要通过下丘脑-垂体-肾上腺(HPA)轴和 CNS 中可能影响认知、情绪和情感的结构产生。Sudo 等人研究了肠道菌群在 HPA 轴功能变化中的潜在作用,并发现其与抑郁症相关。益生菌在健康人及患者(包括 IBS、癌症、情绪低落)中均无抗焦虑作用。一项基于大规模人群的横断面研究表明,益生菌的使用与抑郁症的低发生率无关。目前 FMT 对于焦虑或抑郁症的影响尚无直接的临床研究。

(4)自闭症:自闭症又称孤独症,是一种具有生物基础的发育障碍类疾病,包括一系列复杂的神经发育障碍。研究发现,2006—2010 年,美国 3~17 岁的自闭症儿童患有腹泻或结肠炎的比例是正常人的 7 倍。61% 的自闭症儿童同时伴有至少一种胃肠道症状,并且所有伴有消化道症状的儿童情感问题都比较严重,自闭症儿童在一岁以前开始出现症状,大多数发病都是在 3 岁以内,这与婴儿肠道菌群的发育过程的时间节点重叠,因此人们推测婴儿的大脑发育需要伴随肠道微生物的正常定植而完成。通过比较 3~16 岁的自闭症儿童和正常儿童(每组 20 位)的肠道菌群、肠道症状和自闭症症状,发现自闭症儿童肠道菌群中普雷沃菌属、粪球菌属和未分类的韦荣球菌科明显减少;自闭症儿童肠道菌群多样性与自闭症症状相关性更强;菌群整体的多样性和个体菌属丰度与自闭症相关症状相关,而与他们的饮食模式没有相关性。

(5)代谢性疾病:人体肠道微生物群在免疫功能和代谢疾病中起着重要作用。糖尿病前期的患者肠道菌群的组成就已经发生了改变。肠道微生物所产生的丁酸盐等短链脂肪酸也可发挥抗肥胖和抗糖尿病的作用。一项随机对照双盲试验表明,二甲双胍可通过改变肠道菌群以改善血糖水平。FMT 治疗可以控制肠道微生物群的组成,加强肠道屏障,抑制病原体和调节免疫。目前仍需进一步的研究证明 FMT 对人体代谢性疾病的影响。

(6)肌萎缩侧索硬化:肌萎缩侧索硬化(ALS)是指上运动神经元和下运动神经元损伤之后,导致包括球部(延髓支配肌肉)、四肢、躯干、胸部腹部的肌肉逐渐无力和萎缩。ALS 患者与健康人的粪便菌群组成存在显著差异,大肠埃希菌的丰度增加,酵母的丰度降低。目前通过 FDA 批准的针对 ALS 的药物仅有利鲁唑一种,因此急需新的药物来缓解患者的疾病进展。

(7)癫痫:癫痫(epilepsy)是大脑神经元突发性异常放电,导致短暂的大脑功能障碍的一种慢性疾病。南京医科大学张发明团队的个案报道表明,一名 22 岁女性,有 17 年癫痫病史的克罗恩病患者在给予 FMT 治疗并停用抗癫痫药物后,随访 20 个月未再次出现癫痫症状,而 FMT 治疗前平均每年有 2~3 次癫痫大发作。复旦儿科医院纳入 20 例癫痫患儿的前瞻性研究表明,生酮饮食治疗后患儿的肠道菌群丰度和 α 多样性降低,响应较好与较差的患儿肠道菌群在治疗前后均存在明显差异。

(8)抽动秽语综合征:抽动秽语综合征是指以不自主的、突然的、多发性抽动及在抽动的同时伴有暴发性发声和秽语为主要表现的抽动障碍。男性多见,90% 以上于 2~12 岁起病。2017 年中国人民解放军总医院的一份个案报道表明,将 FMT 运用于盐酸硫必利等药物治疗后复发的抽动秽语综合征儿童,可以使该患儿的症状显著改善。

5. 禁忌证 有关 FMT 的禁忌证,国际指南没有明确规定,但对于一些特殊人群行 FMT 治疗后严重不良反应发生的风险会升高。已有文献报道了 CDI 合并 IBD 患者接受 FMT 后 IBD 症状加重或复燃的案例,2019 年 6 月美国 FDA 报道了 1 起 FMT 导致 2 名严重免疫抑制患者耐药菌感染并造成 1 人死亡的事件,引起业界广泛关注,一批临床试验被叫停。由于 FMT 具有生物制剂和器官移植的双重性质,作用机理与风险不明确,且临床实施中存在较多伦理争议,故对 FMT 的实施及操作需严谨慎重。如出现以下情况之一则不应行 FMT 治疗:①肠道大面积溃疡、出血;②移植通道梗阻;③移植操作本身(内镜、置管、灌肠、经口饮食)的禁忌证;④未通过伦理审核的临床试验或患者拒绝接受 FMT。如出现以下情况:①生命体征(体温、心率、血压、呼吸)不稳定;②严重免疫系统紊乱;③孕妇或哺乳期妇女。原则上不宜行 FMT,但如传统治疗无效且有临床症状与肠道微生态紊乱有关的证据,可考虑尝试行 FMT,但应告知患者及家属发生严重并发症风险较高,并在治疗过程中对患者严密监护。

第四节 围菌群移植期的处理流程

一、菌群移植途径的建立与选择

FMT 移植途径可分为上消化道途径、下消化道途径和口服胶囊途径,目前并无证据表明哪种途径最优,临床实践中主要根据本单位的技术特点和疾病特征选择移植途径。

1. **上消化道途径** 菌液可通过胃镜、鼻胃管、鼻肠管或经皮内镜下胃/空肠造瘘管(PEG/J 管)输注,因胃酸可破坏一部分菌群,故如有条件,应尽量使用空肠管。输注菌液后 4 小时内患者应保持头端抬高至少 45°,以防反流或误吸。常见不良反应为内镜损伤、鼻肠管所致恶心咽痛、胃造瘘并发症等。

由于通过胃镜给药方式较为复杂且不宜重复给药,而留置鼻肠管方法设备要求简单,不但便于重复菌液重复输注,还可行造影检查与肠内营养支持,故经鼻肠管 FMT 可作为首选。本中心在床旁盲方法、X 射线下放置法方面拥有充足经验,可在短时间内(床旁 3~4min,X 线下 8~10min)建立,且已经过此方式成功治疗各类肠道疾病患者 3 000 余例。

2. **下消化道途径** 菌液可通过结肠镜、结肠置管或灌肠方式输注,为使菌液充分接触全结肠,菌液输注应从盲肠或末端回肠开始,灌肠方式不作为首选。经结肠镜优点在于菌液直接输注至结肠,对于 CDI 和溃疡性结肠炎更为有益,但缺点表现为内镜损伤、结肠置管影响排便功能,一次不宜输注过多菌液,腹泻较鼻肠管明显,且不宜重复多次输注菌液等。

3. **菌群胶囊途径** 由于菌液移植需内镜、置管等操作,过程烦琐且存在侵入性操作相关的并发症风险,故菌群胶囊移植有一定的发展前景,国际已有口服菌群胶囊治疗 CDI 的报道,单独使用胶囊移植对 CDI 的有效性并不劣于菌液移植。菌群胶囊用于菌液移植后续的维持治疗也长期有效,且未发生严重不良反应,有望成为有效、安全、方便的菌群移植途径。

二、菌群移植操作流程

符合入选标准的患者,除常规入院检查如血常规、血生化、传染病四项、尿液、粪便、胸片、心电图检查外,还需要行消化道评估如内镜、全消化道造影、消化道动力、腹部 CT 检查,肠道微生态评估:粪便寄生虫、致病菌、耐药菌和耐药基因、粪便宏基因组学检测、腹泻患者行 CDI 的 PCR 或难梭菌毒素 A 和 B 检测。如存在肠道外疾病如神经系统疾病、糖尿病、免疫性疾病、肿瘤性疾病及其他疾病,则需相对应进行评估。根据相应疾病的特点选择合适的移植途径,在移植前 3 天给予万古霉素 0.5g,2 次/d 连续 3 天,如果患者为 CDI 则给予万古霉素或万古霉素联合甲硝唑 7 天,在移植前 1 天给予聚乙二醇清理肠道,如严重腹泻患者,则需预防脱水。移植前后 1 小时需要禁食,经胃十二指肠途径行菌群移植是否使用质子泵抑制剂(proton pump inhibitor,PPI)尚无明确定论。预使用 PPI 可降低胃酸,可能可以减少移植菌液中细菌的损失,但本身使用了 PPI 后就会影响胃肠道内细菌的平衡,因而 PPI 的使用对菌群移植的疗效还需进一步研究。移植操作由护理小组完成。移植后 24 小时内需要观察患者的消化道症状如恶心呕吐、腹痛腹胀、腹泻便血等,发热情况和过敏等不良反应。如出现相应的不良反应需进行处理(详见不良反应处理流程)。具体流程和管理详见图 40-3、图 40-4。

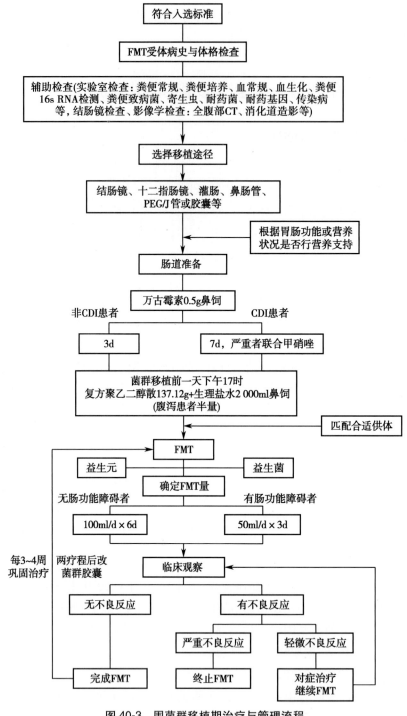

图 40-3　围菌群移植期治疗与管理流程
PEG/J管:经皮内镜下胃/空肠造瘘管

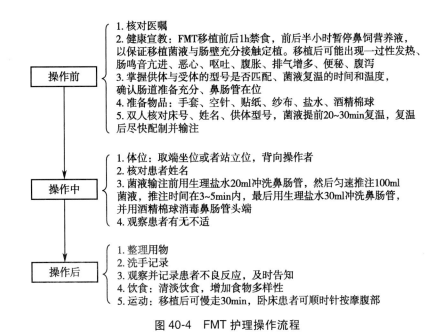

操作前
1. 核对医嘱
2. 健康宣教：FMT移植前后1h禁食，前后半小时暂停鼻饲营养液，以保证移植菌液与肠壁充分接触定植。移植后可能出现一过性发热、肠鸣音亢进、恶心、呕吐、腹胀、排气增多、便秘、腹泻
3. 掌握供体与受体的型号是否匹配、菌液复温的时间和温度，确认肠道准备充分、鼻肠管在位
4. 准备物品：手套、空针、贴纸、纱布、盐水、酒精棉球
5. 双人核对床号、姓名、供体型号，菌液提前20~30min复温，复温后尽快配制并输注

操作中
1. 体位：取端坐位或者站立位，背向操作者
2. 核对患者姓名
3. 菌液输注前用生理盐水20ml冲洗鼻肠管，然后匀速推注100ml菌液，推注时间在3~5min内，最后用生理盐水30ml冲洗鼻肠管，并用酒精棉球消毒鼻肠管头端
4. 观察患者有无不适

操作后
1. 整理用物
2. 洗手记录
3. 观察并记录患者不良反应，及时告知
4. 饮食：清淡饮食，增加食物多样性
5. 运动：移植后可慢走30min，卧床患者可顺时针按摩腹部

图 40-4　FMT 护理操作流程

第五节　菌群移植不良反应的观察与处理流程

　　文献中报道的与 FMT 相关的不良反应发生率<1%，大多为胃肠道相关性不适，可分为移植操作相关、移植物相关及疾病本身相关的不良反应。本中心所观察到不良反应包括治疗及住院观察期内发生腹痛、腹胀、腹泻，恶心、呕吐、发热、头晕、鼻咽部和呼吸道不适等，其中鼻肠管移植组患者最常见的不良反应为呼吸道不适（占 13.1%）；口服胶囊组则以恶心呕吐（占 7.1%）为主；结肠镜组以腹泻为主（占 37.7%）；上述不适症状均为自限性，于鼻肠管拔除、或治疗结束、或对症处理 48 小时内消失，未发生重大不良反应事件。不良事件与处理见表 40-3。

表 40-3　菌群移植期间可能出现的不良事件及处理

可能出现的不良事件	处理方法
咽部异物感、咽痛	润喉含片含服，非甾体消炎药口服，布地奈德+盐酸溴己新+氨溴索雾化
恶心、呕吐	甲氧氯普胺肌内注射
呼吸不畅	行胸片排除管道误入气道，调整管道位置、型号，布地奈德+盐酸溴己新+氨溴索雾化
鼻部不适	薄荷油滴鼻液滴鼻，呋麻滴鼻液滴鼻
腹痛、腹胀、腹鸣	匹维溴铵口服，消旋山莨菪碱肌内注射
腹泻	口服蒙脱石散，必要时补液
发热	暂停移植，物理降温或非甾体消炎药口服，补液
肠源性感染	终止移植，行血细胞计数、感染指标检测、血培养、肠道致病菌培养，抗感染治疗，补液
内镜损伤	暂停内镜操作，予止血等对症治疗，排除是否穿孔

1. 操作相关不良反应

　　（1）鼻肠管不耐受：经鼻胃管或鼻肠管移植常见的不良反应主要为导管置入造成的鼻咽部疼痛、恶心呕吐、呼吸道不适等，可予调节鼻饲管位置，并予含片、消炎镇痛、止吐、雾化等对症处理，大部分症状可缓解，极少数患者在对症处理后仍难以耐受鼻饲管，此时应将导管拔除。如导管误入呼吸道则可能引起肺部感染等严重不良反应，应在放置导管时嘱患者连续吞咽，放置结束后应行胸片确认导管位置，如出现导管入呼吸道则应立即拔除,如出现肺部感染应按吸入性肺炎治疗。

（2）内镜操作不良反应:经内镜移植可能会出现内镜检查相关并发症,如咽喉部疼痛、出血或声音嘶哑,多为内镜摩擦咽喉部所致,可予含片、消炎镇痛药物,一般数日内可自行好转,如 3 天内未好转应嘱患者置耳鼻喉科就诊。严重并发症主要为消化道出血、穿孔、感染或黏膜撕裂,应立即停止内镜操作,给予止血、抗感染,必要时急诊手术。如操作需麻醉,则存在麻醉相关并发症风险,应在麻醉前全面评估并充分告知患者,操作时应有麻醉师全程监护。内镜操作结束后应嘱患者卧床并禁食禁水 2 小时,密切观察有无消化道出血、穿孔等征象,部分患者可有腹部不适,多为自限性,可予匹维溴铵、山莨菪碱等对症治疗。

2. 移植物相关不良反应

（1）消化道不适:菌群移植期间少数患者会发生恶心呕吐,主要与液体输注过快及菌液气味引起的不适有关,可给予心理疏导,减慢输注速度、止吐等对症治疗;亦可见腹胀、腹痛、腹泻、腹鸣等不良反应,其原因可能为菌液与肠黏膜及肠内容物相互作用引起的肠腔产气增多、肠道动力变化、肠道感觉神经元刺激等,多为自限性,可给予匹维溴铵、蒙脱石散等对症治疗。

（2）发热:少数患者在接受菌液后会出现发热等感冒样症状,一般不超过 38.5℃,其原理可能为移植物引起肠道免疫激活或类似"赫氏反应"(体内有害菌的死亡释放出 LPS 等致热源),多为自限性,1~2 天可恢复正常,此时应暂停移植治疗,给予降温、补液等对症治疗;如出现高热或持续发热,则应考虑肠源性感染,应终止菌群移植,除降温、补液等对症治疗之外,应检测血细胞计数及 C 反应蛋白(CRP)、降钙素原(PCT)等感染指标并留取血液细菌培养,必要时需抗感染治疗。

（3）获得性感染:免疫力低下或免疫缺陷患者如接受了带有致病菌的菌液可能会引起感染、全身炎症反应甚至发展成为脓毒症,例如 FDA 报道的 FMT 后耐药菌感染死亡事件,此类并发症重在预防,应在移植前进行受体健康状况评估,并严格进行供体肠道致病菌与耐药基因的筛查,一旦发生需在感染科医师的协助下及时抗感染、抗休克治疗。

3. 疾病本身相关的不良反应　部分文献报道了合并 IBD 的 CDI 患者接受 FMT 后 IBD 加重或复燃的情况,即使可能与疾病本身的发展轨迹有关,也不能排除 FMT 为诱发因素,此时应终止本次移植,并按照炎性肠病治疗原则进行对症处理。根据本中心的经验,在 UC 的活动期,行 FMT 也需要慎重,可能导致肠黏膜屏障进一步损害,加重 UC 的进程。

第六节　菌群移植治疗后的管理及随访

随访能够最大限度地节约患者的看病时间,提高单位诊治率,减少患者医疗费用,让患者对医院的服务更加的满意,从而提高诊疗效率,实现双方获利。有效地开展随访工作可以普及宣传卫生知识,提高患者防病抗病意识。我们建议所有接受菌群移植(FMT)的患者应定期接受随访。临床医生应随访 FMT 患者足够长的时间,以充分确定疗效及不良事件。数据库选用 MySQL,它可以保存大量数据,也是业务代码访问数据的载体。除了使用 MySQL,在后端业务系统与数据库之间提供了一个数据表与对象的映射框架即 MyBatis。

一、艰难梭菌感染 FMT 治疗后的管理及随访

FMT 后的随访(就随访的时间、方式和方案而言)在不同研究之间存在很大差异,很大程度上取决于研究设计。随访方案的研究差异反映了许多 CDI 早期 FMT 研究的回顾性性质,其中随访主要反映了实用的常规临床护理。

随访方式包括门诊复查、电话访谈和病历记录及数据库复查。随访时间从 60 天到 8 年不等,每项研究使用的随访时间有很大差异。然而,这种随访的可变性再次在很大程度上反映了病例系列的回顾性分析,而不是被任何特定的方法证明。复发性艰难梭菌感染(rCDI)患者建议至少随访 8 周。

随访内容主要是通过设计一份详细问卷来收集和记录的,包括腹泻的严重程度、频率、持续时间、腹痛

或压痛、胃肠道症状分级、FMT 后持续改善的时间(天数)、体重变化、功能状态、CDI 涉及的抗生素、CDI 治疗最初使用的抗生素、疾病持续时间、FMT 前的复发、FMT 的反应(包括随访时间、FMT 后的复发、并发症和不良事件,与 FMT 相关和无关的也被记录其中。问卷调查是在查阅患者的病历并在必要时对患者进行访谈后完成的。所有跨中心的数据都被收集、整理和分析。另外我们每次治疗前会对患者进行粪便的 16s RNA 高通量测序及代谢组学的测定。

当患者被认为对首次 FMT 没有反应时,许多研究提出了重复 FMT,而且成功率非常高,即使对首次 FMT 反应温和的患者也是如此。若首次 FMT 无反应,第二次 FMT 在初始 FMT 后 24~72 小时内提供。有个案报道,对于假膜性结肠炎首次 FMT 治疗失败者,再次给予其每 3 天重复 1 次 FMT,可使假膜性结肠炎得到治愈。假膜性小肠结肠炎也可以通过另一项方案得到好的治疗效果,即如果 FMT 失败,在提供另一个供体进行 FMT 之前,常规重新启动 5 天万古霉素。研究已经证明了进一步使用抗生素治疗初期 FMT 失败的潜在成功,包括在疗程之间重复使用万古霉素或单独使用抗 CDI 的抗生素。虽然有强有力的证据表明,在首次 FMT 失败后建议重复使用 FMT,但鉴于所审查的文献中描述的方法存在广泛的异质性,他们无法提供重复使用 FMT 和最大数量的 FMT 的具体方案。本中心针对 rCDI 患者首次采取万古霉素肠道去污 3 天,再进行菌群移植 6 天治疗,4 周后来院评估患者症状改善情况再次行菌群移植治疗。

二、艰难梭菌感染以外疾病的随访及管理

1. 慢性便秘　便秘是一种慢性功能性疾病,FMT 后除了主要关注患者的排便症状是否改善和缓解外,还要关注患者合并的精神心理状况的改善,如抑郁、焦虑等。主要随访内容包括:

(1) 患者的每周自主排便次数(spontaneous bowel movements,SBMs):治疗后每周自主排便次数。

(2) Bristol 粪便性状评分(Bristol stool form scale,BSFS):该评分分为 7 个等级,分别对应不同的便质做详细区分。1 级为分离的硬团状计 1 分;2 级为团块状计 2 分;3 级为不连续有裂缝的香肠便计 3 分;4 级为连续完整的香肠便计 4 分;5 级为软的团块计 5 分;6 级为泥浆状计 6 分;7 级为水样计 7 分。

(3) Wexner 评分:从 8 个方面进行评价。①排便频率;②困难:疼痛评估;③完整性:不完全的感觉评估;④疼痛-腹痛;⑤时间:在厕所的时间(min);⑥辅助:辅助形式;⑦失败:24h 尝试排便失败次数;⑧病史:便秘持续时间(年)。

(4) 便秘患者症状自评量表(PAC-SYM):对便秘相关症状包括粪便性状、腹部症状、肛周直肠症状三大类共 12 个项目进行评估。

(5) 便秘患者生活质量自评问卷(PAC-QOL):对便秘相关的生活质量进行评价,量表包括躯体不适、心理社会不适、担心焦虑及满意度 4 个方面共 28 项,分值越高表示生活质量越差,对目前的生活状态越不满意。以上两种量表采用 0~4 分的 5 级评分法,分别为 0 无;1 轻度;2 中度;3 重度;4 极重度。总分除以项目数取得最后平均分数。

(6) 健康问卷(PHQ-9):采用三级评分标准为 0 无;1 轻度~中度;2 重度。总分 0~4 分,没有抑郁症;5~9 分为轻度抑郁症;10~14 分为中度抑郁症;15~19 分为中重度抑郁症;20~27 分为重度抑郁症。

(7) 汉密尔顿抑郁量表 24 项(HAMDS-24):采用交谈和观察的方式,由两名精神科医师对患者进行联合检查。采用 0~4 分的 5 级评分法。5 级标准为:0 无;1 轻度;2 中度;3 重度;4 极重度。三级评分标准为:0 无;1 轻度~中度;2 重度。总分>35 分为严重抑郁;>20 分,为轻度或中度的抑郁;<8 分,则没有抑郁症状。

(8) 不良反应。

(9) 另外我们每次治疗前会留取粪便标本对患者进行粪便的 16s RNA 高通量测序及代谢组学的测定。

便秘患者 FMT 后管理及随访流程详见图 40-5。

2. 肠易激综合征　根据本中心发表相关研究,其随访内容主要包括如下 5 条(1 至 3 条为首要指标):

(1) 腹部疼痛:程度评分为 0~10 分,0 分为没有疼痛,10 分为疼痛非常严重,较最疼痛时分数降低 30% 评判为有效。

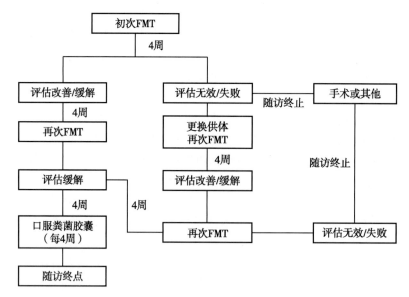

图 40-5　便秘患者 FMT 后管理及随访流程

（2）自主排便次数：每周腹泻次数减少为有效。

（3）粪便性状：评分使用布里斯托粪便性状评分。

（4）全球 IBS 评分：该评分共有 5 个评判项目。①腹痛或腹部不适的程度；②大便频率异常的频度；③大便性状异常的频率；④排便异常（排便困难、便急、排便不尽感）的频度；⑤出现黏液便的频度。

（5）IBS 生活质量评分（IBS-QOL）：采用 Patrick 等编制的 IBS-QOL 专用量表，由反映焦虑不安、行为障碍、躯体意念、挑食、健康忧虑、社会反应、性行为、人际关系 8 个领域的 34 个问题组成，每个问题分为 1~5 个等级，1=无，2=轻度，3=中度，4=较重，5=很重。用李克累加法，通过标准公式计算转换分数，转换分数=（原始分数-最低可能分数）/可能分数范围×100%。得分范围为 0~100 分，分数越高，生活质量越好。安全性：依据治疗后相关不良反应进行评价。本中心通过采取上述的研究及相关随访方案，在 FMT 治疗腹泻型肠易激综合征的 12 周随访当中疗效显著。另外我们每次治疗前会对患者进行粪便的 16s RNA 高通量测序及代谢组学的测定。

3. **炎性肠病（IBD）**　对于 IBD 的相关临床研究及随访存在不同差异，根据相关的高质量的研究结果总结其随访内容，以下为主要随访内容（1、2 条为首要指标）：

（1）8 周后无激素临床缓解和内镜缓解或响应。

（2）Mayo 总评分<2，Mayo 子评分<1，内镜得分基线下降至少 1 分。

（3）无激素临床缓解（直肠出血和大便频率的 Mayo 总评分<1 分）。

（4）无激素临床反应（Mayo 总评分<3 分，合并直肠出血较基线降低 50%或更多，加上大便频率、Mayo 子评分或两者兼有）。

（5）无类固醇内镜反应（Mayo 内镜亚评分为 1 分或更低，较基线至少降低 1 分）。

（6）无类固醇内镜缓解（Mayo 内镜亚评分为 0 分）。

（7）生活质量（通过 IBDQ 评估）。

（8）安全性（通过不良事件评估）。另外我们每次治疗前会对患者进行粪便的 16s RNA 高通量测序及代谢组学的测定。

4. **其他疾病 FMT**　非 CDI 的慢性腹泻、放射性肠损伤、动力障碍性肠梗阻（如术后早期炎性肠梗阻和假性肠梗阻）患者因为长期腹泻、肠梗阻等本身疾病引起营养摄入不足导致营养不良，随访时除了随访相关的临床症状是否得到改善之外，我们还要随访患者的营养指标如 BMI、血白蛋白、前白蛋白、转铁蛋白、人体组成分析、基础能量代谢等相关指标，相关炎症指标如 C 反应蛋白、红细胞沉降率也是我们在随访当中需要去关注的。

第七节　菌群移植无效的分析及处理

截至 2018 年 9 月的临床研究文献汇总得出,FMT 治疗 CDI 的有效率最高,达 95.6%,治疗 UC 与 CD 的有效率分别为 39.6% 和 47.5%。从理论上来说,自供体的入组、筛选,到粪便留取、菌液的制备、储存条件,菌液输注途径、输注的量、输注次数,移植前的肠道准备,以及患者的一般情况、肠道传输时间、营养条件、并发症、其他用药等均可能影响移植菌群的定植,反映在患者肠道菌群多样性及丰度恢复情况,最终决定疾病的预后。但必须认识到,截至目前,菌群移植的治疗策略仍缺乏统一标准,已发表文献缺乏大规模随机对照试验,这些不足使得分析可能影响临床预后的关键步骤困难重重。截至目前,一些小规模的临床试验肯定了重复多次移植、移植前肠道准备、供体菌群多样性等因素会影响 FMT 的移植效率。而高龄、免疫抑制状态、行为能力受限、系统性抗生素使用可能为菌群移植无效的部分原因。

1. **艰难梭菌感染**　艰难梭菌感染多与长期、超范围应用广谱抗生素、质子泵抑制剂相关,免疫抑制剂的使用及老龄化、长期住院、营养不良等也是 CDI 的危险因素。复发性 CDI 是菌群移植的指针,首次菌群移植失败的患者仍可能从重复移植中获益。采取下消化道途径移植,移植前予万古霉素及聚乙二醇肠道准备,选择菌群丰富度高的供体是有效提高移植成功率的方案。除重复移植过程外,必须强调去除 CDI 的高危因素,即合理应用抗生素及质子泵抑制剂,改善营养状态,切断传播途径,减少住院时间等。

2. **顽固性便秘**　根据患者的临床表现和检查结果,将功能性便秘分为三大类:结肠慢传输型便秘、出口梗阻型便秘和混合型便秘。引起结肠动力障碍的原因除菌群及其代谢产物外,外周神经与肠神经系统,结肠 Cajal 间质细胞、成纤维细胞、平滑肌的数目及功能,脑-肠轴,全身性疾病,以及医源性因素均参与其中,因此顽固性便秘的治疗是必须是整合性的治疗。初次菌群移植失败时,需向患者强调养成健康的生活及饮食习惯,建立定时排便规律,同时服用益生菌、益生元等,如存在明显睡眠障碍、焦虑、抑郁症状者需同时至心理门诊就诊。如经评估存在出口梗阻,在改善动力同时可同时行生物反馈增强盆底肌肌力、耐力、协调性,纠正盆底肌矛盾收缩,改善盆底肌纤维协调性,恢复盆底正常结构,建立正常排便反射。保守治疗无效的顽固性便秘可考虑手术治疗。

3. **炎性肠病**　是一组病因不明,临床表现复杂,病程漫长的疾病。虽然肠道菌群紊乱已被公认为是 IBD 发生发展中的重要一环,但无论是传统的益生菌益生元的补充或现阶段的菌群移植治疗,均未能获得理想的黏膜愈合率甚至临床缓解率。现阶段临床研究采取的不同的菌液的制备、储存条件,菌液输注途径、输注的量、输注次数,移植前的肠道准备均未对最终的缓解率产生均一、肯定的影响,进一步提示菌群移植的疗效与供体菌液与宿主免疫系统的相互作用密切相关,并受患者的一般情况、并发症存在与否、营养条件、其他用药等因素的影响。因此,菌群移植是纠正 IBD 紊乱的黏膜免疫中不可或缺的一环,但单一的菌群移植治疗难以获得理想的疗效。本中心主张:①仅存在腔内病变的 IBD 需联用菌群移植与 8 周全肠内营养诱导缓解,缓解治疗失败的患者联用生物制剂治疗。②因肠腔狭窄并发症合并严重小肠梗阻的患者在强调梗阻的一般治疗同时,全肠内营养治疗的时限可延长至 12 周,75% 的患者有可能避免手术,保守治疗失败的患者也可能从滋养型肠内营养中获益,表现为手术范围减小,手术并发症减少,手术住院时间缩短。③存在瘘管型并发症的患者首要治疗是穿刺引流,引净脓腔,消除感染。菌群移植不受腹腔内感染灶的限制,是穿透型并发症患者的理想治疗方案。即使经过保守治疗窦道不能自愈,充分的外科引流,相对洁净的腹腔仍是后续损伤控制性手术治疗的必备保障。④经评估溃疡深大,肠屏障严重受损的患者,菌群移植治疗可能进一步引发炎症激惹,此时菌群移植需慎重。患者通常需要先经过短程静脉激素、肠道休息治疗,症状稳定后逐步滴定式恢复肠内营养。能耐受需求量 50%~75% 的肠内营养被认为是肠功能初步恢复,此时可在严密监测下进行菌群移植治疗。保守治疗失败的患者可酌情选择切除吻合或肠造口术。

4. **放射性肠损伤**　放射性肠炎多累及盆腔照射野内的肠管。直肠、乙状结肠损伤多以溃疡-出血型病变为主。除菌群移植外,患者可从锡类散等药物灌肠中获益,保守治疗无效需考虑粪便转流术。盆腔放射造成的小肠损伤多以溃疡-梗阻型病变为主,菌群移植联合长期家庭肠内营养可有效缓解肠壁炎症水肿,促进黏膜愈合、不全梗阻消退。梗阻持续不能缓解时可行病变肠段的切除吻合。

第八节　标准化粪菌库的建立与管理

随着肠道微生态的动物和临床试验的推进,以及测序等高通量技术和生物信息学的发展,我们对消化道微生态的认知和应用向前推进了一大步。菌群移植不仅已进入复发性艰难梭菌感染治疗的国际指南,也被证明可有效治疗功能性便秘、炎性肠病、肠易激综合征、肝性脑病、原发性硬化性胆管炎、儿童孤独症等,其临床应用前景极其广阔。粪菌库样本的采集、制备、储存、管理等是对临床治疗安全性和有效性有着重要的影响。统一标准、高质量的粪菌库是临床研究数据真实性、可重复性、一致性及整合数据和应用等的基础,也是进行基础和临床大数据研究的重要保障。除临床治疗需求,粪菌样本库可用于基因组学、转录组学、蛋白质组学、代谢组学、培养组学、营养组学、转化医学等多方面的研究。目前国内尚缺乏粪菌样本库构建的标准和规范,制订相关标准化流程非常迫切和必要。

1. **样本采集**　考虑到粪菌库样本除提供临床治疗需要,还可能用于基因组学、代谢组学、蛋白质组学等研究,其特殊性和可操作性都要兼顾。

(1) 样本采集前处理:由于存在诸多宿主和环境因素会影响微生物群,粪菌库设计应考虑相关临床数据的收集。这些因素包括个人基本信息(性别、年龄、出生日期、居住地、居住环境、职业等)、医疗相关信息(既往史、抗菌药物、化疗药物和其他相关药物使用史、手术史、个人史等)、消化道微生态相关信息(饮食习惯、益生菌/益生元、食物补充剂、排便习惯、排便时间等)等。应根据本中心研究目标设计实用、高效的临床数据收集项目。

(2) 粪菌采集的环境:尽可能提供洁净无菌的环境用于样本采集,避免样本污染。

(3) 粪便样本的采集:采集容器需满足一次性、无菌、密封要求。建议采用专用采集装置。采集过程中供体需注意手卫生,避免尿液等污染。

(4) 粪便标本经采集后应尽快冷藏保存于4℃,并在6小时内处理加工。在运输过程中避免深低温保存,以减少标本冻融次数。如条件允许,可于粪菌库内提供粪便采集场所,以尽量缩短粪便标本排出体外后至处理的时间。

(5) 供体提供的粪便应被认定为未知危害、或存在潜在感染性的样本,样本采集工作人员应根据可能的感染风险做好相应的防护措施。

(6) 采集工作人员应对整个采集过程进行记录,其中包括但不限于知情同意书、调查问卷及容器编号、采集地点、采集方法、采集日期、样本采集各个步骤的时间和人员信息。样本相关信息的记录可以使用信息系统自带的记录功能,也可由工作人员填写表格进行记录。

(7) 用于后续检测的粪便标本可采用以下室温保存方法临时保存,如:RNAlater稳定液、95%乙醇、无水乙醇、异硫氰酸胍溶液、冻干法。在用于测序以外的目的,如培养组学、蛋白质组学、代谢组学,应慎重考量该类保存方法对样本检测结果的影响及费效比,权衡利弊后决定是否采用。

2. **样本保存**　菌液的保存条件不但决定粪菌的存活,同时也极大影响粪菌代谢活性、代谢产物的量(如短链脂肪酸等),是后续菌群移植成功率的重要作用因素。

(1) 如需长期保存,处理后的菌液应存于-80℃冰箱。菌液在-20℃保存不应超过30天,30天内菌液移植成功率与新鲜菌液相仿。

(2) 每份粪便均需留存2ml种子样本于-80℃长期保存,种子样本的编号需能方便地追踪到相应粪便的采集信息及供体信息,一旦发生移植不良事件时可快速取用检测。

(3) 某些体液传染病可能存在潜伏窗口期,应对供体进行定期体检,直至渡过窗口期时限。此后可回溯性使用前期保存的粪菌样本。

3. **样本库人员安全**　样本库操作人员日常要进行生物样本的采集、分装、入库、出库等操作,在此过程中面临各种风险,因此需做好个人防护,包括穿工作服,戴口罩、手套、帽子等,同时对样本操作中产生的废弃物应按照医疗废弃物管理条例进行处置。

样本库人员操作安全:超低温冰箱操作安全超低温冰箱是样本库的主要冻存设备之一,属常规操作设备,样本库操作人员在进行超低温冰箱操作时,必须佩戴手套,以防止冻伤。液氮操作安全样本库操作人员在使用液氮罐或取用液氮进行样本处理操作时,必须穿戴防护服,佩戴面罩或眼罩和手套,以防止冻伤。干冰操作安全样本库操作人员在进行样本采集、分装和转运过程中可能会使用干冰降温,操作过程中需穿戴防护服、手套和口罩,尽量减少皮肤暴露。干冰操作应尽量在通风良好的环境中进行。

4. 样本库安全设计　样本库设计时需考虑设施和设备的安全。存放样本库的楼层需做加固处理,需准确计算存储设备满载后的最大负重。为确保样本存储冰箱正常工作,样本库需设置备用应急电路和制冷系统。

（1）样本库设备定期维护:样本库超低温冰箱等冻存设备需做好监控记录,定期维护保养。对于重要的样本,建议在2台冰箱中分开储存,如有条件可进行异地备份储存。

（2）样本库应急预案制订:样本库应制订尤其是超低温冰箱的应急处置预案,由样本库主管确保其实施。预案中需明确遇突发情况时冰箱钥匙的存放位置及转运样本时所需的低温设备如转运盒、冰袋等,最大程度地降低样本库安全风险。

5. 样本库数据安全　样本信息是样本的重要组成部分,是关系样本质量的重要衡量指标,因此样本的信息安全至关重要。对于样本采集过程中常规登记的信息,需指定专人负责登记记录的保管;个人计算机或实验室共用计算机录入的样本电子信息,需对涉及捐赠者信息的文件进行密码保护和定期备份。信息资料应至少留存十年。

（1）样本数据传递时的安全:在进行样本共享和转运时,会涉及样本信息的传递,样本库管理人员需对捐赠者和患者的隐私信息进行相关处理,如使用样本库编号,去除捐赠者和患者的其他个人身份信息。尽量避免将数据存放在移动存储设备中,必须通过U盘、移动硬盘或邮件传递时,需对数据进行加密处理,防止移动存储设备丢失或数据被截获造成的伦理风险。

（2）隐私保护措施:研究人员、医务人员应对样本参与者的个人信息采取匿名化或编码处理,确保参与者的个人信息不被泄露。若有充分理由要求捐赠者提供个人信息,需提请伦理委员会批准。违反法律规定导致隐私信息泄露,应依法追究民事责任、行政责任和刑事责任。

6. 样本库负责人　样本库负责人应当有胃肠病学或微生物-感染学科工作经验,并具备菌群移植的临床工作常规有充分了解。负责人需对粪菌标本用于临床治疗的安全性负责,并对基于粪菌库标本的其他基础和临床研究进行监管,确保粪菌库的建立和运行符合当地法律法规及伦理要求。同时维护有关设施、设备,保障样本安全。

（李　宁　陈启仪）

参 考 文 献

[1] Rossen NG,Fuentes S,Tijssen JG,et al. Findings From a Randomized Controlled Trial of Fecal Transplantation for Patients With Ulcerative Colitis. Gastroenterology,2015,149(1):110-118. e4.

[2] Kelly CR,Khoruts A,Staley C,et al. Effect of Fecal Microbiota Transplantation on Recurrence in Multiply Recurrent Clostridium difficile Infection:A Randomized Trial. Ann Intern Med,2016,165(9):609-616.

[3] Ramai D,Zakhia K,Ofosu A,et al. Fecal microbiota transplantation:donor relation,fresh or frozen,delivery methods,cost-effectiveness. Ann Gastroenterol,2019,32(1):30-38.

[4] Cammarota G,Ianiro G,Tilg H,et al. European FMT Working Group. European consensus conference on faecal microbiota transplantation in clinical practice. Gut,2017,66(4):569-580.

[5] Mullish BH,Quraishi MN,Segal JP,et al. The use of faecal microbiota transplant as treatment for recurrent or refractory Clostridium difficile infection and other potential indications:joint British Society of Gastroenterology(BSG)and Healthcare Infection Society(HIS)guidelines. Gut,2018,67(11):1920-1941.

[6] Li N,Tian H,Ma C,et al. Efficacy analysis of fecal microbiota transplantation in the treatment of 406 cases with gastrointestinal disorders. Zhonghua Wei Chang Wai Ke Za Zhi,2017,20(1):40-46.

[7] Tian H,Ge X,Nie Y,et al. Fecal microbiota transplantation in patients with slow-transit constipation:A randomized,clinical tri-

al. PLoS One,2017,12(2):e0171308.

[8] Ding C,Fan W,Gu L,et al. Outcomes and prognostic factors of fecal microbiota transplantation in patients with slow transit constipation:results from a prospective study with long-term follow-up. Gastroenterol Rep (Oxf),2018,6(2):101-107.

[9] Wilson BC,Vatanen T,Cutfield WS,et al. The Super-Donor Phenomenon in Fecal Microbiota Transplantation. Front Cell Infect Microbiol,2019,9:2.

[10] Quraishi MN,Widlak M,Bhala N,et al. Systematic review with meta-analysis:the efficacy of faecal microbiota transplantation for the treatment of recurrent and refractory Clostridium difficile infection. Aliment Pharmacol Ther,2017,46(5):479-493.

[11] Moayyedi P,Surette MG,Kim PT,et al. Fecal Microbiota Transplantation Induces Remission in Patients With Active Ulcerative Colitis in a Randomized Controlled Trial. Gastroenterology,2015,149(1):102-109. e6.

[12] Paramsothy S,Kamm MA,Kaakoush NO,et al. Multidonor intensive faecal microbiota transplantation for active ulcerative colitis:a randomised placebo-controlled trial. Lancet,2017,389(10075):1218-1228.

[13] Kump P,Wurm P,Gröchenig HP,et al. The taxonomic composition of the donor intestinal microbiota is a major factor influencing the efficacy of faecal microbiota transplantation in therapy refractory ulcerative colitis. Aliment Pharmacol Ther,2018,47(1):67-77.

[14] Kellingray L,Gall GL,Defernez M,et al. Microbial taxonomic and metabolic alterations during faecal microbiota transplantation to treat Clostridium difficile infection. J Infect,2018,77(2):107-118.

[15] Youngster I,Mahabamunuge J,Systrom HK,et al. Oral,frozen fecal microbiota transplant (FMT) capsules for recurrent Clostridium difficile infection. BMC Med,2016,14(1):134.

[16] 马永慧,许鸿志,肖传兴,等. 粪菌移植的伦理、社会问题探讨. 中华消化杂志,2016,(12):861-863.

[17] 徐英春,张曼. 中国成人艰难梭菌感染诊断和治疗专家共识. 协和医学杂志,2017,(2):131-138.

[18] 杨波,顾立立,张雪莹,等. 粪菌移植治疗顽固性便秘合并抑郁18例的临床疗效. 中华消化杂志,2018,(3):197-199.

[19] 李宁. 重视顽固性便秘规范化诊治. 中国实用外科杂志,2013,(11):907-909.

[20] 花月,顾立立,田宏亮,等. 粪便菌群移植治疗腹泻型肠易激综合征12例临床疗效观察. 中国微生态学杂志,2017,(6):621-624,629.

[21] 国家食品药品监督管理局. 药品说明书和标签管理规定(局令第24号). [2006-03-15]. http://www. gov. cn/flfg/2006-03/16/content_228465. htm.

[22] 李宁,田宏亮,马春联,等. 菌群移植治疗肠道疾病406例疗效分析. 中华胃肠外科杂志,2017,20(1):40-46.

第四十一章

肠道微生态检测技术进展

第一节　基因组学技术及其在肠道微生态检测中的应用

一、概述

肠道微生态系统是人体最复杂、最庞大的微生态系统。同时,其具有较高的可塑性,因而很多研究致力于发现肠道微生态与疾病发生发展的相关机制,从而通过调节肠道微生态改善人体健康。微生物的检测手段可以分为培养和非培养两类,传统的培养方法操作周期长、通量低、耗费大量人力,而且很多微生物往往很难或无法培养。随着分子生物学技术的发展,目前我们已经可以不依赖培养,直接从 DNA、RNA、蛋白质、代谢等分子水平上对微生物进行检测。利用这些分子生物学手段,我们能够更好地理解肠道微生态系统的结构与功能,探究其与人体健康之间的相互关系。2019 年 5 月底,人类微生物组计划(human microbiome project,HMP)第二阶段——人类微生物组整合计划(Integrative Human Microbiome Project,iHMP)关于微生物与前驱糖尿病、妊娠与早产、炎性肠病(inflammatory bowel disease,IBD)的结果公布。目的是通过研究提供多组学数据库、研究方法和新的发现,将人类与其微生物群之间的相互作用与健康相关的结果联系起来。例如,该计划 IBD 患者的粪便样本进行了宏基因组、宏转录组、蛋白质组、代谢组和病毒组检测,构建出宿主和微生物在疾病期间活动的纵向综合分子谱,揭示了 IBD 患者微生物功能失调与宿主的密切互作关系。

基因组学方法以环境中各种微生物的基因组核酸(DNA 或 RNA)为研究对象。在以肠道菌群为对象的分子生态学研究中,研究者们最常使用核糖体小亚基 RNA 基因(细菌或古菌的 16S rRNA 基因)的全部或部分序列作为分子标志来代表物种,以基因序列的多样性代表物种的多样性,从而对菌群的组成结构进行分析。

细菌 rRNA(核糖体 RNA)按沉降系数分为 3 种,分别为 5S、16S 和 23S rRNA。其中编码 16S rRNA 的基因是细菌系统分类研究中最常用的分子钟,存在于所有的生物中,其进化具有良好的时钟性质,在结构与功能上具有高度的保守性,素有"细菌化石"之称。16S rRNA 基因由于大小适中,约 1.5kb 左右,既能体现不同菌属之间的差异,又能利用测序技术较容易地得到其序列,已广泛应用于微生物的系统进化、分类及多样性研究中。基于 16S rRNA 信息的系统分类结果与基于全基因组信息的分类结果很相似。随着测序技术的发展,人们可以更加快捷地获得环境样品中的 16S rRNA 基因序列,这些序列信息可以和数据库中的已知信息进行比对,以研究环境样品中微生物群落的特点。类似的,为了对肠道菌群中具有特定功能的类群进行检测,研究者们也建立了以功能基因片段为分子标签的分析方法。应用这些分子标签的方法主要有指纹图谱和 DNA 测序分析、实时荧光定量 PCR(real-time quantitative PCR,qPCR)、荧光原位杂交(fluorescence in situ hybridization,FISH)技术等。本章将给大家详细介绍这些多组学检测技术的原理、方法,以及这些技术在肠道微生态检测领域的应用。

二、聚合酶链式反应技术

聚合酶链式反应(polymerase chain reaction,PCR)技术的广泛采用彻底改变了生命科学研究。PCR 技术以其多功能性、特异性和敏感性在许多科学领域得到了广泛的应用。其应用范围涵盖基础研究和高通量筛选。实时 PCR 技术在微生物诊断中的应用已经从一项新的技术发展成为该领域的一项成熟和必要的技术。在此过程中,实时 PCR 技术使我们检测微生物的方式发生了重大变化。实时 PCR 技术由于其提高的速度、灵敏度、重现性和大大降低了携带污染的风险,使 PCR 技术得到了更广泛的应用。实时荧光定量 PCR(qPCR)已成为微生物学,生物医学研究,生物技术和法医学应用领域核酸检测的基准技术。与作为定性终点测定的常规 PCR 不同,qPCR 允许在反应的指数期间实时精确定量扩增的 DNA。检测成本低,方法简单,能够实现一定通量,并且具有高灵敏度和可靠的特异性。如果对 qPCR 测定的每个步骤的细节进行细致的关注,从样品选择,获取和通过测定设计,验证和优化的处理开始,可以实现准确且具有生物学意义的定量。微生物学中的大多数实时 PCR 应用是针对病毒,细菌,真菌或寄生虫的定性检测。PCR 的应用引向了对微生物的敏感检测,这些微生物很难或不可能通过传统的诊断方法找到,如培养和血清学诊断。

三、DNA 指纹图谱技术

DNA 指纹图谱技术是指依据分子大小、核酸序列等特征的不同,将代表微生物群落中各物种的 DNA 分子标记物在凝胶上进行电泳分离,使代表不同物种的分子标记迁移到凝胶上的不同位置,最终得到的电泳图谱用于显示群落的组成结构。其最大优点是方便、快速、直观,常用于检测微生物群落结构的动态变化或比较不同群落之间的结构差异。最常用的 DNA 指纹图谱技术包括变性梯度凝胶电泳(denaturing gradient gel electrophoresis,DGGE)和末端限制性片段长度多态性(terminal restriction fragment length polymorphism,T-RFLP)等。1993 年,Muyzer 等将 DGGE 技术引入到微生物生态学研究中。随后,DGGE 及其衍生技术,如温度梯度凝胶电泳(temperature gradient gel electrophoresis,TGGE)和时相温度梯度凝胶电泳(temporal temperature gradient gel electrophoresis,TTGE)等被大量运用于检测人和动物肠道菌群的组成和功能。李兰娟等以 16S rRNA 基因 V3 区片段为分子标签,用 DGGE 的方法比较了一个中国四世同堂家庭中 7 个个体的肠道菌群,并发现不同性别的家庭成员其肠道菌群结构具有一定的差异。Zhang 等比较了溃疡性结肠炎患者结肠溃疡和非溃疡部位黏膜菌群组成的差异,发现乳杆菌(*Lactobacillus*)类群和柔嫩梭菌(*Clostridium leptum*)类群在这两种不同的位置的组成在两类人群之间都具有显著差异。Pang 等用属特异性 TGGE 技术跟踪了一名 10 岁男孩在 22 个月里肠道内拟杆菌属(*Bacteroides*)的组成状况,并利用割胶测序的方法对图谱上各个条带所包含的 DNA 序列信息进行了分析和鉴定。

T-RFLP 是另一种应用广泛的 DNA 指纹图谱技术,由 Liu 于 1997 年建立并运用于检测活性污泥和白蚁肠道等各种微生物群落的结构。该技术以荧光标记引物的 5'末端,对目标片段进行 PCR 扩增,再以限制性内切酶对目标片段进行酶切,最后以毛细管电泳技术检测全部带有荧光的末端限制性片段的长度和丰度,用以代表群落结构的多样性。Andoh 等利用 T-RFLP 技术检测了健康人和溃疡性结肠炎患者肠道各段的菌群结构,发现二者具有显著的差异。Sakamoto 等采用双歧杆菌特异性 PCR 结合 T-RFLP 技术,证明了 T-RFLP 能够灵敏检测人肠道中双歧杆菌的组成和变化情况,并比较了不同引物在检测人肠道内双歧杆菌时的优劣,发展了适用于特异性检测双歧杆菌的 T-RFLP 技术。为了进一步分析末端片段序列信息,Mengoni 等还建立了特殊的扩增方法来得到末端片段序列,通过克隆测序的方法来得到末端片段的详细序列信息,进行下一步的深入研究。

常见的指纹图谱分析方法还有:①核糖体分型,即利用限制性内切酶对整个基因组进行酶切,用标记的 16S rRNA 基因探针与之杂交,检测相应的 RNA 操纵子的位置;②扩增性 rDNA 限制性酶切片段分析,即对 16S rRNA 基因扩增或克隆产物进行限制性酶切片段长度多态性分析;③16S~23S rRNA 基因间的内转录间隔区(ITS)分型,ITS 片段在进化过程中产生更多的变异,即使是亲缘关系非常接近的 2 个种都能在 ITS 序列上表现出差异;④核糖体 ITS 区自动分型,即利用荧光标记微生物核糖体 ITS 区对差异进行分析;⑤单链构象多态性,即单链 DNA 的构象差异导致其在凝胶电泳中的迁移率变化。

四、荧光原位杂交技术

FISH 通过荧光标记探针检测核酸序列,探针特异性地与细胞内的互补目标序列杂交。该过程包括以下步骤:样品固定及处理;特异性探针与目标序列杂交;洗涤去除多余的探针,封片;荧光显微镜观察计数标记细胞。

FISH 技术在人体菌群研究方面也有着广泛的应用。FISH 曾被应用于检测牙周炎患者龈下菌斑中的牙龈卟啉单胞菌(*Porphyromonas gingivalis*)、福赛斯拟杆菌(*Bacteroides forsythus*)、中间普雷沃菌(*Prevotella intermedia*)等革兰氏阴性厌氧菌,以及难培养的口腔密螺旋体等。研究者们还曾分别用属特异性探针和种特异性探针测定粪便中双歧杆菌(*Bifidobacterium*)和类黄酮降解菌细枝真杆菌(*Eubacterium ramulus*)的数量,并通过开发自动图像采集和分析软件,快速、准确地对肠道菌群进行显微计数,从而使这一技术得到了进一步的改进。然而,由于技术本身的局限性,人类肠道菌群和肠道生物膜的空间分布在很大程度上仍有待探索。流感嗜血杆菌(*Haemophilus influenzae*)是上呼吸道和下呼吸道感染的常见病原菌。利用 FISH 对 10 名无症状间歇期儿童的淋巴组织冰冻切片进行检测,在上皮下细胞层巨噬细胞样细胞中检测到 *H. influenzae*,发现细菌浸润网状隐窝上皮。FISH 还被用于检测囊性纤维化患者体内常见的病原菌。与培养相比,FISH 的特异性高,但敏感性略低。

与其他分子生物学技术,尤其是依赖 PCR 扩增的技术相比,FISH 具有快速、简便、原位的优点,因而在一些特定的科学问题上,能够发挥自身强大的优势。

五、基因芯片技术

基因芯片又称为 DNA 芯片、生物芯片或 DNA 微阵列等,其主要原理是将一定数量的 DNA 片段按照一定的顺序和密度固定在载体(如玻片、硅片、塑料片、硝酸纤维素膜等)上,生成二维 DNA 探针阵列。随后与用放射性核素或荧光染料标记的核酸分子进行杂交,通过杂交信号检测、分析,获得样品中大量的基因表达信息。基因芯片技术的检测流程可以概括为样本 DNA 或 RNA 制备、核酸标记、芯片杂交、洗脱、染色、芯片扫描、信号分析。基因芯片技术具有快速、信息量大、数据一致性好、可进行高通量筛选等优势,可用于基因组学研究、临床疾病的检测与诊断及生物序列突变分析等方面。目前,基因芯片已被广泛应用于出生缺陷诊断领域和肿瘤领域。

在肠道微生物群研究方面,Paliy 等参考了 Entrez 核苷酸数据中来自人类肠道和粪便样本的 16S rRNA 基因序列,开发了一种能够识别数百种肠道细菌的基因芯片。所设计的基因芯片包含 775 种不同细菌种水平探针。在验证实验中,该芯片正确地识别了所有 15 种细菌的基因组 DNA,检测灵敏度至少为 1pg 的基因组 DNA,可以检测总体样本中 0.000 25% 水平的细菌。利用所开发的基因芯片,对两名健康儿童和两名健康成人的粪便样本进行细菌检测。在儿童粪便样本中检出 227～232 种细菌,而在成人粪便中检出 191～208 种细菌。鉴定的种绝大多数属于梭菌纲和拟杆菌纲。该结果显示了健康儿童和成人肠道微生物群之间的差异,与儿童相比,成人粪便样本中梭菌门较多,而拟杆菌门和变形菌门较少。基因芯片技术也促进了临床微生物的检测和诊断。基因芯片可以应用于呼吸道、消化道、生殖道感染病原体的检测,以及细菌耐药基因的检测。传统方法对耐药性的检测主要利用培养法,周期较长,而在基因芯片上可以一次性固定数万个探针,同时检测多个耐药菌的多个基因。基因芯片技术的不断成熟为临床微生物的分子诊断提供了有力的技术条件。利用其高通量、自动化和高灵敏度等特点,能够快速、准确、及时地对感染性疾病的病原体作出诊断,对人类感染性疾病的临床治疗、预后有重要指导意义。

六、宏基因组测序技术

基因组测序和生物信息学分析的强大结合改变了我们对细菌如何运作、进化及它们与宿主、周围环境相互作用的认识。基于序列分析,我们能够发现并鉴定新的微生物,并对整个微生物群进行结构与功能的分析。本章节介绍的 16S、ITS 扩增子、宏基因组及宏转录组测序主要是基于二代测序技术。二代测序又称为大规模平行测序,其特点是能一次并行几十万到几百万条 DNA 分子的序列测定,通过体外扩增测序模板,利用边合成边测序最终获得目标基因组序列。二代测序具有通量高,读长短的特点,并且大大降低了测序成本,因此目前被广泛应用于科研及临床领域。

扩增子测序是最简便、最具性价比的宏基因组测序方法,是利用 PCR 技术对群落里的分子标签序列进行测序,以标签基因序列的多样性来表征群落多样性的一种群落研究方法。正如前面所述,16S rRNA基因是细菌编码 16S rRNA 相对应的 DNA 序列,存在于所有细菌的基因组中,16S rRNA 基因测序是指对环境样品中的 16S rRNA 基因高变区进行 PCR 扩增及高通量测序的一种技术,主要用于鉴定环境中的微生物多样性和微生物群落组成。在真核生物基因中,18S rRNA 基因和 28S rRNA 基因之间的间隔序列称为 ITS,ITS1 和 ITS2 作为非编码区,承受的选择压力较小,相对变化较大,可用于真菌分类鉴定。16S 扩增子测序的检测流程可以概括为基因组 DNA 提取、引物设计并合成、PCR 扩增和产物纯化、PCR 产物定量和均一化、上机测序、生信分析。16S rRNA 基因具有间隔分布的保守区和可变区,保守区序列方便设计引物,可变区序列方便对物种进化关系进行鉴定。16S 扩增子测序目前已广泛应用于医学、畜牧、农业、环境等领域。在医学领域,通过 16S 测序技术对人体各部位(皮肤、口腔、呼吸道、胃肠道、生殖道)的微生物进行检测,了解各部位菌群的组成与丰度,进一步探究微生物与人体疾病间的关系,如代谢类疾病、消化类疾病、自身免疫性疾病、肿瘤癌症、神经类疾病等。

宏基因组(metagenome)的概念最早由美国威斯康星大学的 Handelsman 在 1998 年提出的,其定义为"the genomes of the total microbiota found in nature",即环境中全部微小生物遗传物质的总和。宏基因组是从样品中直接提取微生物的全部 DNA,并进行基因组文库构建,利用组学的方法对环境中所包含的全部微生物群落信息及其遗传组成进行分析。宏基因组测序通过对环境中的总 DNA 进行检测,无须对微生物进行分离培养,因此能够帮助我们认识 95% 以上不可培养的微生物,发现新的基因和微生物。宏基因组测序的检测流程可以概括为基因组 DNA 提取、DNA 片段化、文库构建、簇生成、上机测序、生信分析。宏基因组测序首先将基因组 DNA 随机打断成若干条 500bp 的小片段,然后连接接头,在片段两端加通用引物进行二代测序,测序完成后经过数据拼接、比对注释及数据挖掘等生信分析,研究微生物的多样性、微生物的群落结构,探索微生物的潜在功能及与环境之间的互作关系。宏基因组测序目前同样广泛应用于医学、畜牧、农业、环境等领域。在医学领域,可用于传染病检测,例如进行未知病原鉴定、混合感染病原诊断、病原微生物耐药性等检测。通过对菌株进行分型,获得菌群毒性、耐药基因谱等信息,完成菌株鉴定与安全性评价等,有助于疾病预防、诊疗和疫苗研发等。同时可应用于人类微生物组相关检测,通过分析人类正常菌群和疾病状态下的结构和功能特征,最终达到疾病早期筛查、诊断、用药指导、预后预测的目的。

宏转录组测序则以生态环境中的全部 RNA 为研究对象,从整体水平上研究某一特定环境、特定时期群体生命全部基因组转录情况及转录调控规律。该技术能够从转录水平研究复杂微生物群落变化,更好地挖掘潜在的新基因。

七、检测技术的临床应用价值及未来展望

肠道微生态与人体的多种疾病息息相关,随着人们对其研究的深入,临床对于肠道微生态的检测也更加重视,而分子生物学技术如高通量测序、实时荧光定量 PCR 等凭借其高灵敏度、高通量、无须体外培养等优势,为临床检测微生物的结构和功能基因组提供了新方法,以帮助医生进行癌症早期筛查、疾病诊断、用药指导、预后预测等。

作为当前最快速、精确的核酸定量方法之一,实时荧光定量 PCR 技术广泛运用于肠道微生物、环境微生物和致病菌等的检测中,例如病毒的检测、口腔、肠道或阴道致病菌的检测等。它不仅解决了不可培养和未知微生物的定量问题,相较于高通量测序,它还可以对特定微生物进行精确定量,可达种的水平。然而该技术的缺陷也在于 PCR"通用引物"的扩增效果存在偏向性,一次只能对一种或几种已知基因序列的微生物进行定量,无法得到整个微生物群落的信息。与其他的核酸定量方法相比,它的操作简单快速、特异性强、灵敏度高,所以在肠道微生物的研究中依然具有广阔的应用前景。针对微生物 16S 和 18S rRNA等基因序列建立的分子指纹图谱技术、FISH、基因芯片技术,能够实现致病菌的快速检测、定量和疾病诊断,但这些技术同样存在一些局限性,例如分子指纹图谱技术只能反映出样品中少数的优势菌群信息且实验过程相当烦琐,而芯片和 FISH 只能检测已知微生物。

高通量测序依赖的宏基因组测序在肠道微生物中发挥着无可替代的作用,是当前肠道微生物研究的首选技术。宏基因组学着眼于对整个肠道微生态的研究,不仅可以研究整个群落的结构与功能、生态失衡

及其与健康、疾病的关系,还可以研究系统发育关系,新型功能基因,微生物相关途径,物种相互协作关系及其与宿主、环境的协同进化等。目前宏基因组测序技术在临床应用比较广泛的领域为未知病原体的检测及耐药性的检测等,通过该技术,可以在短时间内快速确定未知感染的病原体,并根据耐药性检测给予相应治疗,解决临床传统方法无法诊断的疑难感染情况。此外,宏基因组还被应用于鉴定新的菌株及菌株安全性评价、质量评估等。当然,该技术也存在一定的局限性,首先宏基因组测序需要足够数量和高质量的 DNA 样本、深度测序及大数据量、全面的参考数据库及高级的生信分析。此外,宏基因组无法进行定量、基因表达情况的分析,需要结合 qPCR、转录组学、蛋白质组学、代谢组学等。

每一种技术都有其独特的优势和不足之处,各技术相互补充联合使用,共同促进人类对肠道微生物这一未知领域的认知。随着研究的进一步深入,高通量测序技术与转录组学、蛋白质组学和代谢组学分析的联合使用,可实现对肠道微生物群基因的多样性、表达量和功能发挥的整体认知,进而实现对肠道微生物的体内实时动态监测,同时对肠道微生物影响宿主健康的分子机制进行深入阐述,最终开发出临床诊断新标志物及微生态干预新策略。

第二节　代谢组学技术及其在肠道微生态检测中的应用

一、概述

在后基因组时代,系统生物学研究逐渐成为人们关注的焦点。系统生物学是研究一个生物系统中所有组成成分(基因、mRNA、蛋白质等)的构成,以及在特定条件下这些组分间的相互关系的学科,其研究目的是根据细胞内基因、蛋白质、代谢物及细胞器等组分间的时空相互关系构建生物网络,了解生物行为。其中代谢组学(metabolomics)方法则可为代谢物含量变化与生物表型变化建立直接相关性。

代谢组(metabolome)是指一个细胞、组织或器官中所有代谢物的集合,包含一系列不同化学型的分子,比如肽、碳水化合物、脂类、核酸及异源物质的催化产物等。代谢组学(metabolomics)来源于代谢组一词,是研究一个细胞、组织或器官中所有小分子代谢组分集合的科学。代谢组学研究则是对某一生物或细胞在某特定生理时期内的相关低分子量代谢产物同时进行定性和定量分析,可以指示细胞、组织或器官的生化状态,协助阐释新基因或未知功能基因的功能,并且可以揭示生物各代谢网络间的关联性,帮助人们更系统地认识生物体。代谢组研究在疾病诊断、药理研究及临床前毒理等研究中发挥了极为重要的作用。

代谢组研究需要比较复杂的化合物分离、鉴定方法。目前应用的方法主要包括核磁共振(nuclear magnetic resonance,NMR)、液相色谱-质谱联用(liquid chromatography mass spectrometry,LC-MS)、气相色谱-质谱联用(gas chromatography mass spectrometry,GC-MS)、毛细管电色谱技术(capillary electrochromatography,CEC)、电感耦合等离子体-质谱技术(inductively coupled plasma-mass spectrometry,ICP-MS)技术等。

采用何种分析技术主要取决于待分析生物系统的种类及要解决何种科学问题。NMR 可以快速、无损伤性地进行代谢物的体内或体外比较分析。直接应用质谱法(mass spectrometry,MS)进行代谢物分析虽然速度较快,但具有灵敏度及分辨率较低的缺点。将 MS 与 GC 或 LC 联用,虽然降低了分析速度,但却提高了分析灵敏度及分辨率。而且基于质谱的分析技术已长期用于代谢物指纹图谱分析,具有比较成熟的样品制备、数据采集及分析等操作程序。

二、核磁共振技术

核磁共振(nuclear magnetic resonance,NMR)技术是基于强磁场下,含核磁矩不为零的原子核旋能级发生塞曼分裂(Zeeman splitting),共振吸收某一特定频率的射频辐射的物理现象,通过测定特定原子核对射频辐射的吸收频率,对小分子代谢物进行定性和定量检测。特定的原子或核吸收的频率(即化学位移)高度依赖于特定分子中该原子的化学环境(包括键合、最近邻的化学结构、溶剂等)。NMR 吸收模式在不同频率的磁场或不同的化学位移产生共振峰,这种峰的集合就称为核磁共振波谱(nuclear magnetic resonance spectroscopy,NMRS)。由于每种化合物具有不同的化学结构,每种化合物都将具有独特的 NMR 谱,因此

NMR 特别适用于小分子化合物的表征,是有机化合物结构检测和鉴定的有力手段。其中,H 谱、C 谱是应用量广泛的核磁共振谱,较常用的还有 F、P、N 等核磁共振谱。

基于 NMR 技术的代谢组学研究主要包含以下两个步骤:①针对要解决的问题,设计实验方案,采集足够数量的样本;②进行核磁共振波谱数据采集和对系列 NMR 谱进行统计分析,从而提取不同组别之间代谢物种类和含量的相对变化信息。NMR 是当前代谢组学研究中的主要分析技术,特别是 ¹H-NMR,对含氢代谢产物均有响应,能完成代谢产物中大多数化合物的检测,满足了代谢组学对尽可能多化合物检测的目标,它所产生的波谱可检测血浆、尿液、胆汁等生物基质中具有特殊意义的微量物质的异常成分。定量核磁(QNMR)技术可以测定药物在体内的变化过程,测定各种代谢物的含量。

核磁共振以其不破坏样品、试验方法多、预处理简单、无须衍生化和分离、信息丰富、选择性强、定量分析方法灵活及重现性好等技术特点,已在化合物的结构鉴定、含量检测、化学反应过程的动态跟踪、生物分子溶液构象研究等方面表现出独特优势,在药物分析鉴定中具有很高的实用价值。但由于核磁共振灵敏度较低,相比于色谱和质谱,其应用范围相对小得多,并一度成为其发展的瓶颈。然而近年来,随着磁场强度的提高,高敏探头的出现及实验方法的改进,以及人们对核磁共振关注的提高,核磁共振的应用前景将会越来越广阔。

三、液相色谱-质谱联用技术

色谱质谱联用技术是当代最重要的分离和鉴定分析方法之一,包括 GC-MS 与 LC-MS。GC-MS 对样品的要求比较严格,样品需要进行预处理和衍生化才可以进行后续的分析,因此不适合用于分析不稳定、难挥发和不易衍生化的物质。而 LC-MS 技术可以避免复杂的前处理,能够分离极性的、离子化的、不易挥发的和热不稳定的化合物,在代谢组学的研究中具有非常广阔的应用前景。

液相色谱技术的发展相对较晚,20 世纪 70 年代开始人们逐渐对液相色谱质谱技术进行研究,直至 90 年代才出现商品化仪器。LC-MS 主要是由液相色谱系统和质谱仪等组成的,其中液相色谱以液体作为流动相,可以提高柱的选择性,提高分离效果,且流动相种类多,选择余地大。在 LC-MS 仪器中,液相色谱作为分离系统,可使样品在色谱部分和流动相分开,达到物质分离的目的。质谱作为检测系统,可将子母离子碎片按质量数分开,从而达到对未知物质的结构进行鉴定的目的,两者联用可以快速准确的鉴定出目标物质。但由于 LC-MS 分析原理的限制,其商业数据库不健全,可鉴定物质有限,因此可以选择自建库或自己解析谱图。

LC-MS 可以根据其色谱或质谱的性质或功能进行分类。根据其色谱柱的柱效可以分为高效液相色谱和超高效液相色谱等。同时,根据质谱的质量分析器可以分为四级杆、离子阱、飞行时间和傅里叶变换质谱等。此外,还可以根据质谱电离方式分为电喷雾离子源和大气压化学电离源、大气压光电离源等工作方式的质谱。其中前者常适用于对代谢物的初步筛选,后两者常适用于对非极性代谢物的检测,且在脂质组学中得到广泛的应用。

随着新的电离技术的引进,LC-MS 技术改变了小分子的研究方式,使其得到了广泛的应用,在植物、动物、微生物的研究中都发挥着越来越重要的作用。在代谢组学的研究中,LC-MS 已经广泛应用于急性和慢性疾病的研究、食品科学与营养研究、精准医学、生物标志物等。其中寻找与疾病相关的生物标志物是近年来代谢组学研究中的热门领域。例如 Franzosa 等利用 LC-MS 检测手段发现多种差异代谢物,并结合宏基因组数据,可以准确对 IBD 和非 IBD 患者进行区分。LC-MS 技术是继 GC-MS 之后的一项新的分离检测技术,其发展虽然没有 GC-MS 成熟,但由于该技术的诸多优点,使其越来越受到人们的关注。虽然目前该技术在数据库、低含量物质分析的准确性等方面仍面临挑战,相信随着该技术的不断完善,将会有更广阔的应用前景。

四、气相色谱-质谱联用技术

GC-MS 是目前应用广泛的分离分析技术。GC-MS 技术利用一定温度下不同化合物在流动相(载气)和固定相中分配系数的差异,使不同化合物按时间先后在色谱柱中流出,从而达到分离分析的目的。气相色谱可以对复杂的化合物进行有效的定性定量分析,其特点在于高效的分离能力和良好的灵敏度。但由于一根色谱柱不能完全分离所有化合物,用保留时间作为定性指标的方法存在明显的局限性,特别是对于同分异构化合物或者同位素化合物的分离效果较差。

GC-MS 的组成部分包括气相色谱仪、接口、离子源、质量分析器、离子检测器、仪器控制和数据处理系统。气相色谱-质谱联用仪中 GC 是分离系统,MS 则是检测系统。样品经过气相色谱分离为单一组分,根据保留时间不同,不同组分随着载气流出色谱柱,经过分子分离器接口除去载气,进入到高真空质谱仪的离子源进行离子化,然后利用不同离子在电场或磁场的运动行为的不同,把离子按质荷比分开而得到质谱图,通过样品的质谱图和相关信息,就可以得到样品的定性定量结果。GC 根据所用固定相状态的不同可分为气-固色谱和气-液色谱,MS 根据质量分析器的不同可分为磁式质谱仪、四极质谱仪、飞行时间质谱仪和离子阱质谱仪。

GC-MS 一般用于极性较小的化合物的检测,比如短链脂肪酸、大多数氨基酸、有机酸、芳胺等化合物。相对于 NMR 而言,现代 MS 技术的优势是具有很高的灵敏度和专属性,可以实现对多个化合物的同时快速分析和鉴定。目前利用 GC-MS 技术研究代谢组学在药理毒理学研究、中医药主成分发掘和鉴定、临床诊断、营养科学和微生物中应用非常广泛。GC-MS 联用技术虽然对分析混合化合物具有快速、灵敏、准确且操作简单的优点,但是 GC-MS 所分析的气体、液体和固体物质热稳定性要求比较高,并且有上限温度的限制,GC-MS 联用技术仍然还有很多技术问题需要改进。

五、其他代谢组学技术

随着分析技术的发展,其他分析手段也相继用于代谢组学研究,如毛细管电色谱技术和基于电感耦合等离子体-质谱法的微量元素组学。

(一) 毛细管电色谱技术

毛细管电色谱技术(capillary electrochromatography,CEC)是近年来建立在毛细管电泳技术不断发展和高效液相色谱理论日趋完善的基础上逐步形成的一种高效、快速的微分离技术。它是在毛细管中填充或在毛细管壁涂布、键合色谱固定相,依靠电渗流推动流动相,使样品分子根据它们在色谱固定相和流动相之间吸附、分配平衡常数的不同和电泳速率不同而达到分离分析的一种电分离模式。由于毛细管电色谱是采用电渗流来推动流动相,不仅克服了高效液相色谱中压力流本身流速不均匀引起的峰扩展,而且柱内无压降,使得峰扩展只与溶质扩散系数有关,因而使毛细管电色谱的理论塔板数远远高于高效液相色谱。同时由于引入了高效液相色谱的固定相,使毛细管电色谱具备了高效液相色谱固定相所具有的选择性,使它不仅能分离带电物质,也能分离中性化合物。用毛细管电色谱进行手性分离时,既能避免高效毛细管电泳操作中频繁更换手性选择剂的缺陷,又能达到高效率及降低操作费用。

(二) 电感耦合等离子体-质谱法

电感耦合等离子体-质谱法(inductively coupled plasma-mass spectrometry,ICP-MS)是 20 世纪 80 年代迅速发展起来的一种分析测试技术,它以独特的接口技术将电感耦合等离子体的高温电离特性与质谱计的灵敏快速扫描的优点相结合而形成一种高灵敏度的分析技术,可同时测定几十种痕量无机元素,可进行同位素分析、单元素和多元素分析,以及有机物中金属元素的形态分析。在 ICP-MS 中,ICP 起到离子源的作用,ICP 利用在电感线圈上施加强大功率的高频射频信号在线圈内部形成高温等离子体,并通过气体的推动,保证了等离子体的平衡和持续电离,被分析样品由蠕动泵送入雾化器形成气溶胶,由载气带入等离子体焰炬中心区,发生蒸发、分解、激发和电离。高温的等离子体使大多数样品中的元素都电离出一个电子而形成了一价正离子,然后通过 ICP-MS 的接口将等离子体中的离子有效传输到质谱仪。质谱是一个质量筛选和分析器,通过选择不同质核比的离子通过来检测到某个离子的强度,进而分析计算出某种元素的强度。电感耦合等离子体-质谱法由于分析速度快、线性范围宽、可多元素测定、检出限低等优点,被广泛地应用于生物与医学、环境与食品、地质、化学反应的机理研究、钢铁、同位素比测定、核材料、贵金属和高纯物质分析等领域。

六、代谢组学技术的临床应用价值及未来展望

代谢组学因为灵敏度高,提供的数据信息可以表征生物途径的微弱改变,并反映系统内代谢过程的变化等优势,在多个领域尤其在临床应用上将有广阔的发展前景,主要应用方向包括以下几个方面:

(一)疾病诊断

疾病导致机体病理生理过程变化最终引起代谢产物相应改变,对某些代谢物进行分析,并与正常人的代谢产物比较,寻找疾病的生物标记物,将提供一种较好的疾病诊断方法。Xu 等利用非靶向代谢组技术对 57 例乳头状甲状腺癌、48 例甲状腺良性肿瘤和 33 例喉鳞状细胞癌的癌组织和癌旁组织进行检测,对差异代谢物进行分析找出头颈癌的肿瘤标志物。另外代谢组学在疾病比如结直肠癌找到了一些潜在的具有较高特异性和准确性的代谢标志物。

(二)阐明发病机制

功能基因学中,系统基因组测序工程发现了成千个功能未知的基因,而传统病因假说可能仅仅是结果。代谢组学可以实现对特定生物组分所有代谢物的定性和定量研究,并且识别未知代谢产物。根据代谢组学分析所得结果,可在找到底物,产物,中间体和关键酶的基础上,建立对整个代谢途径的描述,阐明这条代谢途径的调节机制和关键调节点,联合基因组学,转录组学和蛋白质组学阐明疾病的发病机制。例如,通过对高血压患者血清代谢物轮廓分析等认为代谢物轮廓与血压水平、血清脂蛋白成分存在一定关系,收缩压>130mmHg 存在血清病理学改变。

(三)治疗监测

在治疗过程中,药物合理使用包括很多内容,如药物剂量、剂型、用药方法及时间、药物毒副作用,多药合用还涉及复杂的相互作用,同时还要考虑患者年龄、病情状态等。用药指导在临床治疗中意义重大,同时也是一个巨大的挑战。药物在体内的吸收、分布、代谢、排泄过程或某一治疗措施会使机体的功能活动发生变化,这些变化可能表现在基因和蛋白质水平,进而影响终端代谢产物的变化,也可能与这些生物大分子活动无明显关联,但仍然会在代谢物层次上有反应。因此,代谢物水平的变化是治疗监测的有效指标。

与基因组学和蛋白质组学相比,代谢组学的研究侧重研究相关特定组分的共性,最终是要涉及研究每一个代谢组分的共性、特性和规律,目前据此目标相距甚远,代谢组学研究刚起步,其研究方法需进一步改进,目前还无完整的代谢物数据库,在临床中应用相对局限。对整个代谢组的筛选可能会发现新的疾病标记物,因为疾病产生伴随多个代谢物水平的变化,传统意义上的生物标记物可能被生物标记物群代替,目前尚未发现疾病的生物标记物群。

代谢组学作为系统生物学的重要组成部分,以其全局性的研究理念对机体生理和病理的把握更加全面和具体。与传统的临床化学等研究方法相比,突破单一因素或局部因素探讨疾病和治疗过程,采用一种全景式的研究理念系统化地圈定机体全局性代谢网络,通过这种全局性的量化描述来客观认识机体生理和病理变化的实质。为临床诊断和药物治疗及其干预提供客观指导。代谢组学虽然是一门新兴科学,但其发展迅速,研究方法和技术也越来越完善,应用领域越来越广。随着现代科学技术的进步和交叉科学的快速发展,代谢组学以其系统性的研究思维必将获得更好研究实践,帮助我们更深入地了解生物体各种复杂的相互作用,同时也提供一个了解基因表型的独特途径,在临床应用中有广阔的前景。

第三节　宏蛋白质组学技术及其在肠道微生态检测中的应用

一、概述

宏蛋白质组学(metaproteomics)是一门新型的学科,检测复杂微生物群落中某时刻所有表达的蛋白,提供微生物群落功能层面的信息。宏蛋白质组学通常结合宏基因组学、宏转录组学、宏代谢组学,开展微生物种群的遗传特征及其生物功能的研究,帮助更好地理解复杂的微生物群落相互作用,更加深入地发掘

微生物群体中功能分子的丰度分布和功能取向。尽管基因组数据提供了大量有关生命周期和细胞过程的信息,但蛋白质的存在(或不存在)更能反映基因表达和基因功能的细节和动态进程。肠道微生态宏蛋白质组,可以说明哪些微生物的功能特征在宿主新陈代谢、免疫、饮食或其他环境因素的刺激下正在发生变化,相对于宏基因组,宏蛋白质组对扰动具有更高的敏感性,是研究复杂的肠道生态系统中宿主与微生物的相互作用的一种很有效的方法。

宏蛋白质组学研究最基本任务就是定性和定量地鉴定群落中所有的蛋白质,质谱技术的快速发展为高通量的蛋白质鉴定奠定了基础。利用生物质谱鉴定蛋白质的过程分为实验和计算两步骤,蛋白质样品经实验步骤获得图谱,经计算步骤进行图谱解析。

样本的储存是整个实验成功的先驱,合适的存储方法能保持样本的稳定性。而从复杂的样本中高质量地提取蛋白对于准确鉴定样本中的蛋白至关重要。由于蛋白性质各异,不同的提取方法,提取出来的蛋白会有差异。对于肠道微生物,珠磨破碎法是萃取蛋白的有效方法,特别是对于其中的革兰氏阳性菌。

蛋白质样品的实验步骤可以归纳为两条技术线路:一条是自上而下(top-down)的技术路线,蛋白质预先进行分离纯化(如二维凝胶电泳技术,色谱分离技术),以降低样本的复杂度,纯化后的蛋白质被酶切为肽段混合物,离子化后经一级质谱产生肽质量指纹谱(peptide mass fingerprinting,PMF),或经串联质谱产生肽碎片指纹图谱(peptide fragmentation fingerprint,PFF)进行鉴定;另一条是自下而上(bottom-up)的技术路线,也称鸟枪法(shotgun sequencing),基本过程是,蛋白质混合物首先经过蛋白酶消化为肽段混合物,肽段混合物经色谱分离,通过质谱或串联质谱进行肽段鉴定,最后再从鉴定的肽段推导可能的蛋白质,该方法可在短时间内获得大量鉴定结果,极大地扩大了深层蛋白质组学测量的潜力,因此在蛋白质组研究中被广泛采用。

基于质谱信号的蛋白质的鉴定方法主要建立在数据库的肽谱匹配(peptide spectrum match,PSM)策略上。其工作原理是将 MS/MS 谱图与数据库内的蛋白质经过理论酶切得到的虚拟谱图相比较,并通过一定的算法对二者相似程度进行打分,分值最高的图谱所对应的理论肽段即作为鉴定肽段。因此,宏蛋白质组鉴定最重要的两部分是优质的数据库和高效的搜库策略。

综上,高质量的样品制备技术、高效的分子分离方法、高分辨率质谱技术和高准确度的生物信息分析技术是完成肠道微生态超深度蛋白质组学分析的关键要素。

二、双向电泳加生物质谱技术

双向电泳(two-dimensional electrophoresis,2-DE)是一种用于分析由细胞、组织或其他生物样本中提取的复杂蛋白混合物的高效且广泛应用的检测方法,是等电聚焦电泳和 SDS 聚丙烯酰胺凝胶电泳(SDS polyacrylamide gel electrophoresis,SDS-PAGE)的组合,即先进行等电聚焦电泳(按照两性物质等电点 pI 的不同而进行分离),然后再进行 SDS-PAGE(按照分子大小分离),经染色得到的电泳图是个二维分布的蛋白质图。双向电泳由 O'Farrell 于 1975 年首次建立并成功分离约 1 000 个大肠埃希菌蛋白。近年来,经过多方面改进,双向电泳已成为研究蛋白质组的最有使用价值的核心方法。双向电泳具有如下优势:对未处理样本耐受性好;分辨率非常高;蛋白在凝胶介质中受到保护;与其他技术相比,在一次试验中检测到的蛋白点更多;与后续分析技术兼容性好。

生物质谱技术通过测定样品离子的质荷比来进行成分和结构分析,已成为蛋白质鉴定分析的主要支撑技术。在蛋白质组学当中,目前最常用的两种质谱为电喷雾电离质谱(electrospray ionization mass spectrometry,ESI-MS)和基质辅助激光解吸电离飞行时间质谱(matrix-assisted laser desorption ionization-time of flight mass spectrometry,MALDI-TOF-MS)。这两种方法操作方式完全不同,但其所获得的信息相辅相成。

电喷雾电离质谱法是带有电喷雾离子化系统的质谱分析方法。电喷雾离子化方法是利用高电压使质谱进样端的毛细管柱流出的液滴带电,在逆向 N_2 气流的作用下,液滴溶剂蒸发,表面缩小,表面电荷密度不断增加,液滴爆裂为带电的子液滴。这一过程不断重复使最终的液滴非常细小呈喷雾状,这时液滴表面的电压非常强大,使分析物电离并以单电荷或多电荷离子的形式进入质量分析器。质谱峰显示了此化合物带不同电荷的一系列质荷比峰,经软件计算可以转换为带单电荷的分子离子峰。电喷雾电离质谱可分析大分子量的生物分子如蛋白质、多肽、核苷酸、酶等。

基质辅助激光解吸电离飞行时间质谱主要用于鉴定生物大分子物质分子量、有机小分子化合物分子量、蛋白质和临床微生物,也可用于分析寡核苷酸和基因的单核苷酸多态性。此方法的原理是将样品与小分子基质(肉桂酸、芥子酸及其衍生物)混合共结晶,当紫外激光(337nm)照射晶体时,基质分子吸收能量使样品与基质分子解吸并电离。样品产生的离子在加速电场的作用下获得相同的动能,经过一个真空无电场飞行管道,较轻的离子速度快,较早到达检测器,较重的离子较晚到达检测器,离子的飞行时间与其质荷比(M/Z)成正比。基质辅助激光解吸电离(matrix-assisted laser desorption ionization,MALDI)产生的离子多为单电荷离子,质谱图中的谱峰与样品各组分的质量数有一一对应关系,因此 MALDI-TOF-MS 最适合分析蛋白质水解后的肽混合物。

根据质谱测定分子量的作用,质谱还可用来作多肽纯度的鉴定。此外,质谱还可用来进行蛋白质的翻译后修饰鉴定。包括磷酸化修饰、糖基化修饰、巯基和二硫键定位、氨基的乙酰化、泛素化修饰等。

三、多维色谱加生物质谱技术

多维色谱技术(multidimensional chromatograph)是利用多根分离柱和多个检测器联用的分离技术组合。根据色谱流动相状态分为液相色谱和气相色谱。高效液相色谱可以考察肠道微生态系统里的各个模式菌株和各个单菌的色谱行为,分离出明确的模式菌株组分。多维液相分离系统具有分离样品动态范围宽、分辨率高、峰容量大、分析速度快、自动化程度高等优点,因而近年来在蛋白质组学的研究中受到了越来越多的关注。其中最常用的是离子交换色谱-反相液相色谱的联用。离子交换色谱是通过溶质在离子交换色谱固定相上具有不同的保留能力而实现样品分离的色谱技术,而反相液相色谱是基于溶质疏水性的差异而实现分离的色谱技术。通过这两种色谱模式的联用,可以实现对复杂生物样品的二维分离。

生物质谱是指用于分析生物大分子的质谱技术。由于质谱的检测具有快速、灵敏度高等特点,采用质谱检测进行微生物鉴定,可得到不同微生物的质谱图,即微生物指纹图谱。生物质谱分析作为一种通用技术,可检测到所有类型的病原体,包括细菌、真菌和寄生原生动物等。其中蛋白质质谱鉴定的基本原理是用蛋白酶将蛋白质消化成肽段混合物,经电喷雾电离或基质辅助激光解吸电离等软电离手段将其离子化,然后通过质量分析器将具有特定质核比的肽段离子分离开来。通过实际谱图和理论上蛋白质经过蛋白酶消化后产生的一级质谱峰图和二级质谱峰图进行的比对,进行蛋白鉴定。基于对菌体蛋白质分析的质谱技术,具有在复杂体系中同时区分不同蛋白组分的特点,即通过质谱图中是否存在特异性的生物标记物的分子离子进行区分。

因此,基于色谱和质谱的不同特点,两者在微生物蛋白检测过程中联合应用的情况越来越普遍。如高效液相色谱-质谱联用法(high performance liquid chromatography-mass spectrometry,HPLC-MS)是基于微生物中不同蛋白质的含量变化进行检测的一种方法,其关键因素是检测不同微生物中或同一微生物中不同的蛋白质含量,因液质检测方法的灵敏度较高,使用 HPLC-MS 对多元混合的微生物进行检测,可显著提升所检测的微生物的数量。因此,该方法也适用于未经培养的微生物菌落检测。另外,二维液相色谱分离方法与串联质谱联用(2D-LC-MS/MS)技术可以检测动态范围 10 000∶1 内的低丰度肽段,是目前蛋白质组学研究最主要的技术路线,已发展成自动化系统,可快速、高通量鉴定复杂蛋白质混合物。而离子交换色谱-反相液相色谱与质谱联用技术包括阳离子交换色谱-反相液相色谱与质谱连用、阴离子交换色谱-反相液相色谱与质谱连用、阳离子交换色谱-阴离子交换色谱-反相液相色谱与质谱连用和色谱聚焦-反相液相色谱与质谱连用,其基本路线是首先对提取的蛋白质溶液进行酶切,然后对多肽混合物进行毛细管液相色谱分离和质谱分析,通过数据库检索确定蛋白质种类,具备高分辨率、高重现性及能够与质谱良好兼容等特点。这些思路已经被成功地用于蛋白质组学研究并被称为多维蛋白质鉴定技术(multidimensional protein iden-tification technology,MudPIT)。

四、肠道微生态宏蛋白质组技术的临床应用价值及未来展望

近年来宏蛋白质组学已经应用于环境、农业、健康等众多领域,而肠道作为人体中最复杂的微生态系

统,在各种疾病的发生发展过程中扮演重要的角色。肠道微生态宏蛋白组技术在临床上有广泛的应用价值。蛋白质组学能够提供肠道微生态群系与宿主在功能层面上的关联,作为宏基因组的补足手段,可以更加全面地了解肠道微生态,并且具有更高的敏感性。

肠道微生态宏蛋白质组技术可以作为肠道微生物药物治疗靶点鉴定和生物标志物发现的有效工具,并揭示与疾病相关的分子机制,如癌症、心血管疾病和认知疾病等,研究肠道蛋白质组的变化,从而了解它们对疾病的影响。该方法也可以识别肠道微生物群落中新的生物标志物,应用于疾病和健康的诊断,并在肠道微生物群中发现新的治疗靶点。Wei 等通过一维凝胶电泳和凝胶内蛋白质消化技术,结合高通量 LC-MS/MS 测量方法,检测肝硬化患者肠道内宏蛋白质组的变化,揭示了肝硬化患者肠道菌群中特异的蛋白,为肝硬化的进展和治疗提供了潜在的生物标志物和治疗靶点。

肠道微生态宏蛋白组技术亦可应用于药物对菌群的影响和疗效探究。根据肠道微生物群的动态变化预测药物诱导的不良反应的发生和发展,认识药物不良反应的药理机制,预防药物不良反应的发生。Per-ez-Cobas 等使用超高效液相色谱和质谱技术,调查了 β-内酰胺治疗后肠道菌群蛋白组随时间的变化,探究β-内酰胺治疗对肠道微生物群代谢状态的影响。

肠道微生态宏蛋白质组技术还可应用于宿主肠道菌群对环境的适应性研究。肠道微生物与宿主的共生关系,为宿主防御起着重要作用,比如抵御病原体入侵、先天性免疫调节和免疫应答、营养加工、能量调节,而紊乱的肠道微生态与代谢紊乱及疾病相关,肠道微生态宏蛋白质组的研究为宿主对环境的适应性提供了保障。

尽管宏蛋白质组学技术在不断发展,但是仍然遇到很多难题和挑战,需要克服各种方法学上的问题。首先,宏蛋白质组的分析对象相当复杂,包括大量不同类型的微生物,而肠道宏蛋白质组的鉴定比宏基因组难得多,比如当一个粪便样本中有大于 21 000 种物种时,蛋白的种类会大于 63 000 000;而且,肠道中的蛋白水解作用也会影响分析。蛋白质动态范围大常常阻碍对低丰度蛋白质的检测,采用毛细管法、微芯片法等分馏富集策略,可以降低样品的复杂度,增加低丰度蛋白质的检测,可以缓解这一问题,但增加了成本和分析时间。而随着质谱技术的不断发展,蛋白质定量的重现性和蛋白质组分析的深度将显著提高。其次,肠道微生态宏蛋白质组研究需要全面的非冗余蛋白数据库,数据库过大,会影响鉴定的质量与分析速度,而数据库太小,包含的信息不全面,又会丢失许多肽段序列信息。最理想的数据库是包含所有样品可能出现的蛋白,并且没有额外的干扰序列,但是肠道宏蛋白质组巨大的多样性和个体特异性使其成为挑战。因此,迫切需要一个包含所有潜在表达蛋白的理想数据库。宏蛋白质组分析的基础来自宏基因组测序的精确结果,其数据库来源主要通过两种手段。通过 16S 测序得到大体物种组成后在公共数据库中提取相应物种序列数据库进行整合,或者深度测序样品中的 DNA 或转录组信息,将得到的数据库翻译成蛋白序列用于宏蛋白质组分析。但由于测序深度和读长的限制,还无法全面准确的覆盖完整的宏蛋白质组序列,需要其他方法作为补充。由于任一种建库方法都无法做到有效全覆盖,很多研究采用了多种来源数据库整合建库。再者,面对庞大的数据库,必须考虑到分析过程中所消耗的计算资源和鉴定结果的质控标准,因此宏蛋白质组数据库的搜库策略必须有所革新。需要优质的搜库算法,高度优化的库容量、搜库、假阳性控制等参数。

随着技术的不断发展革新,蛋白质组学在研讨重大疾病机理、疾病诊断、疾病防治和新药开发及代谢等生命活动规律等方面有了新的进展。随着蛋白质组学的深入发展,必将为疾病预防、早期诊断与有效治疗带来新的突破。

第四节　肠道微生态检测中的生物信息学技术

一、概述

生物信息学技术对于微生物基因组的研究至关重要。本节主要介绍肠道微生态研究中应用到的生物信息学技术。肠道微生态的测序分析,一般会从两个方面进行:一方面通过将序列比对物种数据库,对样本进行物种组成分析;另一方面通过序列组装、基因预测等,进行功能注释方面的分析。通常包含以下的内容。

(一) 物种注释

物种注释是指将质控后的序列与物种数据库中的细菌、古菌、真菌和病毒的参考序列进行比对。在肠道微生态研究中,常用的物种数据库包括:NCBI 数据库、人体微生物计划、酵母基因组数据库、GOLD 数据库、人类口腔微生物组数据库、真菌数据库等。用于比对的软件包括 SOAP、BWA、Bowtie、Martin 等。

(二) 物种丰度计算

通过物种分类和统计,构建各个分类水平的物种丰度表。物种丰度用于表示群落内物种数目的多少。肠道物种丰度表可用于肠道微生物的多样性计算、肠型分析及差异分析等。目前,宏基因组有两种常用的构建物种丰度表的方法。一种是将测序所得到的基因组序列与全基因组序列进行比对,将唯一比对到的序列丰度与多重比对到的序列丰度求和得到物种丰度,另一种是用 MetaPhIAn2 或 MOTU 软件将测序得到的序列与标记序列数据库进行比对,再通过计算,得到物种丰度。

(三) 肠型分析

肠型,即肠道微生物菌型,指将人体肠道微生物群通过聚类、距离计算得到的不同类型。目前,肠型的计算方法主要有两种:一种是基于样品间的距离,利用围绕中心点划分算法进行聚类,通过 Calinski-Harabasz 指数确定最佳分类数目;另一种则是直接利用物种丰度,通过 Dirichlet Multinomial Mixture 模型(DMM)进行肠型分类。

(四) 多样性分析

在微生态学研究中,多样性分析通常包括 α 多样性分析和 β 多样性分析。α 多样性是对单个样品中物种或基因丰富度和均匀度的分析,包括 Shannon-Wiener 指数、Simpson 指数等。α 多样性描述了样本内的群落多样性,但 β 多样性分析则用于比较样本之间的差异。对于 β 多样性分析,其中基于序列距离的比较往往使用 Bray-Curtis 距离算法。基于系统进化的比较,则通常采用加权或非加权的 UniFrac 方法。

(五) 差异分析

差异基因分析(或物种分析)就是在基因(或物种)丰度表中,寻找组间显著差异的基因或物种的一种分析方法,一般使用非参数检验的方法(Wilcoxon 秩和检验、Wilcoxon signed-rank 检验等)进行分析或者进行 LEfSE 差异分析。

(六) 序列组装

由于二代测序技术的读长较短,因此在宏基因组测序分析里,需要将这些短的测序片段组装成较长的序列用于后续的分析。现有的宏基因组组装算法主要有三种,即基于重叠图算法、基于 de Bruijn 图的算法及基于 Greedy algorithm 的组装算法。

(七) 基因预测和基因集构建

通过识别 DNA 序列中的编码序列,可以预测微生物的基因功能。常用的基因预测软件有 MetaGeneMark、Glimmer-MG、MetaGene、Orphelia、FragGeneScan 和 MetaGun 等。当分析的样本有多个时,则需要使用 CD-HIT 软件,将所有样本的基因进行聚类,去除冗余的基因,构建一个非冗余的基因集。

除了上述的分析,肠道微生态研究还可以进行功能预测、宏基因组种(metagenomic species,MGS)分析、共丰富基因群(co-abundance gene group,CAG)分析等。通过对肠道微生态的组成、多样性及功能进行分析,我们可以更加了解肠道微生物对人体健康的影响。

二、常用序列比对数据库和软件技术

在测序分析中,需要对未知的核苷酸序列进行物种、功能的注释。宏基因组物种注释的方法主要是进行序列的比对,即使用序列比对软件将经过拆分、质控、去宿主后的高质量测序片段(reads),与微生物数据库的参考基因组或 MAKER 进行比对。宏基因组物种注释的参考微生物包括细菌、古菌、病毒和真菌四大类。它们都来源于当前流行的各大数据库,包括 NCBI、HMP、GOLD、SGD、FGI、eHOMD 和 FungiDB 等。

NCBI 数据库:全称 National Center for Biotechnology Information(美国国立生物技术信息中心)是一个

综合数据库。它由美国国立卫生研究院(NIH)于1988年创办,旨在为了给分子生物学家提供一个信息储存和处理的系统,包含GenBank核酸序列数据库和众多功能强大的数据检索与分析工具。

HMP:人体微生物计划成立于2008年。它是由美国主导,多个国家参与的人类微生物组计划对人类微生物组DNA进行测序,旨在调控微生物群来治疗疾病及恢复和保护健康。

GOLD数据库:基因组在线数据库是一个全球互联网资源,用于全面获取有关基因组和宏基因组测序项目及其相关原始数据信息,分为研究、生物、测序项目和分析项目四个层次。自1997年成立以来,GOLD数据库保持指数形式增长,目前GOLD数据库拥有38 577项研究,64 302个生物体,283 493个测序项目和228 001个分析项目的信息。

SGD:酵母基因组数据库为酿酒酵母提供综合的生物学信息,并通过搜素和分析工具来探索这些数据,从而发现真菌和高等生物中序列和基因产物之间的功能关系。

FGI:真菌基因组行动于2000年由美国Broad研究所与真菌学研究团队发起的,目的是促进在医药、农业和工业上具有重要作用的真菌代表性物种的基因组测序。

eHOMD:人类口腔微生物组数据库为科学界提供有关人类呼吸消化道中存在的细菌物种的全面的信息,包括口腔、咽、鼻腔、鼻窦和食道等。目前,eHOMD包括总共770种微生物物种,687种来自人类口腔微生物组数据库(HOMD,14.51版本),并且根据除口腔外的其他上消化道部位的微生物群的公开数据扩增添加了83个物种。

FungiDB:真菌数据库整合了全基因组序列和注释,还包括实验和环境分离序列数据。FungiDB是真核病原体基因组数据库资源平台的一部分,包含来自GenBank、曲霉属基因组数据库(AspGD)、Broad研究所和联合基因组研究所(JGI)等来源的近100个基因组。

随着生物信息分析行业的发展,越来越多的软件被开发出来,比对软件只是其中一小类,常用短序列比对软件包括:SOAP、MAQ、SMALT、BWA、CLC、NovoAlign、Bowtie。Martin等人使用RefCov软件包,对六种常见短序列比对软件的性能进行评估,主要从其准确性、灵敏度、速度和可拓展性及使用的方便性等方面进行评估。研究表明,这些比对软件的准确性相似,主要在于其使用的方便性,其中CLC软件的计算时间是最短,内存使用的最少。

宏基因组物种注释还需要基于比对结果,获得相应的物种分类信息。虽然现在的可用的数据库很多,但是环境中的还有许多微生物分类信息没有收录在参考数据库中。目前有少量软件既可以比对微生物基因组,又可以对微生物分类,还可以统计微生物丰度。例如MetaPhIAn2软件、Genometa软件。其中Genometa有很好的交互性。

三、常用物种丰度计算方法

物种丰度是指物种在各个样品中数量的多少。它与样品的分布位置有关,不仅能直接反应样品中物种的多样性,还可以根据特定样品中物种数量的变化预测样品所处的环境或者潜在的疾病。例如我们可以根据肠道的物种丰度进行肠型分析、肠道多样性计算,还可以根据其寻找疾病的微生物标志物,从而对疾病的早期诊断及鉴定提供理论依据。

目前,物种丰度计算的方法主要有两种,第一种是利用SOAPaligner软件进行序列比对,根据比对结果计算物种丰度,主要过程为:①通过SOAPaligner将测序所得到的双端测序(paired-end)序列与参考基因组序列进行比对;②计算唯一比对到某物种的丰度,即利用比对的序列数除以参考基因组的长度;③计算多重比对的序列丰度,利用唯一比对的物种丰度计算比对到多个物种时该物种占的比例;④将唯一比对的丰度与多重比对的序列丰度相加,获得某一物种的总丰度值。其基本思想是以唯一比对的序列为主,同时参考多重比对在各物种中占的比例来确定丰度。计算公式如下:

$$Ab(S) = Ab(U) + Ab(M)$$
$$Ab(U) = U/l$$
$$Ab(M) = \left(\sum_{i=1}^{M} CO \times \{M\} \right)/l \qquad \text{式41-1}$$

在式 41-1 中,$Ab(S)$ 为 S 物种的总丰度值,$Ab(U)$ 和 $Ab(M)$ 分别表示唯一比对和多重比对到物种 S 的丰度,U 为唯一比对到 S 物种上的序列数量,M 为比对到多个物种的序列数量,l 为参考基因组序列长度。$Ab(M)$ 需要使用 Co 系数,公式如下所示,其中 N 为比对到的物种的数量。

$$Co = \frac{Ab(U)}{\sum_{i=1}^{N} Ab(U_i)}$$

式 41-2

由公式可以看出若唯一比对的物种丰度为 0,则 Co 为 0,那么多重比对丰度也为 0。分别获得单个物种丰度后,将物种丰度进行标准化,即将单个物种的物种丰度除以所有物种丰度之和,从而获得样本的物种丰度表。

第二种方法是通过 MetaPhlAn2 或 MOTU 软件将测序得到的宏基因组序列与特异性标记基因序列进行比对,之后根据比对结果计算各个物种的相对丰度。MOTU 和 MetaPhlAn2 使用的数据库并不相同。MetaPhlAn2 利用约 17 000 个参考基因组序列构建成 100 多万个类群特异标记基因,然后通过软件 Bowtie2 进行序列比对,确定物种类别,之后根据比对结果将比对到物种上的序列数除以标记基因的长度,从而获得物种的相对丰度,同样方法计算所有匹配上的类群标记基因的样品,获得总体样本的物种丰度表。其中参考基因组包含约 13 500 个细菌和古菌,3 500 个病毒和 110 个真菌。MOTU 主要是使用 40 个通用标记基因来进行物种分类的。这些通用标记基因从约 25 000 个原核参考基因组和超过 3 100 个公开可用的宏基因组数据(人体部位样品、疾病关联研究的肠道微生物组样本和海水样本)中提取的,在大多数的已知生物中以单拷贝形式存在,并且可以在种水平进行分类。根据宏基因组序列标记基因的比对结果,从而获得物种的相对丰度表。

宏基因组分析中除了物种丰度表,还有基因丰度表。它是进行差异基因分析,研究健康组与疾病组差异,深度挖掘样品内在机理的基础。其一般思路是先利用宏基因组装结果进行基因预测,再根据预测结果构建非冗余基因集,之后采用 SOAPaligner、BLAST、BLAT、BWA 或 Bowtie2 等软件将宏基因序列与基因集序列进行比对,再根据序列比对的序列数量获得基因丰度。基因丰度计算方法与物种丰度相同,丰度值等于唯一比对的序列丰度与多重比对的序列丰度之和。

四、肠型分析技术

人类肠道中普遍微生物属的丰度分布非常复杂,2011 年,肠型(Enterotypes)的概念首次在《自然》上由 Arumugam 等人提出,认为可以将人类肠道微生物组分成稳定的三种类型,*Bacteroides*(enterotype 1)、*Prevotella*(enterotype 2)和 *Ruminococcus*(enterotype 3),因为这三种类型不受年龄、性别、体重及地域限制,表现出较高的稳定性,与血型类似所以将其定义为肠型。三种肠型在不同的肠道样本中,均有明显的类别存在,命名为拟杆菌型、普雷沃菌型和瘤胃球菌型,以反映各生态系统中的优势菌。拟杆菌型系统中的细菌,主要从碳水化合物和蛋白质中获取能量;普雷沃菌型系统擅长消化肠道中的糖蛋白,这种倾向性与瘤胃球菌型系统相同。2012 年,在其他灵长类动物中也发现了肠型的存在,肠型并不是人体肠道菌群特有的。但是由于肠型并不是完全离散的分布,不同聚类方法、距离计算方式最终得到的肠型会有不同。尽管三种肠型可能不是对数据的最佳解释,但它是最常用的模型,并且为我们研究肠道菌群提供可直接使用的框架。

肠型是肠道微生物组在高维数据空间中呈现出的客观存在的聚集效应。目前流行的肠型的计算方法有两种,一种是基于样品间的 Jensen-Shannon 距离,利用围绕中心点划分算法进行聚类,最佳分类数目通过 Calinski-Harabasz 指数确定;另一种则是直接基于物种丰度,利用狄利克雷多项混合模型进行肠型分类。之后,肠型的可视化通过使用 R 软件的'ade4'包进行类间分析,主成分分析或主坐标分析来构建图形进行实现。由于在样品中某些属或种的相对丰度很低,所以在分析之前,可以用适当的阈值来过滤相对丰度较低的物种以降低噪声。

根据物种平均相对丰度大于 0.1% 过滤后的肠型分类可视化,如图 41-1 所示。

生物信息学工具已被广泛用于肠型的研究,相比与血型一样的离散类型,对肠型分布更好的理解应该

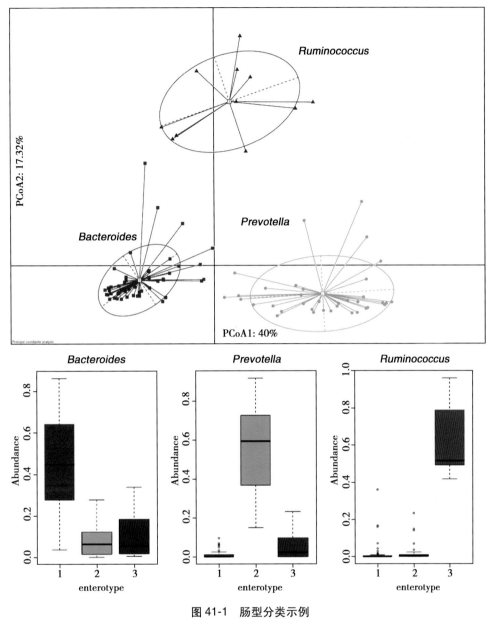

图 41-1　肠型分类示例

Bacteroides：拟杆菌型；*Prevotella*：普氏菌型；*Ruminococcus*：瘤胃球菌型；Abundance：丰度；enterotype：肠型

是在物种特征的高维空间中的密集分布,因此将肠型作为根据肠道微生物组对个体进行分层的标准或许将更为合适。在许多研究中,健康成人的肠道群落结构在很长一段时间内不会发生显著的变化,说明成人体内微生态系统与肠型状态比较稳定。在诊断上肠型有助于判别个体的疾病状态,作为人体特定状态的风险或易感指标,不同肠型可能影响异质性物质的代谢,从而产生不同的药物代谢动力学、药物代谢动态差异,因此,肠型可作为指导治疗的选项,有助于理解不同的治疗措施。

五、物种多样性展示方法

物种多样性是指动物、植物和微生物种类的丰富性,它是生物多样性的简单度量。其内容包括两个方面:一方面是指一定区域内物种的丰富程度,可称为区域物种多样性;另一方面是指生态学方面的物种分布的均匀程度,可称为生态的多样性或群落多样性。物种多样性是衡量一定地区生物资源丰富程度的一个客观指标。在微生物多样性的分析中,物种多样性通常由 α 多样性和 β 多样性来展示。

（一）α 多样性

微生物群落的物种种类和这些种类的相对丰度称为的 α 多样性,用于描述一个特定区域或生态系统内的多样性,是反映物种丰富度和均匀度的综合指标。可以使用统计学方法确定。α 多样性主要与两个因素有关:一是种类数目,即丰富度;二是均匀度,即群落中个体分配上的均匀性。用于描述群落丰富度的指数主要包括 Chao1 指数和 ACE 指数。用于描述群落多样性的指数包括 Shannon 指数和 Simpson 指数等。另外,还有测序深度指数 Good's coverage 与 Observed species,Good's coverage 指数是指物种计数覆盖率,Observed species 指数代表操作分类单元(operational taxonomic unit,OTU)的直观数量统计。通常,这些指数是逐步计算和递归计算的,以确定采样数据量是否具有足够的代表性以形成稀疏曲线。

1. **Chao1 指数**　是用 Chao1 算法估计群落中含 OTU 数目的指数,在生态学中常用来估计物种总数,由 Chao 最早提出;Chao1 值越大代表物种总数越多,丰富度越高。

2. **ACE 指数**　是用来估计群落中含有 OTU 数目的指数,同样由 Chao 提出,是生态学中估计物种总数的常用指数之一。默认将序列量 10 以下的 OTU 都计算在内,从而估计群落中实际存在的物种数。ACE 指数越大,表明群落的丰富度越高。

3. **Shannon 指数**　Shannon 综合考虑了群落的丰富度和均匀度。Shannon 指数值越高,表明群落的多样性越高。它与 Simpson 多样性指数均为常用的反映 α 多样性的指数。

4. **Simpson 指数**　用来估算样品中微生物的多样性指数之一,由 Simpson 提出,在生态学中常用来定量的描述一个区域的生物多样性。Simpson 指数值越大,说明群落多样性越低。它与 Shannon 指数均为常用的反映 α 多样性的指数。

5. **Good's coverage**　是指各样品文库的覆盖率,其数值越高,样本中序列没有被测出的概率越低。该指数反映了测序结果是否代表样本的真实情况。

6. **Observed spieces**　为 OTU 的直观数量统计。

（二）β 多样性

α 多样性描述了单个群落的特性,而 β 多样性则描述了群落之间的相似性,不同群落或某些环境梯度上的不同点之间的共有种越少,β 多样性就越显著。用于不同生态系统之间多样性的比较。β 多样性利用各群落序列间的进化关系及丰度信息来计算样本间距离,反映样本(组)间是否具有显著的微生物群落差异。

在 16S rRNA 基因测序方法中,β 多样性计算中主要基于 OTU 的群落比较方法,有欧式距离、Bray-Curtis 距离、Jaccard 距离,这些方法算法简单,考虑物种丰度(有无)和均匀度(相对丰度),但其没有考虑 OTU 之间的进化关系,认为 OTU 之间不存在进化上的联系,每个 OTU 间的关系平等。常用的可视化矩阵分析方法包括主成分分析(principal component analysis,PCA)、主坐标分析(principal co-ordinates analysis,PCoA)、非度量多维标定法(non-metricmulti-dimensional scaling,NMDS)等。

PCA 是一种研究数据相似性或差异性的可视化方法。采取降维的思想,PCA 可以找到距离矩阵中最主要的坐标,把复杂的数据用一系列的特征值和特征向量进行排序后,选择前几位主要特征值来表示样品之间的关系。通过 PCA 可以观察个体或群体间的差异。PCA 后面的百分数表示对应特征向量对数据的解释量,此值越大越好。

PCoA 是一种与 PCA 类似的降维排序方法。区别在于 PCA 是基于原始的物种组成矩阵所做的分析,使用的是欧式距离,比较的是物种丰度的不同;而 PCoA 首先根据不同的距离算法计算样品之间的距离,然后对距离矩阵进行处理,使图中点间的距离正好等于原来的差异数据,实现定性数据的定量转换。但 PCoA 后的百分比含义与 PCA 相同。

非度量多维标定法是一种适用于生态学研究的排序方法,主要是将多维空间的研究对象(样本或变量)简化到低维空间进行定位、分析和归类,同时又保留对象间原始关系的数据分析方法。类似于 PCA 或者 PCoA,通过样本的分布可以看出组间或组内差异。NMDS 与 PCA、PCoA 的线性模型不同,其模型是非线性的,能更好地反映生态学数据的非线性结构。检验 NMDS 结果的优劣用胁迫系数(stress coefficient)来衡量,胁迫系数越小越好,当胁迫系数<0.2 是可以用 NMDS 的二维点图表示,当胁迫系数<0.05 时表示

NMDS 代表性较好。

六、差异物种筛选及差异基因筛选方法

差异基因筛选(或差异物种筛选)就是在基因丰度表(物种丰度表)中寻找针对不同样本之间有显著性差异的基因的一种筛选方法。根据数据总体分布是否符合正态分布和方差齐性,差异分析可分为参数检验与非参数检验。

参数检验,是总体分布类型已知,用样本指标对总体参数进行推断或作假设检验的统计检验方法。必须满足方差齐性、正态分布。如 t 检验(两组之间比较差异),ANOVA(即方差分析,多组之间比较分析差异)等。检验数据是否符合正态分布,可进行 W 检验(Shapiro-Wilk test);检验方差齐性用 Levene 检验。一般的,微生物多样性分析中,样本群落分布不确定,多采用非参数检验。

非参数检验,不考虑总体分布类型是否已知,不比较总体参数,只比较总体分布的位置是否相同的统计方法。在总体分布不易确定(即不知道是不是正态分布)或是分布呈非正态而无适当的数据转换方法等级资料时可采用非参数检验,如 Metastats、Wilcoxon 秩和检验、Welch's t 检验等(两组之间比较找差异),多组之间比较用 Kruskal-Wallis 检验。

在非参数检验中,对于两独立样本的差异分析方法有 Wilcoxon 秩和检验(也称 Mann-Whitney 检验)。根据基因丰度信息,一般过滤掉平均丰度低于 $1×10^{-8}$ 的基因,Wilcoxon 秩和检验常被用来鉴定与实验变量相关的基因。因为做差异基因的筛选,有多个基因要筛选,需要做多次假设检验,通过检验所获得的 p 值直接与设定的显著性水平进行比较会有很大的误差,因此我们通过多重假设检验,将所获得的 p 值通过错误发现率(false discovery rate)来调整,并且调整后的 p 值的阈值通常为 0.05。对于两两配对样本,应该使用 Wilcoxon 符号秩和检验来代替 Wilcoxon 秩和检验。

参数检验和非参数检验是在样本量很充足时的情况下被使用的,当样本量很小时一般采用秩和置换检验(Wilcoxon rank-sum permutation 检验),在这种情况下,p 值是基于置换(排列)的估计分布来代替一个固定的正态分布来计算的。当然对于多个样本的差异基因检验方法有 Kruskal-Wallis 检验、Friedman 检验等。

以上检验主要是基于均值(参数检验)或排列(非参数检验)进行比较,可以得出这些分组有无差异及差异是否显著。在此基础上如需判断差异的程度,还可以基于距离矩阵进行比较,包括 Anosim 分析、MRPP 分析及置换多因素方差(PERMANOVA)分析等,在得出检验显著性结果(p 值)后还可得出程度结果(R 值),R 值可以用来判断分组贡献度大小。

Anosim 分析又称为相似性分析,是一种非参数检验方法,用来检验组间(两组或多组)的差异是否显著大于组内差异,从而判断分组是否有意义。利用 Bray-Curtis 算法计算两两样品间的距离。通过变量计算样本间关系(或者说相似性),然后计算关系排名,最后通过排名进行置换检验判断组间差异是否显著不同于组内差异。检验结果为包括 P 值与 R 值。通过 P 值可以判断这种组间与组内的比较是否显著,R 值可以得出组间与组内比较的差异程度。

Adonis 分析,又称置换多因素方差分析(permutational MANOVA,PERMANOVA)或非参数多因素方差分析(nonparametric MANOVA),是一种基于 Bray-Curtis 距离的非参数多因素方差分析方法。它与 Anosim 的用途相似,也能够给出不同分组因素对样品差异的解释度(R 值)与分组显著性(P 值)。但二者应用的检验模型不同,其本质是基于 F 统计量的方差分析。可分析不同分组因素对样本差异的解释度,并使用置换检验对分组的统计学意义进行显著性分析。

MRPP 分析,是基于 Bray-Curtis 的参数检验,用于分析组间微生物群落结构的差异是否显著,通常配合 PCA、PCoA、NMDS 等降维图使用。

差异丰富的基因在维持或破坏肠道微生物群落的代谢平衡方面发挥重要作用,实验变量和预测的差异基因的功能可以用来鉴定与疾病有关的机制。

七、序列拼接及组装技术

随着测序技术的发展,从第一代测序到第三代,测序读长从长到短,再由短到长,时间成本和测

序成本呈现下降趋势。近些年,第三代测序计算发展迅猛,但较高的错误率为后续的序列拼接与分析带来极大的影响。二代测序因其高通量,低成本,准确率高等优点,在宏基因组序列分析中有着绝对的优势。

由于在宏基因组中超过90%的微生物是未知的,不依赖于参考序列的从头组装就显得很有必要。序列拼接组装的算法主要分为三类,分别是基于贪心策略(greedy graph)的算法、基于 overlap-layout-consensus(OLC)策略算法和基于 de Bruijn graph(DBG)策略算法。也有一些软件将贪心策略算法与另外两个结合使用。这三类算法都采用图论的模型,根据序列数据的特征构造图。将基因信息转化为图论中顶点和弧,然后利用图论中的方法进行拼接得到结果。

(一)贪心算法

贪心算法(又称贪婪算法)是指在对问题求解时,总是做出在当前看来是最好的选择。也就是说,不从整体最优上加以考虑,他所做出的是在某种意义上的局部最优解。当算法到达某一步不能再继续进行时,算法停止。贪心策略是,首先选择一个初始片段,通常是一条测序片段(测序仪单次测序所得到的碱基序列),然后寻找与当前初始片段重叠区域匹配得分最高的序列片段,通过合并的方式找到重叠群,直到合并片段的两端都不能进行扩展延伸进而得到一条重叠群序列。为了能够得到局部最优的结果,算法会对比集合中剩余的所有测序片段与合并后的重叠群之间的重叠区域,选取一个具有最优的重叠相似性的测序片段进行拼接。通过比较合并序列与测序片段之间的两端的序列的相似程度,通过计算重叠区域的长度和相同碱基占重叠区域总长度的比值,由于重叠群片段每增加连接一个测序片段,会选择当前相似程度最高的测序片段进行组装,所以很难得到整体的最优解。

如图41-2所示,上图展示正确的拼接结果,下图展示使用贪心算法得到的结果,序列 A 选择局部拼接最优的序列 D,而丢失了衔接序列 B 和 C,导致整体上基因拼接错误。由于生物界普遍存在重复序列,这也会导致重复序列附近的拼接错误率明显高于一般序列,所以基于贪心算法的策略也需要考虑增加识别假阳性的重叠区域拼接成重叠群序列。

在基于贪心策略中,测序片段或重叠群的选取是按照碱基的拼接质量递减的顺序进行考虑的。拼接质量只要是考虑重复序列的覆盖度和重叠度(overlap)的质量值。

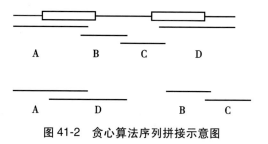

图41-2 贪心算法序列拼接示意图

该算法由于只考虑局部最优解,未考虑重复序列和测序错误造成的拼接错误。其中较经典算法有 SSAKE、VCAKE、SHARCGS 等。这几种算法不显示使用拼接图,而是基于重叠关系使用贪婪算法建立一致性序列。

(二)OLC 策略算法

OLC 策略算法包含如下三个步骤:①重叠度,将所有集合中用于拼接的测序片段进行两两比对,计算测序片段间的重叠关系,当两个比对的测序片段之间的区域达到一定的阈值时,将其保留,用于下一步骤。②Layout,对上一步有重叠关系的测序片段进行根据 pair-end 关系排序,确定测序片段之间的位置关系,将有重叠的测序片段组合成重叠群。③Consensus,在已经建好重叠度图的基础上,将所有的测序片段序列排列起来,找一条从起始节点到终止节点的最佳近似路径,使最终路径将会遍历一次重叠区域中的每个节点,相当于对初始的测序片段集合中全部序列进行重构得到目标基因序列。

对于全基因组数据,使用 OLC 策略算法会将原始的 reads 通过 overlap 的关系拼接出大量的数据,由于目标序列也可能存在大量的重复序列,所以在重叠区域该算法会存在很大的误差,导致错误拼接。由于第二代测序中的短测序片段,导致构建的 OLC 图的复杂度会很高。处理这些数据时,会占用大量的内存空间。一般来说,基于 OLC 策略算法的拼接软件比较适合小型基因组物种的组装。

为了能更好适应新一代测序数据,学者们在 OLC 策略算法的基础上提出了一些更实用的算法,如 CABOG、Shorty 等算法。OLC 策略算法最初成功的用于第一代测序(Sanger 测序)数据的组装,比如 Celera Assembler,Phrap,Newbler 等均采用该算法进行拼接组装。常见的软件有 Celera Assembler、CAP、PCAP、Phrap、Phusion、Newbler 等。

（三）DBG 策略算法

基于 DBG 策略的拼接算法的一般步骤是(图 41-3)：①构建 DBG，将原始测序片段切割成序列长度为 k 的子串，称为 k-mers，且同一测序片段中的相邻的 k-mers 之间有 k-1 个碱基具有重叠度关系。②合并 DBG，合并路径中能唯一不对的节点，按照一定的要求去取图中的段末端(tips)和泡状结构(bubbles)。③构建重叠群结构，在 DBG 中，通过寻找最优的欧拉路径，该路径对应的碱基序列称为重叠群。④生成 scaffold，将构建的重叠群结构与原始测序片段进行比对，根据测序片段的 pair-end 位置关系确定重叠群之间相比方向和位置关系，同时将无法连接的重叠群之间空位(gaps)填充，最后形成 scaffold 序列。

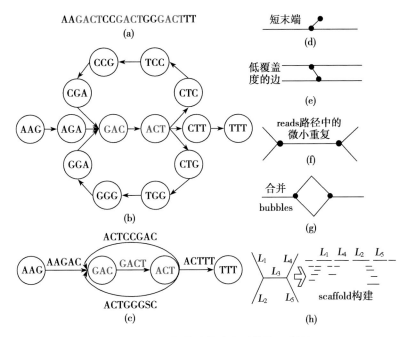

图 41-3 DBG 策略算法序列拼接示意图

(a)将原始测序片段(read)序列拆分为多个 k-mers 子串(例如：k = 3)；(b)按照一定规则将 k-mers 连接到一起；(c)简单合并序列中无分叉结构；(d~g)组装 scaffold 序列时，有时会出现错误拼接的情况，对于图(d)需要去除短序列末端(tips)；(e)去除覆盖度较低的边；(f、h)重复序列被打断，要保留明确的重叠群序列；(g)泡状结构(bubbles)，一般使用合并的方式进行处理

基于 DBG 策略算法的一个关键操作就是 K 值的选取。K 值越大越能识别出更多的小的重复序列，但会影响算法的连通性，拼接过程中，还会得到更多的空位(gaps)；K 值越小，对应的 DBG 的连通性较好，但算法的复杂度提高，对重复序列错拼的概率会增大。因此需要根据实际的情况，选择合适的 K 值。

基于 DBG 策略算法的软件有很多，例如：SOAPdenovo2 利用 k-mer 构建 DBG，通过替换潜在错误核苷酸的位置来纠正剩余测序数据，相对于 SOAPdenovo，SOAPdenovo2 在处理重复序列、内存存储和 k-mer 的长度上的灵活性做了很大的优化。IDBA-UD 利用多 k-mer 组装方法，迭代一系列的 k-mer 值，逐步改进 DBG 和组装结果。metaSPAdes 是 SPAdes 3.7.1 版本新增加的针对宏基因组的组装方法，它与 IDBA-UD 方法相似，它利用测序片段的完整信息，每一步都和预组装的重叠群一起使用。得到结果较好，但内存消耗较大。MEGAHIT 是 SOAPdenovo2 的继任者，在内存消耗上做了很大的优化。

八、基因预测及非冗余基因集的构建方法

（一）基因预测

目前基因预测的主要方法一般包括同源预测和从头预测。同源预测是通过与基因的序列比对来搜索相似性较高的序列从而进行预测。从头预测是基于统计学模型的预测方法，即利用数理统计建模进行的预测。它先从已知的基因序列中训练出统计模型，再将模型应用到基因预测中。

序列比对是生物学的基础。一方面，同源预测需要与基因数据库比对，消耗大量的计算资源和时间，

并且比对的效果往往不理想。另一方面,它是基于已知的序列进行比对,一般很难发现的新的基因。从头预测的方法一般是建立在密码子的编码区和非编码区有不同的选用频率的基础上。根据给定的序列特征、基因长度分布、GC 含量及重叠区域的特征来预测,主要依赖于在编码区和非编码区拥有不同特征的信息的差别,并在统计学上进行描述,构建概率模型,用以区别编码与非编码区,从而可以有效地进行基因的预测。从头预测能够预测出已知的和未知的基因,且计算资源消耗小,时间花费少。常用的软件如:Meta-GeneMark、Glimmer-MG、MetaGene、Orphelia、FragGeneScan、MetaGun、Kraken。这些软件大部分都是基于已有的数据集进行预测,这就说明每款软件都有自己的特定使用环境。如 MetaGeneMark 软件适合细菌基因组和古菌基因组的预测,Glimmer 被广泛应用于微生物的基因预测,GeneMark 软件适合原核基因组、病毒基因组及元基因组的预测,FragGeneScan 软件适合有测序错误的宏基因组序列预测,等等。

(二) 非冗余基因集构建

当需要对多个样本进行比较分析时,就需要我们将每个样本通过基因预测软件预测的基因构建一个非冗余的基因集。通常使用 CD-HIT 软件构建非冗余基因集。其工作原理可概述为:首先将输出的序列按照长度进行排序,依次从长到短进行处理,最长的序列被自动划分为第一类并作为第一类的代表,然后将剩余序列与第一类序列进行比对,将序列相似性(相似度大于 90% 且覆盖度大于 95%)的序列归为第一聚类,如此检验每一条序列直到聚类完成。最终得到一个去冗余的基因集。

但是,考虑到由于测序数据有限会导致一些低丰度微生物无法检测及进行基因集预测时的错误,所以通过整合已知的公共基因集,例如 HMP 基因集、MetaHIT 基因集、IGC 基因集等,保证基因集的完整性,将有利于优化自身数据分析得到的基因集合。

九、MGS 分析和 CAG 分析

MGS 或 CAG 分析是根据不同样本里,不同基因的相关性,利用关联分析,将其聚成基因簇,从而在菌种或菌株的层面上进行功能预测的一些方法。关联分析通常是指将复杂的特征(物种或基因)与自身或与表型特征进行相关性分析。当两个物种或者基因之间的相关性值高时,说明这些物种可能存在较高的相关性,或者这些基因来自同一物种的可能性较高。

(一) MGS 分析

在宏基因组分析中,利用标记基因的丰度获得相关性矩阵,并根据相关性值进行聚类,聚在一起的基因有可能对应于同一个种或株上,这样的基因序列集合称为 MGS(metagenomic species),其思想为在不同的样品中来源于同一菌群的基因具有相同的丰度变化趋势(又称丰度一致性)。MGS 只能找到基因区,无法找到非编码基因区,非编码的功能区域,非编码 RNA 区(如 tRNA),所以这种方法获得的基因组序列并不是完整的。因此,MGS 注释到的菌群可能是已知的,也有可能是未知的,主要取决于聚类内的基因是否被注释。尽管如此,研究者仍然可以利用 MGS 进行特定菌群的鉴定和基因的提取。在宏基因数据中,MGS 可作为潜在的参考基因组用于计算样本的物种分类组成。

(二) CAG 分析

MGS 是从关注的标记基因出发进行聚类的。为了解决这个限制条件,可采用 canopy 算法来鉴定共丰富基因群(CAG),该方法思想与 MGS 思想相同,均是基于基因丰度值进行聚类,每个 CAG 都可以作为部分微生物或完整微生物的基因来鉴定物种,相较于 MGS,CAG 可以用于未知物种的鉴定。当样品数量满足 CAG 分析条件时,可通过冠层算法来计算 CAG。该方法主要采用 Pearson 和 Spearman 相关系数作为阈值进行过滤。首先进行第一轮预处理,将相似的基因放在一个 canopy 中,然后过滤掉只有一个基因的 canopy,之后根据簇的平均丰度,再次进行第二轮 canopy 计算。在第二轮簇中可能包含重叠基因,但可以根据基因与其相关簇之间的距离,来确定基因应分类的簇。因此可将不同的基因分配至不同的簇中,其中大于 700 个基因的簇有可能成为含有菌群基因组的 CAG。CAG 分析可以使研究者在更大范围内找到可能属于同一个株(或种)的基因序列,特别是占肠道菌群 60%~70% 以上的未知菌群,从而鉴定出可能显著地影响宿主的未知微生物(也称生物暗物质)。总的来说,CAG 相较于当前的细菌基因组数据库来说,能够产生更多的新信息。

第五节　实验用大型设备介绍

一、常用细菌学平台设备

细菌学是研究细菌的基本性状和细菌分类、细菌培养及细菌鉴定的综合性学科。下面将从几个方面介绍细菌学的常用平台设备。

（一）细菌形态

1. **显微镜**　显微镜是用于放大微小物体，是人肉眼能够看到的光学仪器，在研究微生物形态中起着至关重要的作用。通过在显微镜下观察到的细菌形态，对细菌进行分类，并了解细菌的基本结构。显微镜主要包括光学显微镜和电子显微镜。其中，在细菌学领域应用较广泛的生物显微镜，是一种用来观察生物切片、生物细胞、细菌及活体组织培养、流质沉淀等的精密光学仪器。它可用于连续观察细胞、细菌等在培养液中繁殖分裂的过程，并可通过成像系统拍摄照片或者视频。生物倒置显微镜配置无限远光学系统，配置长工作距离平场物镜与大视野目镜，可对高培养皿或圆筒状烧瓶进行无沾染培养细胞观察。操作方便舒适，空间更广阔。生物倒置显微镜适用于对细胞组织，细菌群落的显微观察。

2. **微生物均质器**　微生物均质器用于从固体样品中提取细菌，将样本和稀释液加入无菌的样本袋，然后将样本袋放入均质器中，即可完成对样本的处理。有效地分离被包含在固体样本内部和表面的微生物均一样品，确保无菌袋中混合全部的样品。处理后的样本溶液可以直接进行取样和分析，没有样本的变化和交叉污染的危险。

3. **菌落计数仪**　菌落计数仪可准确检验待测样本中的细菌数，协助操作者计数菌落数量。通过放大，拍照迅速生成待测菌落图像，并通过分析软件对图像进行分析计数。计数的速度较快，准确性较高。

（二）细菌培养

培养箱是培养微生物的主要设备，可用于细菌、细胞的培养繁殖。其原理是应用人工的方法在培养箱内造成微生物、细胞、细菌生长繁殖的人工环境，如控制一定的温度、湿度、气体等，为微生物的生长提供一个适宜的环境。生化培养箱只能控制温度，可作为一般细菌的平板培养；霉菌培养箱可以控制温度和湿度，可作为霉菌的培养；二氧化碳培养箱适用于厌氧微生物的培养。恒温孵育摇床是一种温度可控的恒温培养箱和振荡器相结合的生化仪器，主要用作生物、生化、细胞、菌种等各种液态、固态化合物的振荡培养，可满足各类烧瓶、烧杯、培养皿及试管等容器的放置及固定。

（三）细菌检测

1. **酶标仪**　酶标仪是酶联免疫吸附试验（ELISA）的专用仪器，其测定原理是在特定的波长下，检测被测物的吸光值。在特定波长下测定每一种物质都有其特定的波长，在此波长下，此物质能够吸收最多的光能量。如果选择其他的波长段，就会造成检测结果的不准确。微孔板是一种经事先包埋专用于放置待测样本的透明塑料板，板上有多排大小均匀一致的小孔，孔内都包埋着相应的抗原或抗体，微孔板上每个小孔可盛放零点几毫升的溶液。酶联免疫反应通过偶联在抗原或抗体上的酶催化显色底物进行的，反应结果以颜色显示，通过显色的深浅即吸光度值的大小就可以判断标本中待测抗体或抗原的浓度。在细菌检测领域，由于受试菌数量和浓度与菌悬液光密度（OD）值成正比，通常会使用酶标仪进行细菌悬液 OD 值的测定。细菌生长曲线常用 OD 值-时间曲线来表示，可以用来展示微生物生长情况和新陈代谢规律。

2. **PCR 扩增仪**　PCR 扩增仪是利用 PCR 技术对特定 DNA 扩增的一种仪器设备。根据 DNA 扩增的目的和检测的标准，可以将 PCR 仪分为普通 PCR 仪、梯度 PCR 仪、原位 PCR 仪及实时荧光定量 PCR 仪四类。普通 PCR 仪，一次 PCR 扩增只能运行一个特定退火温度；而梯度 PCR 仪，在一次 PCR 扩增中，可以设置一系列不同的退火温度条件。通过对特定的细菌基因的扩增，结合琼脂糖凝胶电泳，可以鉴定出扩增模板中含有哪些细菌。在普通 PCR 仪的基础上增加一个荧光信号采集系统和计算机分析处理系统，就成了实时荧光定量 PCR 仪。其 PCR 扩增原理和普通 PCR 仪扩增原理相同，只是 PCR 扩增时加入的引物是利用同位素、荧光素等进行标记,使用引物和荧光探针同时与模板特异性结合扩增。扩增的结果通过荧光信号采集系统实时采集信号连接输送到计算机分析处理系统得出量化的实时结果输出。实时荧光定量PCR能检测多种目的基因的扩增量,鉴定模板中细菌种类及相对含量。

(四) 其他

1. 超净工作台 细菌的培养都是在特定培养基中进行无菌培养,无菌培养需要超净工作台提供无菌的工作环境。超净工作台是在特定的空间内,将室内空气经过滤器初滤,由小型离心风机压入静压箱,再经空气高效过滤器二级过滤,从空气高效过滤器出风面吹出的洁净气流具有一定的和均匀的断面风速,可以排除工作区原来的空气,将尘埃颗粒和生物颗粒带走,以形成无菌的高洁净的工作环境。

2. 生物安全柜 微生物实验中涉及的试剂和样品微生物有些是有害的,对于操作人员来说伤害较大。为了防止有害悬浮微粒、气溶胶的扩散,可以利用生物安全柜对操作人员、样品及样品间交叉感染和环境提供安全保护。生物安全柜的工作原理主要是将柜内空气向外抽吸,使柜内保持负压状态,通过垂直气流来保护工作人员;外界空气经高效空气过滤器过滤后进入安全柜内,以避免处理样品被污染;柜内的空气也需经过过滤器过滤后再排放到大气中,以保护环境。

3. 高压灭菌锅 微生物学所用到的大部分实验物品、试剂、培养基都需要严格消毒灭菌。高压灭菌锅采用高温加高压灭菌,不仅可杀死一般的细菌、真菌等微生物,对芽孢、孢子也有杀灭效果,是最可靠、应用最普遍的物理灭菌法。

4. 超纯水机 超纯水机,是采用预处理、反渗透技术、超纯化处理及后级处理等方法,将水中的导电介质几乎完全去除,又将水中不离解的胶体物质、气体及有机物均去除至很低程度的水处理设备。实验用超纯水机大致分为预处理、反渗透、离子交换、终端超滤四个单元。自来水首先通过预处理单元,去除水中较大的颗粒、悬浮物及部分有机物。然后进入反渗透单元,对水中的离子物质和大分子物质(如病毒、微生物等)进行截留性去除。之后再经过离子交换单元,对经过膜去除后残余的微少离子进行纯化和超纯化,使水中的离子含量降低到痕量水平。最后通过紫外光(UV)作用、超滤等技术确保超纯水中的微生物、有机物和热原满足各类实验应用需求。

二、常用细胞学平台设备

(一) 培养箱

恒温培养箱使用前要检查其标识的电源电压是否符合我国市电并要进行有效接地以保证使用安全。同时,培养箱放置时要在其四周留出空间利于热空气循环。如果对实验条件要求较高,可以使用二氧化碳培养箱。二氧化碳培养箱可以在培养箱箱体内模拟生物体内的生长环境—稳定的温度(37℃)、稳定的二氧化碳水平(2%)、恒定的酸碱度(pH约为7)和较高的相对饱和湿度来对细胞进行体外培养。

(二) 超净工作台

超净工作台营造洁净的局部工作区域来保证工作台内使用的试剂和操作的仪器不受污染。超净台根据气流的方向分为垂直层流超净台和水平层流超净台,垂直层流超净台由于风机在顶部所以噪音较大但是在一定程度上可以保证工作人员的身体健康。

(三) 蒸汽灭菌锅

蒸汽灭菌锅是利用电热丝加热水产生蒸汽以对实验试剂、实验器皿等消毒灭菌的设备。灭菌时要加入适量的水并且将盖门关紧,灭菌全程自动化,无须人工监管,使用方便。当灭菌结束时会发出结束信号,在确认灭菌锅内压力与大气压相等后才可以开盖以防锅内容器爆裂。

(四) 流式细胞仪

流式细胞仪是对细胞进行自动分析和分选的装置,可以快速测量、储存、显示细胞的重要的生物物理、生物化学方面的特征量,主要用于分析细胞表面标志、分析细胞内抗原物质、分析细胞受体、分析细胞的核酸含量等。流式细胞仪主要由流动室和液流系统、激光源和光学系统、光电管和检测系统、计算机和分析系统这四部分组成。流式细胞仪是通过接收特异性荧光信号和非荧光散射信号来测量参数的,因此在实验过程中要注意选用适宜的激光和较亮的荧光染料来减少自发荧光干扰、提高信噪比,以此提高实验结果的准确度。尤其要注意的是每次测量时都需要对照组。

（五）显微镜

用于细胞状态或形态观察等,主要有光学显微镜和电子显微镜两大类。显微镜可接有显微成像系统。可通过显微镜进行观察拍照,如果连接的还是摄录镜头,就可以获得动态图像,观察细胞不同生长阶段的形态。

（六）超声波细胞破碎仪

超声波细胞破碎仪能够将电能通过换能器转换为声能,而这种声能通过液体介质变成密集的气泡,这些气泡迅速炸裂就能产生能量,从而起到破碎细胞的作用。使用破碎仪时要注意一定要将超声探头插入液体中,不可以空载,且探头最好居中,不要贴壁以免降低破碎效率。同时超声时间应小于间隙时间以便于探头散发热量。每次使用前后都要对探头进行清洗。

（七）细胞传感器

细胞传感器将活细胞作为敏感元件来感受外界的各种刺激,通过变换器将细胞的变化转化为电学或光学信号,再通过传感器完成检测。细胞传感器实现了记数与识别同步及在线连续监测,具有灵敏度高、长时无损、无须标记等特点。

三、常用免疫学平台设备

（一）酶标仪

是酶联免疫吸附试验(ELISA)的专用仪器,又称微孔板检测器。其核心是一个比色计,通过检测微孔板中样品的光吸收值来对应酶联免疫检测最终底物显色出的颜色强度,进而判断待测标本中的待测抗原或抗体浓度。根据功能划分有光吸收酶标仪、荧光酶标仪、化学发光酶标仪及多功能酶标仪等。多功能酶标仪是前几种酶标仪集合,可检测吸光度、荧光强度、时间分辨荧光、荧光偏振、化学发光。

（二）荧光显微镜

荧光显微镜是免疫荧光细胞化学的基本工具。它是由光源、滤板系统和光学系统等主要部件组成。是利用紫外光激发标本发射荧光,通过物镜和目镜系统放大以观察标本的荧光图像。可用于研究细胞内物质的吸收、运输、化学物质的分布及定位等,如检测特异性的抗原或抗体、检测重组基因、荧光探针。若是不要求荧光标记的话光学显微镜和电子显微镜有时也能满足需求。

（三）免疫组织化学设备

石蜡包埋器、切片机及切片扫描仪。取材、固定后的组织经冲水后,分别进行脱水、透明、浸蜡和包埋,包埋后的组织可用切片机进行切片。最后使用切片扫描仪或者显微镜进行组织切片的病理观察,结果可以反映机体免疫后组织器官出现的病理变化情况。

四、常用生物信息学平台

在生物信息学领域,经常需要进行大量的科学计算,如基因组比对。而普通台式电脑有时很难满足相应的计算资源,即使偶尔满足,在计算效率上也远远达不到正常的需求。因此对于生物信息计算平台的搭建就显得十分重要。

目前在生物信息领域主要以高性能计算集群作为生物信息平台来进行大量的科学计算工作。它通过将多台计算服务器连结到一起,使得使用者可以通过单一的计算机界面来使用多台计算机。同时,借助多节点并行计算机制及专为科学计算设计的消息传递接口(message passing interface,MPI)库,不仅能够满足生物信息学中大量的科学计算需求,还可以大大缩短在计算任务上所花费的时间。相较于普通台式电脑,及其他集群,如高可用集群及高扩展集群等,高性能计算集群对于科学计算的实际表现更佳,且集群内部的数据交换通常有专有网络及相应的高速交换机,因此也不必担心外部网络速度对集群内部节点间数据交换的影响。

生物信息平台的搭建主要包括以下几个方面:①硬件采购及组装,以高性能计算集群为例,主要需要采购的硬件设备包括各计算机节点,光纤交换机及不间断电源(UPS)等;若节点数量较多,则需另外配置专门的机房及机柜用于存放所有计算服务器,并配置相应的制冷设备(空调,水冷等,大部分以空调为主)。②操作系统安装及集群控制系统部署,在高性能计算集群中,主要使用 Linux 操作系统,但也可使用 Windows 系统配合虚拟化技术实现。而集群的控制系统则主要部署于专门的管理节点上,用于对集群做整体调度;目前主流的集群控制系统包括 Rocks Cluster、BCM 等。③登录、存储、计算节点部署及用户账号配置,在完成管理节点及相应的集群控制系统部署后,可通过集群控制系统自带的节点部署命令,快速完成其他功能节点的部署。而用户账号则需要管理员进行相应的创建及挂载操作。④其他必要辅助模块安装部署,任务管理系统模块,主要负责对集群内所有的计算资源进行统一的调度,对被提交的计算任务进行合理分配,避免出现混乱与资源浪费;常见的任务管理系统包括 SGE 作业调度系统、Slurm 作业调度系统等;除此之外,还有节点温度监控模块,VNC 远程控制模块等辅助模块等。⑤常用生物信息分析底层环境配置,在生物信息分析中需要经常使用 Python、Perl 等语言工具,以 Python 为例,如 Bioconda、Qiime、Pandas 等非自带模块在生物信息分析中经常被使用,因此为了避免运行过程中报错,就需要提前进行相应安装;另外如 Docker 容器引擎也是许多现有生信软件钟爱的载体,也可以考虑进行安装配置。⑥常用生物信息分析软件安装,诸如 FastQC、BLAST、BWA、SOAPaligner 及 Sam Tools 等常用生物信息分析软件可提前按需要进行安装。⑦运行测试,将需要进行的分析流程带入安装完成的高性能计算集群中进行实际运行测试,检验集群是否安装正确。

五、常用病毒学平台设备

一般的病毒实验需要在通风橱或者生物安全柜中进行操作,但强致病性和传染性的病毒则需要在专门的生物安全实验室中操作,所用到的设备实验室也可根据自己所开展的实验和需求选择不同的设备配置,下面所述的是肠道相关病毒学相关实验中重要的辅助仪器设备。

(一) 生物安全柜

用于保护工作人员、受试样品并防止交叉污染,对于有生物危害的病毒样本,必须在对用生物安全等级实验室中严格按照正确的方法操作生物安全柜。

(二) 高压灭菌锅

高压灭菌锅在病毒学相关的实验室中是不可缺失的。用于实验操作的移液器滤嘴、离心管、移液管等都必须是灭菌的,以防对我们的样品引入外源污染,而且在实验中使用过的一些物品也必须要经过灭菌后才能带出实验室。

(三) 流式细胞仪

研究病毒和宿主细胞的相互作用和在其中的复制及病毒如何入侵和参与免疫系统,是开发抗病毒治疗方案的核心问题,使用流式细胞仪分析系统可以基于图像的多种参数鉴定病毒感染细胞、衡量感染在凋亡、细胞形变和细胞死亡方面的影响。

(四) 低温离心机

在病毒学研究中,很多实验是需要通过操作活病毒来达到实验目的,因此实验过程中为了保持病毒不灭活,需要在低温状态下进行离心。

(五) 生物培养箱

因病毒离开宿主后很快就会灭活,并且很多实验中需要对病毒进行培养放大,因此需要用到生物培养箱进行培养细胞,用于病毒的培养和感染等。

(六) 荧光显微镜

操作活病毒有一定的风险,并且对实验条件要求较高,因此很多实验室会构建假病毒颗粒来进行病毒的感染机制及复制方式的研究。这些假病毒颗粒常有确实某些 DNA 的病毒基因组构建在一定的载体上转染活细胞进行表达,为了方便实验现象的观察,一般在载体上会插入荧光表达基因,因此需要用到荧光显微镜来观察。

（七）超速离心机

由于病毒颗粒的体积较小,相对于其他学科来说,想要对病毒样本进行分离、纯化等操作时,需要使用更高转速的超速的离心机。

（八）透射电子显微镜

透射电子显微镜是一种可以观察超微结构及亚显微结构的显微镜。该显微镜使用波长更短的光源进行成像可以有效提高显微镜的分辨率。一般认为电压平方根与电子束的波长成反比。使用更高电压的透射电子显微镜可以观察到大约在 0.2nm 左右的超微结构,对病毒学研究提供了有利帮助。

六、常用 BSL-3 实验室设备

根据微生物及其毒素的危害程度不同生物安全防护等级（BSL）分为四级实验室,一级最低,四级最高。BSL-3 实验室即生物安全防护三级实验室,适用于操作通过呼吸途径使人传染上严重的甚至是致死疾病的致病微生物或者其毒素。整个实验室密封并处于负压状态,能够有效地防止实验室内部的气体泄露到室外从而造成污染。在 BSL-3 实验室中必须严格按照实验室的操作规程进行操作,一般进入BSL-3 实验室中开展实验项目需要先进行培训并考核通过。在 BSL-3 实验室中一般需要用到以下设备。

（一）通风系统

BSL-3 实验室中必须安装独立的通风空调系统用以控制实验室内气流方向及压强梯度。该系统必须确保实验室使用时,室内空气除通过通风管道高效过滤排出外,不得从实验室的其他部位或缝隙排向室外,同时确保实验室内的气流由"清洁"区域流向"污染"区域。进风口和排风口的布局应使试验区内的死空间减少到最小程度。

（二）缓冲间及相关空间系统

在进入 BSL-3 实验室的核心工作间之前,实验人员应该进行必要的洁净工作。因此需要在核心工作间外设置对应的男女清洁衣物更换间,男女防护服更换缓冲间,监控室及淋浴间。缓冲间的设置可以有效地将非经空气传播致病性生物因子进行有效隔离。

（三）污物处理及消毒灭菌系统

BSL-3 实验室应在缓冲区域的外部设立专用的防护区域并置入生物安全型的高压蒸汽灭菌器,对可以进行高压蒸汽灭菌的所有设备进行必要的消毒。对于无法适用于加热灭菌处理的物品,必须采用恰当的化学方法进行消毒灭菌。例如,使用渡槽及气密型熏蒸消毒舱进行消毒。

（四）下水系统

BSL-3 实验室需要配套独立的排水系统,排水系统需要独立于房屋的主体排水系统之外,下水管道应安装有特制的过滤系统及防回流装置系统。BSL-3 排出的污水需进行独立的消毒,同时对水质的 pH,成分组成等指标进行定期检测。

（五）供电系统

BSL-3 实验室应具有双路供电系统,按照一级供电负荷进行设置。所配置的不间断供电电源应能保证在实验操作中出现断电等应急情况下可以连续 60 分钟不间断供电,以保证操作人员有充足的时间将病毒样本进行适当的安全处理。

（六）监控系统

实验室需要安装门禁系统,避免未具有操作资格的人员进入实验室进行操作。核心工作间应在显眼处显示工作间的工作状态,避免多人操作引起的连锁效应。监控室应长期配备工作人员,对核心工作间进行监视,避免突发事件发生,同时也能对第一时间发生的状况进行及时通报及处理。

（七）通信系统

在 BSL-3 实验室的各个区域内配置具有视频及语音通话的信号传输系统,通常为具有监视功能的摄像头及对讲机联合使用,保持实验人员与外部工作人员实时通话的畅通。

（八）核心工作间设备

1. **生物安全柜**　在 BSL-3 实验室中必须安装Ⅱ级及Ⅱ级以上生物安全柜,所有涉及感染性材料的操作必须在生物安全柜中进行。生物安全柜内所使用到的操作用仪器,例如移液器,移液枪,培养皿等均需提前完成消毒。

2. **生物培养箱**　BSL-3 实验室所需要用到的生物培养箱应为具有水套加热且可以通入气体的生物培养箱,细胞培养所使用的二氧化碳培养箱不应放置于核心工作间,应放置于缓冲间内通过气体管道将二氧化碳通入置于核心工作间的生物培养箱内。

3. **高速离心机**　常规高速离心机需要配置具有负压功能的离心机,如不具备负压功能则需要安装离心机安全罩。此外离心机需放置于通风口下方位置。

4. **清洗装置**　在核心工作间的入口处应具有非手动开关的清洗及消毒装置,供实验人员在开始及结束实验时清洗使用。

七、常用实验动物平台设备

动物实验指在实验室内,为了获得有关生物学、医学等方面的新知识或解决具体问题而使用动物进行的科学研究。每种实验室所需的平台设备不尽相同。以下介绍几种常见动物实验所需的平台和设备。

（一）饲养平台

动物饲养实验室也叫实验动物房,它是指适宜于饲养、繁育实验动物的建筑物。这类建筑应具有特定的环境要求和实验手段,以保证动物的品质和实验研究的准确可靠性。根据对微生物的控制程度可分为开放系统、屏障系统和隔离系统。开放系统饲养普通动物;屏障系统饲养无特定病原体(specific pathogen free,SPF)动物;隔离系统饲养无菌动物及悉生动物。

实验动物房一般由饲养室、健康观察室、隔离检疫室、各种实验室、走廊(清洁区和污染区)、废弃物处理设施、配套辅助设备等组成。实验室布局应具有合理的流程路线,作业方便。严格区分清洁区域和污染区域,以保证人和动物的健康,确保实验的准确性。

常见饲养设备有独立换气笼具。单个笼盒内保证空气洁净度、换气量、标准风速、温度、湿度等一系列要求。实验动物饲养在笼盒内,与外界完全隔离,并且各笼盒间也不会交互感染。一套换气笼具设备可以由几十个至上百个独立笼盒组成。

（二）动物解剖台

根据需要解剖动物的体型大小,将动物解剖台分为大型解剖台(兔子、猪、羊等)和小型解剖台(小鼠、大鼠等)。解剖台配备不同类型的解剖工具(解剖刀、剪刀、显微镜等),主要提供物理支撑。从而进行动物生理观察和研究。

（三）生物学辐照仪

生物学辐照仪是通过高能量 X 射线对小动物(小鼠、大鼠等)或细胞进行精确照射,用于干细胞、DNA 损伤、细胞诱变、细胞凋亡、骨髓移植、器官移植、肿瘤治疗、放射生物医学等研究。可实现分子影像引导、精确光学成像,来辅助实验研究。

（四）生物荧光成像仪

一般可见光活体成像技术主要采用生物发光与荧光两种技术。生物荧光成像仪采用荧光报告基团进行标记。利用一套非常灵敏的光学检测仪器,让研究人员能够直接监控活体生物体内的细胞活动和基因行为。通过这个系统,可以观测活体动物体内肿瘤的生长及转移、感染性疾病发展过程、特定基因的表达等生物学过程。相比传统的动物实验方法,荧光成像通过对同一组实验对象在不同时间点进行记录,跟踪同一观察目标(标记细胞及基因)的移动及变化,所得的数据更加真实可信。

八、常用生物样本库平台设备

生物样本库是指标准化地收集、保存用于各种研究的正常或病理标本,包括组织、血液、生物体液、生物分泌液、经过处理的生物样本(DNA、RNA、蛋白质等),以及与这些生物样本相关的临床、病理、治疗、随访、知情同意等资料及其质量控制、信息管理与应用系统。一个生物样本库应满足政策法规、技术标准、伦理规范、质量审查四个方面条件和规范(图 41-4)。

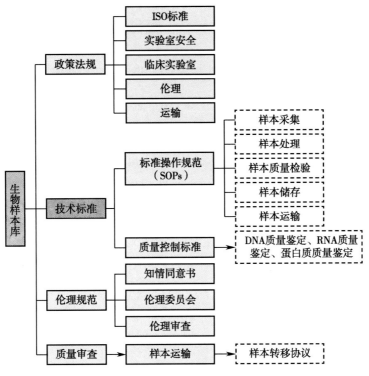

图 41-4　生物样本库架构

生物样本库的储存设备主要指的是低温储存设备,包括机械制冷设备和液氮制冷设备。机械制冷设备又包括低温冰箱,冰柜,超低温冰柜等应用于不同温度条件的储存。液氮制冷设备用于超低温的储存。机械制冷设备具有各种大小、结构及电压规格。机械制冷设备将温度控制在-20℃至-150℃范围内,包括-20℃、-80℃及偶尔低于-140℃的各种储存温度,用于不同类型样本的储存。机械制冷配有温度报警,对于上下限温度报警点的设定,须预留出足够的时间,以保证能够在危害产生前采取充分的正确措施,但要允许冰柜运作过程中的温度偏差。同时需保证报警系统在电源供应中断时仍能正常工作。机械制冷设备一般使用市电供电,但应确保有紧急情况下的备用电源。在没有备用电源的情况下,可以依靠液氮或干冰自动冷却其内装物品的紧急备用系统,以应对长时间的断电。

利用液氮进行低温储存是一种长期保存样本的有效方法之一,在极低温度的环境中,绝大多数导致样本变质的化学和物理反应都会减慢甚至停止。对于一些特殊样本(细胞等),最好使用液氮来长期保存,但温度不能低于样本储存所要求的临界值。液氮环境储存容器要选择合适的容器进行样本储存,尽量不要使用玻璃、金属、塑料容器,防止发生爆炸。液氮环境储存容器都应标定温度。

样品管理系统是对生物样本入库、出库、储存等管理的系统,所有入库样本都要建立唯一标识码,建立样品档案(样品属性、入库时间、保存介质、保存位置等信息),样品入库前都应贴上带有唯一标识码的标签,方便后续查找。

样本库中样本的采集、处理和储存还需要配备和使用如离心机,切片机,移液枪和 DNA、RNA 提取相关仪器等设备。样本追踪标识码是能耐低温的标签,需要配备特殊的标签打印机以满足标签制作的要求。

(曹　展　秦　楠　王婷婷)

参 考 文 献

[1] Arumugam M,Raes J,Pelletier E,et al. Enterotypes of the human gut microbiome. Nature,2011,473:174-180.

[2] Claesson MJ,Clooney AG,O'Toole PW. A clinician's guide to microbiome analysis. Nat Rev Gastroenterol Hepatol,2017,14: 585-595.

[3] Franzosa EA,Hsu T,Sirota-Madi A,et al. Sequencing and beyond:integrating molecular 'omics' for microbial community profiling. Nat Rev Microbiol,2015,13:360-372.

[4] Franzosa EA,McIver LJ,Rahnavard G,et al. Species-level functional profiling of metagenomes and metatranscriptomes. Nat Methods,2018,15:962-968.

[5] Franzosa EA,Sirota-Madi A,Avila-Pacheco J,et al. Gut microbiome structure and metabolic activity ininflammatory bowel disease. Nat Microbiol,2019,4:293-305.

[6] Gilbert JA,Lynch SV. Community ecology as a framework for human microbiome research. Nat Med,2019,25:884-889.

[7] Heintz-Buschart A,May P,Laczny CC,et al. Integrated multi-omics of the human gut microbiome in a case study of familial type 1 diabetes. Nat Microbiol,2016,2:16180.

[8] Integrative HMP. The Integrative Human Microbiome Project. Nature,2019,569:641-648.

[9] Kolmeder CA,de Vos WM. Metaproteomics of our microbiome—developing insight in function and activity in man and model systems. Journal of proteomics,2014,97:3-16.

[10] Langmead B,Trapnell C,Pop M,et al. Ultrafast and memory-efficient alignment of short DNA sequences to the human genome. Genome Biol,2009,10:R25.

[11] Lloyd-Price J,Arze C,Ananthakrishnan AN,et al. Multi-omics of the gut microbial ecosystem in inflammatory bowel diseases. Nature,2019,569:655-662.

[12] Loman NJ,Pallen MJ. Twenty years of bacterial genome sequencing. Nat Rev Microbiol,2015,13:787-794.

[13] Metzker ML. Sequencing technologies - the next generation. Nat Rev Genet,2010,11:31-46.

[14] Qin J,Li R,Raes J,et al. A human gut microbial gene catalogue established by metagenomic sequencing. Nature,2010,464: 59-65.

[15] Quince C,Walker AW,Simpson JT,et al. Shotgun metagenomics,from sampling to analysis. Nat Biotechnol,2017,35: 833-844.

[16] Rinke C,Schwientek P,Sczyrba A,et al. Insights into the phylogeny and coding potential of microbial dark matter. Nature, 2013,499:431-437.

[17] Schroeder BO,Backhed F. Signals from the gut microbiota to distant organs in physiology and disease. Nat Med,2016,22: 1079-1089.

[18] Sunagawa S,Mende DR,Zeller G,et al. Metagenomic species profiling using universal phylogenetic marker genes. NatMethods, 2013,10:1196-1199.

[19] Truong DT,Franzosa EA,Tickle TL,et al. MetaPhlAn2 for enhanced metagenomic taxonomic profiling. Nat Methods,2015,12: 902-903.

[20] Wang J,Jia H. Metagenome-wide association studies:fine-mining the microbiome. Nat Rev Microbiol,2016,14:508-522.

第四十二章

肠道微生态致病菌检测及毒力基因分析

第一节　致病菌毒力基因概述

一、细菌毒力因子

致病菌,亦称病原菌(pathogenic bacteria)是指能引起宿主疾病的原核细胞微生物。致病菌对人类健康构成重要威胁,细菌感染曾是人类生存的一大挑战。但随着医学研究和生命科学研究的进步,尤其是抗菌药物的发现与普及,多数细菌感染性疾病已经得到控制。这一过程也使我们对病原菌的致病机制有了深入的认识。尽管如此,细菌与人类的博弈从未停止。近几十年来,新型致病菌或已知致病菌的新型变种仍不断涌现,并不断刷新我们对细菌与人类疾病关系的认知。越来越多的证据表明,除引发感染外,人体内细菌还与代谢性疾病、精神性疾病、恶性肿瘤等的发生发展密切相关。

细菌致病过程复杂,不同致病菌有不同毒力因子(virulence factor),通过不同机制致病。毒力因子一般指由微生物产生并能够使其在宿主中繁殖并引发组织损伤或全身炎症的因子。它们可帮助细菌侵入宿主、诱发疾病、躲避宿主的防御系统。细菌的毒力因子通常包括黏附素(adhesin)、侵袭素(invasin)、荚膜(capsule)、内毒素(endotoxin)、外毒素(exotoxins)、铁载体(siderophore)等可直接参与致病过程的组分。其中,黏附素(如菌毛等)可使细菌在黏膜部位定植;细菌表面的侵袭素可使其侵入宿主细胞;荚膜可帮助细菌免于被吞噬;革兰氏阴性菌的细胞壁成分内毒素(脂多糖)可引起发热、血压变化、炎症、休克等毒性反应;外毒素则为致病菌产生和分泌的不同类型蛋白毒素,如细胞毒素(cytotoxin)、神经毒素(neurotoxin)、肠毒素(enterotoxin)等;铁载体可通过与血红蛋白、转铁蛋白和乳铁蛋白等结合,帮助致病菌与宿主竞争铁离子。此外,一些发挥间接作用的因子,如分泌系统(secretion system)、过氧化氢酶(catalase)和相应的调节因子(regulatory factor)等目前也被认为发挥了重要的致病作用。许多致病因子仅在特定菌株中存在,不同致病菌的致病性也存在差异。例如,大肠埃希菌(又称大肠杆菌,*Escherichia coli*)在人体肠道中绝大多数是无害的共生定植菌,仅有部分特定的致病性菌株则会引起腹泻等疾病。而根据其自身特性和致病严重程度,这些致病菌株被分为不同致病型,如肠产毒性大肠埃希氏菌(enterotoxigenic *E. coli*,ETEC)、肠侵袭性大肠埃希菌(enteroinvasive *E. coli*,EIEC)、肠致病性大肠埃希菌(enteropathogenic *E. coli*,EPEC)、肠出血性大肠埃希菌(enterohemorrhagic *E. coli*,EHEC)、肠集聚性大肠埃希菌(enteroaggre-gative *E. coli*,EAEC)及弥散黏附性大肠埃希菌(diffusely adherent *E. coli*,DAEC)等。此外,一些人体正常定植菌也会在特定条件下致病,例如人体免疫力下降或体内菌群失衡,因此它们也被称为机会致病菌,如肺炎克雷伯菌(*Klebsiella pneumoniae*)、金黄色葡萄球菌(*Staphylococcus aureus*)、艰难梭菌(*Clostridium difficile*)等。细菌的致病机制是一个复杂且精密的过程,不仅取决于其自身所带的毒力因子,也与病原-宿主的互作反应有关。毒力因子可广泛影响宿主的细胞过程,包括信号转导、离子分泌、蛋白质合成、有丝分裂、细胞骨架功能及线粒体功能等。

毒力因子需要一个或多个编码基因。一些毒力因子为毒力基因直接表达的产物,另一些则为由毒力基因表达的蛋白质所合成的产物。不同毒力基因的遗传背景呈多样性,位于基因组中不同元件上,包括染色体及质粒、原噬菌体、基因组岛、转座子等可移动遗传元件(mobile genetic element,MGE)。细菌的可移动遗传元件能够通过转化(transformation)、转导(transduction)和接合(conjugation)的方式发生细胞间转移。这表明一些毒力因子是通过水平基因转移(horizontal gene transfer)方式获得的。例如,典型的EPEC毒力株具有黏附表型,该表型是由bfp毒力基因簇编码的束状菌毛(bundle-forming pili,BFT)实现的;而bfp毒力基因簇则位于质粒上,且多为可自主转移质粒(self-transmissible plasmid)。类似的,引起2011年德国EHEC爆发的O104:H4菌株含有一个产Ⅱ型志贺毒素的stx2原噬菌体和一个耐药质粒。此外,肺炎克雷伯菌中报道的一个产耶尔森杆菌素的强毒力岛(HPI)和一段编码铁载体的片段位于一个可以移动的遗传元件ICEKp1上,其中HPI在大肠埃希菌中也有发现,进一步证实致病菌毒力基因能够随遗传元件的水平转移发生分子播散。

二、肠道菌毒力因子与肠道疾病

肠道菌群高度复杂,相对稳定。肠道菌群参与机体食物消化、营养吸收、免疫调节、稳态维持等重要生理过程,对机体健康至关重要。肠道微生态失调与多种疾病的发生密切相关。

正常菌群能够维持肠道稳态,帮助机体防御外来病原菌或机会致病菌定植与感染。细菌感染引起的腹泻疾病是最常见的肠道疾病,通常因外源病原菌入侵引起的肠道感染,如致病性大肠埃希菌、沙门菌、志贺菌、弯曲杆菌、耶尔森菌、弧菌等;此外,因某些肠道定植菌因肠道微生态紊乱引起过度生长导致,例如由不规范使用抗生素等因素导致肠道菌群失调,使艰难梭菌大量生长繁殖,引起抗生素相关性腹泻和假膜性小肠结肠炎等疾病。艰难梭菌(*Clostridium difficile*)可产生两种毒素:TcdA(*C. difficile* toxin A)和TcdB(*C. difficile* toxin B),发挥致病作用。另外,物理损伤也会使肠道微生物移位生长引起感染。肠道菌群紊乱还与炎性肠病(Inflammatory bowel disease,IBD)、结直肠癌(colorectal cancer)等肠道疾病显著相关。在IBD患者肠道内,肠侵袭性大肠埃希氏菌、梭形杆菌属等致病菌的丰度显著增加,双歧杆菌和乳杆菌的丰度显著下降。其他肠道微生物,如牛链球菌、幽门螺杆菌、脆弱拟杆菌、粪肠球菌、败毒梭菌、具核梭形杆菌、大肠埃希菌等,也被发现与结直肠癌的发生发展呈现显著的相关性。尽管从机体角度,一些肠道微生物促进相关疾病发生发展已得到阐述,但从细菌学角度,相关致病过程在细菌中对应的致病因子,仍远不明确。本小节将着重阐述肠道菌中参与结直肠癌发生发展的毒力因子,而经典的感染性疾病毒力因子均已有较好总结,本小节将不再赘述。

在与结直肠癌发生发展相关的肠道菌中,具核梭形杆菌(*Fusobacterium nucleatum*)被认为是一种重要的"促癌菌"。具核梭形杆菌是人类共生菌,属于革兰氏阴性专性厌氧菌,通常定植在口腔当中。同时它也是一种机会致病菌,有潜在致病,参与牙周疾病的炎症反应,常在龈下菌斑中分离到,是在牙周病中起主导作用的微生物。具核梭形杆菌还可引起身体其他部位的感染,包括脑、肺、肝、血液、关节、胸腔、腹腔、宫内等;在肠道内,具核梭形杆菌与结直肠癌、IBD、阑尾炎具有相关性。具核梭形杆菌存在四个亚种,包括具核亚种(subsp. *nucleatum*)、多形亚种(subsp. *polymorphum*)、文森亚种(subsp. *vincentii*)和动物亚种(subsp. *animalis*)(图42-1)。

在结直肠癌患者的肿瘤组织及粪便中,具核梭形杆菌的丰度显著升高,并与患者不良预后和复发呈现相关性;具核梭形杆菌可经Toll样受体TLR4上调NF-κB和miR-21,促进结直肠癌细胞增殖和癌症发展,并可通过激活肿瘤细胞自噬导致结直肠癌化疗耐药。此外,结直肠癌肝脏转移灶中也发现了具核梭形杆菌的存在。目前对具核梭形杆菌致病因子的认识及其在肠道中的生理特性还处于研究初期。早期研究多围绕其口腔致病性,先后识别出FomA、Fap2、RadD、Aid1、FadA等导致牙周疾病的毒力因子(表42-1)。它们均为对应基因编码的蛋白毒力因子。其中,FomA是具有免疫原性的外膜蛋白,在口腔生物膜的形成过程中发挥重要作用;Fap2和RadD为具有黏附功能外膜蛋白,是由V型分泌系统分泌的自主转运蛋白,对人类淋巴细胞有杀伤作用;Aid1可加强具核梭形杆菌与其他菌种的黏附;FadA既是黏附素也是侵袭素,以两种方式存在,包括嵌入细菌内膜的非分泌型(pre-FadA)和分泌至胞外的成熟体型(mFadA),二者可促进细菌对上皮细胞的结合及侵袭。此外,由具核梭形杆菌groEL基因编码的热休克蛋白,被发现与动脉粥样硬化有关。而具核梭形杆菌促进结直肠癌发生发展相关的致病因子,目前仅有少数被发现,包括FadA和Fap2(表42-1)。FadA黏附素能够结合结直肠癌细胞的上皮钙黏素(E-cadherin),激活细胞内β-联蛋白

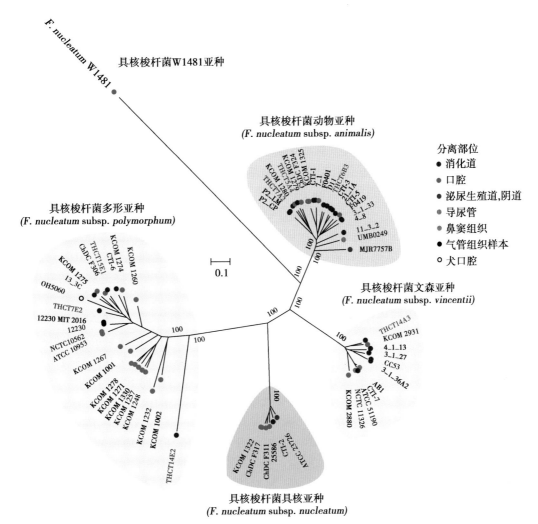

图 42-1 不同来源具核梭形杆菌的全基因组进化树

（β-catenin）信号,差异性调节炎症和致癌反应。Fap2 能够作用于 T 细胞免疫球蛋白和免疫受体酪氨酸抑制性基序结构域(TIGIT)受体,保护肿瘤细胞免受免疫攻击;而 TIGIT 是人类 NK 细胞上的抑制性受体,能对多种 T 细胞产生抑制效应;此外 Fap2 还能与肿瘤细胞过表达的 Gal-GalNAc 结合而使具核梭形杆菌在肿瘤微环境中富集。有文献通过生物信息学手段,如比较基因组学和蛋白质互作网络分析,对具核梭形杆菌中潜在的致病因子做出了预测,并推测含有膜占位与识别联结蛋白 2(membrane occupation and recognition nexus protein Ⅱ,MORN2)结构域的蛋白质可能与黏附和侵袭有关。

表 42-1 具核梭形杆菌致病因子

蛋白	功能	结直肠癌	口腔
FomA	生物膜形成	未报道	口腔致病因子
Fap2	黏附,诱导淋巴细胞凋亡	毒力因子	口腔致病因子
RadD	黏附,诱导淋巴细胞凋亡	未报道	口腔致病因子
Aid1	黏附	未报道	口腔致病因子
FadA	黏附、侵袭;结合上皮钙黏素,调控结直肠癌相关信号通路	毒力因子	口腔致病因子
FAD-I	诱导人类防御素表达	未报道	口腔致病因子
FplA	黏液环境中降解脂质	未报道	口腔致病因子
GroEL	动脉粥样硬化	未报道	未报道

一种携带 pks 毒力岛的大肠埃希菌(pks⁺ E.coli)近期也被认为与结直肠癌的发生发展相关。2006 年一项报道发现一些属于大肠埃希菌 B2 分支群的肠道共生菌或肠外致病性大肠埃希菌(extraintestinal pathogenic E.coli,ExPEC)通过短暂接触即可阻断真核细胞有丝分裂并引起巨红细胞症(megalocytosis);这些大肠埃希菌中均含有一个 54kb 的基因组岛,插入染色体的 asnW tRNA 位点;该基因组岛含有编码非核糖体多肽合成酶(nonribosomal peptide synthetase,NRPS)、聚酮合酶(polyketide synthase,PKS)及杂合 NRPS/PKS 基因簇(clbA-S),负责一种名为 colibactin 的次级代谢产物的生物合成和转运,因此被命名为 pks 岛。colibactin 是一种基因毒性物质,体内体外实验均证实携带 pks 岛的大肠埃希菌能够引起真核细胞 DNA 双链断裂。不仅如此,pks⁺ 大肠埃希菌还会引起真核细胞基因组不稳定。不过,colibactin 难以分离,其化学结构及作用机制直至最近才被解析,colibactin 两端含有具有电子亲和性的环丙烷环(cyclopropane ring)"弹头(warhead)",可烷基化 DNA,与 DNA 形成加合物(adduct),产生 DNA 交叉链接(cross link)的结构,可见 pks⁺ 大肠埃希菌具有较强 DNA 诱变能力。DNA 突变如果累积到一定程度可导致肿瘤的发生发展。不断有证据表明,肠道中的 pks⁺ 大肠埃希菌与结直肠癌密切相关。在氧化偶氮甲烷(AOM)处理的 IL10⁻/⁻ 炎症性小鼠模型中,pks⁺ 大肠埃希菌共生菌可增强定植并以不依赖炎症的方式促进肿瘤的发生,同时在发现在结直肠癌患者(66.7%)和 IBD 患者(40%)中 pks⁺ 大肠埃希菌的检出比例显著高于健康人群(20.8%)。而在结直肠癌患者活检标本或结肠灌洗液中亦检出高比例的 pks⁺ 大肠埃希菌。pks⁺ 大肠埃希菌在肠道中有较强的持续定植能力;一项长时间跨度的回顾性分析表明发达国家成年人群(尤其 20~34 岁年龄组)中结直肠癌发病率升高,而这与新生儿肠道中 pks⁺ 大肠埃希菌不断升高的检出率呈现重叠。pks⁺ 大肠埃希菌可经 c-Myc 诱导真核细胞中 miR-20a-5p 上调,进而通过靶向 SENP1 调节 p53 类泛素化修饰(SUMOylation),导致细胞衰老及肝细胞生长因子产生,而这种微环境的改变促进了肿瘤的生长。此外,在家族性腺瘤息肉患者中,pks⁺ 大肠埃希菌与产肠毒素脆弱拟杆菌(enterotoxigenic Bacteroides fragilis,ETBF)可形成的斑片状细菌生物膜,并通过小鼠模型发现二者共同定植可显著增加肿瘤数量和死亡率。其中,ETBF 可降解黏液层,增加黏附于结肠黏膜的 pks⁺ 大肠埃希菌,促进结肠上皮细胞的 DNA 损伤;而 pks⁺ 大肠埃希菌则可促进 ETBF 介导的结肠 IL-17 释放,加剧结肠肿瘤恶化。此外,pks 岛呈现水平转移的特性,在肺炎克雷伯菌、产气肠杆菌、克氏柠檬酸杆菌分离株中也有发现。

产肠毒素脆弱拟杆菌(enterotoxigenic Bacteroides fragilis,ETBF)也是一种重要的"致癌菌"。脆弱拟杆菌为革兰氏阴性杆菌,专性厌氧,主要定植于结肠(丰度约 1%)和口腔中,对胆汁酸耐受。多数脆弱拟杆菌具有益生功能,例如益生菌株 NCTC 9343 能够通过诱导调节性 T 细胞发育及 IL-10 的产生,并抑制辅助性 T 细胞 17(Th17)发育,发挥抗炎功能。脆弱拟杆菌在溃疡性结肠炎和克罗恩病中丰度降低,而使用无毒性脆弱拟杆菌干预,可缓解慢性结肠炎和减缓肿瘤发生。但是,脆弱拟杆菌中有一类产肠毒素的菌株,即 ETBF,与人类疾病相关。首株人类来源的 ETBF 是 1987 年从腹泻患者粪便中分离获得的。最初发现 ETBF 主要与 1~5 岁间儿童腹泻的发病呈现相关性。而近期还发现 ETBF 与 IBD 和结肠癌亦呈现相关性。相较于健康人群,结肠癌患者组织或粪便中 ETBF 有更高检出比例。ETBF 会产生一种名为 fragilysin 的脆弱拟杆菌毒素(B.fragilis toxin,BFT)。BFT 由 bft 基因编码,目前已发现三个亚型:bft-1(bftP)、bft-2 和 bft-3,他们之间的核苷酸序列存在一定差异(92%~96% 一致性)。ETBF 菌株中可能存在某一亚型的两个拷贝,但至目前,尚未发现 ETBF 菌株中同时存在两种或多种亚型。bft 基因都在染色体上出现,其位于一段 6kb 的毒力岛上(B.fragilis pathogenicity island,BfPAI),而该毒力岛则位于接合转座子(conjugative transposon,CTn)上。接合转座子亦被统称为整合性接合元件(integrative and conjugative element),具有自主转移能力,是一类插入在细菌染色体上,并可在细菌之间发生水平转移的可移动遗传元件。BFT 是一种金属蛋白酶,由 397 个氨基酸组成,推测的分子量为 44.5u,预测结构为 preproprotein holotoxin。其起始 18 个氨基酸为信号肽(preprotein 结构域),负责全毒素向 ETBF 细胞膜的转运;中间 193 个氨基酸为 proprotein 结构域,对 BFT 的正确折叠、成熟体分泌及生物激活有重要作用;在 Arg211-Ala212 位点,proprotein 结构域被切割,释放出成熟的 BFT(图 42-2)。该切割过程由脆弱拟杆菌的 fragipain 蛋白酶 Fpn 介导。成熟的 BFT 约 20u,含有一段锌结合金属蛋白酶基序(motif):HEXXHXXGXXH。BFT 可切割上皮钙黏素(E-cadherin),破坏肠屏障,促进炎症和肿瘤发生。ETBF 通过激活 STAT3 信号转导及辅助性 T 细胞 17 反应,促进结肠肿瘤的发生;ETBF 还能上调结肠上皮细胞中精胺氧化酶的表达,增加活性氧(reactive oxygen species,ROS)生成及 DNA 损伤,促进炎症和肿瘤发生;此外,ETBF 通过结肠上皮细胞 IL-17R、NF-κB、STAT3 信号响应,驱动促进致癌的多步炎症级联反应,结肠上皮细胞中 IL-17 依赖性的 NF-κB 活化使结肠黏膜从近端到远端产生逐渐升高的 CXC 趋化因子浓度梯度,从而介导表达 CXCR2 的多形核未成熟髓样细胞的招募及远端结肠肿瘤发生。尽管证实 ETBF 具有致病性,仍有健康人群携带 ETBF。健康携带者可通过结肠黏液维持肠道稳态;此外,ETBF 中的二组分系统 RprXY 亦可抑制毒力基因 *bft* 表达,这种毒素-毒素调节因子-黏液环境的动态互作在 ETBF 定植过程中可维持肠道稳态。因此相关研究也需进一步探究 ETBF 的致病条件。

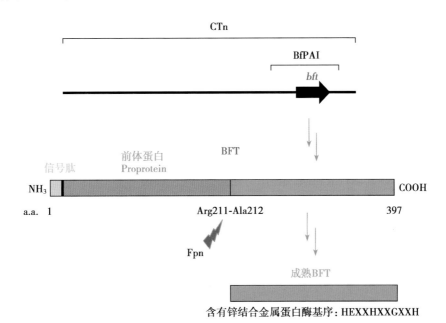

图 42-2 BFT 毒力因子

综上,在肠道共生菌中与疾病相关的致病因子仍需深入探究,从基因水平鉴定疾病相关肠道菌的致病因子,对建立精准的肠道病原菌检测方法及靶向干预策略有重要意义。

三、肠道微生态中致病菌检测

肠道微生态中致病菌的检测有助于明确病因及疾病筛查,亦有利于揭示它们的流行病学特征,追溯其来源及播散。但目前肠道微生态中疾病相关细菌的临床检测还尚未建立统一完善的方法。

培养是最常规的致病菌细菌学检测手段,一般亦作为诊断"金标准",是感染性疾病的常规临床检测方法,如从痰液、尿液、血液或感染部位组织或体液中培养病原菌并进行菌种鉴定和药敏测定。涂片镜检是一种相对快速的细菌学检测手段,但敏感性较低,依赖形态判断,无法精确鉴定菌种。感染部位往往仅含有特定的丰度占优的病原菌,易于分离培养,但肠道菌群种类繁多、组成结构复杂,许多细菌肠道丰度较低、营养要求苛刻、尚无法培养。因此目前难以通过分离培养方法获得目的菌株。此外,分离的菌株是否具有代表性也无法判断,需通过大量工作进行验证。受制于传统分离培养技术的瓶颈,目前肠道菌群研究多依赖于高通量测序技术,而非传统细菌学方法。同时,这也使肠道菌群研究缺乏原位分离的参照菌株,无法追溯真正发挥作用的菌株,更难以明确相应功能的遗传基础。因此,细菌学培养是肠道菌群研究的重要环节。目前已提出采用培养组学(culturomics)或微流控芯片培养和发现肠道菌群中疾病相关细菌,但尚处研究阶段。

此外,肠道菌群鉴定的方法还包括实时荧光定量 PCR(qPCR)、变性梯度凝胶电泳(DGGE)、16S rRNA 基因的末端限制性片段长度多态性(T-RFLP)分析、荧光原位杂交(FISH)、DNA 芯片、16S rRNA 基因克隆测序、16S rRNA 高通量测序和宏基因组测序等分子检测手段。目前 16S rRNA 测序和宏基因组测序是最为常用的方法,可以直观全面地反映肠道菌群的组成,但价格比较昂贵,产生的大量测序数据需要高性能计算机进行解析。而 qPCR 是其中最为经济、简单、快速、并能够准确定量特定细菌丰度的方法。但 qPCR 检测对扩增位点的选择和扩增引物的设计有着极高的要求，细菌基因组存在可塑性，同一菌种的细菌基因组并不完全一致，而亲缘关系相近的细菌间又存在相似性序列，因此需要选择既具有保守性又具特异性的 DNA 片段作为潜在的扩增位点。在样本选择上，肠道菌的培养一般选择粪便、肛拭子、新鲜组织样本，而分子检测除上述标本外，还可采用福尔马林固定石蜡包埋的组织样本、结肠灌洗液等。此外，前文已提及，许多致病因子位于可移动遗传元件上，可发生水平基因转移，播散到其他细菌宿主当中，这也给致病菌的检测及检测靶点带来挑战。

肠道菌群中病原菌的检测尚处研究初期。在具核梭形杆菌的检测中，目前研究中通常采用 Castellarin 等人报道的引物和 TaqMan 探针在组织和粪便中进行 qPCR 检测。也有学者将 *nusG* 和 *fadA* 作为检测靶点，建立了环介导等温扩增检测（loop mediated isothermal amplification，LAMP）技术，相较传统 PCR 敏感度提高了 10 倍。对于 *pks*⁺ 大肠埃希菌一般以 *pks* 岛的基因作为检测靶点，例如 *clbB*、*clbN* 等，通过 qPCR 或传统 PCR 在细菌分离株、粪便、灌洗液、肿瘤组织等样本进行定量或定性检测。qPCR 法在结肠灌洗标本和活检标本中的检测具有较好一致性。ETBF 检测方法多样，例如酶联免疫吸附试验、肠袢试验（intestinal loop assays）和 RITARD（reversible intestinal tie adult rabbit diarrhoea）模型试验等，但目前主要以靶向 *bft* 基因的分子检测为主，包括在分离培养的菌株中种鉴定 ETBF、在组织和粪便中通过 PCR 或 qPCR 检测 ET-BF。有研究比较了标准 PCR、SYBR green qPCR、TaqMan qPCR 和数字 PCR 对 *bft* 的检测效果，推荐在粪便样本中采用 TaqMan qPCR 检测方法。*bft* 基因有三个亚型，为明确不同亚型的流行病学特征，亦开发了针对不同亚型检测方法。

由于缺乏明确病理相关性、诊断"金标准"及临床评价，肠道微生态中致病菌检测在临床应用仍留有很大空白。未来研究中需建立标准化方法、质控体系，并通过前瞻性临床试验评价其效果。

第二节　诱变技术在发掘毒力基因上的应用

一、细菌诱变技术

细菌诱变技术是研究细菌基因功能的重要手段，目前已建立了多种遗传操作方法，例如体外重组、文库构建、点突变、缺失突变、基因克隆表达等。其中，文库构建及筛选、基因突变与回补等遗传操作是研究细菌基因功能经常用到的方法。

由于遗传背景的差异，不同细菌的遗传操作体系并不相同，大肠埃希菌是目前研究最为深入的细菌，也是遗传操作体系最为完善、遗传操作工具最为丰富的细菌，经常作为原核微生物的基因功能研究模式物种。此外，一些其他研究较为深入的细菌，例如铜绿假单胞菌、肺炎克雷伯菌、脆弱拟杆菌均有其特定的遗传操作方法。但也有一些细菌，如具核梭形杆菌，遗传操作比较困难。由于多数具核梭形杆菌菌株中其存在活跃限制系统，难以接受外源 DNA 进入，目前仅能在特定菌株中实现遗传操作。此外 CRISPR-Cas9 系统也已用于细菌研究。

二、Tn5 诱变文库技术和基因组文库技术与细菌毒力基因研究

Tn5 诱变文库技术和基因组文库技术通常用于全局性地筛查与目标表型相关的毒力因子。Tn5 是一个细菌来源的转座子。转座子是一类可移动遗传元件，可从染色体一个位置随机转座到另一个位置。而当其插入某个基因时，可引起该基因失活。因此利用转座子这种特性，人们建立了转座子诱变文库技术，用于构建不同基因失活的诱变文库，从而研究不同基因的功能。其中 Tn5 转座子随机性好，稳定性高，已经成为应用最为广泛的突变文库构建工具。而基因组文库技术，则是将细菌全基因组 DNA 打断成特定长度的片段，随机克隆到载体（如 F 质粒）上并转入受体菌（一般为大肠埃希菌）中；产生的携带不同片段的全部受体菌即为该细菌的基因组文库。获得的克隆携带对应片段的遗传信息，可能获得相关功能；筛选表现出特定表型的克隆并测定插入片段的序列可研究相应基因功能。此外，构建文库的宿主一般也易于遗

传操作,因此可更加方便地验证筛选所得基因的功能。

具核梭形杆菌的黏附素 Fap2 是通过 Tn5 诱变文库技术发现的。Coppenhagen-Glazer 等人在 EZ-Tn5™ 基础上,插入具有甲砜霉素、氯霉素抗性的 *catP* 基因,构建 EZ∷TnCat;进而制备转座体(transposome),电转化入具核梭形杆菌 ATCC 23726 或 ATCC 10953 感受态细胞,最后在含有甲砜霉素的哥伦比亚血平板上筛选突变子(1200 克隆)并保种于 96 孔板中。文库构建完成后通过血细胞凝集试验在其中筛选无血细胞凝集反应的克隆,在获得的 3 株克隆中通过反向 PCR 确定转座子插入位点,定位到 *FN1449* 位点,即 *fap2* 基因。并最终通过实验验证确定了该基因功能。

编码 colibactin 生物合成功能的 *pks* 岛也是通过 Tn5 诱变文库技术发现的。Nougayrede 等人利用 EZ∷TN Kan-2 构建大肠埃希菌株 IHE3034 和 SP15 的突变文库,发现 *pks* 岛突变的克隆不会导致细胞病变。同时还利用细菌人工染色体(bacterial artificial chromosome,BAC)文库,在含有 *pks* 岛的 BAC 克隆上,通过遗传操作验证了相应生物合成基因的功能。

这两种技术在筛查毒力基因过程中发挥重要作用。但需注意,这两种技术的应用依赖于明确的致病表型,以及高通量的筛选方法。

三、靶向基因突变与细菌毒力基因研究

靶向基因突变通常用于细菌中目的基因功能的验证,结合基因缺失突变和回补,可获得对应基因功能的直接证据。其中,为避免敲除导致的极化效应,同框缺失(in-frame deletion)一般是首选的基因敲除策略。Chung 等在 ETBF 菌株 086-54443-2-2 基础上构建了 *bft-2* 基因同框缺失株,确认 *bft-2* 是促癌因子。Wu 等在具核梭形杆菌中开发了简便的遗传操作技术,利用具核梭形杆菌在 2-脱氧-D-半乳糖存在情况下无法存活的特性,建立了缺失 *galK* 基因可耐受 2-脱氧-D-半乳糖的遗传操作出发菌株;在遗传操作过程中通过抗性标记和 2-脱氧-D-半乳糖负筛选可获得无筛选标记的同框缺失突变株(图 42-3)。有报道利用该技术结合回补实验证实 FtsX 和 EnvC 在具核梭形杆菌生物膜行程过程中发挥重要作用。目前,肠道菌致病

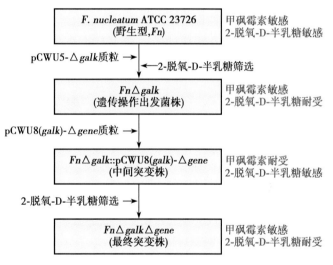

图 42-3　具核梭形杆菌遗传操作流程示意图

机制研究中,细菌基因靶向诱变技术应用相对较少,但该方法是细菌学研究的重要工具,在发现和验证肠道菌的致病基因过程将发挥不可或缺的作用。

第三节　利用差异表达筛选毒力基因

一、转录组学在筛选细菌毒力基因中的应用

转录组学可反映机体中基因的转录水平,在人类疾病及不同生理过程研究中发挥重要作用,已成为一种常规研究手段。转录组学也推动了在细菌学的研究,除测定不同基因的转录状况外,还在细菌中发现了大量顺式反义 RNA、非编码 RNA、重叠转录本等。

转录组学在细菌毒力基因的识别中也发挥了重要作用。假结核耶尔森菌(*Yersinia pseudotuberculosis*)的Ⅲ型分泌系统(type Ⅲ secretion system,T3SS)负责毒力因子的释放,发挥重要致病作用。为识别假结核耶尔森菌中调节 T3SS 的因子,Miller 等人通过转座子诱变文库鉴定出 T3SS 的调控因子 IscR;进而比较分

析了 *iscR* 缺失菌株的转录组,发现了 IscR 通过 LcrF 调控 T3SS 的分子机制。Hirose 等采用坏死性筋膜炎动物模型,收集感染后不同时间点的酿脓链球菌(*Streptococcus pyogenes*)的 RNA 并测定其转录组,发现感染过程中酿脓链球菌代谢发生改变、增殖减缓、毒力因子表达上调,其中 *sagA*、*speB* 和 *spd* 为主要高表达的毒力基因。转录组学在肠道菌中的研究应该尚未见报道,但需要注意的是,在应用转录组学筛选致病因子过程中,纯培养的分离株可能无法反映其在原位的转录状态,因此需要结合合理的实验设计开展。

二、宏转录组在筛选细菌毒力基因中的应用

宏基因组适用于检测某一群体细菌中的基因表达水平,可反映它们在原位的转录状况。但相较于宏基因组(metagenome),宏转录组(metatranscriptome)的应用还远远较少,目前该类研究在口腔疾病中相对较多。一项在口腔鳞状细胞癌患者的肿瘤组织、癌旁组织,及健康人群口腔中开展的小样本宏转录组学研究发现梭形杆菌在肿瘤及癌旁组织转录活性增强;荚膜合成、鞭毛合成组装、趋化、离子转运、溶血素、黏附素基因等在肿瘤组织显著上调,可能发挥潜在的致癌作用。一项比较牙周炎进展部位和稳定部位生物膜宏转录的研究发现细菌钴胺素合成、蛋白水解及钾离子转运基因可能是促进疾病进展的毒力因子。亦有研究通过转录组学探究了与牙龈炎相关的口腔细菌基因表达改变。

在结直肠癌患者的肠道中,许多在口腔中定植且可引起牙周疾病的物种表现为丰度升高,如具核梭形杆菌等。而这些细菌在不同生境,是否通过相同的机制发挥致病性尚不明确。从理论上,宏转录组可用于这类问题的解决,可通过发现定植在不同部位的同一菌种甚至同一菌株中的基因表达是否存在差异,筛选在肠道中发挥致病性的毒力基因。但宏转录组学检测目前对样本质量要求较高,且样本中要有尽量少的宿主 RNA 污染,因此在实践过程,尤其是样本选择和制备方面需谨慎对待。

(蔚 青 毕德玺)

参 考 文 献

[1] Abed J,Emgard JE,Zamir G,et al. Fap2 mediates Fusobacterium nucleatum colorectal adenocarcinoma enrichment by binding to tumor-expressed Gal-GalNAc. Cell Host Microbe,2016,20(2):215-225.

[2] Brennan CA,Garrett WS. Fusobacterium nucleatum- symbiont,opportunist and oncobacterium. Nat Rev Microbiol,2019,17(3):156-166.

[3] Bullman S,Pedamallu CS,Sicinska E,et al. Analysis of Fusobacterium persistence and antibiotic response in colorectal cancer. Science,2017,358(6369):1443-1448.

[4] Castellarin M,Warren RL,Freeman JD,et al. Fusobacterium nucleatum infection is prevalent in human colorectal carcinoma. Genome Res,2012,22(2):299-306.

[5] Choi VM,Herrou J,Hecht AL,et al. Activation of Bacteroides fragilis toxin by a novel bacterial protease contributes to anaerobic sepsis in mice. Nat Med,2016,22:563-567.

[6] Chung L,Thiele Orberg E,Geis AL,et al. Bacteroides fragilis toxin coordinates a pro-carcinogenic inflammatory cascade via targeting of colonic epithelial cells. Cell Host Microbe,2018,23(23):203-214.

[7] Cuevas-Ramos G,Petit CR,Marcq I,et al. Escherichia coli induces DNA damage in vivo and triggers genomic instability in mammalian cells. Proc Natl Acad Sci U S A,2010,107(25):11537-11542.

[8] Dejea CM,Fathi P,Craig JM,et al. Patients with familial adenomatous polyposis harbor colonic biofilms containing tumorigenic bacteria. Science,2018,359(6375):592-597.

[9] Dong C,Fontana J,Patel A,et al. Synthetic CRISPR-Cas gene activators for transcriptional reprogramming in bacteria. Nat Commun,2018,9(1):2489.

[10] Goodwin AC,Destefano Shields CE,Wu S,et al. Polyamine catabolism contributes to enterotoxigenic Bacteroides fragilis-induced colon tumorigenesis. Proc Natl Acad Sci U S A,2011,108(3):15354-15359.

[11] Gur C,Ibrahim Y,Isaacson B,et al. Binding of the Fap2 protein of Fusobacterium nucleatum to human inhibitory receptor TIGIT protects tumors from immune cell attack. Immunity,2015,42(2):344-355.

[12] Lagier JC,Dubourg G,Million M,et al. Culturing the human microbiota and culturomics. Nat Rev Microbiol,2018,16:

540-550.

［13］ Nougayrede JP,Homburg S,Taieb F,et al. Escherichia coli induces DNA double-strand breaks in eukaryotic cells. Science,2006,313(5788):848-851.

［14］ Rubinstein MR,Wang X,Liu W,et al. Fusobacterium nucleatum promotes colorectal carcinogenesis by modulating E-cadherin/β-catenin signaling via its FadA adhesin. Cell Host Microbe,2013,14(2):195-206.

［15］ Wilson MR,Jiang Y,Villalta PW,et al. The human gut bacterial genotoxin colibactin alkylates DNA. Science,2019,363(6428):eaar7785.

［16］ Wu C,Al Mamun AAM,Luong TT,et al. Forward genetic dissection of biofilm development by Fusobacterium nucleatum:novel functions of cell division proteins FtsX and EnvC. MBio,2018,9(2):e00360-18.

［17］ Wu S,Rhee KJ,Albesiano E,et al. A human colonic commensal promotes colon tumorigenesis via activation of T helper type 17 T cell responses. Nat Med,2009,15:1016-1022.

［18］ Xue M,Kim CS,Healy AR,et al. Structure elucidation of colibactin and its DNA cross-links. Science,2019,365(6457):eaax2685.

［19］ Yang Y,Weng W,Peng J,et al. Fusobacterium nucleatum increases proliferation of colorectal cancer cells and tumor development in mice by activating Toll-like receptor 4 signaling to nuclear factor-κB,and up-regulating expression of microRNA-21. Gastroenterology,2017,152(4):851-866.

［20］ Yu T,Guo F,Yu Y,et al. Fusobacterium nucleatum promotes chemoresistance to colorectal cancer by modulating autophagy. Cell,2017,170(3):548-563.

第四十三章

人体胃肠机的应用

第一节　多功能人体胃肠机概述

人体胃肠系统在食物消化和营养物质的吸收过程中具有重要的作用,建立各种参数可控的人类肠道微生物群的体外模型,对肠道微生物群筛选、鉴定、演变及机制方面的研究至关重要。

实际上正常微生物群已经成为人类机体一个不可分割的组成部分,可以看作人体中的一个"器官",人体是一个由正常微生物群和宿主细胞共同组成的超级生物体。正常微生物群对宿主发挥着十分重要的生理功能,包括促进免疫系统发育成熟和调节免疫反应、合成营养物质、参与宿主各种物质的代谢,以及增强黏膜屏障功能等。正常微生物群与其宿主之间的相互关系表现为既相互依存,又相互制约和影响。

由于体内的胃肠道功能研究存在复杂性、不可控性、采样困难和伦理监管等问题,所以为了在体外很好地模拟整个胃肠道系统及其各个部分的生理功能,动态体外模拟系统——即人体胃肠机在上个世纪初被创建,试图重现人体胃肠道环境中影响微生物群落及其代谢活动的生理参数。欧洲食品安全局(European Food Safety Authority,EFSA)和美国食品药物管理局(Food and Drug Administration,FDA)提出可以将人体胃肠机作为一个辅助工具,来研究证明食品和功效成分的生物机制和特殊功效宣称的生物合理性。目前,体外人体胃肠模拟系统主要分为三类:单相静态胃肠模拟系统、半连续稳态胃肠模拟系统和连续动态胃肠模拟系统。

（一）单相静态胃肠模拟系统

早期的体外单相静态胃肠模拟系统(single-phase static gastrointestinal simulation system,ssGSS)就是对单一消化部位进行生理模拟,并没有考虑到胃肠道微生物群的协同和/或拮抗作用。ssGSS 是通过模拟单纯的人体胃肠道生理条件,将食物暴露于所构建的模拟相中,以研究食物消化行为的模拟系统。常通过调节模拟相 pH、添加含胃(胰)蛋白酶的人工模拟胃肠液或构筑好(或厌)氧胃肠生理条件等来研究食物消化行为。一些动态的消化器官模型被研发并应用于研究,如美国科学家 Kong 和 Singh 于 2010 年开发的人体胃部模拟器(human gastric simulation,HGS)用于模拟食物在胃中的消化。通过模拟胃壁的连续蠕动与收缩及胃壁蠕动和收缩的振幅及频率,再现消化过程中驱动胃内容物分解和混合的流体力学条件。HGS主要由模拟胃腔的乳胶容器和一系列固定在皮带上的滚轮组成,这些滚轮由发动机和滑轮驱动,使乳胶壁不断收缩。它还包括模拟胃分泌、排空速度及温度控制(37℃的隔热室中),为研究食物成分在模拟生理条件下的物理化学性质变化提供了一个有用的工具。ssGSS确实在早期胃肠模拟食物消化行为方面发挥了重要作用,但该模拟方式仅对单一消化部位进行生理模拟,并没有考虑到胃肠道微生物菌群的协同和/或拮抗作用,因此研究结果会与人体真实胃肠环境存在一定差异。

（二）半连续稳态胃肠模拟系统

在考虑到胃肠微生物群对胃肠模拟结果的影响,半连续稳态胃肠模拟系统通过添加淀粉酶、黏液素和无机盐等来模拟口腔(可选择项),以及添加胃蛋白酶、胆汁、胰蛋白酶等模拟胃肠道的微生态环境,从而建立符合人体生理学条件的稳态胃肠模拟系统。该模拟系统在分析食物中金属离子、有机污染物等化学性安全因子的安全性评估方面具有非常重要的意义。虽然半连续稳态胃肠模拟系统是基于人体生理学机能进行胃肠道的模拟,却仍然没有将胃肠道微生物菌群的消化作用考虑进来,所以其研究结果虽然比ssGSS 要真实,但是与人体天然胃肠消化环境仍然存在一定的差距。

（三）连续动态胃肠模拟系统

连续动态胃肠模拟系统在模拟胃肠生理环境下将胃肠微生物对食品消化行为的影响考虑进来,在连续流动的胃肠模拟过程中接种健康人的肠道菌群,能够更加真实模拟人体胃肠微生态环境,是最接近人体胃肠道微生态环境的人工模拟系统。目前,最常用的体外连续动态胃肠模拟系统主要有:三阶段连续培养系统(three-stage continuous culture system),TNO 肠道模型(TNO intestinal model,TIM)和人体肠道微生物生态系统模拟器(simulator of the human intestinal microbial ecosystem,SHIME)。

1. **三阶段连续培养系统**　三阶段连续培养系统是对大肠部位微生物在不同营养条件和环境条件下生理学和生态学研究的重要工具。利用三阶段连续培养系统在不同空间、时间和营养条件下的理化特点,对结肠近端、末端的微生物组进行模拟,通过对模拟系统内微生物种群丰度和数量及次级代谢产物进行测定,以研究不同碳源和氮源及其在不同部位的滞留时间对结肠微生物种群的影响。

2. **TNO 肠道模型(TIM)**　TIM 是由 Minekus 和 Havenaar 于 1996 年研究发明的,是一种基于多单元计算机控制的体外消化模拟系统,最初是用于药物活性的动态测试。TIM 模型可以分为两个部分:TIM-1(小肠模拟器)可用于模拟人体的胃、十二指肠、空肠、回肠;TIM-2(大肠模拟器)可用于模拟人体盲肠、升结肠、横结肠和降结肠,并增加了模拟肠道微生物的功能(图 43-1)。TIM 系统可通过 pH 电极、温度及液位传感器等实现对模拟室的监控,并通过计算机程序控制对体内胃肠环境的稳定模拟,也可对处理样品随时抽样。

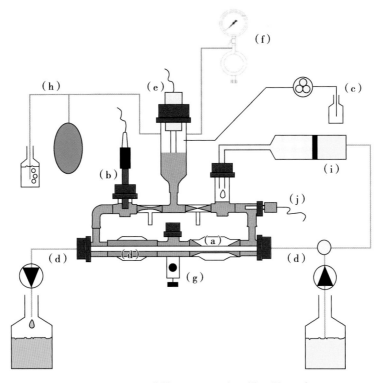

图 43-1　TNO 肠道模型 TIM-2(大肠模拟器)示意图

(a)含有粪便物质的蠕动间室;(b)pH 电极;(c)碱泵;(d)中空纤维膜透析液回路;(e)水平传感器;(f)N$_2$ 气体入口;(g)采样端口;(h)气体出口;(i)载有回肠流出物的容器;(j)温度传感

3. **人体肠道微生物生态系统模拟器(SHIME)**　1993 年,Molly 等人开发了人体肠道微生物生态系统模拟器,这是目前已经发展并使用的计算机控制的动态人类胃肠道模型,由连续五个模拟上消化道和下消化道的反应器组成,前两个反应器模拟胃部和小肠,后三个模拟升结肠、横结肠和降结肠,反应器为双夹层的玻璃罐,连接反应器的蠕动泵用来模拟胃肠蠕动后混合液的转移(图 43-2)。pH、氧气、温度等参数都经计算机软件控制。对这些环境和营养条件的严格控制使粪便接种物(即体内从管腔和黏液到结肠近/远端微生物群的混合物)在代表不同结肠区域容器中稳定下来。

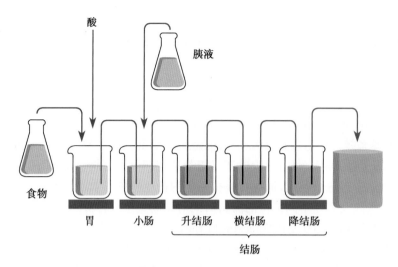

图 43-2　人体肠道微生物生态系统模拟器（SHIME）示意图
5 个反应器分别模拟胃、小肠和结肠的三个区域，即升结肠、横结肠和降结肠

　　SHIME 已广泛应用于科学和工业项目中超过 20 年，并通过了各种参数的验证。其在微生物数量、种群丰度及次级代谢产物功能发挥方面能够更加稳定且真实地模拟人胃肠道微生态环境，在达到人胃肠道真实环境的各项指标后，能延长并维持稳定期至 70 天。该模型能够在较长时间内，在不同肠道区域具有代表性的条件下培养复杂的肠道微生物生态系统。

　　连续动态模拟系统，特别是 TIM 和 SHIME，在研究过程中将肠道微生物群落考虑到模拟系统中，其研究结果与真实胃肠生理环境较为接近。目前体外胃肠模拟系统仍存在许多局限的地方，如重复性与生物稳定性的局限和连续胃肠模拟系统中胃肠微生物群落对食物消化行为的影响认识的局限，都有待进一步解决。

（四）体外人体胃肠模拟系统的重要参数

　　近些年在体外人体胃肠模拟系统的研究中，研究者均尝试通过调控模拟系统各项参数以提高人胃肠道微生物生态环境的稳定性。连续动态胃肠模拟系统可控的关键参数包括温度、pH、溶氧水平、营养组分、消化酶类别及接种的粪便菌群组成等。

　　1. 粪便接种　为了模拟胃肠道中不同区域的条件，运用粪便样本对特定条件的发酵培养基进行接种。使用的粪便接种物需要短暂离心以去除大颗粒，减少样本中污染物的影响。目前，对于使用个体粪便样本还是汇集粪便样本仍存在争议。汇集粪便样本可以限制由种族、饮食、环境等因素引起的个体间差异，并提供可以重复于不同发酵情况的标准化微生物群，便于实验之间的比较。同时，汇集粪便样本还可增加微生物群的多样性，得到更广泛的肠道微生物谱。

　　2. pH　研究表明，结肠近端拟杆菌门、变形菌门、厚壁菌门和放线菌门微生物对 pH 耐受性差异显著。结肠的 pH 对肠道微生物群的组成、产生的短链脂肪酸总量及其比例存在一定的影响，即使 pH 的变化仅为一个单位，也会对微生物群产生的代谢谱产生显著影响。利用 SHIME 五相连续模拟系统对胃肠理化条件进行模拟，控制结肠部位 pH 并维持 pH 恒定可研究食物的消化行为。

　　3. 存留时间　存留时间的改变会影响不同类型细菌的建立及其代谢活动的变化。底物的有效性高度依赖于存留时间，而基于微生物代谢可用底物和与其他底物的竞争影响了细菌的生长速度。存留时间的变化已被证明对乳杆菌和双歧杆菌的数量、碳水化合物的降解模式及特定代谢产物的生成（如丁酸盐）有显著影响。

　　4. 厌氧环境　维持生理氧梯度浓度值，对于准确模拟人体肠道也很重要。与厌氧腔相比，靠近黏膜表面的氧含量更高，沿胃肠道径向和轴向也存在氧浓度梯度。许多体外模型不断用氮气冲洗结肠腔室以维持无氧的环境，此种持续给予外界干预的方法具有一定局限性；在实验最初用氮气冲洗来建立厌氧环境，随后由微生物群发酵活性产生的气体来维持则更接近人体生理状态。

5. 氧化还原电位　氧化还原电位能够反映许多有氧和厌氧微生物培养过程中发生的有价值的代谢信息。发酵过程中的氧化还原电位是 pH、溶解氧浓度、平衡常数和大量溶解培养基中物质的氧化还原电位的综合反映。

第二节　人体胃肠机的临床应用

目前已报道的体外模拟系统用于研究人体胃肠道的不同功能，包括营养物质生物利用率的评估，食品的营养动力学，胃肠道菌群的共代谢作用，胃肠道菌群对人体营养与健康的影响，以及药物残留的安全性评价等。

利用人体胃肠道模拟系统进行体外实验最开始是应用在食物中金属元素的生物有效性研究，方法也是比较简单的采用盐酸溶液模拟胃液来浸提食物中的金属元素。由于人体消化系统的生理条件相当复杂，这样的方法并不能很好地反映胃肠道的真实情况。针对人体胃肠道实际生理环境，目前国际上已经有了十多种相对较为成熟的方法，这些方法在研究环境中的有机污染物、金属元素及药物对人体的生物有效性中得到了广泛的应用。如由英国 Ruby 等创建的基于生理条件的萃取实验（physiologically based extraction test，PBET），还有美国俄亥俄州立大学 Rodriguez 等建立的体外胃肠道方法（in-vitro gastrointestinal method，IVG）、科罗拉多大学波尔得分校建立的生物有效性简化提取（simplified bioaccessibility exaction test，SBET）模型等。由于这些方法更多的是研究化学物质在胃和小肠中的生物化学行为，而在大肠部分的研究相对较少，因此并不能完整反映整个消化系统的情况。

由比利时根特大学研究发明的 SHIME 除了胃和小肠模拟玻璃罐之外还包括结肠部分的三个玻璃罐（升结肠、横结肠、降结肠）。该模型最大的优点是在微生物数量、种群丰度及次级代谢产物功能发挥方面更加稳定且真实地模拟人胃肠道微生态环境。利用 SHIME 模拟人胃肠道的生物与理化条件，监测和分析不同模拟相中微生物的数量、群落结构和次级代谢产物在整个模拟过程中的变化，不仅能够对人消化系统不同部位和不同生理时间进行真实模拟，而且能够更为完全地模拟胃肠道的理化条件和微生态环境。为了适用于不同的实验目的，SHIME 的模型设计进一步改进，包括 Twin-SHIME，Triple-SHIME 和 M-SHIME 模型。Twin-SHIME 由两个相同的 SHIME 单元组成，每个 SHIME 单元由上述五个部分组成，而 Triple-SHIME 模拟了胃、近端结肠和远端结肠三组的容器组合。这些模型可实现在相同的环境条件下进行平行对照试验和对相同肠道菌群进行两种治疗手段，此外还可通过对不同的反应器接种不同捐助者的粪便微生物群来研究个体间差异的影响。

人类肠道微生物群在免疫系统的发育和稳态中发挥着重要作用，并可能与多器官衰竭、结直肠癌、炎性肠病和肥胖等特定病理状况有关。通过益生菌和益生元的干预可以调节肠道微生态，改善宿主健康，SHIME 模型可以支持研究益生元和益生菌对肠道微生物群的影响，益生元的发酵谱，以及益生菌在整个胃肠道的生存能力和功能等。Grootaert 等使用 Twin-SHIME 比较了阿拉伯低聚木糖（arabinoxylan oligosaccharides，AXOS）和菊粉的益生元效应。结果得出这两种寡糖的降解和短链脂肪酸的产生具有结肠区域特异性，升结肠和横结肠分别是菊粉和 AXOS 降解的主要位点。AXOS 主要通过激发 AXOS 降解酶（木聚糖酶、阿拉伯呋喃糖苷酶和木糖苷酶）来影响微生物的代谢，而对微生物群落组成没有显著影响。由于其更强的丙酸刺激作用，AXOS 能够降低胆固醇，或可作为对宿主脂肪代谢有益的一种益生元。Twin-SHIME 可以用来证明 SHIME 模型的可重复性，并进一步揭示了微生物群落的结肠区域特异性，其中糖化菌和嗜黏蛋白阿克曼菌分别位于近端和远端结肠区域。Marzorati 等通过使用 Twin-SHIME 模型来评估纤维混合物在胃肠道的影响，用阿拉伯胶在纤维混合物中部分替代低聚果糖（fracto-oligosaccharide，FOS）和菊粉可以改变肠道的发酵状态，降低氨产量，增加 SCFA、丙酸盐和丁酸盐的生成，并显示出益生菌保护效应。

一些代谢和炎症相关的疾病与肠壁通透性增加、肠道菌群失调和慢性炎症有关。功能性食品代表了通过调节肠道微生物群从而调节肠道屏障功能的一种可能性。最近一项使用 Triple-SHIME 模型的研究，将一位溃疡性结肠炎（ulcerative colitis，UC）患者捐献的粪便样本进行接种，研究了阿拉伯半乳糖（arabinogalactan，AG）和 FOS 的作用。AG 和 FOS 在结肠中表现出不同的发酵状态，FOS 在近端结肠发酵而 AG

在远端,两种纤维对肠道屏障和炎症均有潜在的积极作用,表现为 IL-8 浓度降低和 IL-10 浓度增加的结肠区域特异性抗炎反应。特别是 AG,对于那些以炎症和结肠远端通透性增加为特征的疾病可能是一种有益的营养补充剂。基于这样的体外研究结果,可以设计有针对性的临床研究来确定 AG 的作用方式和炎性肠病患者观察参数的相关性。

人体肠道中存在着一个庞大而复杂的微生物群落,它通过阻止病原体的定植和产生营养物质来维持人体健康。然而,微生物并不是随机分布在整个肠道内的,那些黏附于肠壁上的微生物扮演着重要的角色,充当着抵御病原体的"屏障"。目前的体外模型无法培养黏附在肠道黏膜上的微生物部分,而且仅限于对腔内微生物群落的建模。这意味着肠道生态系统的一个重要部分没有被考虑进去,潜在的重要信息丢失了。

为了能够更精确地模拟有保护性黏液层覆盖的人体肠道,SHIME 通过添加黏蛋白覆盖的微生态系统合成黏膜环境,这被称为 M-SHIME。该模型不仅可以模拟悬浮的肠道微生物,而且还能模拟附着于表面的肠道微生物和黏蛋白降解群落,例如普拉梭菌(*Faecalibacterium prausnitzii*)和嗜黏蛋白阿克曼菌(*Akkermansia muciniphila*)。此外,具有强黏附性的鼠李糖乳杆菌 GG(*Lactobacillus rhamnosus* GG,LGG)选择性地定植于黏膜区域,表明该模型可以预防黏附微生物的冲刷。Van den Abbeele 等使用 M-SHIME 开展了进一步研究,发现瑞氏乳杆菌 1063、长链阿拉伯木聚糖和低聚半乳糖能够抑制黏液中的肠侵袭性大肠埃希菌(enteroinvasive *Escherichia coli*,EIEC),表明益生菌和益生元可能会抑制机会致病菌对上皮细胞的黏附。Vermeiren 等利用改良的体外动态肠道模型 M-SHIME,比较了 6 名健康志愿者和 6 名 UC 患者的黏蛋白层菌群定植的情况。结肠黏液层是用来防止病原体侵入的屏障,而 UC 患者的结肠黏液层较薄且不连续。在相同的营养条件下,UC 患者的肠道菌群产生的 SCFA 显示为低含量丁酸盐生成的趋势。对已知能产生丁酸盐的微生物群进行了更深入的群落分析后发现,拟球梭菌(*Clostridium coccoides*)、直肠直杆菌(*Eubacterium rectale*)和柔嫩梭菌(*Clostridium leptum*)组多样性较低,UC 患者腔内普拉梭菌(*Faecalibacterium prausnitzii*)数量较低,而黏膜中罗氏菌属(*Roseburia*)数量较低。M-SHIME 模型显示,与健康志愿者相比,产丁酸盐的微生物群落不仅仅局限于腔内,而且也存在于 UC 患者的黏膜中。

上述体外模型的一个普遍局限性就是缺乏宿主反应,没有提供研究肠道生物膜形成的机会,同时也没有解决在连续模拟条件下宿主与微生物之间的相互作用。为了克服这些限制,Marzorati 等提出将 SHIME 与宿主-微生物群相互作用模型(host-microbiota interaction,HMI)相耦合。HMI 模块提供了在 48 小时内肠上皮样细胞与肠道典型微生物群落共培养的可能性,可能有助于研究宿主-微生物群之间的相互作用。

第三节　人体胃肠机的科研价值

随着肠道微生态领域关注度的增加,建立各种参数可控的人体肠道微生物群的体外模型对肠道微生态的筛选、鉴定、演变及机制方面的研究至关重要。目前,国内外进行体外人体胃肠系统模拟的基础与应用研究较少,这是因为缺乏国际公认的胃肠评价模型,临床研究由于涉及伦理等限制难以开展,因此构建能尽量真实地模拟人体胃肠道环境,且操作方便、稳定性好的离体胃肠道模拟系统是该领域的研究重点。

人体胃肠道模拟系统的发展从简单的非搅拌不控制 pH 的短暂模拟,到动态多相连续模拟系统,其真实性和完全性得到很大提升。体外连续动态胃肠道模拟系统是一种基于人体胃肠道生理机能进行模拟食物消化行为的生物研究系统,常用于生物活体的替代实验研究,具有操作简单、便捷、安全、快速的优点,可以作为一个创新的技术平台。经过了近一个世纪的发展,体外胃肠道模型仍存在一定程度上的缺陷,需要进一步完善使其更加符合研究的需求。加强体外人胃肠模拟系统的基础与应用研究将会在食物代谢动力学、食品中药物残留安全性评价、营养物质生物利用率评估和肠道微生态有关研究等方面发挥更大、更积极的作用,并且在临床研究应用及优化产品方面作出更大、更积极的贡献。

（韩　婷）

参 考 文 献

［1］ 王思琦,张昭寰,穆丽丽,等.人工模拟胃肠道模型在食源性致病菌耐受及致病机理中的应用.生物工程学报,2018,34 (6):839-851.

［2］ 张卿.体外人胃肠模拟系统的研究进展.生物化工,2016,2(4):65-68.

［3］ Daguet D,Pinheiro I,Verhelst A,et al. Arabinogalactan and fructooligosaccharides improve the gut barrier function in distinct areas of the colon in the Simulator of the Human Intestinal Microbial Ecosystem. J Funct Foods,2016,20:369-379.

［4］ Grootaert C,Van den Abbeele P,Marzorati M,et al. Comparison of prebiotic effects of arabinoxylan oligosaccharides and inulin in a simulator of the human intestinal microbial ecosystem. FEMS Microbiol Ecol,2009,69(2):231-242.

［5］ Kostic AD,Gevers D,Siljander H,et al. The dynamics of the human infant gut microbiome in development and in progression toward type 1 diabetes. Cell Host Microbe,2015,17:260-273.

［6］ Lamberti G,Cascone S,Iannaccone M,et al. In vitro simulation of drug intestinal absorption. Int. J. Pharm,2012,439(1-2): 165-168.

［7］ Marzorati M,Qin B,Hildebrand F,et al. Addition of acacia gum to a FOS/inulin blend improves its fermentation profile in the Simulator of the Human Intestinal Microbial Ecosystem. J Funct Foods,2015,16:211-222.

［8］ Marzorati M,Vanhoecke B,Ryck TD,et al. The HMI(TM)module:a new tool to study the Host-Microbiota Interaction in the human gastrointestinal tract in vitro. BMC Microbiology,2014,14(1):133.

［9］ Milani C,Duranti S,Bottacini F,et al. The first microbial colonizers of the human gut:composition,activities,and health implications ofthe infant gut microbiota. Microbiol Mol Biol Rev,2017,81:e00036-17.

［10］ Nuriel-Ohayon M,Neuman H,Koren O. Microbial changes duringpregnancy,birth,and infancy. Front Microbiol,2016,7:1031.

［11］ Olszak T,An D,Zeissig S,et al. Microbial exposureduring early life has persistent effects on natural killer T cell function. Science,2012,336:489-493.

［12］ Pham VT,Mohajeri MH. The application of in vitro human intestinal models on the screening and development of pre- and probiotics. Benef Microbes,2018,9(5):725-742.

［13］ Praveen P,Jordan F,Priami C,et al. The role of breastfeedingin infant immune system:a systems perspective on the intestinalmicrobiome. Microbiome,2015,3:41.

［14］ Sprockett D,Fukami T,Relman DA. Role of priority effects in the early-life assembly of the gut microbiota. Nat Rev Gastroenterol Hepatol,2018,15(4):197-205.

［15］ Turpin W,Espin-Garcia O,Xu W,et al. Association of hostgenome with intestinal microbial composition in a large healthy cohort. Nat Genet,2016,48:1413-1417.

［16］ Ventura M,Milani C,Lugli GA,et al. Health benefits conferred by the human gut microbiota during infancy. Microb Biotechnol,2019,12(2):243-248.

［17］ Vermeiren J,Van den Abbeele P,Laukens D,et al. Decreased colonization of fecal Clostridium coccoides/Eubacterium rectale species from ulcerative colitis patients in an in vitro dynamic gut model with mucin environment. FEMS Microbiol Ecol. 2012, 79(3):685-696.

［18］ Wang Z,Roberts AB,Buffa JA,et al. Non-lethal inhibition of gut microbial trimethylamine production for the treatment of Atherosclerosis. Cell,2015,163(7):1585-1595.

［19］ Zhao L,Xu W,Ibrahim SA,et al. Effects of age and region on fecal microflora inelderly subjects living Bama,Guangxi,China. Current Microbiology,2011,62(1):64-70.